M. Michl
BASICS Hämatologie

Marlies Michl

BASICS
Hämatologie
2. Auflage

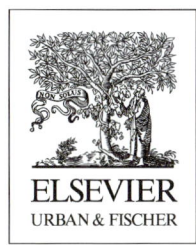

ELSEVIER
URBAN & FISCHER

URBAN & FISCHER München

Zuschriften und Kritik bitte an:
Elsevier GmbH, Urban & Fischer Verlag, Lektorat Medizinstudium, Hackerbrücke 6, 80335 München

Wichtiger Hinweis für den Benutzer
Die Erkenntnisse in der Medizin unterliegen laufendem Wandel durch Forschung und klinische Erfahrungen. Die Autorin dieses Werkes hat große Sorgfalt darauf verwendet, dass die in diesem Werk gemachten therapeutischen Angaben (insbesondere hinsichtlich Indikation, Dosierung und unerwünschter Wirkungen) dem derzeitigen Wissensstand entsprechen. Das entbindet den Nutzer dieses Werkes aber nicht von der Verpflichtung, anhand weiterer schriftlicher Informationsquellen zu überprüfen, ob die dort gemachten Angaben von denen in diesem Buch abweichen und seine Verordnungen und Entscheidungen in eigener Verantwortung zu treffen.
Wie allgemein üblich wurden Warenzeichen bzw. Namen (z. B. bei Pharmapräparaten) nicht besonders gekennzeichnet. Aus dem Fehlen eines solchen Hinweises kann jedoch nicht automatisch geschlossen werden, dass es sich um einen freien Warennamen handelt.

Bibliografische Information der Deutschen Nationalbibliothek
Die Deutsche Nationalbibliothek verzeichnet diese Publikation in der Deutschen Nationalbibliografie; detaillierte bibliografische Daten sind im Internet unter http://dnb.d-nb.de abrufbar.

Alle Rechte vorbehalten
2. Auflage 2011
© Elsevier GmbH, München
Der Urban & Fischer Verlag ist ein Imprint der Elsevier GmbH.

11 12 13 14 15   5 4 3 2 1

Für Copyright in Bezug auf das verwendete Bildmaterial siehe Quellenverzeichnis.

Das Werk einschließlich aller seiner Teile ist urheberrechtlich geschützt. Jede Verwertung außerhalb der engen Grenzen des Urheberrechtsgesetzes ist ohne Zustimmung des Verlages unzulässig und strafbar. Das gilt insbesondere für Vervielfältigungen, Übersetzungen, Mikroverfilmungen und die Einspeicherung und Verarbeitung in elektronischen Systemen.

Programmleitung: Alexandra Frntic
Planung: Bettina Meschede
Lektorat: Petra Eichholz
Redaktion + Register: Dr. Nikola Schmidt, Berlin
Herstellung: Rainald Schwarz, Peter Sutterlitte
Satz: Kösel, Krugzell
Druck und Bindung: L.E.G.O. S.p.A., Vicenza, Italien
Umschlaggestaltung: SpieszDesign, Neu-Ulm
Titelfotografie: © DigitalVision/GettyImages, München
Gedruckt auf 100 g/qm Eurobulk matt gestr. holzfrei; 1,1 f. Vol.

ISBN 978-3-437-42167-9

Aktuelle Informationen finden Sie im Internet unter **www.elsevier.de** und **www.elsevier.com**

Vorwort zur 2. Auflage

Zunächst einmal ein herzliches Dankeschön an die Leserschaft der BASICS-Bücher für das Interesse am Fach Hämatologie. Aufgrund großer Nachfrage auf dem Lesermarkt und schneller Weiterentwicklung, vor allem von Diagnostik und Therapie hämatologischer Erkrankungen, erscheint nun die zweite, überarbeitete und aktualisierte Auflage des Buches „BASICS Hämatologie".

Das BASICS-Konzept mit Doppelseitenprinzip und strukturiertem Aufbau der einzelnen Kapitel inklusive Zusammenfassungen, Fallbeispielen sowie vielen Bildern und Grafiken wurde beibehalten. Da ich inzwischen als Ärztin im Schwerpunktgebiet Hämatologie und Onkologie tätig bin, wurden in dieser Auflage verstärkt praktische Aspekte der Hämatologie in den Text mit aufgenommen. Ich wünsche allen Lesern weiterhin viel Spaß beim Schmökern, Pauken und Hineinschnuppern in die aufregende Welt der Hämatologie.

München, im Sommer 2010
Dr. med. Marlies Michl

Vorwort zur 1. Auflage

Der Begriff der Hämatologie stammt aus dem Griechischen – „haíma" bezeichnete das Blut und war im alten Griechenland ein Tabuwort. Zwar kein Tabuwort, aber ein „unergründetes Feld" stellte das Fach der Hämatologie lange Zeit dar, da man nur wenig über dieses Teilgebiet der Inneren Medizin wusste. Durch den wissenschaftlichen Fortschritt v. a. in den letzten 20 Jahren hat sich die Hämatologie jedoch zu einem äußerst innovativen und zukunftsträchtigen Fach mit ständig neuen Erkenntnissen entwickelt.

Dieses Buch ist ein übersichtliches Kurzlehrbuch aus der Reihe BASICS. Angesprochen werden soll der Leser, der sich in kurzer Zeit einen Überblick über dieses Teilgebiet der Inneren Medizin verschaffen möchte. Das Doppelseitenprinzip soll die Übersichtlichkeit noch unterstreichen und das Lesen und Lernen erleichtern. Aufgegriffen werden alle wichtigen hämatologischen Erkrankungen, die immer nach demselben Prinzip mit klarer Struktur abgehandelt werden. Zugeschnitten auf die Hämatologie werden wichtige physiologische Grundlagen zu Blut, lymphatischem System und Immunsystem, in der Hämatologie eingesetzte Labormethoden und spezielle Themen der Hämatologie beschrieben und sollen das Buch abrunden. Zusätzlich soll die Illustration von Sachverhalten durch viele Bilder das Lesen, Einprägen und Lernen auflockern und erleichtern. Für dieses Buch wurde speziell ein drei Doppelseiten umfassender Bildanhang zusammengestellt, der ausschließlich aus Blut- und Knochenmarksausstrichen besteht. Er soll dem Leser die Möglichkeit bieten, sich in „Ausstrich-Bilder einzusehen" und sich in deren Beurteilung, einem äußerst wichtigen diagnostischen Schritt bei hämatologischen Erkrankungen, zu üben. Ziel dieses Buches ist es, in jedem Kapitel lediglich die wichtigsten Eckdaten zum jeweiligen Thema zusammenzufassen. Es besteht daher kein Anspruch auf Vollständigkeit.

Mein Dank gilt an erster Stelle meiner Fachassistentin und Mutter, Dr. Gerlinde Michl (Fachärztin für Innere Medizin mit dem Schwerpunkt Hämatologie/internistische Onkologie), die mit ihrer fachlichen Kompetenz dieses Buch auf inhaltliche Richtigkeit überprüfte. Des Weiteren danke ich der Redakteurin Dagmar Reiche und dem Team des Lektorats Medizinstudium des Verlags für gute Zusammenarbeit und Unterstützung sowie meinen Kommilitonen und Freunden Ulrike Bungeroth (Fotografin), Christoph Gruber und Philipp Minzlaff („Fotoopfer").

München, im Sommer 2005
Marlies Michl

Inhalt

A Allgemeiner Teil ... 2–43

Grundlagen ... 2–29
- Blut und Hämatopoese ... 2
- Erythrozyten I ... 4
- Erythrozyten II ... 6
- Blutgruppen ... 8
- Leukozyten und immunkompetente Zellen I ... 10
- Leukozyten und immunkompetente Zellen II ... 12
- Lymphozyten I ... 14
- Lymphozyten II ... 16
- Lymphatische Organe I ... 18
- Lymphatische Organe II ... 20
- Immunsystem I ... 22
- Immunsystem II ... 24
- Thrombozyten, Hämostase und Fibrinolyse I ... 26
- Thrombozyten, Hämostase und Fibrinolyse II ... 28

Diagnostik ... 30–43
- Anamnese ... 30
- Körperliche Untersuchung ... 32
- Labordiagnostik I ... 34
- Labordiagnostik II ... 36
- Labordiagnostik III ... 38
- Labordiagnostik IV ... 40
- Labordiagnostik V ... 42

B Spezieller Teil ... 44–129

Anämien ... 46–65
- Anämie ... 46
- Eisenmangelanämie ... 48
- Makrozytäre Anämie ... 50
- Hämolytische Anämie I ... 52
- Hämolytische Anämie II ... 54
- Hämolytische Anämie III ... 56
- Thalassämie ... 58
- Sichelzellkrankheit ... 60
- Anämie bei chronischer Erkrankung ... 62
- Aplastische Anämie (AA) ... 64

Leukämien ... 66–75
- Akute myeloische Leukämie (AML) ... 66
- Aktue lymphatische Leukämie (ALL) ... 68
- Chronische myeloische Leukämie (CML) ... 70
- Chronische lymphatische Leukämie (CLL) ... 72
- Myelodysplastische Syndrome (MDS) ... 74

Lymphome und Myelom ... 76–85
- Hodgkin-Lymphom ... 76
- Non-Hodgkin-Lymphome (NHL) I ... 78
- Non-Hodgkin-Lymphome (NHL) II ... 80
- Non-Hodgkin-Lymphome III ... 82
- Multiples Myelom ... 84

Myeloproliferative Erkrankungen ... 86–89
- Polycythaemia vera (PV) ... 86
- Essentielle Thrombozythämie (ET) ... 88
- Osteomyelofibrose (OMF) ... 89

Störungen der Hämostase ... 90–109
- Hämorrhagische Diathese ... 90
- Thrombozytopenie I ... 92
- Thrombozytopenie II ... 94
- Thrombozytopathien ... 96
- Vaskuläre hämorrhagische Diathesen ... 97
- Koagulopathien I ... 98
- Koagulopathien II ... 100
- Hämophilie ... 102
- Willebrand-Jürgens-Syndrom ... 104
- Thrombophile Diathesen I ... 106
- Thrombophile Diathesen II ... 108

Therapie ... 110–121
- Bluttransfusion und Transfusionsreaktionen I ... 110
- Bluttransfusion und Transfusionsreaktionen II ... 112
- Chemotherapie und andere Therapieverfahren I ... 114
- Chemotherapie und andere Therapieverfahren II ... 116
- Stammzelltransplantation (SCT) I ... 118
- Stammzelltransplantation (SCT) II ... 120

Spezielle Themen ... 122–129
- Der immunsupprimierte Patient ... 122
- Schwangerschaft ... 124
- Hämatologie in der Pädiatrie ... 126
- Hämatologische Veränderungen bei Systemerkrankungen ... 128

C Fallbeispiele ... 130–145
- Fall 1: Abgeschlagenheit und Schwäche ... 132
- Fall 2: Lymphknotenschwellung ... 134
- Fall 3: Plötzliches hohes Fieber ... 136
- Fall 4: Atemnot ... 138
- Fall 5: Fieber, Nachtschweiß und Gewichtsverlust ... 140
- Fall 6: Ikterus ... 142
- Fall 7: Nasenbluten ... 144

D Anhang ... 146–157
- Bildanhang I ... 148
- Bildanhang II ... 150
- Bildanhang III ... 152

E Register ... 158–165

Abkürzungsverzeichnis

A., Aa.	Arteria, Arteriae	EBV	Epstein-Barr-Virus
A	Jahr (*lat.* annum)	Echo	Echokardiogramm, Echokardiographie
a. e.	am ehesten	EDRF	Endothelium-derived-relaxing-Faktor
Ät	Ätiologie	EKG	Elektrokardiogramm, Elektrokardiographie
AF	Atemfrequenz	engl.	englisch
AG/Ag	Antigen	Ep	Epidemiologie
AIHA	autoimmunhämolytische Anämie	EPO	Erythropoetin
Ak	Antikörper	Et	Einteilung
ALL	akute lymphatische Leukämie	etc.	et cetera
ALP	alkalische Leukozytenphosphatase	evtl.	eventuell
AML	akute myeloische Leukämie		
AP	Angina pectoris	FDG	Fluorodeoxyglukose
APC	antigenpräsentierende Zelle(n) (*engl.* **c**ell)	FFP	*engl.* fresh frozen plasma
aPTT	aktivierte partielle Thromboplastinzeit	FISH	Fluoreszenz-in-situ-Hybridisierung
art.	arteriell	FMAIT	fetomaternale Alloimmunthrombozytopenie
ASS	Acetylsalicylsäure		
AT_1, AT_2	Angiotensinrezeptoren	g	Gramm
AT III	Antithrombin III	G-CSF	*engl.* granulocyte-colony stimulating factor
ATRA	All-trans-retinoid-Säure (*engl.* **a**cid)	GM-CSF	*engl.* granulocyte-monocyte-colony stimulating factor
BB	Blutbild	γ-GT	Gamma-Glutamyl-Transferase
bds.	beidseits	GI(-Trakt)	Gastrointestinal(trakt)
BSG	Blutkörperchensenkungsgeschwindigkeit	ggf.	gegebenenfalls
BZ	Blutzucker	GOT	Glutamat-Oxalacetat-Transaminase
		GPT	Glutamat-Pyruvat-Transaminase
ca.	zirka	GvHD	*engl.* graft-versus-host-disease/-Erkrankung
Ca^{2+}	Kalzium	GvL	Graft-versus-Tumor
cAMP	zyklisches Adenosinmonophosphat	GvT	Graft-versus-Leukämie
cGMP	zyklisches Guanosinmonophosphat		
CHOP	Cyclophosphamid, Doxorubicin, Vincristin, Prednisolon	h	Stunde
		Hb	Hämoglobin
CK(MB)	Kreatinkinase (*engl.* **m**uscle, **b**rain)	HBV	Hepatitis-B-Virus
Cl^-	Chlorid	HCV	Hepatitis-C-Virus
CLL	chronische lymphatische Leukämie	HDL	High-density-Lipoprotein
CML	chronische myeloische Leukämie	HELLP-Syndrom	*engl.* **h**aemolysis, **e**levated **l**iver enzymes, **l**ow **p**latelets
CMPE	chronisch-myeloproliferative Erkrankungen		
CMV	Cytomegalievirus	HF	Herzfrequenz
CO	Kohlenmonoxid	HIT	Heparin-induzierte Thrombozytopenie
CO_2	Kohlendioxid	HK	Hämatokrit
COX	Cyclooxygenase	HLA	Histokompatibilitätsantigen
CR	komplette Remission (*engl.* **C**omplete remission)	HMV	Herzminutenvolumen
		H. p.	Helicobacter pylori
CRP	C-reaktives Protein	HUS	hämolytisch-urämisches Syndrom
CSF	*engl.* colony stimulating factor	HWZ	Halbwertszeit
CT	Computertomographie	Hz	Hertz
CTx	Chemotherapie	HZV	Herzzeitvolumen
d	Tag (*lat.* dies)	i. a.	intraarteriell
DD	Differentialdiagnose/n	ICR	Interkostalraum
Def	Definition	IL	Interleukin
d. h.	das heißt	i. m.	intramuskulär
Di	Diagnose	inf.	Inferior
DIC	disseminierte intravasale Gerinnung (*engl.* **c**oagulation)	INF	Interferon
		inkl.	inklusive
DMSO	Dimethylsulfoxid	INR	*engl.* International Normalized Ratio
		IP_3	Inositoltriphosphat

Abkürzungsverzeichnis

ITP	idiopathische thrombozytopenische Purpura	o.	oder
i. v.	intravenös	o. Ä.	oder Ähnliches
		OMF	Osteomyelofibrose
J	Joule	OP	Operation
		OPSI	*engl.* overwhelming postsplenectomy infection
K^+	Kalium		
kD	Kilodalton	P	Druck
kg	Kilogramm	p. a.	posterior-anterior
KG	Körpergewicht	PAF	Platelet-activating-Faktor
KHK	koronare Herzkrankheit	PAI	Plasminogen-Aktivator-Inhibitor
KI	Kontraindikation(en)	pAVK	periphere AVK
Kl	Klinik	PAS	Periodsäure-(*engl.* **a**cid-)Schiff
KM	Knochenmark	PBSZT/	periphere Blutstammzelltransplantation
KOF	Körperoberfläche	PBSCT	
Krea	Kreatinin	PCR	Polymerase-Ketten-(*engl.* **c**hain-)Reaktion
		pCO_2	Kohlendioxidpartialdruck
l	Liter	PET	Positronenemissionstomographie
LDH	Laktatdehydrogenase	Pg	Pathogenese
LDL	Low-density-Lipoprotein	PGI_2	Prostazyklin
li.	links	Ph+/Ph−	Philadelphia-Chromosom pos. bzw. neg.
Lj	Lebensjahr	PNH	paroxysmale nächtliche Hämoglobinurie
LK	Lymphknoten	pO_2	Sauerstoffpartialdruck
LV	linker Ventrikel	p. o.	per os
		pos.	positiv
M., Mm.	Musculus, Musculi	PTT	particlle Thrombinzeit
max.	maximal	PV	Polycythaemia vera
MCH	*engl.* media corpuscular hemoglobin		
MCHC	*engl.* media corpuscular hemoglobin concentration	RAAS	Renin-Angiotensin-Aldosteron-System
		RAEB	refraktäre Anämie mit Blastenüberschuss
MCV	*engl.* media corpuscular volume	RARS	refraktäre Anämie mit Ringsideroblasten
MDS	myelodysplastisches Syndrom	RAST	Radioallergosorbent-Test
MDR	Multi-drug-resistance-Gen	RCDM	refraktäre Zytopenie mit multilineärer Dysplasie
Mg	Milligramm		
Mg^{2+}	Magnesium	RCDM-RS	refraktäre Zytopenie mit multilineärer Dysplasie und Ringsideroblasten
µg	Mikrogramm		
M-Gradient	monoklonaler Gradient	re.	rechts
MHC	Haupthistokompatibilitätskomplex	REAL	*engl.* revised european american lymphoma classification (Einteilung NHL)
mind.	mindestens		
Min.	Minute/n	RES	retikuloendotheliales System
Mio.	Millionen	RG	Rasselgeräusche
mmHg	Millimeter Quecksilbersäule	RIST	Radioimmunosorbent-Test
MMS	Monozyten-Makrophagen-System	R̂R	Blutdruck nach Riva-Rocci
MPO	Myeloperoxidase	RTx	Strahlentherapie
MPS	Monozyten-Phagozyten-System		
MRD	*engl.* minimal residual disease	s	Sekunde
MRSA	Methicillin-resistenter Staphylococcus aureus	s. c.	subkutan
MRT	Magnetresonanztomographie	SCT	Stammzelltransplantation
ms	Millisekunde/n	sek.	sekundär
		s. l.	sublingual
N., Nn.	Nervus, Nervi	SLE	systemischer Lupus erythematodes
n.	nach	s. o.	siehe oben
Na^+	Natrium	sog.	sogenannte
neg.	negativ	Sono	Sonographie
NHL	Non-Hodgkin-Lymphom	SPECT	Single-Photon-Emissionscomputer-Tomographie
NSAR	nicht-steroidale Antirheumatika	SSW	Schwangerschaftswoche
		St.	Stadium

s. u.	siehe unten	U	*engl.* unit (Internationale Einheit)
sup.	superior	u.	und
		u. a.	und andere, unter anderem
T	Temperatur		
T_3	Trijodthyronin	V., Vv.	Vena, Venae
T_4	Thyroxin	v. a.	vor allem
tägl.	täglich	V. a.	Verdacht auf
TBI	Ganzkörperbestrahlung *(engl.* total body irradiation)	vgl.	vergleiche
		VRE	Vancomycin-resistente Enterokokken
Th	Therapie	vs.	versus
TIA	transitorische ischämische Attacke		
TNF	Tumor-Nekrose-Faktor	W	Watt
t-PA	Alteplase	WHO	World Health Organisation
TRBK	totale Eisenbindungskapazität		
TRH	Thyreotropin-releasing-Hormon	z. B.	zum Beispiel
TSH	Thyreoidea-stimulierendes Hormon	Z. n.	Zustand nach
TTP	thrombotisch-thrombozytopenische Purpura	ZNS	Zentralnervensystem
TXA_2	Thromboxan A_2	z. T.	zum Teil
		ZVK	zentraler Venenkatheter

Grundlagen

2 Blut und Hämatopoese
4 Erythrozyten I
6 Erythrozyten II
8 Blutgruppen
10 Leukozyten und immunkompetente Zellen I
12 Leukozyten und immunkompetente Zellen II
14 Lymphozyten I
16 Lymphozyten II
18 Lymphatische Organe I
20 Lymphatische Organe II
22 Immunsystem I
24 Immunsystem II
26 Thrombozyten, Hämostase und Fibrinolyse I
28 Thrombozyten, Hämostase und Fibrinolyse II

Diagnostik

30 Anamnese
32 Körperliche Untersuchung
34 Labordiagnostik I
36 Labordiagnostik II
38 Labordiagnostik III
40 Labordiagnostik IV
42 Labordiagnostik V

A Allgemeiner Teil

Blut und Hämatopoese

Blutzusammensetzung

Das normale Blutvolumen des Erwachsenen beträgt ca. 70 ml/kg oder 4–6 l und macht 6–8 % des Körpergewichts aus. Das Blut besteht aus Plasma und suspendierten zellulären Bestandteilen (Erythrozyten, Leukozyten, Thrombozyten, ▌Abb. 1 und Bildanhang I, S. 148, ▌Abb. 1). Das Plasmavolumen wird reguliert durch Baro- (Renin-Angiotensin-System), Volumen- (ANP = atriales natriuretisches Peptid) und Osmorezeptoren (ADH = antidiuretisches Hormon). **Plasma** enthält neben vielen hundert Molekülarten das für die Gerinnung notwendige Eiweiß Fibrinogen, während **Serum** von Fibrinogen befreites Plasma ist und somit den nicht mehr gerinnungsfähigen Teil des Plasmas darstellt. Den Anteil der zellulären Elemente am gesamten Blutvolumen bezeichnet man als **Hämatokrit.** Da die Erythrozyten beim Gesunden 96 % des zellulären Volumenanteils ausmachen, ermöglicht der Hämatokrit v. a. einen Rückschluss auf den Erythrozytenanteil im Blut. Der Hämatokrit wird durch Zellproliferation, -differenzierung und -abbau fein reguliert. Er beträgt bei Frauen 36–45 % und bei Männern 42–50 %.

> Sowohl das zirkulierende Blutvolumen als auch der Zellanteil können vermindert oder erhöht sein. Bei einer akuten Blutung kann der Hämatokrit normal sein, da Flüssigkeit **und** Zellen verloren gehen. Eine Exsikkose (Hämokonzentration) kann zur Erhöhung, eine Überwässerung (Hämodilution) zur Erniedrigung des Hämatokriten führen.

Blutbildung (Hämatopoese)

Orte der Blutbildung

In den ersten Schwangerschaftswochen wird das Blut überwiegend im Dottersack (mesoblastische Hämatopoese), von der 6. Schwangerschaftswoche bis zum 6.–7. Fetalmonat v. a. in Leber und Milz (hepatische Hämatopoese) und ab dem 7. Fetalmonat im Knochenmark (myeloide Hämatopoese) gebildet. Beim Säugling findet die Blutbildung im Knochenmark des gesamten Skeletts statt. Im Laufe der Entwicklung wird das blutbildende Mark („rotes Mark") in den langen Röhrenknochen zunehmend durch Fettmark („gelbes Mark") ersetzt. Beim Erwachsenen findet die Blutbildung nur noch im Stammskelett (flache Knochen des Kopfs, des Beckens, der Rippen und Wirbelkörper) und in den proximalen Anteilen der langen Röhrenknochen statt. Selbst in diesen hämatopoetisch aktiven Knochenmarksregionen liegt beim Erwachsenen der Fettgewebsanteil bei ca. 50 %. Das Knochenmark, das aus Stromazellen (Fettzellen, Fibroblasten, Endothelzellen, Retikulumzellen, Makrophagen) und einem mikrovaskulären Netzwerk besteht, ist das Milieu (Microenvironment), in dem sich die Stammzellen der Hämatopoese entwickeln.

Die blutbildenden Zellen liegen zwischen den Knochentrabekeln und sind von Gefäßen umgeben, durch die die reifen Zellen in die Blutzirkulation gelangen. Unreife Zellen sind mittels multipler Adhäsionsmoleküle an die Stromazellen gebunden. Mit zunehmender Reifung der Blutzellen kommt es zur Down-Regulation der Adhäsionsrezeptoren. Die Blutzellen lösen sich aus dem Stroma und treten schließlich in die Blutbahn über. Bei Erkrankungen, die mit einem chronisch erhöhten Zellbedarf einhergehen, dehnt sich das rote, blutbildende Mark auf Kosten des gelben Fettmarks aus. Bei verschiedenen Erkrankungen (z. B. CML, s. S. 70/71) findet die Blutbildung sogar wieder in Leber und Milz statt (extramedulläre Hämatopoese).

Zelldifferenzierung

Grundsätzlich beginnt die Hämatopoese mit einer **pluripotenten Stammzelle,** die die Fähigkeit zur Selbsterneuerung (Zellteilung und -differenzierung) hat. Aus einer Stammzelle gehen nach 20 Teilungsschritten 10^6 reife Blutzellen hervor. Aus der pluripotenten Stammzelle entwickeln sich multipotente Progenitorzellen (CFU-GEMM) der myeloischen und lymphatischen Zellreihe, die reiferen Vorläuferzellen, aus ihnen die Blasten (unreifste Zellen, die lichtmikroskopisch als solche erkannt werden können) und schließlich die reifen funktionstüchtigen Blutzellen (▌Abb. 2 und Bildanhang I, S. 148, ▌Abb. 2). Die multipotenten myeloischen Progenitorzellen reifen zu myeloischen Vorläuferzellen, die nur noch für zwei (Neutrophile, Monozyten) oder für eine einzelne (Basophile, Eosinophile, Thrombozyten, Erythrozyten) Zellreihe determiniert sind. Aus der multipotenten lymphatischen Progenitorzelle entwickeln sich die reiferen Vorläuferzellen für B- und T-Lymphozyten oder NK-Zellen (Bildung allerdings auch im lymphatischen Gewebe möglich). Während die Myelopoese komplett im Knochenmark stattfindet, wandern die lymphatischen Vorläuferzellen schon frühzeitig aus dem Knochenmark in Thymus, Milz, Lymphknoten und submukös gelegenes lymphatisches Gewebe aus, wo sie sich unter dem Einfluss humoraler Faktoren zu den verschiedenen Zellen des Immunsystems differenzieren.

Pluripotente Stammzellen und multipotente Progenitorzellen unterscheiden sich morphologisch nicht und sehen aus wie kleine bis mittelgroße Lymphozyten (s. Bildanhang I, S. 148, ▌Abb. 3). Sie können deshalb nur durch Immunphänotypisierung (Stammzelle ist $CD34^+$) oder in Zellkulturen identifiziert werden. Wachsen in der Zellkultur Kolonien z. B. aus Granulozyten, Erythrozyten, Monozyten und Megakaryozyten, kann man auf das Vorliegen einer multipotenten Progenitorzelle (CFU-GEMM) rückschließen.

Aus hämatopoetischen Stammzellen entwickeln sich außerdem Osteoklasten und dendritische Zellen. Zur genauen Erythro-, Lympho- und Myelopoese siehe Seite 4 ff. (Erythrozyten), Seite 14 ff. (Lymphozyten) und Seite 10 ff. (Granulozyten, Monozyten).

Hämatopoetische Regulation

Hämatopoetische Wachstumsfaktoren

Erythropoetin, Thrombopoetin, Colony stimulating factors (CSF) und Interleukine (IL) sind hämatopoetische Wachstumsfaktoren mit folgenden Eigenschaften:

▶ Sie regen die Stammzelle zu Wachstum und Differenzierung in verschiedene Zellreihen an.
▶ Sie stimulieren die Zellreifung.
▶ Sie hemmen die Apoptose.

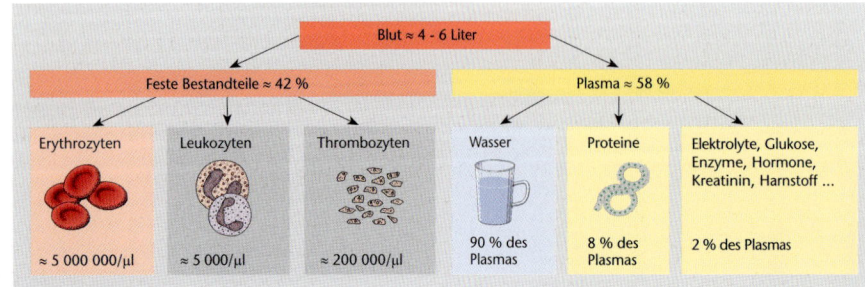

▌ Abb. 1: Die Bestandteile des Bluts. [1a]

Grundlagen

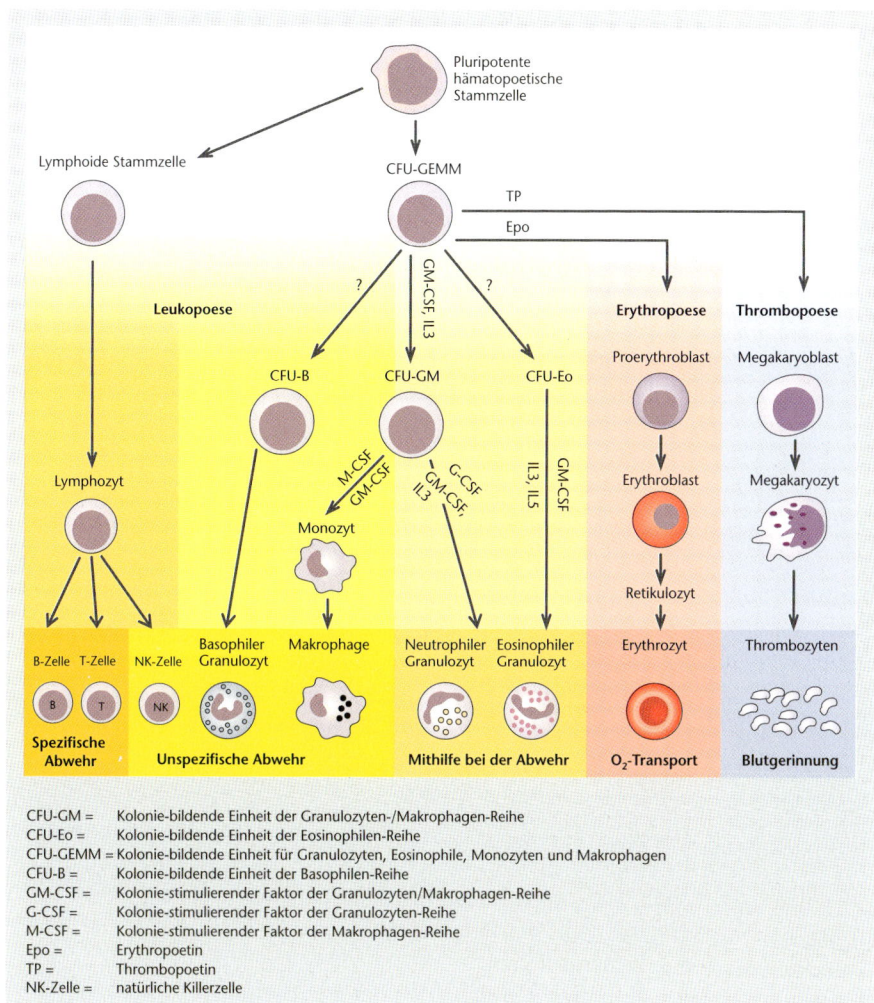

Abb. 2: Schematische Darstellung der Hämatopoese. [1b]

▶ Sie regulieren die Funktion reifer, sich nicht mehr teilender Blutzellen.

Darüber hinaus können sie Zellen zur Synthese weiterer Wachstumsfaktoren oder Rezeptoren anregen. Ihre biologischen synergistischen oder additiven Effekte werden durch spezifische Rezeptoren auf den Zielzellen vermittelt. Sie sind in verschiedenen Stadien der Hämatopoese wirksam. CSF und Interleukine werden aus T-Lymphozyten, Monozyten und Zellen des Knochenmarkstromas (s. o.) freigesetzt. Erythropoetin wird fast ausschließlich in der Niere, Thrombopoetin in der Leber synthetisiert. Somit erklärt sich bei Niereninsuffizienz/-versagen mit konsekutivem Erythropoetinmangel eine verminderte erythropoetische Stimulation (renale Anämie). Mittels rekombinanter DNA-Technik konnten inzwischen viele Wachstumsfaktoren analysiert, hergestellt und therapeutisch eingesetzt werden. Durch Erythropoetinsubstitution kann eine renale Anämie gebessert und durch Gabe von Granulozyten-CSF eine chemotherapieinduzierte Neutropenie verkürzt werden.

Apoptose

Apoptose bezeichnet den gezielten, programmierten Zelltod, der zur Aufrechterhaltung der hämatopoetischen Homöostase wichtig ist. Sie kann durch zwei Stimulationswege ausgelöst werden (Abb. 3).

▶ Signaltransduktion durch Rezeptoren auf der Zellmembran. Die Bindung eines Liganden an den Rezeptor führt intrazellulär zur Aktivierung von Caspasen, die zur Aufspaltung und Verdauung der DNA führt.
▶ Freisetzung von Zytochrom C aus den Mitochondrien: Das Protein p53 erkennt DNA-Schäden, z. B. nach Bestrahlung/Chemotherapie, und stimuliert folglich die Mitochondrien zur Zytochrom-C-Ausschüttung. Zytochrom C führt zur Aktivierung von Caspasen und somit zum Zelluntergang.

Hämatopoetische Wachstumsfaktoren können die Apoptose durch Hemmung dieser Stimulationswege verhindern.

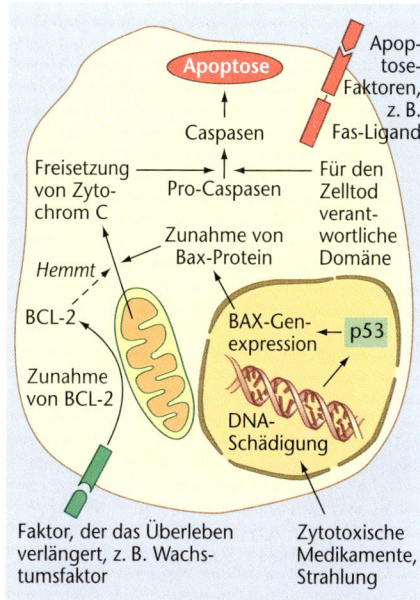

Abb. 3: Intrazellulärer Mechanismus der Apoptose. [2]

Zusammenfassung

✱ Normales Blutvolumen des Erwachsenen beträgt 70 ml/kg oder 6 – 8 % des Körpergewichts (4 – 6 l).

✱ Blutbestandteile: zellulärer Anteil (Erythrozyten, Leukozyten, Thrombozyten) und Plasma (Serum + Fibrin). Hämatokrit: zellulärer Anteil am Gesamtblutvolumen, ♀ 36 – 45 %, ♂ 42 – 50 %.

✱ Ort der Blutbildung: Dottersack → Leber und Milz → Knochenmark. Zelldifferenzierung: pluripotente Stammzelle → multipotente Progenitorzelle → reifere Vorläuferzelle → Blasten → reife, nicht mehr teilbare Blutzellen.

✱ Stimulierung der Hämatopoese durch hämatopoetische Wachstumsfaktoren, Homöostase durch Apoptose.

Erythrozyten I

Die roten Blutkörperchen sind 7 μm große, kernlose, elastische, bikonkave, diskusförmige Scheiben mit zentraler Aufhellung, die durch ihre gute Verformbarkeit problemlos die Kapillaren (Ø 5 μm) passieren können. Die nach außen hydrophobe Erythrozytenmembran besteht aus einer bipolaren Lipidschicht (Phospholipide und Cholesterin) mit Membranproteinen und verhindert das Anhaften der Erythrozyten an der Gefäßwand. Ein Netzwerk aus Spektrin, Ankyrin, Aktin, Protein 4.1 und anderen Proteinen bildet das Zytoskelett, das für die Aufrechterhaltung der Zellform verantwortlich ist. Die Erythrozytenzahl beträgt beim Mann ca. $4,6-5,6 \times 10^6/\mu l$ und bei der Frau $4,0-5,4 \times 10^6/\mu l$. Der Mensch bildet täglich etwa 10^{12} neue Erythrozyten. Die normale Erythrozytenüberlebenszeit beträgt 120 Tage.

Hauptaufgaben der Erythrozyten sind der Transport von Sauerstoff (O_2) ins Gewebe und der Abtransport von Kohlendioxid (CO_2) zurück in die Lunge. Die Erythrozyten sind dazu mit einem gastransportierenden Protein, dem Hämoglobin, ausgestattet. Sie gewinnen aus der anaeroben Glykolyse ATP und können somit bei fehlendem Zellkern und sich erschöpfender Enzymausstattung den osmotischen Druck und die Zellstruktur und -funktion aufrechterhalten. Der Pentosephosphatweg ist für die Aufrechterhaltung des Oxidationsschutzes verantwortlich (Reduktion von NADPH). Normalerweise beträgt die O_2-Sättigung des arteriellen Bluts 95–99 % (pO_2 70–100 mmHg), die des venösen Bluts 70 % (pO_2 36–44 mmHg).

Erythropoese

Zelluläre Vorstufen

Erythrozyten entstehen im Knochenmark über mehrere Vorläuferzellen (CFU-GEMM → Proerythroblast → Erythroblast → (basophiler Erythroblast → polychromatischer Erythroblast → orthochromatischer Erythroblast = Normoblast) → Retikulozyt → Erythrozyt; Abb. 1 und Bildanhang I, S. 148, Abb. 4).

	Normoblast	Retikulozyt	reifer Erythrozyt
DNA im Kern	Ja	Nein	Nein
RNA im Zytoplasma	Ja	Ja	Nein
im Knochenmark	Ja	Ja	Ja
Im Blut	Nein	Ja	Ja

Abb. 1: Vergleich von DNA- und RNA-Gehalt der verschiedenen erythrozytären Zellen und ihre Verteilung in Blut und Knochenmark. [2]

Die Entwicklung vom Proerythroblasten bis zum Retikulozyten dauert normalerweise 5 Tage und kann durch gesteigerten Einfluss von Erythropoetin auf 2 Tage verkürzt werden. Die verschiedenen Vorläuferzellen unterscheiden sich durch einen im Laufe ihrer Entwicklung abnehmenden RNA- und zunehmenden Hämoglobingehalt. Auf der letzten Entwicklungsstufe im Knochenmark stoßen die Erythroblasten ihre Kerne aus und es entstehen die Retikulozyten. Obwohl die Retikulozyten keinen Zellkern enthalten, kann mittels der ribosomalen RNA Hämoglobin synthetisiert werden. Diese ribosomale RNA erscheint in der Färbung netzartig (retikulär) und gibt den Retikulozyten ihren Namen. Normalerweise machen Retikulozyten bei Frauen 0,8–2,5 % und bei Männern 0,8–4 % der roten Blutzellen im peripheren Blut aus. Da sie im Knochenmark produziert werden, spiegelt ihre Zahl die Knochenmarkaktivität wider. Sie werden nach 1–2 Tagen aus dem Knochenmark in die Blutbahn ausgeschwemmt und nach weiteren 1–2 Tagen durch Verlust der RNA zu reifen kern- und RNA-losen Erythrozyten.

> Kernhaltige rote Blutkörperchen (Erythroblasten) treten beim Erwachsenen bei überstürzter oder extramedullärer Blutbildung auf und bedürfen deshalb immer einer Abklärung.

Wachstums- und Kofaktoren der Erythropoese

Erythropoetin, Vitamin B_{12}, Folsäure, Spurenelemente und andere Vitamine sind essentiell für die Erythropoese.

▶ **Erythropoetin,** ein glykosyliertes Polypeptid, wird zu 90 % in der Niere und zu 10 % in der Leber synthetisiert. Es bindet an spezifische Rezeptoren erythrozytärer Vorläuferzellen und veranlasst diese zur rascheren Proliferation, Differenzierung und Hämoglobinbildung. Die Erythropoetinsynthese wird über den pO_2 im Nierengewebe reguliert. Bei niedrigem Sauerstoffgehalt der Luft (große Höhen), Anämie, Störungen der renalen Blutzirkulation oder Herz- und Lungenerkrankungen kann ein Sauerstoffmangel im Gewebe (Hypoxie) die Erythropoetinsynthese stimulieren. Dies kann zu einer sekundären Polyglobulie (erhöhte Erythrozytenzahl) führen. Wirkt Erythropoetin chronisch auf das Knochenmark ein, kann eine anatomische Ausdehnung der Erythropoese in das Fettmark folgen. Bei Kindern sind die Ausdehnung der Markhöhle in die Kortikalis und die konsekutive Ausbildung von Knochendeformationen möglich. Ist eine gute O_2-Versorgung des Gewebes gewährleistet, wird die Erythropoetinsynthese nicht stimuliert (Abb. 2).

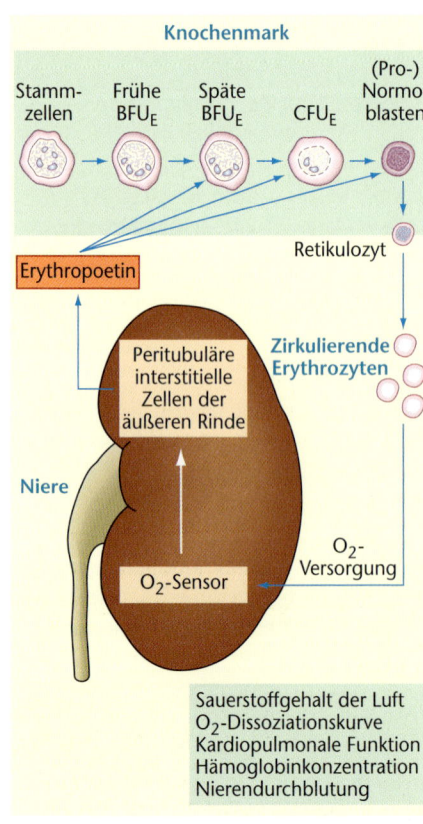

Abb. 2: Bildung von Erythropoetin durch die Niere in Abhängigkeit vom O_2-Angebot. [2]

Grundlagen

Erythropoetin kann paraneoplastisch im Rahmen eines Nierenzellkarzinoms erhöht sein und zur sekundären Polyglobulie führen. Eine chronische Nierenerkrankung führt durch Erythropoetinmangel zur normochromen, normozytären (renalen) Anämie.

▶ **Vitamin B_{12}** und **Folsäure** sind für die DNA-Synthese essentiell (→ megaloblastäre Anämie, s. S. 50/51).
▶ **Spurenelemente** (Zink und Kobalt) und **andere Vitamine** wie Vitamin B_1 (Thiamin), B_2 (Riboflavin), B_6 (Pyridoxin), C und E sind essentielle Ko-Faktoren enzymvermittelter Reaktionen bei der Erythropoese.

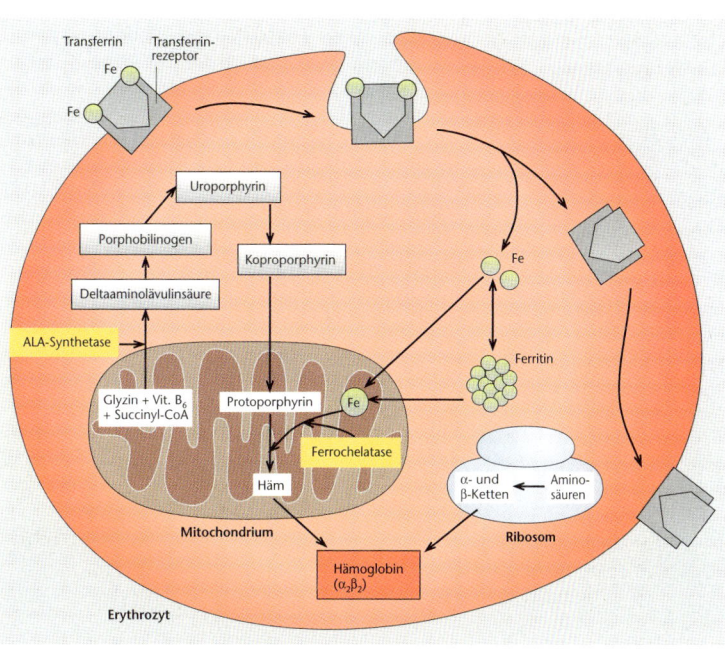

Abb. 3: Hämoglobinsynthese. [1c]

Hämoglobinsynthese und -funktion

Das Hämoglobinmolekül besteht aus vier Polypeptid-/Globinketten (α, β, δ, γ) mit jeweils einer eigenen Hämgruppe, die eine Sauerstoffbindungsstelle besitzt. Es resultieren somit vier Sauerstoffbindungsstellen. Während das Häm-molekül konstant bleibt, variieren die Globinketten in Länge und Aminosäuresequenz. Man unterscheidet somit mehrere Hämoglobintypen:

▶ **HbA_1** (oft auch nur HbA): Es besteht aus zwei α- und zwei β-Ketten ($α_2β_2$) und ist das vorherrschende Hämoglobin beim Erwachsenen (96–98 %).
▶ **HbA_2:** Es besteht aus zwei α- und zwei δ-Ketten ($α_2δ_2$) und macht beim Erwachsenen nur einen kleinen Anteil aus (1–4 %).
▶ **HbF** (fetales Hämoglobin): Es besteht aus zwei α- und zwei γ-Ketten ($α_2γ_2$). Die Umstellung von HbF auf HbA findet in der Regel im 3.–6. Lebensmonat statt. Beim Erwachsenen ist HbF noch in kleinen Mengen (< 1 %) vorhanden.
▶ **Portland, Gower 1 und 2:** weitere in der Embryonalphase vorkommende Hämoglobine.

Das Häm-Molekül wird in den Mitochondrien der roten Vorläuferzellen gebildet. Nach der Bindung von Transferrin an einen Oberflächenrezeptor der Zelle wird der Rezeptor-Transferrin-Eisen-Komplex internalisiert. In der Zelle löst sich das zweiwertige Eisen von diesem Komplex ab und bildet mit dem Protoporphyrin (in den Mitochondrien aus Glyzin und Succinyl-CoA in mehreren Reaktionsschritten entstanden) das Häm-Molekül. Der Rezeptor wird wieder an die Zelloberfläche transportiert. Jede Häm-Gruppe bindet sich an eine Globinkette, die an den Ribosomen synthetisiert wurde. Lagern sich vier Häm-Globin-Ketten zusammen, so entsteht Hämoglobin (Abb. 3).
Schon der Austausch einer einzigen Aminosäure an einer Globinkette kann die Bildung funktionell defekter Hämoglobinmoleküle zur Folge haben. Auf pathologische Hämoglobinformen durch Gendefekte wird in den Kapiteln Thalassämie (s. S. 58/59) und Sichelzellanämie (s. S. 60/61) eingegangen. Ist die Häm-Synthese gestört, entsteht eine Porphyrie. Wird im Hämoglobinmolekül das normalerweise integrierte zweiwertige Eisen (Fe^{2+}) gegen dreiwertiges Eisen (Fe^{3+}) ausgetauscht, entsteht Methämoglobin, das nicht mehr zum ausreichenden O_2-Transport befähigt ist.
In der Lunge wird das Hämoglobin aufgrund des hohen O_2-Partialdrucks und der hohen O_2-Affinität mit Sauerstoff angereichert. Im Gewebe ist durch den niedrigen O_2-Partialdruck und der schwächeren O_2-Affinität des Hämoglobins die O_2-Abgabe erleichtert. Bei der Bindung und Abgabe von Sauerstoff verschieben sich die einzelnen Globinketten im Hämoglobinmolekül gegeneinander. Bei der O_2-Abgabe werden die β-Ketten auseinandergezogen und der Metabolit 2,3-Diphosphoglyzerat (2,3-DPG), der im Lübering-Rappaport-Shunt, einem Nebenweg der Glykolyse entsteht, schiebt sich dazwischen (Abb. 4). Das führt zu einer verminderten O_2-Affinität des Hämoglobinmoleküls, wodurch auch die anderen Hämeinheiten leichter den gebundenen Sauerstoff abgeben. Deshalb sind auch die meisten Hämoglobinmoleküle entweder völlig O_2-gesättigt oder desoxygeniert.

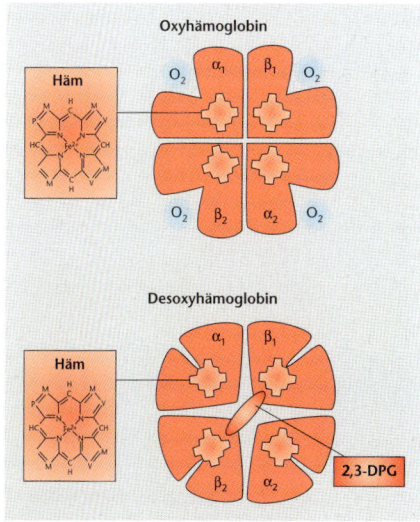

Abb. 4: Oxygeniertes und desoxygeniertes Hämoglobin. [1c]

Erythrozyten II

Hämoglobinsynthese und -funktion (Fortsetzung)

In Abhängigkeit vom O_2-Partialdruck der Umgebung ergibt sich so für die O_2-Affinität/-Bindung an Hämoglobin eine sigmoide O_2-Dissoziationskurve (▪ Abb. 5). P_{50} (O_2-Partialdruck, bei dem Hämoglobin zur Hälfte mit Sauerstoff beladen ist) beträgt im normalen Blut ca. 25 mmHg. Ist die O_2-Affinität erhöht, verlagert sich die Kurve nach links und der P_{50} sinkt, d. h., es ist ein geringerer O_2-Partialdruck nötig, um das Hämoglobinmolekül zur Hälfte mit Sauerstoff zu beladen. Bei verminderter O_2-Affinität wandert die Kurve nach rechts.

Eisenstoffwechsel

Eisen ist das zentrale Element der Häm-Struktur und für den Sauerstofftransport im Blut verantwortlich. Der tägliche Eisenbedarf liegt bei Männern bei 1 mg, bei Frauen bei 2 mg und bei Schwangeren bei 3 mg. Der Gesamteisenbestand des Körpers (Männer 50 mg/kg KG, Frauen 35 mg/kg KG) gliedert sich in folgende Fomen:

▶ **Hämeisen:** im Hämoglobin (mit 70 % der größte Eisenspeicher im Körper). 1 g Hämoglobin enthält 3,4 mg Eisen, 1 ml Blut enthält 0,5 mg Eisen.
▶ **Depoteisen:** intrazelluläre Speicherung in Form von Ferritin und Hämosiderin ($\approx 20\,\%$)
▶ **Funktionseisen:** Myoglobin und eisenhaltige Enzyme, z. B. Zytochrome ($\approx 10\,\%$)
▶ **Transporteisen:** an Transferrin gebundenes Eisen (< 0,1 %).

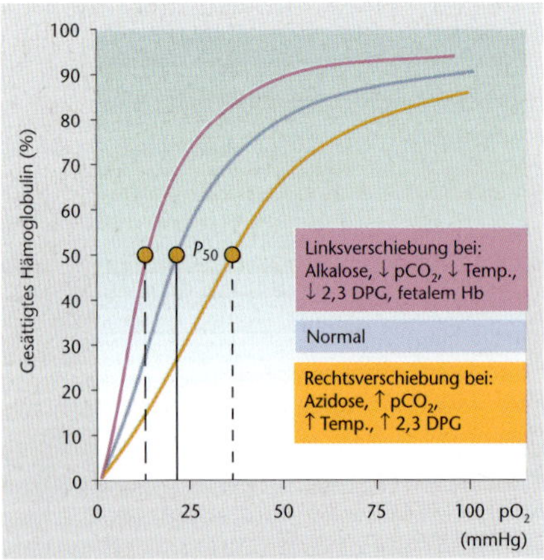

Eisenaufnahme und -ausscheidung (Fe^{2+})

Obwohl Mischkost 10–20 mg Eisen täglich enthält, wird nur < 10 % (d. h. 1–2 mg) davon im oberen Dünndarm resorbiert. Normalerweise wird der tägliche Eisenbedarf durch die Nahrungsaufnahme selbst unter physiologischen Bedingungen nur knapp gedeckt, denn der tägliche Eisenverlust von ca. 1 mg durch Zellabschilferung in Haut, Darm und Harnwegen und von zusätzlich 0,7 mg während der Menstruation ist erheblich. Die Eisenresorption ist abhängig vom Eisenspiegel bzw. von der Transferrinsättigung im Blut. Diese wird über Signalproteine an die Enterozyten übermittelt. Bei Eisenmangel kann die Eisenaufnahme aus der Nahrung von < 10 % auf 20–30 % gesteigert werden. Da nur das zweiwertige Eisen (Fe^{2+}) enteral resorbiert werden kann, wird das oral aufgenommene, überwiegend dreiwertige Eisen (Fe^{3+}) durch die Magensäure zu zweiwertigem Eisen (Fe^{2+}) reduziert. Eine Gastrektomie kann daher zum Eisenmangel führen. Neben Magensäure reduzieren auch Ascorbinsäure (Vitamin C) und Zitrat (Zitrusfrüchte) drei- zu zweiwertigem Eisen. Tannin (Schwarztee) dagegen bildet unlösliche Eisenkomplexe, die nicht resorbiert werden können. In folgenden Lebensmitteln ist Eisen in absteigender Konzentration enthalten: Schweineleber, Kakao, Soja, Sonnenblumenkerne, Haferflocken, Spinat, Rindfleisch. An Häm gebundenes Eisen (Fleisch) wird besser resorbiert als ungebundenes Eisen (vegetarische Kost).

Eisentransport (Fe^{3+})

Die Eisenresorption durch die Darmmukosazelle erfolgt nicht per Diffusion, sondern über komplexe Transportsysteme, der Valenzwechsel von Fe^{2+} zu Fe^{3+} über membranständige Ferrooxidasen. Eisen wird im Serum fast ausschließlich an Transferrin (β_1-Globulin, in Leber gebildet) gebunden transportiert (Serumeisen). Da Transferrin zwei Eisenbindungsstellen hat, entspricht seine doppelte Konzentration der TEBK (totale Eisenbindungskapazität des Bluts; **Cave:** nur bei einer Angabe in μmol/l!). Bei Eisenmangel steigen die Transferrinkonzentration und damit die TEBK. Da die Transferrinsättigung so abfällt, wird das oral aufgenommene Eisen besser resorbiert. Bei Eisenüberladung, chronischer Entzündung, Hämolyse oder Tumoranämie sinkt die Transferrinkonzentration, während Serumferritin und Transferrinsättigung erhöht sind. Dies stellt einen Schutz vor weiterer Eisenüberladung dar.

Eisenspeicherung (Fe^{3+})

Die Aufnahme der Transferrin-Eisen-Komplexe in Körperzellen erfolgt über spezifische Transferrinrezeptoren, deren Anzahl in Abhängigkeit vom Eisenstatus reguliert wird. Etwa 70 % des Gesamtkörpereisens wird im Hämoglobin, ca. 20 % im Ferritin und Hämosiderin und ca. 10 % im Myoglobin gespeichert. Mithilfe von **Ferritin** wird Eisen in allen Körperzellen, v. a. aber in Leber, Milz, Muskeln, Knochenmark, Monozyten-Makrophagen-System und Darmepithelien gespeichert. Als wasserlösliches Protein hat es einen Eisenanteil von ca. 20 % in biologisch vorliegender, dreiwertiger Form (Fe^{3+}). So wird die Zelle vor der toxischen Wirkung des ionisierten Eisens geschützt. Die Ferritin-Plasmakonzentration korreliert gut mit den Eisenspeichern und wird daher diagnostisch eingesetzt. Da Ferritin ein **Akute-Phase-Protein** ist, werden erhöhte Serumspiegel nicht ausschließlich bei Eisenüberladung, sondern auch bei Infektionen, Entzündungen, malignen Erkrankungen und Leberparenchymschäden gemessen. Bei anämischen Patienten mit Infektionen kann deshalb bei normalen Ferritinspiegeln trotzdem ein Eisenmangel vorliegen (löslichen Transferrinrezeptor bestimmen!). **Hämosiderin,** ein wasserunlöslicher Protein-Eisen-Komplex, hat einen Eisenanteil von 30 % und kann im Serum nicht gemessen werden. Man findet es

▪ Abb. 5: O_2-Dissoziationskurve des Hämoglobins. Verschiebungen der Sauerstoff-Dissoziationskurve sprechen für eine Veränderung der Affinität des Sauerstoffs zum Hämoglobin. Die Affinität wird von pH-Wert (H^+-Ionen), CO_2-Partialdruck, Temperatur und 2,3-DPG-Konzentration beeinflusst. [1c]

im Monozyten-Makrophagen-System und bei Überschuss in Parenchymzellen, wo es zur Gewebeschädigung führt (Siderose, Hämochromatose). Zwischen dem rascher mobilisierbaren Ferritin und dem schwer mobilisierbaren Hämosiderin besteht ein Fließgleichgewicht. Hämosiderin lässt sich im Gegensatz zu Ferritin mit der Berliner-Blau-Reaktion anfärben.

> Bei Eisenmangel ist Transferrin erhöht und Ferritin erniedrigt. Bei Tumoranämie oder chronischer Entzündung bzw. Infektion ist Transferrin erniedrigt und Ferritin (als Akute-Phase-Protein) erhöht.

Eisenzyklus

Alternde Erythrozyten werden vom Makrophagen-Monozyten-System abgebaut, wobei ein Teil des Eisens aus Hämoglobin freigesetzt und wiederum an Transferrin gebunden wird (Abb. 6). Dieses wiederverwertete Eisen – und nicht das enteral resorbierte Eisen – bildet den Hauptbestandteil des an Transferrin gebundenen Eisens. Der andere Teil des Eisens bleibt als Ferritin oder Hämosiderin im Makrophagen-Monozyten-System gespeichert, wobei diese Menge in Abhängigkeit vom Eisenstatus des Körpers variiert. Soll das nicht im Hämoglobin gespeicherte Eisen wieder freigesetzt werden, kann es mit Hilfe von Vitamin C zu Fe^{2+} reduziert und somit mobilisiert werden. Das Coeruloplasmin, ein kupferhaltiges Enzym, fördert die Oxidation von Fe^{2+} zu Fe^{3+}, das wieder an Transferrin gebunden und transportiert werden kann.

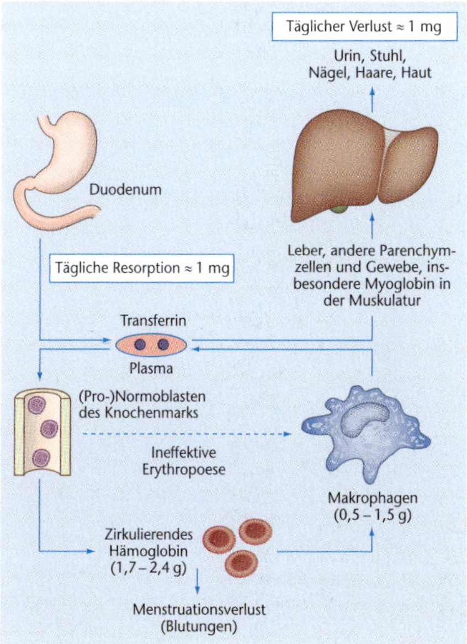

Erythrozytenabbau

Pro Tag wird etwa 1 % der Erythrozyten sowohl abgebaut als auch neu synthetisiert (Abb. 7). Der Abbau geschieht v. a. im Monozyten-Makrophagen-System der Milz und bei splenektomierten Patienten in der Leber. Bei Splenomegalie werden vermehrt Erythrozyten in der Milz gespeichert und abgebaut, was zur Anämie führen kann.

Das Protoporphyrin des Häms wird zum Bilirubin abgebaut. Das indirekte, unkonjugierte, nicht wasserlösliche Bilirubin wird an Albumin gebunden zur Leber transportiert. Dort wird es zum wasserlöslichen, direkten Bilirubin konjugiert (Diglucuronid), das zum Sterkobilinogen und Sterkobilin umgebaut über die Fäzes ausgeschieden wird und dem Stuhl seine Farbe gibt. Ein Teil des Sterkobilinogens und Sterkobilins wird über den Darm reabsorbiert und als Urobilinogen und Urobilin im Urin ausgeschieden.

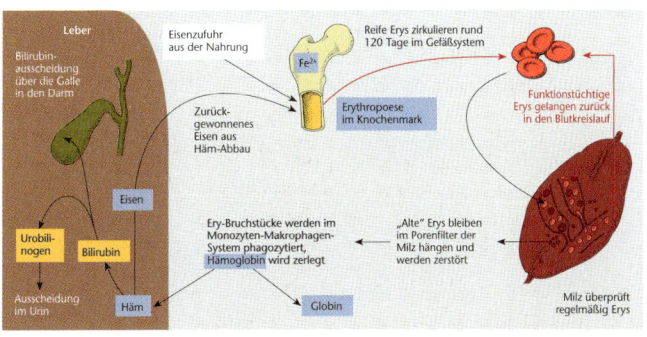

Abb. 7: Lebenszyklus der Erythrozyten. [1d]

> ## Zusammenfassung
> - **Erythrozyten:** 7 μm große verformbare diskusförmige kernlose Scheiben, 120 Tage Lebensdauer, enthalten Hämoglobin zum O_2- und CO_2-Transport; ATP-Gewinnung durch anaerobe Glykolyse.
> - **Erythropoese:** Proerythroblast → Erythroblast → Retikulozyt → Erythrozyt. Erythropoetin (90 % in Niere produziert, Regulierung durch O_2-Spannung im Nierengewebe), Eisen (in Leber, Milz, Knochenmark, Monozyten-Makrophagen-System und Darmepithelien), Vitamin B_{12} und Folsäure (DNA-Synthese) regulieren Erythropoese.
> - **Hämoglobin:** 4 Polypeptidketten + je 1 Hämgruppe → 4 Sauerstoffbindungsstellen. O_2-Abgabe abhängig vom O_2-Partialdruck des Gewebes. Sigmoide O_2-Dissoziationskurve durch Einlagerung von 2,3-DPG bei Desoxygenierung. Verschiedene Hb-Typen: HbA_1 (HbA) bei Erwachsenen, HbA_2, HbF bei Säuglingen.
> - **Eisenstoffwechsel:** Fe ist zentrales Element der Häm-Struktur, Gesamteisenbestand: Hämeisen (70 %), Depoteisen (20 %), Funktionseisen (10 %), Transporteisen, als zweiwertiges Eisen (Fe^{2+}) im Dünndarm resorbiert, Transport im Blut als Fe^{3+} an Transferrin gebunden, Speicherung im Gewebe als Fe^{3+} in Ferritin oder Hämosiderin, keine aktive Eisenausscheidung, aber Eisenverlust durch Zellabschilferung in Haut, Darm und Harnwegen.
> - **Erythrozytenabbau:** Monozyten-Makrophagen-System in der Milz, bei splenektomierten Patienten in der Leber.

Abb. 6: Eisentageszyklus. [2]

Blutgruppen

Die Blutgruppeneigenschaften sind genetisch festgelegt, wobei sich die Blutgruppenantigene auf der Membranoberfläche von Erythrozyten und anderen Zellen befinden. Sie werden durch Gene kodiert und nach den Mendel-Gesetzen vererbt. Entsprechend der Blutgruppe (z. B. A) enthält das Serum natürlich vorkommende Antikörper (z. B. Anti-B) gegen das jeweils fehlende Antigen. Bei einer Erythrozytentransfusion mit anderen Blutgruppenantigenen als auf den „eigenen" Erythrozyten kommt es aufgrund der präformierten Serum-Antikörper des Empfängers zur Brückenbildung zwischen den Spender-Erythrozytenantigenen und den löslichen Empfänger-Antikörpern. Diese Komplexbildung nennt man Agglutination, wobei die verantwortlichen Antikörper als Isohämagglutinine bezeichnet werden. Es wurden bisher etwa 400 Erythrozytenantigene beschrieben, wobei die AB0- und die Rhesus(Rh)-Gruppen die wichtigsten sind. Die anderen Blutgruppensysteme/-antigene (Kell-, Lewis-, Duffy-, Kidd-Antigene etc.) sind von geringerer klinischer Bedeutung.

AB0-System

Die Antigene des AB0-Systems befinden sich nicht nur auf der Erythrozytenoberfläche, sondern auch auf den Oberflächen fast aller Körperzellen (Endothelzellen, Epithelzellen, Thrombozyten, Leukozyten etc.). Sie stellen auf der Zellmembran verankerte Glykolipide/-proteine dar, die schon in frühen Embryonalstadien nachweisbar sind. Jedes Blutgruppenantigen besteht aus einer Kette von Glukosemolekülen, die mit Lipid- oder Proteinmolekülen in der Zellmembran verankert ist. Das AB0-System besteht aus drei Gen-Allelen: A, B und 0. Die Glykolipid-/-proteinkette trägt einen terminalen Zuckerrest, die L-Fucose, die auch als H-Substanz bezeichnet wird. Die A- und B-Gene verändern die H-Substanz, indem sie einen einzelnen Kohlenhydratrest mit der Glykolipid-/-proteinkette verknüpfen. Das 0-Gen ändert die H-Substanz nicht. Beim Zusammentreffen der Allele des mütterlichen und väterlichen Chromosomensatzes kann jedes Allel eines Chromosomensatzes für A-Antigene, B-Antigene oder für keines von beiden (0) kodieren. Dabei sind A und B kodominant und A und B dominant gegenüber 0. Aus der Kombination der drei Allele A, B und 0 resultieren sechs mögliche Genotypen (A0, AA, B0, BB, AB, 00) und phänotypisch vier verschiedene Blutgruppen (A, B, AB und 0, ■ Tab. 1). Die Blutgruppe 0 (weder A- noch B-Blutgruppen-Eigenschaften auf der Zelloberfläche) entsteht, wenn weder das mütterliche noch das väterliche Gen für das A- oder B-Antigen kodieren. Kodiert ein Allel für das A- und das andere für das B-Antigen, resultiert die Blutgruppe AB.

Schon in den ersten Lebensmonaten bildet der Säugling Antikörper gegen das jeweils fehlende Antigen (■ Tab. 1). Diese Antikörper bilden sich vermutlich gegenüber blutgruppenähnlichen Merkmalen von Mikroorganismen, mit denen der Säugling im Rahmen von z. B. bakterieller Darmbesiedelung, Nahrungsaufnahme oder Infekten konfrontiert wird. Diese regulären Isoantikörper gehören der Immunglobulin-Klasse IgM an (Kälteantikörper, Reaktionsoptimum bei 4°C) und sind nicht plazentagängig.

Rhesus(Rh)-System

Die Erythrozyten tragen mit dem Rhesus(Rh)-System, dem wichtigsten Blutgruppensystem auf Proteinbasis, eine weitere Antigeneigenschaft. Das Rhesussystem setzt sich aus drei verschiedenen Oberflächen-Antigenen zusammen: C, D und E. Da das Antigen D die größte antigene Wirksamkeit hat, werden Menschen mit dem Antigen D auf der Erythrozytenoberfläche, als „Rh-positiv" und solche, ohne Antigen D (Antigen d), als „rh-negativ" bezeichnet. Die Eigenschaft Rh-positiv ist gegenüber rh-negativ dominant. In Europa sind 85 % Rh-positiv und 15 % rh-negativ. Im Unterschied zum AB0-System sind Antikörper gegen fehlende Rhesusantigene

Blutgruppe (Phänotyp)	Genotyp	Antigene auf der Erythrozytenoberfläche	Antikörper im Serum	Häufigkeitsverteilung (in%)
0	0	H	Anti-A und Anti-B	41
A	A0 oder AA	A	Anti-B	43
B	B0 oder BB	B	Anti-A	11
AB	AB	AB	keine	5
Rh-positiv	Dd oder DD	D	Keine	85
rh-negativ	dd	d	Anti-D	15

■ Tab. 1: Blutgruppenantigene und -antikörper im AB0- und Rhesussystem mit Häufigkeitsverteilung in Deutschland.

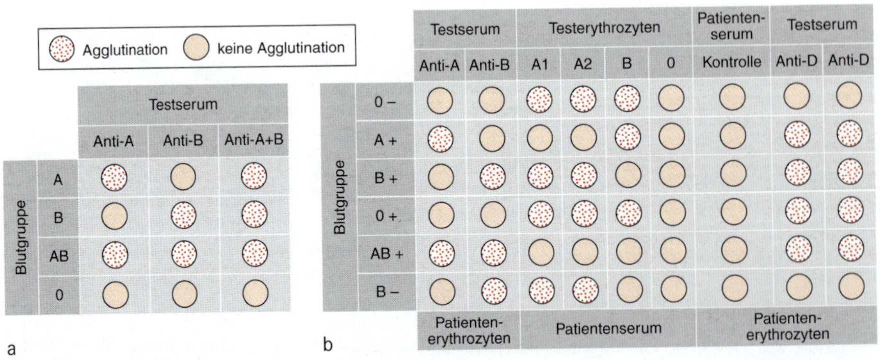

■ Abb. 1: Blutgruppenbestimmung im AB0-System. a) Die gepunkteten Felder stehen für eine Hämagglutination, die einer Antigen-Antikörper-Reaktion entspricht b) Beispiele für die Hämagglutination zwischen Patientenerythrozyten und Testseren bzw. Testerythrozyten und Patientenseren bei der Blutgruppenbestimmung. Eine doppelte Rhesus-Testung (Anti-D) ist in Deutschland vorgeschrieben. [11]

nicht schon ab den ersten Säuglingsmonaten vorhanden, sondern werden erst nach Exposition (Immunisierung) mit den entsprechenden Antigenen gebildet. Eine rh-negative Person bildet also erst nach Kontakt mit Rh-positivem Blut Anti-D-Antikörper (frühere Bluttransfusion, Schwangerschaft). Daher werden sie auch als Immunantikörper bezeichnet. Anti-D-Antikörper gehören der IgG-Klasse an (Wärmeantikörper, Reaktionsoptimum bei 37 °C) und sind plazentagängig. So kommt es beim ersten Kontakt einer rh-negativen Person mit Rh-positivem Blut nur zur Sensibilisierung mit Antikörperbildung und erst bei weiteren Rh-positiven Blutkontakten zur Ag-Ak-Reaktion (Transfusionsreaktion). Außer bei Bluttransfusionen kann das Problem der Rhesusinkompatibilität auch bei bereits sensibilisierten rh-negativen Müttern auftreten, die in utero ein Rh-positives Kind tragen (M. haemolyticus neonatorum, s. S. 56/57).

Blutgruppenbestimmung

Die Blutgruppenbestimmung basiert auf dem Prinzip der Agglutination von Erythrozyten und Antikörpern. Getestet werden die Blutgruppen mittels verschiedener Testseren, die entweder Anti-A-, Anti-B-, Anti-A- und Anti-B- oder Anti-D-Antikörper enthalten. Auf einer Testunterlage wird je ein Tropfen des zu untersuchenden Bluts mit je einem Tropfen Anti-A-, Anti-B-, Anti-AB- oder Anti-D-Serum zusammengebracht. Umgekehrt wird Patientenserum mit Testerythrozyten der Blutgruppe A, B, AB, oder 0 vermischt (Isoagglutinin-Bestimmung). Nach Schwenken und Vermischen der beiden Tropfen kann entsprechend dem Agglutinationsmuster das Ergebnis sofort abgelesen werden (Abb. 1).

> Eine Blutgruppenbestimmung muss als „Bedside-Test" vor jeder Transfusion durchgeführt werden.

Coombs-Test

Beim Coombs-Test (Abb. 2) werden mit inkompletten Antikörpern beladene Erythrozyten mit einem Coombs-Serum (Kaninchenserum) vermischt, das Antikörper gegen diese inkompletten Antikörper enthält. Da es zwischen den Erythrozyten mit inkompletten Antikörpern trotz Antigen-Antikörper-Reaktion nicht zur Agglutination kommt, sind die Antikörper des Coombs-Serums zur Brückenbildung zwischen den Erythrozyten und letztendlich zur Visualisierung des Testergebnisses per Agglutination notwendig.

Der **direkte Coombs-Test** weist Erythrozyten nach, die bereits in vivo mit inkompletten Antikörpern beladen waren. Den gewaschenen Patientenerythrozyten wird das Coombs-Serum zugegeben. Diese binden an die Antikörper auf der Erythrozytenoberfläche und führen zu einer sichtbaren Agglutination der Erythrozyten. Die Agglutination ist als positives Testergebnis zu werten. Der direkte Coombs-Test findet u. a. in der Diagnostik von hämolytischen Anämien, M. haemolyticus neonatorum, hämolytischen Transfusionsreaktionen etc. Anwendung.

Der **indirekte Coombs-Test** entspricht einem Antikörpersuchtest. Er wird eingesetzt, wenn man nach Serumantikörpern sucht, da er freie, nicht an Erythrozyten gebundene Antikörper nachweist. Es handelt sich um ein zweistufiges Verfahren. Dem Patientenserum werden zunächst Testerythrozyten zugegeben. Im zweiten Schritt wird Coombs-Serum zugegeben. Eine sichtbare Agglutination ist der Beweis, dass das Patientenserum freie Antikörper enthalten haben muss. Der indirekte Coombs-Test dient als Teil der Kreuzprobe dem Nachweis von Antikörpern.

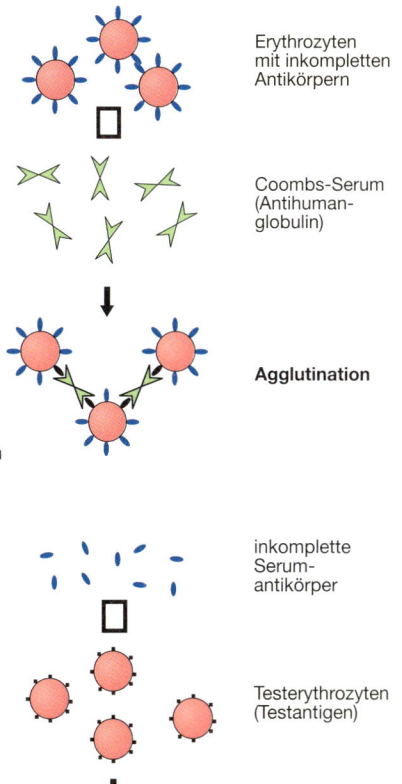

Abb. 2: Schematische Darstellung vom Ablauf des direkten Coombs-Tests (a) und des indirekten Coombs-Tests (b). [4b]

Zusammenfassung

- **Blutgruppenantigene** auf Zellmembranoberfläche von Erythrozyten, im Serum Antikörper gegen das fehlende Antigen. **ABO-System:** in Zellmembran verankerte Glykolipide/-proteine. Drei Gen-Allele (A, B, 0); resultierende Blutgruppen A (43%), B (11%), 0 (41%) oder AB (5%). **Rhesussystem:** Antigen D auf Zelloberfläche vorhanden oder nicht → Rh-positiv (85%), Rh-negativ (15%); Anti-Rh-IgG erst postexpositionell gebildet.
- **Blutgruppenbestimmung:** Prinzip der Agglutination von Erythrozyten. **Coombs-Test:** Nachweis von mit inkompletten Antikörpern beladenen Erythrozyten (direkt) oder von freien Antikörpern (indirekt).

Leukozyten und immunkompetente Zellen I

Die Leukozyten (weiße Blutkörperchen) werden in zwei große Gruppen unterteilt:

▶ **Phagozyten** („Fresszellen", Zellen der **angeborenen Immunabwehr**): neutrophile (polymorphkernige), eosinophile und basophile Granulozyten, Monozyten, Makrophagen und dendritische Zellen. Sie sichern die Abwehr v. a. gegen Bakterien.

▶ **Lymphozyten** (Zellen der **erworbenen Immunabwehr**): Sie sichern die Abwehr v. a. gegen Viren (s. S. 14/15).

Im Blut findet man normalerweise nur reife Granulozyten, Monozyten und Lymphozyten (Tab. 1).

Weiße Blutzellen	Absolute Menge	% an gesamter Leukozytenzahl
Leukozyten gesamt	$4{,}0 - 11{,}0 \times 10^3 / \mu l$	
Neutrophile Granulozyten	$2{,}5 - 7{,}5 \times 10^3 / \mu l$	
▶ Stabkernig		2 – 5
▶ Segmentkernig.		50 – 70
Eosinophile Granulozyten	$0{,}04 - 0{,}4 \times 10^3 / \mu l$	2 – 4
Basophile Granulozyten	$0{,}01 - 0{,}1 \times 10^3 / \mu l$	0 – 1
Monozyten	$0{,}2 - 0{,}8 \times 10^3 / \mu l$	2 – 6
Lymphozyten	$1{,}5 - 3{,}5 \times 10^3 / \mu l$	20 – 40

Tab. 1: Verteilung der Leukozyten im normalen Blut.

Phagozyten

Leukopoese

Granulozyten und Monozyten entwickeln sich aus derselben Vorläuferzelle (CFU-GM, s. S. 2/3, Abb. 2). Aus den noch teilungsfähigen Vorläuferzellen Myeloblast, Promyelozyt und Myelozyt entwickelt sich der Metamyelozyt (Abb. 1 und Bildanhang I, S. 148, Abb. 5 und 6). Ab dem Metamyelozyten findet keine Zellteilung mehr statt. Er differenziert sich zum stabkernigen und schließlich zum segmentkernigen Granulozyten. Die Entwicklung vom Myeloblasten zum reifen segmentkernigen Granulozyten dauert 7 – 10 Tage, seine Überlebenszeit beträgt im Blut 6 – 8 h und im Gewebe 1 – 5 Tage. Die Monozyten entwickeln sich ebenfalls aus der gemeinsamen Vorläuferzelle der granulozytären Reihe, dem Monoblasten, über Promonozyten zu Monozyten (s. Bildanhang I, S. 148, Abb. 7). Gesteuert und reguliert wird die Leukopoese durch Wachstumsfaktoren wie Interleukine und Granulozyten-(Makrophagen-)Kolonie-stimulierende Faktoren G(M)-CSF. Sie wirken auf alle myeloischen Reifungsstufen, indem sie die unreifen Zellen zur Proliferation und Differenzierung und die reifen Zellen zur Phagozytose, Zytotoxizität und Zytokinproduktion anregen. Sie führen außerdem je nach Bedarf zur Up- oder Down-Regulation der Proliferation.

> Die Knochenmarkreserve an granulopoetischen Zellen reicht im Falle einer plötzlichen Knochenmarkschädigung, z. B. durch zytostatische Chemotherapie, entsprechend der Reifungszeit der Granulozyten 7 – 10 Tage. Nach einer zytostatikabedingten Agranulozytose weist eine Monozytose auf ein sich erholendes Knochenmark hin.

Die Gabe von myeloischen Wachstumsfaktoren nach Chemotherapie, Strahlentherapie oder Knochenmarkstransplantation beschleunigt die hämatopoetische Proliferation und verkürzt somit die Neutropeniephase.

Granulozyten

90 % aller Granulozyten befinden sich im Knochenmark, ca. 7 – 8 % im Gewebe und nur 2 – 3 % zirkulieren im Blut. Humorale Signale (Interleukine, Komplementfaktoren) bewirken eine Freisetzung der Granulozyten aus dem Knochenmark ins Blut. Bei Stress (z. B. Infektionen) kann die Proliferation auf das 20-Fache gesteigert und die Reifungszeit auf 2 Tage verkürzt werden. In den Blutgefäßen lagert sich die eine Hälfte der Zellen an die Gefäßwand (marginaler Pool), die andere Hälfte zirkuliert mit dem Blutstrom (zirkulierender Pool). Diese Anteile stehen im Gleichgewicht, wobei durch Stimuli (Interleukine, Zytokine, Steroide) der marginale Randpool innerhalb von Minuten aktiviert und in die Zirkulation rückverteilt werden kann. Aufgrund ihrer amöboiden Beweglichkeit können die Granulozyten die Kapillaren verlassen und ins Gewebe einwandern **(Diapedese),** wo sie das Eindringen von Fremdstoffen verhindern.

Neutrophile (segmentkernige) Granulozyten

Die **segmentkernigen** Granulozyten sind 12 – 15 µm groß. Sie besitzen einen Zellkern aus 2 – 5 Segmenten und ein blass-violettfarbenes Zytoplasma mit Granula, die im Blutausstrich nur schwer zu sehen sind (Abb. 2a). Die Granula enthalten lysosomale Enzyme wie Myeloperoxidase, saure Hydrolase, Lysozym und Kollagenase. Kommt es zu einer Infektion, so treten bereits unreife Vorstufen (ab dem Metamyelozyten) ins periphere Blut über. Neutrophile Entwicklungsstufen zwischen dem Metamyelozyten und dem reifen segmentkernigen Neutrophilen, die im Blut auftreten können, werden „jugendliche" oder „**stabkernige**" Neutrophile genannt. Ihnen fehlen noch die fadenförmigen Einschnürungen des Kerns, wodurch der Kern mehrkernig erscheint.

Funktion

Die wichtigste Aufgabe der Neutrophilen ist es, Fremdkörper oder Mikroorganismen wie Bakterien zu identifizieren, zu phagozytieren und abzutöten. Neutrophile (und Monozyten) migrieren, angeregt durch Chemokine, die von Bakterien oder gewebsständigen Granulozyten freigesetzt werden, an den Infektionsort **(Chemotaxis).** Am Entzündungsort kommt es zur Phagozytose der Fremdkörper (Bakterien, Pilze etc.) und/oder der körpereigenen geschädigten oder toten Zellen. Neutrophile (und Monozyten) können diese von den intakten körpereigenen Zellen unterscheiden, da die zu phagozytierenden Zellen vorher durch Immunglobuline und Komplementfaktoren opsoniert (gekennzeichnet) wurden. Die phagozytierten Fremdkörper bzw. Zellen werden in den Phago-

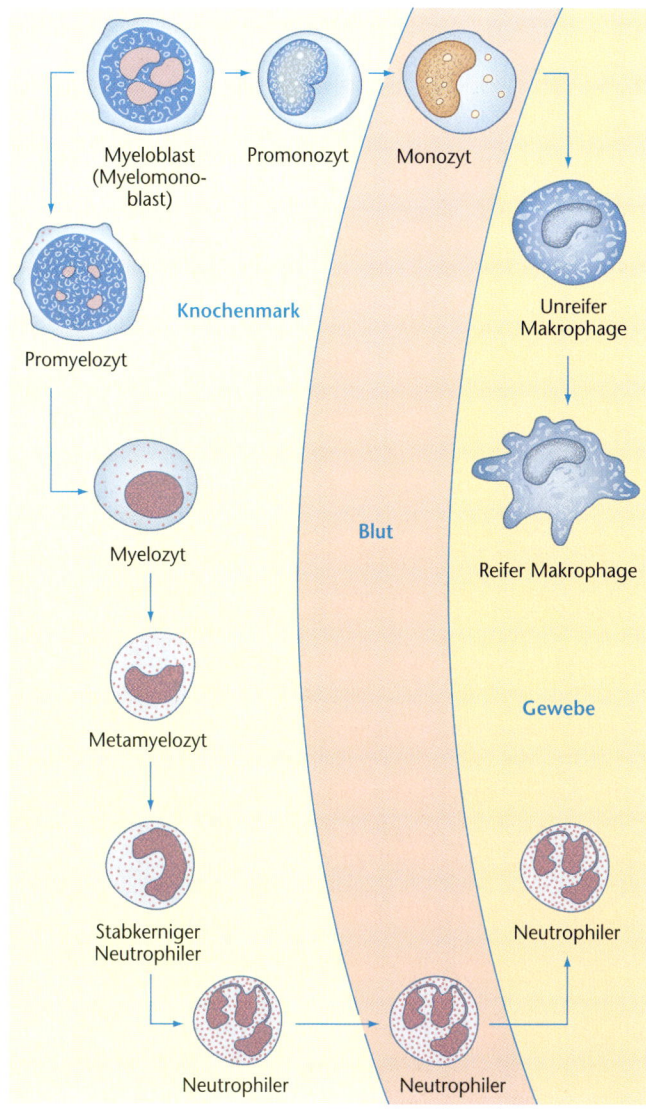

Abb. 1: Leukopoese ab dem Myeloblasten. Die Bildung der eosinophilen und basophilen entspricht der des neutrophilen Granulozyten. [2]

zyten abgetötet und abgebaut. Die Neutrophilen sind jedoch nicht zur Antigenpräsentation befähigt. Wenn Neutrophile nicht innerhalb von 5–7 h nach Neubildung mit einem Entzündungsherd in Kontakt kommen, werden sie der Apoptose zugeführt und durch Makrophagen in Leber oder Milz abgebaut (MMS, s. dort). Ihre Lebensdauer ist jedoch auch bei Kontakt mit einem Entzündungsherd nur wenige Stunden länger.

Eosinophile Granulozyten

Die eosinophilen Granulozyten weisen selten mehr als drei Kernsegmente auf. Wie die Neutrophilen besitzen sie in ihrem Zytoplasma Granula, die allerdings gröber sind und sich aufgrund ihrer basischen Proteine intensiv eosinrot anfärben (Abb. 2b). Die Eosinophilen gelangen auch über Diapedese ins Gewebe, verweilen jedoch länger im Blut als die Neutrophilen.

Funktion

Die Eosinophilen übernehmen eine besonders wichtige Aufgabe bei der Abwehr von Parasiten, bei allergischen Spätreaktionen und beim Abbau von Fibrin (bei Entzündungsreaktionen). Anders als die Neutrophilen geben sie bei Antigenkontakt den Inhalt der Granula (toxische Proteine wie Peroxidase, Lipidmediatoren wie Leukotriene und Platelet-activating factor sowie Zytokine und Chemokine) mittels Exozytose nach außen ab **(Degranulation)**. So wird die Abtötung größerer extrazellulärer Organismen wie Parasiten ermöglicht. Diese Fähigkeit verleiht ihnen zusätzlich eine entzündungs- bzw. immunmodulatorische Wirkung, da die Inhaltsstoffe gleichzeitig einen Lockreiz für weitere Immunzellen bilden. Da Eosinophile auf ihrer Oberfläche Rezeptoren für IgG, IgA, IgE, Komplementfaktoren, verschiedene Zytokine und Chemokine besitzen, und zusätzlich intrazelluläre Rezeptoren für Kortikoide aufweisen, haben sie einen hohen Stellenwert bei der Immunantwort, aber nur eine untergeordnete Funktion bei der Abwehr von Bakterien. Beim Asthma bronchiale wird durch Überstimulation der Eosinophilen das Lungenepithel angegriffen.

> Glukokortikoide verhindern erfolgreich die allergische zelluläre Spätreaktion. Leukotrieninhibitoren werden bei der Therapie des allergischen Asthma bronchiale eingesetzt.

Basophile Granulozyten

Kennzeichnend für die Basophilen sind viele dunkelviolettfarbene Granula im Zytoplasma, die den Kern überlagern (Abb. 2c). Sie enthalten Heparin, Histamin, Lipidmediatoren und Zytokine. Die Basophilen besitzen an der Zelloberfläche Rezeptoren, an die das Fc-Fragment von IgE bindet. Die Basophilen werden teils rezeptorabhängig und teils rezeptorunabhängig aktiviert, worauf sie ihre Granula entleeren. Rezeptorabhängige Reaktionen finden statt, wenn ein Antigen an einen membranständigen IgE-Rezeptor bindet. Rezeptorunabhängige Reaktionen geschehen durch direkte Bindungen von Komplementfaktoren, Lipidmediatoren (Prostaglandine oder Leukotriene) und durch den Einfluss von chemischen und physikalischen Reizen.

Funktion

Basophile können ins Gewebe einwandern und übernehmen dort eine ähnliche Funktion wie Mastzellen (haben eigene Vorläuferzelle, überleben Wochen bis Monate). Binden IgE-Antigen-Komplexe an Basophile, entleeren sie aus ihren Granula u. a. Histamin, was zur IgE-vermittelten allergischen Sofortreaktion (bis zum anaphylaktischen Schock) führt. Zusätzlich setzen sie Signalstoffe für Eosinophile frei und sind somit indirekt an der Abwehr von Parasiten beteiligt.

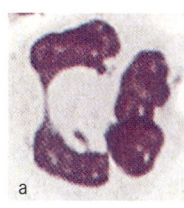 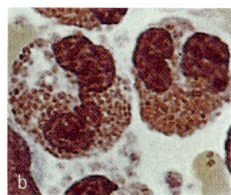 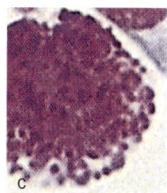

Abb. 2: Weiße Blutzellen: Neutrophiler (a), Eosinophiler (b), Basophiler (c). [5]

Leukozyten und immunkompetente Zellen II

Phagozyten (Fortsetzung)

Monozyten und Makrophagen

Monozyten sind meist größer (20 μm) als die anderen Leukozyten im peripheren Blut und besitzen einen großen, nierenförmigen, zentral gelegenen Kern mit scholliger Chromatinstruktur (Abb. 3). Das Zytoplasma ist grau-blau und enthält feinkörnige azurophile Granula. Zytochemisch sind sie charakterisiert durch eine positive Acetatesterasereaktion und immunphänotypisch exprimieren sie den Oberflächenmarker CD14 (wichtig für Leukämiediagnostik). Nach einem nur kurzen Aufenthalt im Knochenmark (Abb. 4) zirkulieren die Monozyten nur 1–3 Tage im Blut, bevor sie zugrunde gehen oder die Blutbahn verlassen und (etwas später als Neutrophile) ins Gewebe einwandern. Dort entwickeln sie sich zu den größeren, mehrkernigen Makrophagen (vakuolisiertes Zytoplasma, hohe Stoffwechselaktivität), die Monate bis Jahre überleben (Abb. 5). Monozyten kleiden u. a. das Endothel des Blutgefäßsystems und die Sinusoide von Leber, Milz und Lymphgewebe aus.

Man unterscheidet **wandernde Makrophagen** (ca. 10 % der Monozyten im Sinne eines „Makrophagen-Vortyps" im Blutstrom, die jedoch bei Bedarf ins Gewebe auswandern) und sesshafte (sessile) Makrophagen oder **Gewebsmakrophagen.** Gewebsmakrophagen sind unterschiedlich spezialisiert in allen Geweben vorhanden. Ihre Bezeichnung hängt von der Gewebelokalisation ab:

- Bindegewebe: Histiozyten
- Lunge: Alveolarmakrophagen
- Leber: Kupffer-Sternzellen
- Niere: Mesangiumzellen
- ZNS: Mikroglia
- Knochen und Knorpel: Osteoklasten und Chondroklasten
- Haut (Epidermis): Langerhans-Sternzellen.

Funktion

Monozyten und Makrophagen sind für die unspezifische Abwehr zuständig. Ihre Hauptaufgabe ist die Phagozytose und Abtötung von Mikroorganismen und infizierten, gealterten oder entarteten körpereigenen Zellen. Durch den Kontakt mit charakteristischen Oberflächenmolekülen von Mikroorganismen wie Lipopolysacchariden (gramnegative Bakterien) oder Peptidoglykanen (grampositive Bakterien) kommt es zur Aktivierung spezieller Toll-like-Rezeptoren (TLR) und konsekutiv zur Einleitung des Phagozytose-Prozesses. Im Gegensatz zu den Neutrophilen sind Monozyten zur **Antigen-Präsentation** befähigt und können somit die spezifische Immunantwort (T-Lymphozyten) aktivieren. Monozyten und Makrophagen produzieren einige Zytokine, sog. Monokine, wie IL-1, IL-6, IL-8 und TNF-α, die die Abwehrreaktion stimulieren. So wird die Durchblutung gesteigert, werden andere Immunzellen angelockt und die Körpertemperatur erhöht (Fieber). In der Regel werden alte Körperzellen ganz einfach ohne Entzündungsreaktion, z. B. in der Milz, entfernt, nekrotische Zellen oder Mikroorganismen hingegen im Rahmen einer Entzündungsreaktion beseitigt. Makrophagen sind bei Entzündungsherden nach der Abräumaktion auch für die Narbenbildung (Aktivierung von Fibroblasten) und die Angiogenese verantwortlich. Die Monozyten und Makrophagen phagozytieren neben Mikroorganismen und Zellschrott auch LDL. Bei fehlerhafter Oxidation entstehen sog. „Schaumzellen", die bei der Genese der Atherosklerose eine Rolle spielen.

Monozyten-Makrophagen-System (MMS)

Monozyten und Makrophagen (Abb. 5) bilden zusammen das funktionell zusammengehörende Monozyten-Makrophagen-System (MMS), das dem unspezifischen Abwehrsystem angehört. Die Hauptaufgaben des MMS sind die Phagozytose und Abtötung von Mikroorganismen oder Fremdmaterial und die konsekutive Antigenpräsentation. Außerdem sezernieren die Zellen des MMS biologisch aktive Mediatoren, die eine Interaktion mit anderen Immunzellen, u. a. mit denen des spezifischen Immunsystems, ermöglicht. Somit sind die Zellen des MMS die wichtigsten Effektorzellen bei langfristigen Entzündungen, da eine Fehlregulation der Immunreaktion zur chronischen Entzündung führt. Neben der Phagozytenfunktion übernimmt das MMS eine Speicher- und Entsorgungsfunktion bei der Hämatopoese in den Sinusoiden von Milz, Lymphknoten und Knochenmark. Zusätzlich dient das MMS dem Abbau biologischer Funktionsproteine und unterstützt die Regulation von Gerinnung und Fibrinolyse. Die früheren Bezeichnungen Monozyten-Phagozyten-System (MPS), retikuloendotheliales System (RES) und retikulohistiozytäres System (RHS) schlossen neben Monozyten und Makrophagen noch jeweils unterschiedliche Zellen des retikulären Bindegewebes wie Fibrozyten, Endothelzellen, Retikulumzellen etc. mit ein. Diese Bezeichnungen werden heute nur noch selten verwendet.

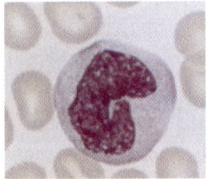
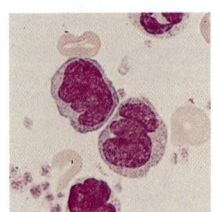
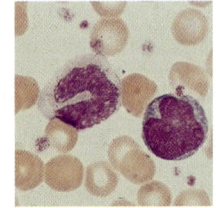

Abb. 3: Verschiedene Monozytenformen im peripheren Blut. [5]

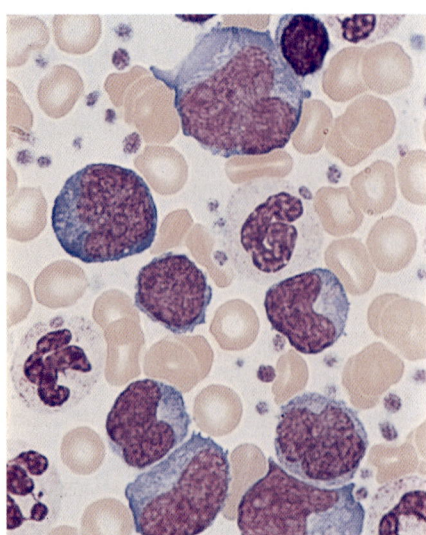

Abb. 4: Monozytopoese mit Darstellung eines Zellnests mit verschiedenen Reifungsstufen im normalen Knochenmark. [5]

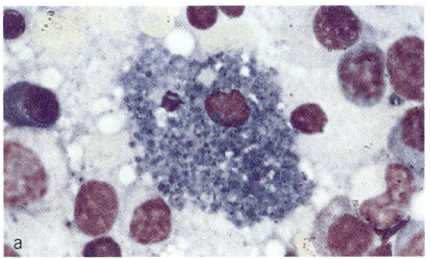
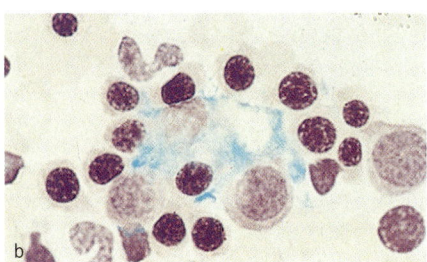

Abb. 5: Makrophagen. Ihre Form ist vielgestaltig und vom aufgenommenen Material abhängig. In b) ist die Eisenspeicherung durch Fe-Färbung sichtbar. [5]

Dendritische Zellen

Dendritische Zellen (Abb. 6) werden heute als die wichtigsten antigenpräsentierenden Zellen (APC) angesehen. Sie entstehen aus Monozyten (myeloische Zellreihe) oder aus Vorläuferzellen der T-Lymphozyten (lymphatische Zellreihe). Ihre Hauptaufgabe ist die Antigenprozessierung und -präsentation. Dendritische Zellen nehmen eine Sonderstellung im angeborenen Immunsystem ein, da sie auf Infektionen mit der Produktion großer Zytokinmengen reagieren und die T-Lymphozyten, d. h. die spezifische Immunantwort, stark aktivieren. Sie spielen daher eine zentrale Rolle in der angeborenen und der erworbenen Immunität. Im Gewebe bilden sie mit ihren langen Fortsätzen „Zellnetze" aus, wodurch sie ihren Namen erhalten haben.

Funktion
Dendritische Zellen werden in drei Untergruppen gegliedert:

▶ Die **interdigitierenden dendritischen Zellen** finden sich in den T-Zell-Regionen von Lymphknoten und lymphatischen Organen (Milz, Thymus, Tonsillen etc.). Dort präsentieren sie die Antigene über MHC-II-Moleküle den CD4+-**T-Lymphozyten** und aktivieren somit die spezifische T-Zell-Antwort. Sie stammen aus dem Knochenmark.
▶ Interdigitierende dendritische Zellen in Haut und Mukosa werden **Langerhans-Zellen** genannt. Sie sind noch unreif und werden erst nach Antigenkontakt zu richtigen dendritischen Zellen.
▶ Die **follikulären dendritischen Zellen** sind keine dendritischen Zellen im eigentlichen Sinne, da sie keine hämatopoetischen Zelleigenschaften exprimieren und nicht zur Antigenaufnahme und -prozessierung fähig sind. Vielmehr präsentieren sie an Rezeptoren der Zelloberfläche angedockte Antigen/Komplement-Antikörper-Komplexe. Sie sind die antigenpräsentierenden Zellen der **B-Lymphozyten** und mit der Ausbildung von B-Gedächtniszellen für die Erstellung eines immunologischen Gedächtnisses verantwortlich. Sie befinden sich in den Keimzentren der Lymphfollikel von Lymphknoten und lymphatischen Organen (z. B. Milz).

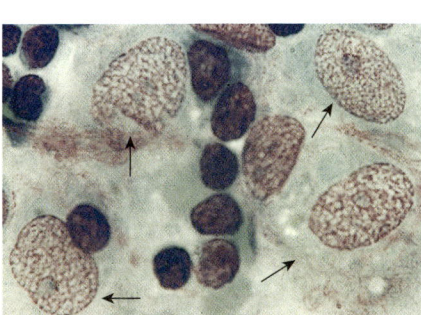

Abb. 6: Dendritische Zellen. In ihrem graublauen, wolkigen Zytoplasma verbergen sich Fasern. Sie ähneln zytologisch sowohl den Stroma- und Sinusoidzellen als auch den Makrophagen. [5]

Zusammenfassung

✖ **Leukozytendifferenzierung:** Neutrophile, Eosinophile, Basophile, Monozyten, Lymphozyten; Gesamtzahl im peripheren Blut $4,0 - 11,0 \times 10^9/l$. 90 % aller Granulozyten im Knochenmark, ca. 7 – 8 % im Gewebe, 2 – 3 % im Blut. Im peripheren Blut normalerweise nur reife Granulozyten. Fähigkeit zur Chemotaxis. HWZ im Blut 6 – 8 h, Überleben im Gewebe 1 – 5 Tage. Monozyten für 1 – 3 Tage im Blut, dann Auswanderung ins Gewebe und Differenzierung zu Makrophagen (Überlebenszeit: Monate bis Jahre).

✖ **Leukopoese:** Myeloblast/Monoblast → Promyelozyt/Promonozyt → Myelozyt → Metamyelozyt (nicht mehr teilungsfähig) → Granulozyt/Monozyt.

✖ **Funktion:** Neutrophile: Phagozytose von Fremdkörpern und körpereigenen, funktionsuntüchtigen Zellen, keine Antigenpräsentation. Eosinophile: Abwehr von Parasiten. Basophile (im Gewebe Mastzellen): IgE-vermittelte Freisetzung von Heparin und Histamin bei allergischen Reaktionen. Monozyten/Makrophagen: Phagozytose von Mikroorganismen und Zellbestandteilen, Fähigkeit zur Antigenpräsentation.

✖ **Dendritische Zellen:** Phagozyten und wichtigste antigenpräsentierende Zellen; Langerhans-Zellen (Haut, Mukosa), interdigitierende dendritische Zellen (APC für T-Lymphozyten), follikuläre dendritische Zellen (APC für B-Lymphozyten).

Lymphozyten I

Früh in der Hämatopoese bildet sich aus der pluripotenten Stammzelle eine myeloische und eine lymphoide Progenitorzelle (s. S. 2/3, Abb. 2, und Bildanhang I, S. 148, Abb. 8). Aus der sessilen lymphoiden Progenitorzelle entsteht unter Einfluss des Mikroenvironments im Knochenmark die **B-Zell-Determinierung**. Zirkulierende lymphoide Progenitorzellen enthalten dagegen im Thymus die **T-Zell-Prägung**.
Die Lymphozytenzahl beträgt $1{,}5-3{,}5 \times 10^3/\mu l$ und macht 20–40 % der gesamten Leukozytenzahl im peripheren Blut aus. Lymphozyten sind mit einem Durchmesser von 7–8 µm so groß wie Erythrozyten, haben einen großen, runden, chromatindichten Kern und einen dünnen Zytoplasmasaum (Abb. 1). 50 % der Lymphozyten im Blut sind T-Lymphozyten, 50 % B-Lymphozyten. B- und T-Lymphozyten lassen sich nicht morphologisch, sondern nur mittels immunphänotypischer Untersuchungen unterscheiden.
T-Lymphozyten sind Träger der spezifischen zellulären und **B-Lymphozyten** Träger der spezifischen humoralen Abwehr (Bildung von Antikörpern). Sie verfügen über spezifische Membranrezeptoren (T-, B-Zell-Rezeptor). Nach Kontakt des Zell-Rezeptors mit dem passenden Epitop eines Antigens werden die Lymphozyten aktiviert. Durch Proliferation, Selektion und Expansion dieser Zellen entsteht ein Zellklon (Zellgruppe aus genetisch identischen Zellen). Da sie im Gegensatz zur unspezifischen zellulären Abwehr (s. Granulozyten, Monozyten/Makrophagen, dendritische Zellen, NK-Zellen) spezifische Oberflächenstrukturen von Fremdkörpern wieder erkennen können, bilden sie das **immunologische Gedächtnis**.

T-Lymphozyten

Die Progenitorzellen der T-Lymphozyten wandern aus dem Knochenmark in den Thymus ein, wo sie reifen und selektioniert werden. Charakterisiert sind sie durch den Oberflächenmarker $CD3^+$ und den antigenspezifischen T-Zell-Rezeptor. Obwohl alle Rezeptoren eine ähnliche Grundstruktur ($\alpha\beta$-Heterodimer) besitzen, haben die Antigenbindenden Regionen durch genetische Rekombination (Rearrangement der T-Zell-Rezeptor-Gene, entspricht dem Rearrangement der Immunglobuline, s. u.) eine große Vielfalt erlangt (10^{15} verschiedene T-Zell-Rezeptoren). Da T-Lymphozyten im Unterschied zu B-Lymphozyten nicht fähig sind, Antigene direkt zu erkennen, benötigen sie neben dem eigenen T-Zell-Rezeptor eine antigenpräsentierende Zelle (APC), die das Antigen auf dem entsprechenden MHC-Komplex präsentiert. Zusätzlich nötig zur T-Zell-Aktivierung sind kostimulierende Signale durch Zytokine und weitere „brückenbildende" Oberflächenproteine.

Effektorzellen der T-Zellen

Die T-Zellen differenzieren sich je nach Signalgebung in verschiedene Effektorzellen: $CD4^+$-Helferzellen machen zwei Drittel, $CD8^+$-zytotoxische Zellen machen ein Drittel aller T-Zellen aus. Daneben gibt es „Nullzellen" (5 % aller T-Zellen), die weder CD4 noch CD8 auf ihrer Zelloberfläche exprimieren. Der CD4/CD8-Quotient beträgt normalerweise 2–3/1.

> Bei AIDS liegt ein verminderter CD4/CD8-Quotient vor. Das Virus, das zum Eindringen in das Zellinnere den CD4-Rezeptor benötigt, befällt die $CD4^+$-Zellen und lässt diese dann absterben.

$CD4^+$-Helferzellen
Sie besitzen auf der Oberfläche CD4-Rezeptoren, die als Ko-Rezeptoren mit dem **MHC-II-Komplex** auf APC in Verbindung treten können (Abb. 2). Sie verstärken die Immunantwort **indirekt**, indem sie durch Zytokinausschüttung zum einen die B-Zell-Funktion und somit die Antikörperproduktion und zum anderen die Funktion der $CD8^+$-zytotoxischen Zellen verstärken. Sie finden sich u. a. in den parafollikulären Regionen von Lymphknoten, Milz und Tonsillen, wo ein hoher Lymphozytendurchfluss herrscht.

$CD8^+$-zytotoxische Zellen
Sie besitzen auf der Oberfläche CD8-Rezeptoren, die als Ko-Rezeptoren bei der Erkennung von Antigenen mittels **MHC-I-Komplex** auf kernhaltigen Zellen dienen. Sie sind v. a. in Knochenmark und Schleimhäuten lokalisiert. Dort eliminieren sie **direkt** v. a. virusinfizierte Zellen und Tumorzellen, indem sie in der Zielzelle über Signalwege (z. B. Perforin/Granzyme) die Apoptose einleiten.
$CD4^+$-Helferzellen und $CD8^+$-zytotoxische Zellen werden nach dem von ihnen sezernierten Zytokinmuster weiter unterteilt in:

▶ **Th_1-Helferzellen:** Sie produzieren **IL-2, IFN-γ und TNF-β** und stimulieren v. a. die **zelluläre Immunantwort** (Rekrutierung von Makrophagen und zytotoxischen T-Zellen). Sie vermitteln u. a. die verzögerte Hypersensitivitätsreaktion (Typ IV).
▶ **Th_2-Helferzellen:** Sie produzieren **IL-4, -5, -6, -10, -13** und stimulieren v. a. die **humorale Abwehr.** Sie sind u. a. für die Immunantwort bei allergischen Reaktionen mit IgE-Erhöhung (Rekrutierung von B-Zellen, Eosinophilen und Mastzellen) verantwortlich und vermitteln die Hypersensitivitätsreaktion vom Soforttyp (Typ I).

Ein Teil der $CD4^+$- und $CD8^+$-T-Zellen dämpfen als **regulatorische T-Zellen** (früher Suppressorzellen) die Immunantwort, um eine überschießende Immunreaktion (Autoimmunreaktion) zu verhindern. Eine weitere Subpopulation spezialisiert sich nach dem ersten Anti-

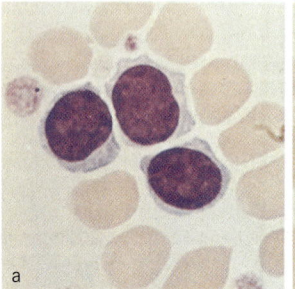
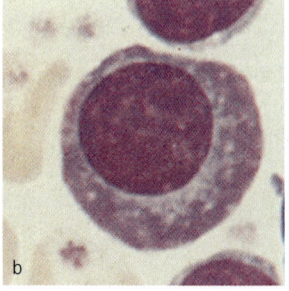

Abb. 1: a) Kleine Lymphozyten, morphologisch lassen sich T-Zellen nicht von B-Zellen unterscheiden. b) Plasmazelle. [5]

gen-Kontakt zu **T-Gedächtniszellen** und sichert so bei erneuter Infektion eine rasche Immunantwort, da diese Zellen Jahre bis lebenslang überleben.

B-Lymphozyten

Die lymphoide Progenitorzelle wird über Signale der Knochenmarkstromazelle zur Pro-B-Zelle. Die sich teilenden Pro-B-Zellen beginnen mit dem Rearrangement ihrer Gene, die für die schweren und leichten Immunglobulinketten kodieren. Zuerst werden die Gene aktiviert, die für die schweren Ketten verantwortlich sind. Die Schwerkettengene enthalten im embryonalen Keimbahnstadium Segmente für Variabilität (engl. variability, **V**-Region), Verschiedenartigkeit (engl. diversity, **D**-Region), Verbindungsfunktion (engl. joining, **J**-Region) und Konstante (engl. constant, **C**-Region). Jedes V-, D-, J- und C-Segment enthält wiederum eine bestimmte Anzahl verschiedener Gensegmente. Beim Rearrangement rekombiniert eines der vielen V-Gensegmente mit einem D-Gensegment und das wiederum mit einem J-Gensegment und bildet somit ein aktives Transkriptionsprodukt für eine Schwerkette. Durch diese wechselnde Kombination der einzelnen Gensegmente entsteht eine enorme Vielfalt an Immunglobulinen (etwa 10^{10} verschiedene). Zusätzlich werden in die Gensegmente Mutationen eingeführt, die die Antikörperaffinität für das jeweilige Antigen verbessern (somatische Hypermutation). Das Rearrangement der Leichtketten erfolgt ähnlich wie bei den Schwerketten. Die schweren und leichten Ketten bilden zusammen den Y-förmigen Ig-Rezeptor (z. B. IgM-Monomer oder IgG) und wandern an die Oberfläche der B-Zelle. Die membrangebundene Form dieses Antikörpers stellt den **B-Zell-Rezeptor** dar. B-Lymphozyten exprimieren auf ihrer Oberfläche CD19, CD20 und CD21 (wichtig für die Therapie von Lymphomen mit Antikörpern, z. B. Rituximab).

Nach abgeschlossener Reifung wandern die naiven B-Lymphozyten ins Blut, in die Milz, die Lymphknoten und die lymphatischen Anteile der Schleimhäute. Sie zirkulieren während ihrer ganzen Lebenszeit zwischen Blut und dem lymphatischen System. Kommt es im peripheren Blut zum Kontakt mit einem Antigen, wird der naive B-Lymphozyt aktiviert und beginnt zu proliferieren. Der B-Lymphozyt wandert daraufhin in die Keimzentren der sekundären lymphatischen Organe (Lymphknoten, Milz, Tonsillen, Peyer'sche Plaques), entwickelt sich dort zur Plasmazelle und sezerniert Antikörper. Die B-Lymphozyten können auf zwei Wegen stimuliert werden:

T-Zell-abhängige Stimulation
Der B-Lymphozyt bindet über den membranständigen B-Zell-Rezeptor das Antigen, internalisiert und zerlegt es intrazellulär. Die einzelnen Peptide werden an MHC-II-Moleküle gebunden, der Komplex an die B-Zell-Oberfläche transportiert und dort den CD4$^+$-Helferzellen (Th$_2$) präsentiert. Diese docken über den T-Zell-Rezeptor an. Von den CD4$^+$-Helferzellen werden bestimmte Zytokine produziert, die eine Differenzierung der B-Lymphozyten zu Plasmazellen bewirken und entsprechend dem Zytokinmuster eine bestimmte Antikörperklasse produzieren lassen (Abb. 3). Für den Klassenwechsel der B-Zelle (Produktion von IgG, IgA, IgE) und für die Ausbildung von B-Gedächtniszellen ist die Stimulation durch T-Zellen notwendig.

T-Zell-unabhängige Stimulation
Der B-Lymphozyt kann über den membranständigen B-Zell-Rezeptor direkt Antigene binden und so aktiviert werden. Allerdings ist die Induktion von Gedächtniszellen bei diesem Vorgang relativ schwach und kein Klassenwechsel möglich. Dieser Weg ist typisch für den Abbau von Polysaccharid-Antigenen von Bakterien. Daher hinterlassen z. B. Pneumokokken mit ihrer polysaccharidhaltigen Kapsel keine lebenslange Immunität.

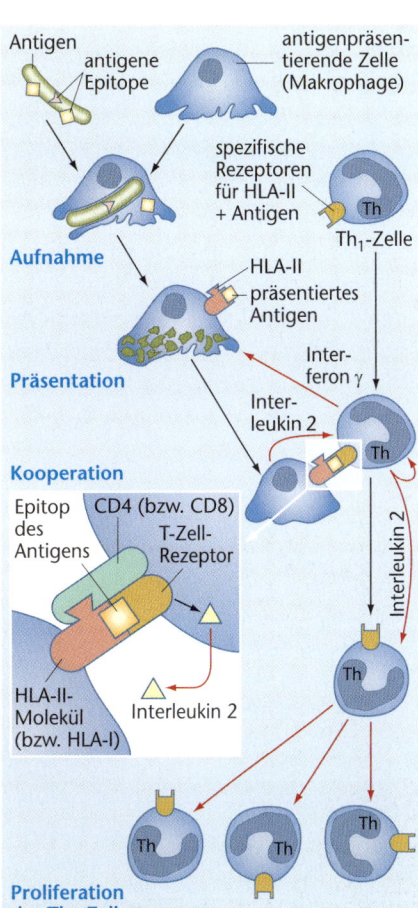

Abb. 2: Stimulierung von T-Lymphozyten durch antigenpräsentierende Zellen. [2]

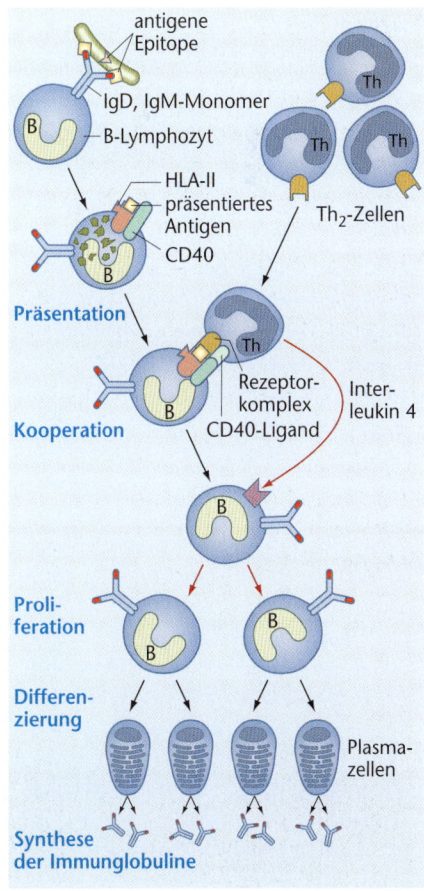

Abb. 3: Stimulierung von B-Lymphozyten durch T-Helferzellen zur Proliferation, Differenzierung in Plasmazellen und Synthese von Immunglobulinen. [2]

Lymphozyten II

B-Lymphozyten (Fortsetzung)

Effektorzellen der B-Lymphozyten

Aus den selektionierten B-Zellen entstehen die verschiedenen Effektorzellen der B-Lymphozyten:

Plasmazellen Sie synthetisieren und sezernieren Antikörper (Immunglobuline, ▌Tab. 1). Jede Plasmazelle produziert nur eine Sorte von Antikörpern (monoklonal). Sie entwickeln sich aus durch Antigenkontakt aktivierten B-Lymphozyten über Plasmablasten (noch teilungsfähig, produzieren bereits Antikörper) zu Plasmazellen (nicht mehr teilungsfähig) (▌Abb. 1b, S. 14/15). Dann wandern sie ins Knochenmark und sezernieren von dort aus für längere Zeit Antikörper. Plasmazellen exprimieren auf ihrer Membranoberfläche CD19, CD38 und CD138.

B-Gedächtniszellen Sie speichern Information über die Struktur des Antigens. Bei einem erneuten Kontakt mit dem Antigen können sie dann in Zusammenarbeit mit CD4$^+$-Helfer- und T-Gedächtniszellen in kurzer Zeit (Stunden bis Tage) große Mengen von Antikörpern produzieren (▌Tab. 2). Die initiale Latenzphase ist kürzer, die gebildeten Antikörper sind besser auf das entsprechende, bereits bekannte Antigen ausgerichtet und sie erkennen somit die molekulare Antigenstruktur mit größerer Präzision als bei Erstkontakt (**Booster-Effekt**). Zusätzlich hält die Antikörperbildung über längere Zeit an als bei Erstkontakt.

Antikörper (Immunglobuline)

Die Antikörper haben eine gemeinsame Grundstruktur und bestehen aus zwei schweren (H-, heavy) und zwei leichten (L-, light) Ketten. Die Struktur der Schwerketten (μ, γ, α, ε oder δ) bestimmt die Immunglobulinklasse (IgM, IgG, IgA, IgE, IgD). Jedes Ig-Molekül hat zwei Leichtketten des gleichen Typs (entweder Lambda- oder Kappa-Leichtketten), da B-Zellen nur einen einzigen Leichtkettentyp bilden. Die Ketten lagern sich Y-förmig aneinander und sind durch Disulfidbrücken miteinander verbunden. Das variable Ende des Immunglobulins ist die antigenbindende Stelle (Fab-Fragment), das konstante Ende (Fc-Fragment) bindet Komplement und den Fc-Rezeptor-Abschnitt von Immunzellen (▌Abb. 4). Die Antikörper können einen Krankheitserreger in der Regel nicht ohne weitere Hilfe eliminieren, leiten aber durch die Bindung an ein Zielantigen (**Opsonierung**) die weitere Aktivierung des Immunsystems ein. Dabei binden sie mit ihrem Fab-Teil direkt an das Epitop des Antigens und inaktivieren (neutralisieren) es. So verlieren z. B. Bakterien ihre Fähigkeit zur Gewebeadhäsion. Der Fc-Teil, der in die Umgebung ragt, kann sich nun an die Zellen mit Fc-Rezeptoren (Makrophagen, Neutrophile, NK-Zellen) anlagern und diese so aktivieren. Obwohl die unspezifischen Abwehrzellen Antigene direkt erkennen können, wird ihnen die Erkennung des Antigens durch Opsonierung um ein Vielfaches erleichtert. Nicht zuletzt aktivieren die Antikörper das Komplementsystem und rufen somit zusätzlich eine unspezifische Entzündungsreaktion hervor. Die Funktion der Immunglobuline ist klassenspezifisch (▌Tab. 1).

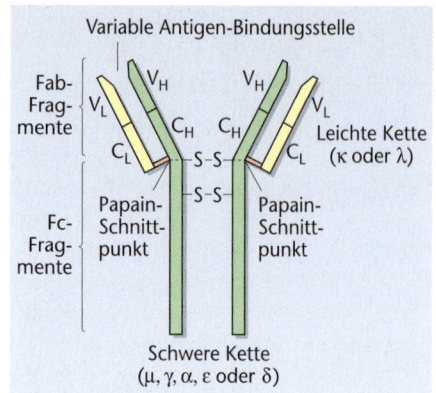

▌Abb. 4: Grundstruktur eines Immunglobulinmoleküls. [2]

> Immunglobuline können therapeutisch eingesetzt werden. Sie blockieren bei Autoimmunerkrankungen den Fc-Rezeptor auf Makrophagen und die Fab-Bindungsstellen der Autoantikörper. Bei humoralen Immunschwäche-Syndromen (angeborene Hypogammaglobulinämie, M. Bruton) werden sie substituiert. Bei B-Zell-Lymphomen wird z. B. der Anti-CD20-Antikörper Rituximab eingesetzt. In der Elektrophorese vermehrt nachzuweisende monoklonale Antikörper deuten auf ein malignes Geschehen hin (z. B. multiples Myelom, s. S. 84/85).

Natürliche-Killer-(NK-)Zellen

Anders als B- und T-Lymphozyten gehören NK-Zellen dem angeborenen Im-

Ig-Klasse	Molekülmasse (Dalton)	Anteil an Gesamt-Ig (%)	HWZ (Tage)	Funktionen
IgM	900 000 (Pentamer)	5 – 10	5	Frühe Immunantwort (erstes Immunglobulin bei Infekt), Produktionsgipfel 5 – 7 Tage nach Erstkontakt, Agglutination von Fremdzellen und Viren, Komplementaktivierung über klassischen Weg, B-Zell-Rezeptor als Monomer
IgG	150 000 (Monomer)	75 – 86	20	Späte Immunantwort (zweites Immunglobulin bei Infekt), Produktionsgipfel 10 Tage nach Erstkontakt, noch nach Jahren nachweisbar, Schutz vor erneuter Infektion, Opsonierung von Fremdzellen, Komplementaktivierung über klassischen Weg, Bindung an F$_c$-Rezeptoren auf Makrophagen, Neutrophilen und NK-Zellen, als einziges Ig plazentagängig (passive Immunisierung des Neugeborenen)
IgA	300 000 (Dimer)	5 – 15	6	Sekretorisches Ig (Tränenflüssigkeit, Milch, Sekrete des Respirations-, Gastrointestinal- und Genitaltrakts), Abwehr im Bereich der Schleimhäute
IgE	190 000 (Monomer)	0,003	2	Aktivierung von Mastzellen, Basophilen und Eosinophilen, verantwortlich für allergische Reaktionen (Degranulation), Abwehr von Parasiten
IgD	150 000 (Monomer)	0,3	3	Als B-Zell-Rezeptor auf reifen B-Zellen, Aktivierung von B-Zellen durch Antigene

▌Tab. 1: Die verschiedenen Immunglobulinklassen.

	T-Lymphozyten	B-Lymphozyten
Oberflächenstrukturen	T-Zell-Rezeptor CD3$^+$ CD4$^+$-Helferzellen (an MHC-II) CD8$^+$-zytotoxische T-Zellen (an MHC-I)	Immunglobulinrezeptor (= B-Zell-Rezeptor) CD19$^+$, CD20$^+$, CD21$^+$
Reifung	Thymus	Knochenmark (Bursa-Äquivalent)
Differenzierungsformen	CD4$^+$-Helferzellen (Th$_1$ und Th$_2$) CD8$^+$-zytotoxische Zellen (Th$_1$ und Th$_2$) Jeweils Gedächtnis-T-Zellen und regulatorische T-Zellen	Plasmazellen ($\rightarrow$ Antikörperproduktion) Gedächtnis-B-Zellen
Funktion	Zelluläre Abwehr ▶ Abwehr von Infektionen v. a. Pilze, Viren, Tuberkel- und Lepraerreger ▶ Tumorabwehr ▶ Hypersensitivitätsreaktionen ▶ Transplantationsimmunität.	Humorale Abwehr ▶ Bildung von Antikörpern (Opsonierung von Antigenen).

Tab. 2: Übersicht über immunologische und funktionelle Unterschiede von T- und B-Lymphozyten.

munsystem an. Sie nehmen eine Sonderstellung bei den immunkompetenten Zellen ein, da sie sowohl eine antikörpervermittelte als auch eine nicht-antikörpervermittelte Zytotoxizität aufweisen. Sie differenzieren sich schon früh von der lymphatischen Stammzelle und umgehen die Prägung in den primären Lymphorganen. Sie können somit weder den B- noch den T-Lymphozyten zugeordnet werden. NK-Zellen sind größer als Lymphozyten und mit grobkörnigen zytoplasmatischen Granula versehen. Sie exprimieren auf ihrer Oberfläche CD56$^+$, CD57$^+$ und das charakteristische Molekül NKR-P1A. Sie haben keinen T-Zell-Rezeptor, jedoch Rezeptoren für MHC-Moleküle. Zellen, die auf ihrer Oberfläche MHC-I-Moleküle exprimieren, üben auf die NK-Zellen inhibitorische Signale aus und bleiben von ihnen verschont. Zellen, die keine oder nur wenige MHC-I-Moleküle tragen und somit kein inhibitorisches Signal aussenden wie virusinfizierte Zellen oder Tumorzellen, werden von NK-Zellen abgetötet. NK-Zellen können innerhalb von Minuten aktiviert werden, da sie keiner vorausgehenden Antigenpräsentation bedürfen. Sie erkennen allerdings nur ein eingeschränktes Antigenrepertoire, was sie weniger effektiv als antigenstimulierte CD8$^+$-zytotoxische Zellen macht. Zusätzlich können NK-Zellen über den gebundenen Fc-Rezeptor der Zielzelle eine antikörpervermittelte Zytotoxizität (ADCC, engl. antibody-dependent cellular cytotoxicity) mit Zelllyse verursachen. Ihre zytotoxische Aktivität kann durch die Opsonierung der Zielzelle mit Immunglobulinen um das 10- bis 20-Fache gesteigert werden.

Zusammenfassung

✘ **Lymphozyten:** $1,5 - 3,5 \times 10^3/\mu l$ im peripheren Blut, 20 – 40 % aller Leukozyten, spezifische zelluläre und humorale Abwehr, immunologisches Gedächtnis. Lymphopoese nicht knochenmarkgebunden, pluripotente Stammzelle $\rightarrow$ multipotente Progenitorzelle der lymphatischen Zellreihe $\rightarrow$ Lymphoblast $\rightarrow$ Prolymphozyt $\rightarrow$ Lymphozyt.

✘ **T-Lymphozyten:** 50 %, CD3$^+$, 10^{15} verschiedene T-Zell-Rezeptoren durch Rearrangement, Reifung im Thymus. **Effektorzellen:** 1. CD4$^+$-Helferzellen: Interaktion mit MHC-II-Komplex auf antigenpräsentierenden Zellen $\rightarrow$ verstärken Immunantwort durch Stimulation anderer Zellen; 2. Zytotoxische CD8$^+$-Zellen: Interaktion mit MHC-I-Komplex auf kernhaltigen Körperzellen $\rightarrow$ Abtötung der Zelle (in Abhängigkeit der Zytokinexpression: Th$_1$: zelluläre Abwehr; Th$_2$: humorale Abwehr); 3. Regulatorische T-Zellen und T-Gedächtniszellen.

✘ **B-Lymphozyten:** 50 %, CD19$^+$, CD20$^+$, durch Rearrangement 10^{11} verschiedene membranständige Ig als B-Zell-Rezeptoren, Reifung im Knochenmark. Aktivierung T-Zell-abhängig $\leftrightarrow$ T-Zell-unabhängig. **Effektorzellen:** 1. Plasmazellen: Antikörperproduktion (Antikörpermolekül genetisch determiniert, spezifische Bildung erst bei Ag-Kontakt mit Ag-Ak-Komplex) $\rightarrow$ Opsonierung von Antigenen $\rightarrow$ erleichterte Erkennung durch andere Immunzellen, 2. B-Gedächtniszellen $\rightarrow$ speichern Information über die Struktur des Antigens $\rightarrow$ Booster-Effekt bei Antigenzweitkontakt.

✘ **Immunglobuline/Antikörper:** zwei schwere ($\mu, \gamma, \alpha, \varepsilon$ oder δ) und zwei leichte (Lambda- oder Kappa-)Ketten durch Disulfidbrücken miteinander verbunden (Y-Form). Schwere Ketten $\rightarrow$ Ig-Klasse (IgM, IgG, IgA, IgE, IgD), variables Ende (Fab-Fragment) $\rightarrow$ antigenbindende Stelle, Opsonierung der Antigene; konstantes Ende (Fc-Fragment) $\rightarrow$ Komplement-, Fc-Rezeptor-Bindung.

✘ **NK-Zellen:** weder B- noch T-Lymphozyten, Abtötung von Zielzellen ohne MHC-Moleküle, antikörpervermittelte $\leftrightarrow$ nicht-antikörpervermittelte Zytotoxizität, eingeschränktes Antigenrepertoire, Aktivierung innerhalb von Minuten.

Lymphatische Organe I

Die lymphatischen Organe bilden zusammen mit dem Lymphgefäßsystem das lymphatische System, das dem spezifischen Immunsystem zuzuordnen ist. Man unterscheidet primäre und sekundäre lymphatische Organe. Ihre Aufgabe ist die Differenzierung und Proliferation von Lymphozyten. Im Knochenmark entwickeln sich aus den Stammzellen multipotente Progenitorzellen. In den **primären lymphatischen Organen** (Knochenmark und Thymus) reifen diese Progenitorzellen und werden unter dem Einfluss lokaler Faktoren zu immunkompetenten T- und B-Lymphozyten geprägt. Durch die Prägung erlangen sie die Fähigkeit, auf Antigene zu reagieren. Die T-Lymphozyten werden im Thymus, die B-Lymphozyten im Knochenmark geprägt. Von den primären lymphatischen Organen wandern die Lymphozyten in die **sekundären lymphatischen Organe** (Lymphknoten, Tonsillen, Milz, lymphatisches Gewebe der Schleimhäute (MALT, *engl.* mucosa-associated lymphoid tissue) im Respirations-, Gastointestinal- und Urogenitaltrakt). Dort kommen sie mit Antigenen in Kontakt, worauf sie proliferieren und sich zu den endgültigen Effektorzellen differenzieren. Die Effektorzellen werden ins Blut ausgeschwemmt und rezirkulieren dann weiterhin permanent zwischen Blut und lymphatischen Organen. Die funktionell wichtigen Anteile lymphatischer Organe werden im Folgenden am Beispiel eines Lymphknotens dargestellt (Abb. 1 und 2). Vergleichbare Strukturen finden sich in der weißen Pulpa der Milz, in Tonsillen und im MALT:

Lymphfollikel Lymphfollikel sind kugelige Ansammlungen von B-Lymphozyten in der subkapsulären Rinde eines Lymphknotens. Zwischen lokal proliferierenden B-Lymphozyten liegen folliculäre dendritische Zellen, die ihnen als antigenpräsentierende Zellen Antigene über C3- und Fc-Rezeptoren präsentieren. Vor Antigenkontakt sind die B-Lymphozyten gleichmäßig verteilt (Primärfollikel). Werden die B-Lymphozyten durch Antigenkontakt aktiviert, proliferieren sie und bilden ein Reaktionszentrum (Sekundärfollikel). In der Follikelrinde befinden sich v. a. T-Lymphozyten, im Keim- oder Reaktionszentrum v. a. B-Lymphozyten. Die Bildung eines Sekundärfollikels ist notwendig für die Ausbildung von B-Gedächtniszellen.

Parakortikale Zone Dort befinden sich T-Lymphozyten und interdigitierende dendritische Zellen. Die interdigitierenden Zellen sind Antigen-präsentierende Zellen, die den T-Lymphozyten Antigene über HLA-II-Moleküle präsentieren.

Sinus (Rand-, Intermediär-, Marksinus) Sie stellen ein Hohlsystem dar, in das sich die zugeführte Lymphe entleert. Sie sind reich an Makrophagen. Mit der Lymphe zugeführte Antigene werden phagozytiert und dann den T- und B-Lymphozyten präsentiert.

Retikuläres Netzwerk Es entspricht dem Binde- und Stützgewebe und besteht u. a. aus Retikulumzellen, Fibroblasten etc. Je nach Lokalisation enthält es folliculäre oder interdigitierende dendritische Zellen.

Milz

Die Milz spielt als größtes lymphatisches Organ eine zentrale Rolle und reguliert die „Blutmauserung" (Abb. 3). Die Milz hat eine Größe von 4 × 7 × 11 cm („4711"-Regel), wiegt normalerweise 150 g und wird in drei Kompartimente unterteilt:

Weiße Pulpa Mit eher zentral gelegenen T- und B-Lymphozyten-Arealen übernimmt die Milz als lymphatisches Organ immunologische Aufgaben. Die Milzarterie durchdringt die Milzkapsel und zweigt sich in Balkenarterien und dann in Pulpaarterien auf. Jede Pulpaarterie wird von hoch organisiertem lymphatischem Gewebe, der **periarteriellen T-Lymphozyten-Scheide (PALS),** umgeben und ab dort als Zentralarterie bezeichnet. Die periarterielle Lymphozytenscheide entspricht der parakortikalen Zone im Lymphknoten (s. o.). Sie wird v. a. von T-Lymphozyten und interdigitierenden dendritischen Zellen besiedelt. In der periarteriellen Lymphozytenscheide befinden sich außerdem zahlreiche **Milzfollikel (Malpighi-Körperchen),** die den Lymphfollikeln im Lymphknoten entsprechen (s. o.). Die Malpighi-Körperchen werden v. a. von B-Lymphozyten und folliculären dendritischen Zellen besiedelt. Die weiße Pulpa macht ca. 20 Vol.-% der Milz aus.

Marginalzone Sie grenzt die weiße von der roten Pulpa ab. In der Marginalzone halten sich viele Makrophagen auf, die mit dem Blutstrom zugeführte Antigene phagozytieren und anschließend den B- und T-Lymphozyten präsentieren. Folglich wird eine große Anzahl von Immunglobulinen gebildet. Die Marginalzone ist wahrscheinlich essenziell an der schnellen Antikörperbildung gegen

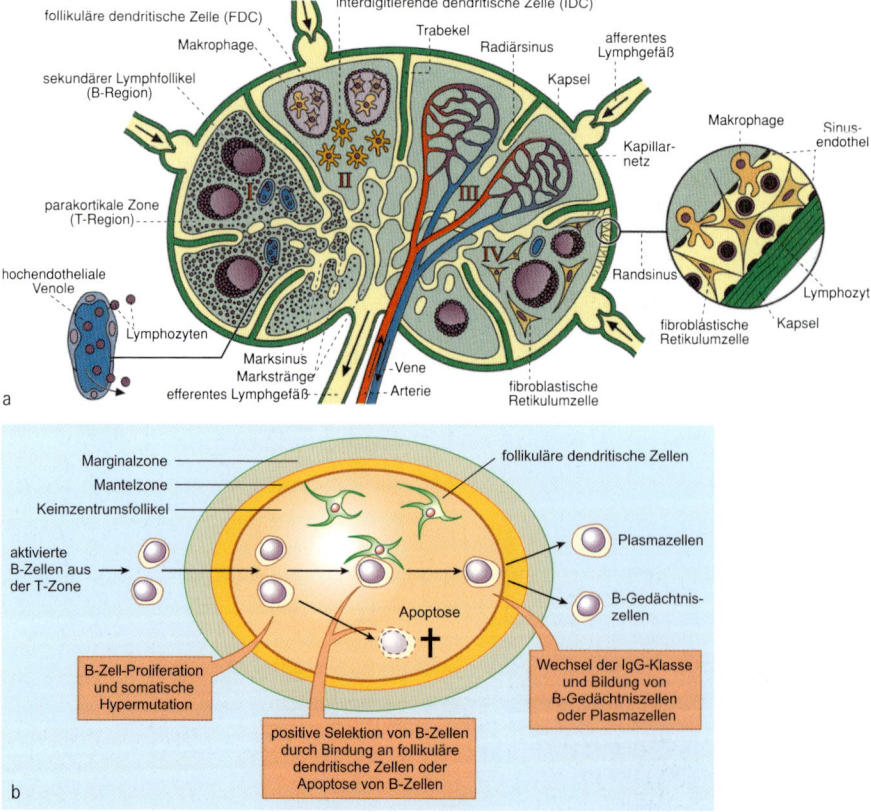

Abb. 1: a) Schematische Darstellung eines Querschnitts durch einen Lymphknoten. Der Lymphknoten wurde aus Gründen der Übersicht in vier Sektoren unterteilt, deren Komponenten jedoch im ganzen Lymphknoten gleich verteilt sind: I Darstellung der lymphatisch aktiven Kompartimente, II Makrophagen und Antigen-präsentierende Zellen, III Mikrozirkulation, IV Follikel und fibroblastische Retikulumzellen. [7a] b) Darstellung eines Sekundärfollikels mit Keimzentrum und seiner Funktion. [2]

Grundlagen

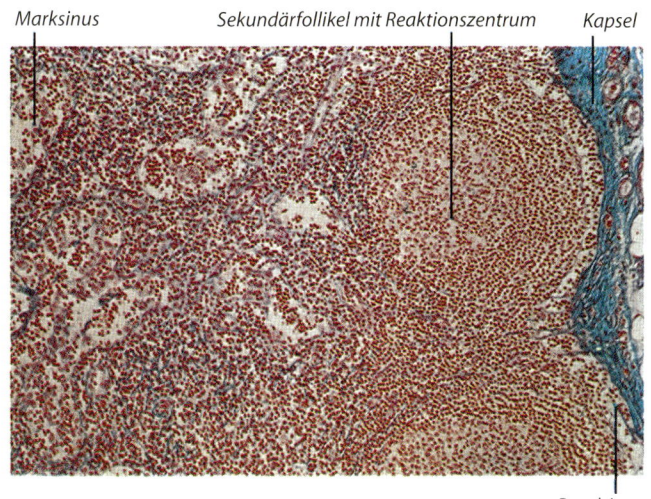

Abb. 2: Histologischer Schnitt durch einen Lymphknoten. Ausschnittvergrößerte Randzone. Deutlich sichtbarer Sekundärfollikel mit Reaktions-/Keimzentrum, Lymphknotenkapsel (rechts im Bild), schmaler, mit Lymphozyten gefüllter Randsinus (links anschließend), Markraum (links im Bild) mit großen Lymphräumen (Marksinus). Azan-Färbung. [7b]

Polysaccharide von Bakterienoberflächen beteiligt. Die meisten Zentralarterien münden in die Marginalzone.

Rote Pulpa Hiermit übernimmt die Milz eine Reinigungsfunktion („Blutmauserung" und Abbau von Mikroorganismen oder schädlichen Partikeln). Sie besteht aus einem Netzwerk von weiträumigen, mit Endothelzellen ausgekleideten postkapillären Bluträumen, den **Milzsinus** (**Cave:** Anders als im Lymphknoten fließt in den Milzsinus Blut!), und dem umgebenden retikulären Bindegewebe (Retikulumgewebe), in dessen Netz sich Makrophagen und Plasmazellen befinden. Die rote Pulpa macht ca. 80 Vol.-% der Milz aus.

> Die zirkulierenden T-Lymphozyten wandern in die periarteriellen Lymphscheiden, die B-Lymphzyten in die Milzfollikel. Alle anderen Blutzellen passieren langsam das Netzwerk der roten Pulpa.

Die Milz hat folgende Funktionen:

▶ **Sequestration und Phagozytose:** Die Milz hat die Fähigkeit, unerwünschtes Material aus dem Blut oder den Erythrozyten zu entfernen. Dies geschieht auf drei Wegen:
– **Phagozytose** von unerwünschtem Material oder Zellen durch phagozytierende Zellen. Bakterien (vorzugsweise bekapselte, z. B. Pneumokokken), die nicht mit Antikörpern oder Komplement opsoniert wurden, werden in der Milz sequestriert und phagozytiert. Die Milz stellt für bekapselte Bakterien vermutlich die erste Immunbarriere dar. Des Weiteren werden IgG-opsonierte Bakterien aus dem Blut entfernt.
– „**Erythrozytenmauserung**": Regelrechte, flexible Erythrozyten quetschen sich durch das Endothel der Sinuswand und gelangen somit aus dem Milzsinus zurück in die Zirkulation. Alte, starre und defekte Erythrozyten (z. B. bei Sichelzellanämie, hereditärer Sphärozytose, Malaria etc.) können das Sinusendothel nicht passieren, werden in den Milzsinus zurückgehalten und dort phagozytiert.
– **Eliminierung** von Zelltrümmern und intrazellulären Strukturen. So werden z. B. Howell-Jolly-Körperchen (DNA-haltige Kernreste) oder Malariaplasmodien bei der Passage der Erythrozyten durch die Endothelzwischenräume entfernt.

▶ **Immunologische Funktion:** Lymphozyten differenzieren und proliferieren durch die Exposition mit Antigenen in der Milz. Ca. 25 % der T-Lymphozyten und ca. 15 % der B-Lymphozyten werden in der Milz gespeichert.

▶ **Extramedulläre Hämatopoese:** Im 6.–7. Fetalmonat übernimmt die Milz zusammen mit der Leber physiologischerweise die Blutbildung. Im Erwachsenenalter kann erneut z. B. bei myeloproliferativen Erkrankungen wie der CML oder OMF eine extramedulläre Blutbildung in der Milz stattfinden (→ Splenomegalie).

▶ **Blutspeicher:** Etwa 30 % der Thrombozyten und eine große Menge an Erythrozyten werden in der Milz gespeichert und können bei Bedarf (z. B. Blutung) rasch mobilisiert werden.

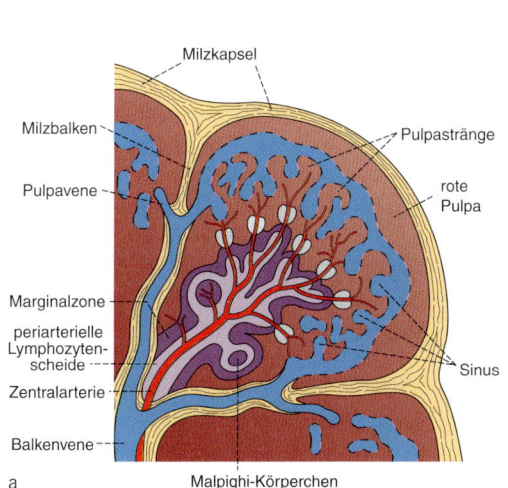

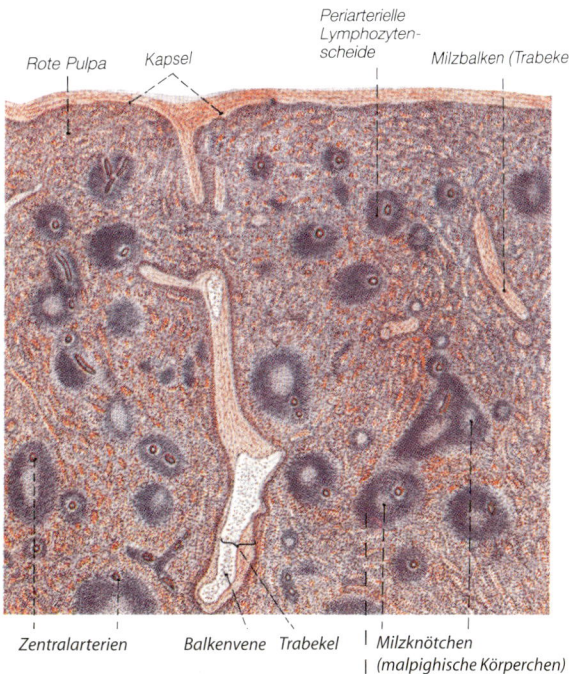

Abb. 3: Milz.
a) Schematische Darstellung des Feinbaus. [7a]
b) Histologischer Schnitt. [7b]

Lymphatische Organe II

Milzveränderungen

Anatomische und funktionelle Asplenie und Hyposplenie

Während bei anatomischer Asplenie keine Milz vorhanden ist (kongenitale Anlageanomalie oder operativ entfernt), macht die funktionelle A-/Hyposplenie nur eine Aussage über die merkliche Funktionseinschränkung der noch in situ befindlichen Milz.

Ätiologie

Asplenie Diese kann sowohl durch eine angeborene Milzagenesie als auch durch einen erworbenen Milzinfarkt entstehen. Die häufigste Ursache einer Asplenie ist die therapeutische Splenektomie aufgrund hämatologischer Erkrankungen (Tab. 1) oder nach Traumata.

Hyposplenie Eine eingeschränkte Milzfunktion kann durch Milzinfarkte, Zustand nach Bestrahlung oder durch hämatologische/immunologische Erkrankungen (Tab. 1) verursacht werden.

Diagnostik

Im Blutbild zeigen sich bleibende Veränderungen nach einer Splenektomie. Es kommt unmittelbar postoperativ zu einem leichten Anstieg der Gesamtleukozytenzahl und einem steilen Anstieg der Thrombozytenzahl (Thrombosegefahr!), da der Milzpool normalerweise ein Drittel aller zirkulierenden Thrombozyten enthält. Die Thrombozytenzahl erreicht nach 7–12 Tagen einen Spitzenwert, der aber meist 1 Mio./µl nicht überschreitet. In der Regel sinkt die Thrombozytenzahl innerhalb von 1–2 Jahren nach Splenektomie wieder ab und bleibt konstant um ein Drittel des Normwerts erhöht. Im Blutausstrich zeigen sich je nach Ursache neben Erythrozyten mit Howell-Jolly-Körperchen (DNA-haltige Kernreste) charakteristische Veränderungen (Abb. 4 und Bildanhang II, S. 150, Abb. 12).

Kongenitale Milzagenesie, Splenektomie	Howell-Jolly-Körperchen (DNA-haltige Kernreste)
Hämatologische Erkrankungen	Sichelzellanämie (→ Sichelzellen), Thalassämien (→ Target-Zellen), essenzielle Thrombozytämie (→ Akanthozyten)
Gastrointestinale Erkrankungen	Chronisch-entzündliche Darmerkrankungen (→ Siderozyten), Sprue (→ unregelmäßig gefurchte Erythrozyten)
Vaskuläre Ursachen	Milzinfarkt, Milzvenenthrombose, Sepsis mit DIC, Stieldrehung
Immunologische und systemische Erkrankungen	Vaskulitis mit Milzinfarkt, systemischer Lupus erythematodes, allogene Knochenmarktransplantation mit GvHD, rheumatoide Arthritis, Sarkoidose, Amyloidose
Iatrogene Ursachen	Z. n. Milzbestrahlung, totale parenterale Ernährung, Hochdosis-Steroidtherapie

Tab. 1: Ursachen für die Entstehung einer A-/Hyposplenie und entsprechende Blutbildveränderungen. Zusätzlich können eine Thrombozytose und eine leichte Lymphozytose auftreten.

Komplikationen

Nach Splenektomie besteht ein Langzeitrisiko für fulminante, potentiell lebensbedrohliche Infektionen, v. a. durch bekapselte Bakterien wie Pneumokokken, Meningokokken und Haemophilus influenzae Typ B. Aus diesem Grund sollten die Patienten mind. einen Monat vor Splenektomie gegen diese Erreger immunisiert werden. Die Impfungen sollten alle 5–10 Jahre aufgefrischt werden.

Bei der Meningokokkenimpfung gilt zu bedenken, dass die gegenwärtig verfügbaren Impfstoffe keinen Schutz gegen den in Mitteleuropa am häufigsten vorkommenden Serotyp B verleihen. Das größte Risiko tragen Kinder < 5 Jahre und Patienten mit anderen Grunderkrankungen (z. B. Lymphom). Die schwerste Form einer solchen Infektion ist die „OPSI" (engl. overwhelming postsplenectomy infection) mit Pneumokokkensepsis und Verbrauchskoagulopathie.

Nach Splenektomie besteht wegen verminderter Erythrozytenmauserung ein erhöhtes Risiko für schwere Malariainfektionen. Aus diesem Grund sollten Reisen in Malariarisikogebiete vermieden werden.

Splenomegalie und Hypersplenismus (Hyperspleniesyndrom)

Die **Splenomegalie** ist Symptom unterschiedlichster Erkrankungen (Tab. 2). Eine Milz gilt als vergrößert, wenn folgende Voraussetzungen erfüllt sind:

▶ Sie ist tastbar (erst bei einer Vergrößerung auf das Dreifache ihrer Normgröße palpabel, Abb. 5).
▶ Das Milzgewicht beträgt > 350 g.
▶ Sie misst sonographisch > 12 cm.

Hypersplenismus bezeichnet die bei Splenomegalie auftretende deutliche Steigerung der Milzfunktion mit Panzytopenie und kompensatorisch hyperplastischem Knochenmark (DD: hypoplastisches Knochenmark bei Panzytopenie bei aplastischer Anämie). Jede Splenomegalie kann unabhängig von ihrer Ur-

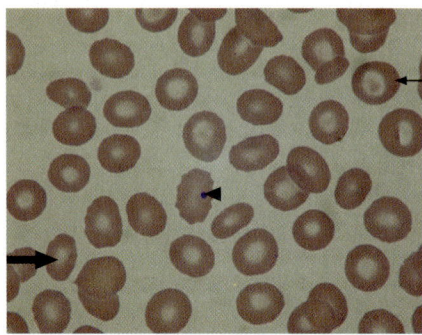

Abb. 4: Blutausstrich bei Hyposplenie. Man erkennt Target-Zellen (→), Akanthozyten (→), intrazelluläre Erythrozyteneinschlüsse (Howell-Jolly-Körperchen, ▶) und viele andere abnorm geformte Erythrozyten. [8]

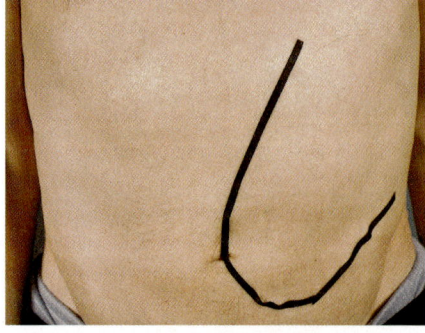

Abb. 5: Massive Splenomegalie bei einem Patienten. [8]

Hämatologische Erkrankungen	▶ Maligne Erkrankungen: chronische* und akute Leukämien, maligne Lymphome*, myeloproliferative Syndrome ▶ Hämolysen
Infektionskrankheiten	▶ Akut: Septikämie, bakterielle Endokarditis, infektiöse Mononukleose (EBV), Toxoplasmose, Typhus ▶ Chronisch: HIV, Tuberkulose, Malaria*, Brucellose, Echinokokkus, Syphilis, Leishmaniasis*, Schistosomiasis
Portale Hypertension	Leberzirrhose, Thrombosen der V. lienalis, V. hepatica (Budd-Chiari-Syndrom) oder der Pfortader
Speicherkrankheiten	Hämochromatose, M. Gaucher*, Histiozytosis X
Systemische Erkrankungen	Sarkoidose, Amyloidose, systemischer Lupus erythematodes, rheumatoide Arthritis

* Möglicherweise massive Splenomegalie zu beobachten

Tab. 2: Ursachen einer Splenomegalie.

sache zum Hypersplenismus führen. Aufgrund der erhöhten Kapazität bei vergrößerter Milz kommt es zu einem „Pooling" der Blutzellen mit vermehrter Sequestration und Elimination. Die Folge ist eine Anämie, Leuko- und/oder Thrombozytopenie (Panzytopenie, Verminderung aller Zellreihen).

Diagnostik
Diagnostisch müssen zunächst andere Ursachen einer Zytopenie ausgeschlossen werden. Zur Diagnostik dient eine Szintigrafiemethode, bei der nach Gabe von ^{99m}Tc-markierten Erythrozyten oder Kolloidpartikeln die Aktivität über Leber und Milz gemessen wird. Bei Hypersplenismus zeigt sich eine verstärkte Sequestration von Erythrozyten/Kolloidpartikeln in der Milz. Zusätzlich muss eine Knochenmarksuntersuchung durchgeführt werden, um zu klären, ob die medulläre Blutbildung intakt ist.

Therapie
Die Therapie der Wahl ist die Behandlung der Grundkrankheit. Eine Splenektomie ist dann erforderlich, wenn die Splenomegalie klinisch symptomatisch wird, d. h. therapieresistente Bauchschmerzen oder intraabdominelle Verdrängungssymptome auftreten, viele Bluttransfusionen nötig werden oder thrombozytopenische Blutungen auftreten.

Splenektomie
Bei vielen hämatologischen Erkrankungen kann eine elektive Indikation zur Splenektomie bestehen (in Abhängigkeit vom Schweregrad der Erkrankung):

▶ Chronische Immunthrombozytopenie (ITP, fehlendes Ansprechen auf Steroide und Immunglobuline)
▶ Hämolytische Anämien: hereditäre Sphärozytose, autoimmunhämolytische Anämie (bei fehlendem Ansprechen auf Steroide), Thalassaemia major oder intermedia
▶ Chronische lymphatische Leukämie
▶ Lymphome, z. B. splenisches Marginalzonenlymphom.

> Absolute Kontraindikation für eine Splenektomie stellt die idiopathische Myelofibrose dar, da durch das geschädigte Knochenmark die Blutbildung extramedullär in der Milz stattfindet.

Zusammenfassung

Lymphatische Organe
- Primäre lymphatische Organe (Knochenmark, Thymus) → Prägung und Differenzierung der immunkompetenten T- und B-Zellen →
- Sekundäre lymphatische Organe (Lymphknoten, Tonsillen, Milz, MALT): Einteilung in Lymphfollikel, parakortikale Zone, Sinus, retikuläres Netzwerk →
- Erster Antigenkontakt → Proliferation und Differenzierung zu Effektorzellen → Ausschwemmung ins periphere Blut → Rezirkulation zwischen lymphatischen Organen und Blut.

Milz
- Einteilung in weiße Pulpa (periarterielle Lymphozytenscheide → T-Zellen und interdigitierende Zellen, Milzfollikel (Malphigi-Körperchen) → B-Zellen und dendritische Follikelzellen), Marginalzone (Makrophagen, T- und B-Zellen) und rote Pulpa (Milzsinus, Retikulumgewebe).
- Funktion: Sequestration und Phagozytose, immunologische Funktion, extramedulläre Hämatopoese, Blutspeicher.
- Asplenie: hereditär oder erworben; meist nach therapeutischer Splenektomie → Leukozyten und Thrombozyten↑, Gefahr der Infektion durch bekapselte Bakterien (z. B. Pneumokokken) → Immunisierung unbedingt notwendig.
- Hyposplenismus: Verminderung der Milzfunktion (bei vorbestehender Grunderkrankung).
- Splenomegalie: Milz tastbar oder > 350 g schwer oder > 12 cm groß. Ätiologie mannigfaltig.
- Hypersplenismus: Milzüberfunktion mit Panzytopenie und Knochenmarkshyperplasie.

Immunsystem I

Das Immunsystem dient der Akzeptanz körpereigener Strukturen (Toleranzentwicklung) und der Abwehr körperfremder Stoffe. Es setzt sich aus einem angeborenen, unspezifischen und einem erworbenen, spezifischen Anteil zusammen (❚ Abb. 1). Beide Systeme werden jeweils wieder in eine zelluläre und eine humorale Komponente unterteilt:

▶ Das **angeborene, unspezifische Immunsystem** umfasst als zellulären Anteil Makrophagen, Monozyten, Granulozyten, dendritische Zellen, natürliche Killer(NK)-Zellen und als humoralen Anteil das Komplementsystem, Lysozym, Akute-Phase-Proteine, Zytokine, Interferon etc.

▶ Das **erworbene, spezifische Immunsystem** umfasst als zellulären Anteil antigenspezifische T- und B-Lymphozyten und als humoralen Anteil die von B-Zellen gebildeten Immunglobuline (Antikörper).

Toleranzentwicklung

Das Immunsystem ist lernfähig, d. h., es erhält einen großen Teil seiner Fähigkeiten erst nach Kontakt mit Antigenen aus der Umwelt und kann die erlernte Information speichern (immunologisches Gedächtnis). Die Toleranzentwicklung, d. h. die Tatsache, dass körpereigene Strukturen nicht angegriffen werden, wird überwiegend von den T-Lymphozyten übernommen. Im Thymus wird den T-Lymphozyten eine riesige Anzahl von körpereigenen Rezeptor-Molekülen präsentiert. Alle T-Zellen, deren Oberflächenrezeptoren die körpereigenen Rezeptor-Moleküle als körpereigen erkennen, werden als positiv ausgewählt. Alle anderen T-Zellen mit unpassenden Rezeptoren werden durch Apoptose eliminiert. Die positiv-selektionierten T-Lymphozyten veranlassen so nur die Elimination der körperfremden und nicht der körpereigenen Strukturen. Während der T-Lymphozyten-Reifung können die T-Lymphozyten auf antigenpräsentierende Zellen treffen, die zufällig gerade ein körpereigenes Peptid internalisiert und prozessiert haben und dieses gebunden als HLA-Antigen-Komplex an ihrer Oberfläche präsentieren. Die T-Lymphozyten, die mit ihren Rezeptoren diesen Komplex als körperfremd erkennen, werden

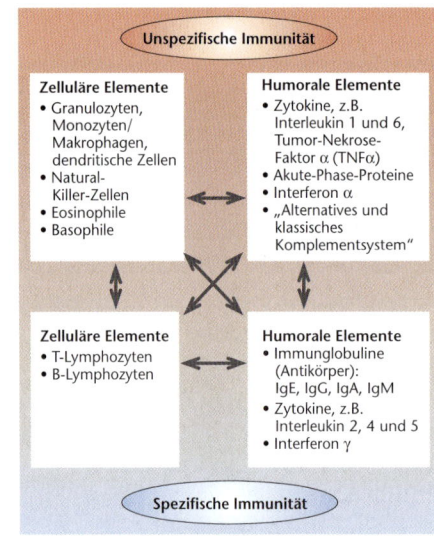

❚ Abb. 1: Übersicht über das Immunsystem. [1c]

sofort durch Apoptose aus dem Verkehr gezogen. Bei dieser sog. Negativselektion werden also T-Zellen selektioniert und eliminiert, die körpereigene HLA-Antigene und körpereigenes Peptid fälschlicherweise als fremd erkennen. Versagt diese negative Selektion, können Autoimmunerkrankungen auftreten.

Erkennung und Kommunikation

Immunologisch aktive Zellen besitzen auf ihrer Zellmembran verschiedene Oberflächenmoleküle. Diese dienen der Erkennung körpereigener Zellen untereinander. Außerdem übernehmen sie Rezeptorfunktionen, die eine Kommunikation zwischen den Zellen ermöglichen. Wichtige Oberflächenproteine sind:

Histokompatibilitäts-Antigene- oder Human-leucocyte-antigene- (HLA-)Moleküle Sie sind von zentraler Bedeutung für passgenaue Immunreaktionen. Jeder Mensch besitzt ein individuelles Muster an HLA-Molekülen. Bei Knochenmark- und Stammzellspenden wird anhand des HLA-Musters die genetische Ähnlichkeit (HLA-match) zwischen Spender und Empfänger ermittelt. Es gibt zwei Klassen der HLA-Moleküle, die beide auf dem MCH (engl. major histocompatibility complex) auf Chromosom 6 codiert sind und deshalb auch MCH-Moleküle genannt werden:

HLA-Klasse-I-Moleküle Sie werden auf allen kernhaltigen Körperzellen exprimiert und präsentieren von intrazellulären Proteinen abgespaltene Fragmente (z. B. Viruspartikel, Tumorantigene). Sie können von zytotoxischen $CD8^+$-T-Zellen erkannt, gebunden und eliminiert werden.

HLA-Klasse-II-Moleküle Sie werden auf allen antigenpräsentierenden Zellen (B-Lymphozyten, Monozyten, Makrophagen, dendritische Zellen) exprimiert und präsentieren phagozytierte, prozessierte Antigene (z. B. extrazelluläre Bakterien- oder Parasitenfragmente). Sie können ausschließlich von $CD4^+$-T-Helferzellen erkannt werden. Die $CD4^+$-Helferzellen aktivieren daraufhin die B-Zellen, die eine koordinierte Aktivierung des Immunsystems auslösen.

> Antigen-präsentierende Zellen tragen auf ihrer Oberfläche HLA-Klasse-I- und -II-Moleküle.

Antigen-Rezeptoren Man unterscheidet die Oberflächenrezeptoren der spezifischen von denen der unspezifischen Immunzellen:

▶ **Spezifische Immunzellen** Sie besitzen T- oder B-Zell-Rezeptoren.
▶ **Unspezifische Immunzellen** Man unterscheidet drei Rezeptorfamilien:
– Toll-like-receptors: Aktivierung dendritischer Zellen
– Sezernierte Rezeptoren: Sie werden bei Antigenkontakt sezerniert, binden als Opsonine an Antigene und erleichtern deren Elimination.
– Endozytose-vermittelnde Rezeptoren: Sie initiieren nach Erkennung des Antigens die Phagozytose.
▶ **Zytokinrezeptoren** Sie dienen einerseits der Korrespondenz zwischen Zellen und ermöglichen andererseits die Adhäsion an andere Zellen und an die extrazelluläre Matrix. Dies ist entscheidend für die Zellmigration aus den Kapillaren an den Entzündungsherd.

Cluster of differentiation (CD) Das sind immunphänotypische Oberflächenmerkmale, die eine Aussage über die

Art, den Reifungsgrad und den Aktivitätszustand verschiedener Zelltypen gestattet. CD-Moleküle sind in der Regel membrangebundene Glykoproteine, die teilweise zellspezifisch exprimiert werden und verschiedenste Funktionen wie Rezeptor-, Signalfunktion oder enzymatische Aktivität zeigen. Darüber hinaus wird einigen CD-Molekülen eine zentrale Rolle bei der interzellulären Kommunikation zugeschrieben.

Die genannten Strukturen befähigen – neben anderen – das Immunsystem, das Gleichgewicht zwischen Abwehr und Toleranz zu halten. Kommt es dabei zu Funktionsstörungen, treten folgende Situationen auf:
▶ **Hypersensitivität** bzw. **Allergie:** überschießende Immunreaktion, z. B. gegen Nahrungsbestandteile, Pollen, Bienengift etc.
▶ **Autoimmunerkrankung:** Reaktion gegen körpereigene Strukturen
▶ **Anergie:** Das Immunsystem toleriert bedrohliche Komponenten der Außenwelt (z. B. bei Immundefekten), was zu schweren Infektionen mit letalem Ausgang führen kann.
▶ **Tumorbildung:** Werden neoplastische Zellbildungen vom Immunsystem toleriert und nicht eliminiert, so können benigne oder maligne Geschwülste entstehen.

Unspezifische und spezifische Abwehr

Angeborene, unspezifische Immunantwort
Das unspezifische Abwehrsystem kann – im Gegensatz zur spezifischen Abwehr – große Antigene (z. B. komplette Fremdorganismen) ohne antigenpräsentierende Zellen erkennen und eliminieren. Die Aktivierung wird durch das Antigen selbst ausgelöst und verläuft sehr schnell. Die Immunantwort ist unspezifisch und es entwickelt sich kein erregerspezifisches Gedächtnis. Die angeborene, unspezifische Immunität setzt sich folgendermaßen zusammen:
▶ **Unspezifische Abwehrzellen:** Makrophagen, Monozyten, Granulozyten, dendritische Zellen und natürliche Killer(NK)-Zellen. Sessile Makrophagen, Monozyten und dendritische Zellen können durch Chemokine mobile Phagozyten an den Entzündungsort anlocken und somit die Immunreaktion verstärken. Die Phagozyten dominieren die akute Gewebeantwort, indem sie die Antigene über Rezeptoren in sich aufnehmen und vernichten.
▶ **Humorale Faktoren:**
– **Lysozym:** Als Enzym spaltet es die Zellwand grampositiver und, zusammen mit Komplement, auch die der gramnegativen Bakterien. Es kommt in fast allen Körperflüssigkeiten und Geweben vor (besonders hohe Konzentration in Tränenflüssigkeit).
– **Komplementsystem:** Aktivierung proinflammatorischer und immunaktiver Moleküle
– **Akute-Phase-Proteine:** C-reaktives Protein, Proteaseinhibitoren wie α_1-Antitrypsin, Gerinnungsproteine wie Fibrinogen, metallbindende Proteine wie Coeruloplasmin und Ferritin, Komplementfaktoren, Haptoglobin. Sie werden v. a. von der Leber nach Zytokinstimulation gebildet und unterstützen die Immunantwort.
– **Zytokine** wie IL-1, IL-6 und TNF-α werden von Zellen der unspezifischen Abwehr gebildet. Sie aktivieren weitere Phagozyten und Entzündungszellen und gewährleisten die Kommunikation mit der spezifischen Abwehr.
– **Interferon-α,** von Granulozyten und Fibroblasten produziert, hemmt u. a. die Virusreplikation.

Zusätzlich verfügt der Körper über nichtimmunologische Schutzmechanismen wie den „Säureschutzmantel" auf der Haut und die Säurebarriere im Magen-Darm-Trakt (Magensaft), die bakterizide und virostatische Wirkung aufweisen.

Erworbene, spezifische Immunantwort
Die spezifische Abwehr wird im Laufe des Lebens erworben und setzt sich folgendermaßen zusammen:
▶ **Spezifische Abwehrzellen:** B-Lymphozyten und antigenspezifische T-Lymphozyten. Letztere sind die wichtigsten zellulären Vertreter der spezifischen Immunität.
▶ **Humorale Faktoren:** Immunglobuline, Zytokine. Die humorale Abwehr kann ihre Wirkung meist nur mit Unterstützung der T-Zellen entfalten.

Die Besonderheit besteht in der spezifisch angepassten Immunantwort und der Ausbildung eines immunologischen Gedächtnisses, das über Jahrzehnte anhält. Der Zweitkontakt mit einem bekannten Antigen führt zu einer schnelleren und stärkeren Immunantwort als der Erstkontakt. Die Zellen der spezifischen Abwehr können allerdings nur kleine Antigene (z. B. kleine Bestandteile von Viren oder entarteten Zellen) erkennen. Große Antigene wie Bakterien oder größere Fremdkörper müssen zuerst von Zellen der unspezifischen Abwehr erkannt, internalisiert, prozessiert (d. h. in lösliche Peptide zerlegt) und dann den spezifischen Immunzellen präsentiert werden. Über ihre Oberflächenrezeptoren erkennen die spezifischen Immunzellen präsentierte Molekülstrukturen mit hoher Präzision. Nach der Bindung kommt es innerhalb kürzester Zeit zur klonalen Expansion der spezifischen Immunzelle, zur gleichzeitigen Aktivierung des humoralen Systems und letztlich zur Eliminierung der körperfremden Substanz. Diese Abwehrvorgänge finden v. a. in den sekundären lymphatischen Organen (Lymphknoten, Milz, schleimhautassoziiertes Lymphgewebe) statt. Damit eine spezifische Immunantwort stattfinden kann, müssen bestimmte Voraussetzungen erfüllt sein (s. u. Antigenprozessierung). Obwohl beide Teile der spezifischen Abwehr zusammenwirken und vom unspezifischen System unterstützt werden, übernimmt der zelluläre Ast überwiegend die Abwehr von Viren, Mykobakterien und Pilzen und der humorale Ast überwiegend die von Bakterien.

> Das spezifische Abwehrsystem unterscheidet sich vom unspezifischen Abwehrsystem durch eine hohe Spezifität in der Erkennung von Antigenen, enorme Antikörpervielfalt, ein immunologisches Gedächtnis und das Unterscheidungsvermögen zwischen körpereigenen und körperfremden Molekülstrukturen. Das spezifische Immunsystem verbessert sich von Antigen- zu Antigenkontakt („Immunisierung des Immunsystems"). Das unspezifische Immunsystem arbeitet schon beim ersten Antigenkontakt zuverlässig.

Immunsystem II

Unspezifische und spezifische Abwehr (Fortsetzung)

Interaktion von unspezifischer und spezifischer Immunität

Sind pathogene Fremdkörper trotz Haut- und Schleimhautbarriere in den Organismus eingedrungen, werden sie zunächst von phagozytierenden Zellen der unspezifischen Abwehr (Monozyten, Makrophagen, Neutrophile) erkannt und aufgenommen. Die Phagozyten müssen jedoch erst an den Ort der Verletzung gelockt werden. Dies geschieht durch **Chemotaxis**, d. h. eine gerichtete Wanderung der unspezifischen Entzündungszellen, die durch Konzentrationsgradienten chemischer Substanzen eingeleitet und aufrechterhalten wird. Chemotaktisch wirksame Faktoren sind u. a. Komplementfaktoren (z. B. C3, C5), Prostaglandine, Leukotrien B4 (aus verletzten Blutgefäßen), PAF (engl. platelet activating factor, aus Thrombozyten) und Zytokine. Die Antigenprozessierung und -präsentation besteht aus folgenden Schritten (Abb. 2):

1. Endozytose des Antigens unspezifisch durch Phagozyten (Phagozytose)

Die Mikroorganismen werden an die Zellmembran der Phagozyten gebunden. Die Fähigkeit der Bindung und Phagozytose wird wesentlich durch die Opsonierung der Antigene erleichtert. Dabei binden Komplementfaktoren (C3b) und/oder Antikörper an das Antigen, das dann über die C3b- bzw. Fc-Rezeptoren an die Phagozytenmembran gebunden wird. Nach der Bindung bilden die Phagozyten Pseudopodien, die den Fremdkörper umschließen und ein so genanntes Phagosom bilden, das das Antigen internalisiert.

2. Proteolyse in den Endosomen mit Entfaltung und Zerlegung des Antigens

Verschmelzen die Phagosomen intrazellulär mit den Lysosomen zu Phagolysosomen, werden die Mikroorganismen durch lysosomale Enzyme wie Proteasen, Peptidasen, Oxidasen, Desoxyribonukleasen und Lipasen abgetötet und enzymatisch abgebaut. Neutrophile bilden zusätzlich noch reaktive Sauerstoffmetaboliten wie Wasserstoffperoxid (H_2O_2), Peroxidanionen (O_2^-) und Hydroxylradikale (OH^-), die das Abtöten von Bakterien erleichtern. Sind die Fremdkörper so groß, dass sie nicht allein von Neutrophilen phagozytiert werden können (Parasiten, z. B. Wurmlarven), so können die Eosinophilen und Basophilen durch Degranulation Enzyme und Signalstoffe für andere immunkompetente Zellen ausschütten und damit die Fremdkörper extrazellulär abtöten.

3. Bindung der Peptidfragmente an die HLA-Proteine
Die in einzelne Peptide zerlegten Mikroorganismen binden sich an die HLA-II-Moleküle.

4. Transport des Peptidfragment-HLA-Komplexes zur Zellmembran und Präsentation des Peptids an der Zelloberfläche
Ein T-Lymphozyt wird an das präsentierte Antigen über seinen Rezeptor gebunden und somit wird das Antigen erkannt. Die spezifische Immunreaktion besitzt den höchsten Stellenwert im Konzert der Abwehrreaktion. In den sekundären lymphatischen Organen wird der größte Teil der eingedrungenen körperfremden Substanzen erkannt, gebunden, internalisiert und prozessiert. Dort werden die prozessierten Antigene den immunkompetenten Lymphozyten präsentiert. Klinisch zeigen sich bei Proliferation der immunkompetenten Lymphozyten Lymphknotenschwellung bzw. Splenomegalie.

Zytotoxische $CD8^+$-Zellen töten die Antigene direkt ab. Die $CD4^+$-Helferzellen proliferieren (klonale Expansion) und sezernieren lösliche Botenstoffe (Zytokine). Dadurch aktivieren sie wiederum andere Zellen, v. a. aber B-Zellen zur Differenzierung in Plasmazellen und massenhafter Antikörper-(Immunglobulin-)Produktion. Somit funktionieren sowohl die T- als auch die B-Zell-Antwort nur auf dem Boden einer geordneten Antigenpräsentation.

Eine Immunreaktion kann durch die Freisetzung von intrazellulären Molekülen wie Proteasen, O_2-Radikalen oder Zytokinen zu einer Gewebeverletzung führen. In Abhängigkeit von Dauer und Art der Entzündung können Abszesse, Ulzerationen, Granulome, Verkäsung oder Narben entstehen. Erreger der Tuberkulose, des Typhus, der Gonorrhö und der Lepra entziehen sich der Phagozytose und Verdauung durch Makrophagen.

Komplementsystem

Das Komplementsystem besteht aus einer Gruppe von mindestens 20 Plasmaproteinen, die weder dem spezifischen noch dem unspezifischen Immunsystem klar zugeordnet werden können. Die meisten Proteine werden in der Leber synthetisiert. Eine zentrale Rolle spielen die neun Hauptfaktoren C1–C9, die entlang einer enzymatischen Kaskade (saltatorische Spaltung von Enzymen) aktiviert werden (Abb. 3). Das Komplementsystem kann auf zwei Wege aktiviert werden:

▸ **Klassischer Weg:** Aktivierung von C1 durch Antigen-Antikörper-Komplexe
▸ **Alternativer Weg:** Aktivierung von C3 durch Polysaccharid-Zellwandkomponenten (gramnegative-Bakterien), IgA oder andere Faktoren.

Am Ende dieser Kaskade stehen eine Vielzahl proinflammatorischer und immunaktiver Moleküle, die folgende Rolle spielen: **Lyse von Zielzellen** (durch C5b–C9; am Ende der Kaskade steht ein „Membranangriffskomplex", der Poren in der Zellmembran von Zielzellen (z. B. Bakterien) ausbildet, wodurch die Zelle lysiert wird), **Opsonierung** (durch C3b und C4b, die sog. Opsonine), **Induktion der Mastzell-**

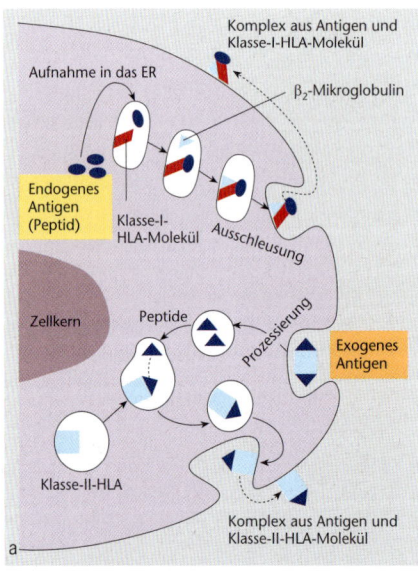

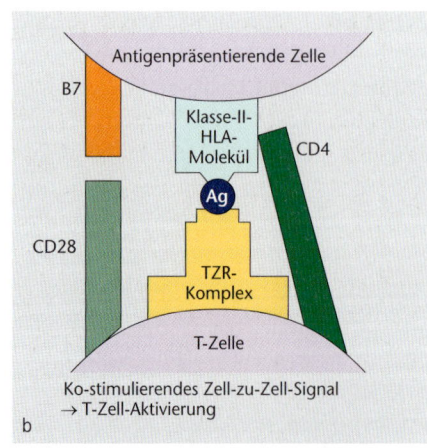

Abb. 2: a) Die zwei Wege der Antigenprozessierung und -präsentation. b) Voraussetzung für die spezifische Immunantwort ist ein kostimulierendes Signal (hier CD28 und B7). [1b]

Grundlagen

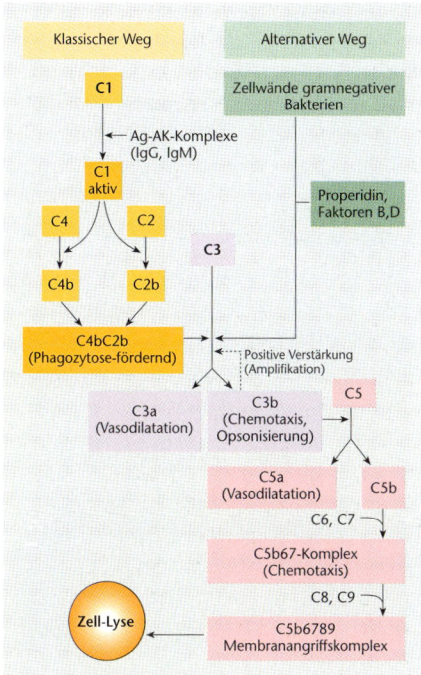

Abb. 3: Aktivierungskaskade des Komplementsystems. [1c]

Zytokine und andere Mediatoren

Zytokine umfassen eine heterogene Gruppe zuckerhaltiger Peptide, die eine Steuer-, Kommunikations- und Wachstumsfunktion übernehmen. Man unterscheidet fünf Hauptgruppen von Zytokinen, nämlich **Interleukine** (IL-1–35), **Tumor-Nekrose-Faktoren** (TNF-α, TNF-β), **Interferone** (IFN-α, IFN-β, IFN-γ), **Chemokine** und hämatopoetische **Wachstumsfaktoren** (G-CSF, GM-CSF). Sie werden bei Entzündungen, bei Malignomen oder nach Trauma von vielen immunkompetenten Zellen wie B- und T-Lymphozyten (→ Lymphokine), Makrophagen und Monozyten (→ Monokine), Parenchym- und Epithelzellen synthetisiert und freigesetzt. Ihre Wirkung vermitteln sie über spezifische Zytokin-Rezeptoren auf die synthetisierende Zelle selbst (autokrin) oder auf die Nachbarschaftszellen (parakrin). Ihre Wirkung ist meist pleiotrop, d. h., sie entfalten mehrere gleiche oder ungleiche Kommunikationsfunktionen bei einer bestimmten Zielzelle und greifen komplex in die Immunabwehr ein. Die Funktionen reichen grob zusammengefasst von der Stimulation, Aktivierung und Proliferation der Immun- und Entzündungszellen bis zur endokrinen Stimulation des ZNS (TNF-α löst z. B. Fieber aus).

Mediatoren, eine Vielzahl unterschiedlichster Plasmaproteine (u. a. ein Teil der Zytokine), übernehmen eher die Effektor- und weniger die Kommunikationsfunktion. Sie können die Funktion und die Gen-Expression ihrer Zielzellen beeinflussen und somit als „Immunmodulatoren" die spezifische und die unspezifische Entzündungsantwort aktivieren oder abschwächen. Sie vermitteln eine adäquate Immunantwort, steuern die Gewebeantwort, induzieren Akute-Phase-Reaktionen, wirken bei der Fieberentstehung mit und regulieren Hämatopoese und Tumorwachstum. Zytokine und Zytokinantagonisten werden auch therapeutisch eingesetzt.

degranulation (z. B. von Histamin durch C3a und C5a, die sog. Anaphylaxine; es folgen eine gesteigerte Gefäßpermeabilität, wodurch Entzündungszellen und Zytokine leichter zum Ort der Entzündung vordringen können), **Chemotaxis** (Aktivierung und Anlockung von Phagozyten und NK-Zellen durch C3b und C5b67, die sog. Chemoattraktoren), **Bindung an Immunkomplexe** (durch C3b).
So wird beispielsweise bei Autoimmunerkrankungen aufgrund der hohen Anzahl von Antigen-Antikörper-Komplexen das Komplementsystem ständig stimuliert und es werden viele Komplementfaktoren verbraucht. Die verminderte Komplementkonzentration im Serum ist messbar und ermöglicht Rückschlüsse auf einen akuten Krankheitsschub. Labordiagnostisch ermittelt man üblicherweise C3 und C4, da sie die höchste Konzentration aller Komplementfaktoren aufweisen und am sichersten zu bestimmen sind.

Zusammenfassung

Immunsystem

✱ Unspezifisch, angeboren (eliminiert große Fremdkörper, keine Gedächtnisbildung) ↔ spezifisch, erworben (Toleranzentwicklung), jeweils humorale und zelluläre Komponente, lernfähig, immunologisches Langzeitgedächtnis.

✱ Interaktion von spezifischem und unspezifischem Immunsystem.

✱ Eindringen eines Pathogens in den Organismus → Bindung und Phagozytose durch unspezifische Immunzellen → Rekrutierung weiterer Immunzellen durch Chemotaxis → Phagozytose durch Zellen der unspezifischen Abwehr: Bindung, Internalisierung, Prozessierung und Präsentation des prozessierten Proteins über Oberflächenproteine (HLA-I-Molekül auf allen kernhaltigen Zellen, Präsentation intrazellulärer Proteine → Erkennung durch zytotoxische CD8[+]-Zellen → sofortige Elimination; HLA-II-Molekül auf allen antigenpräsentierenden Zellen, Präsentation von extrazellulär stammenden, prozessierten Proteinen → Erkennung durch CD4[+]-Helferzellen → Stimulation von B-Zellen → Differenzierung in Plasmazellen → spezifische Antikörperproduktion).

Komplementsystem und Zytokine

✱ Komplementsystem: Faktoren C1–9 (Enzymkaskade) → klassischer Weg (Aktivierung durch Antigen-Antikörper-Komplexe), alternativer Weg (Aktivierung durch Antigen direkt).

✱ Zytokine: IL-1–35, TNF-α/β, IFN-α/β/γ, G/GM-CSF → Steuer- und Kommunikationsproteine.

Thrombozyten, Hämostase und Fibrinolyse I

Thrombozyten

Die Blutplättchen sind entscheidend an der primären Hämostase (Thrombozytenpfropfbildung) beteiligt. Bei einer Gefäßverletzung kommt es innerhalb von Sekunden zur subendothelialen Thrombozytenadhäsion (Anlagerung an das umliegende Gewebe) und -aggregation (Aneinanderheften von Thrombozyten an Thrombozyten) und somit zum ersten Wundverschluss. Die normale Thrombozytenzahl liegt bei 150 000–400 000/µl. Die Thrombozyten zirkulieren etwa 7–10 Tage im Blut und werden dann vom Monozyten-Makrophagen-System (MMS) in der Milz abgebaut.

Thrombopoese

Aus der pluripotenten hämatopoetischen Stammzelle entwickelt sich eine multipotente Progenitorzelle (CFU-GEMM), die sich zum Megakaryoblasten (>20 µm) weiterentwickelt. Nach mehreren endomitotischen Kernverdoppelungsschritten (mindestens acht Kerne) entsteht ein Megakaryozyt (Abb. 1a). Es beginnt eine zytoplasmatische Reifungsphase mit Ausbildung feinkörniger Granula, die später als Plättchen abgeschnürt werden. Dadurch entstehen aus jedem Megakaryozyten ca. 4000 kernlose Thrombozyten (Abb. 1b). Die Differenzierung der Stammzelle bis zur Bildung eines reifen Thrombozyten dauert ca. 10 Tage (s. S. 2/3, Abb. 2 und Bildanhang I, S. 148, Abb. 9).

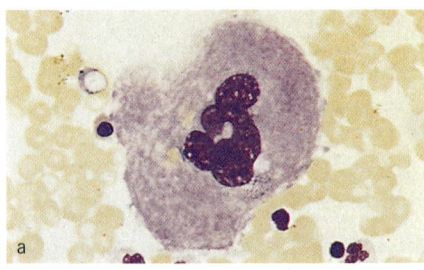
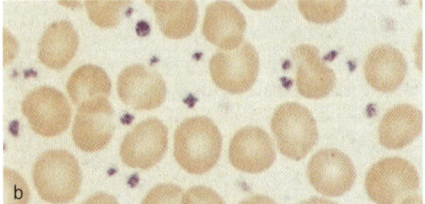

Abb. 1: a) Reifer Megakaryozyt mit vielen Kernen und Granula im Zytoplasma. b) Thrombozyten zwischen vielen Erythrozyten. [5]

Thrombopoetin ist der wichtigste Wachstumsfaktor der Thrombopoese. Er wird in Leber und Nieren gebildet und bindet an Thrombopoetin-Rezeptoren auf den Thrombozyten. Befinden sich viele Thrombozyten im Blut, wird viel Thrombopoetin gebunden und somit die Thrombopoese nur wenig stimuliert. Bei Thrombozytopenie bleibt viel Thrombopoetin frei, das die Megakaryozytenbildung im Knochenmark verstärkt und die Thrombozyten-Reifungsgeschwindigkeit erhöht (Steigerung bis zum 5- bis 8-Fachen der Norm möglich). Normalerweise werden ca. 30 % aller Thrombozyten in der Milz gespeichert. Bei Splenomegalie kann der Prozentsatz auf 80–90 % ansteigen (Hypersplenismus).

Aufbau und Funktion

Auf der Oberfläche exprimieren die Thrombozyten zahlreiche Rezeptoren, die ihre Adhäsion, Aktivierung, Aggregation und Degranulation vermitteln. Im Zytoplasma besitzen sie viele verschiedenartige **Speicher-Granula**. Die α-Granula enthalten von-Willebrand-Faktor, Faktor V und VIII, Platelet-derived growth factor (PDGF), β-Thromboglobulin und andere Wachstumsfaktoren. Die **elektronendichten (dense) Granula** entleeren bei Aktivierung ADP, Serotonin, Kalzium, lysosomale Enzyme und Heparin-Antagonisten. Außerdem besitzen Thrombozyten die Fähigkeit, nach ihrer Aktivierung Thrombozyten-spezifische Prostaglandine wie Thromboxan A_2 selbst zu synthetisieren. Im Rahmen der Prostaglandinsynthese kommt es zur Spaltung von Arachidonsäure aus der Membran, woraus Thromboxan A_2 entsteht. Thromboxan A_2 **senkt** den **cAMP-Spiegel** in den Thrombozyten und leitet somit die Entleerung der Granula ein. Zusätzlich potenziert es die Thrombozytenaggregation und wirkt stark **vasokonstriktorisch**. Gehemmt wird die Freisetzungsreaktion von Substanzen wie Prostazyklin und NO. Beide werden in den Endothelzellen gebildet, **heben** den intrazellulären **cAMP-Spiegel** an und bewirken eine **Vasodilatation** (Tab. 1). Prostazyklin (Prostaglandin I_2) und NO (Stickstoffmonoxid) hemmen die Thrombozyten-

Vasokonstriktion	Vasodilatation
▸ Endothelläsion	▸ Prostazyklin (Prostaglandin I_2)
▸ Thromboxan A_2	▸ Prostaglandin E_2
▸ Serotonin	▸ EDRF (NO)
▸ Ca^{2+}	▸ Prostaglandin $F_{2\alpha}$
▸ Endothelin	▸ Histamin
▸ ADP	▸ Bradykinin
▸ Adrenalin/Noradrenalin (an α_1).	▸ Adrenalin (an β_2).

Tab. 1: Vasokonstriktorische (thrombozytenaggregationsfördernde) und vasodilatative (thrombozytenaggregationshemmende) Substanzen.

aggregation direkt, Heparin hemmt sie indirekt (Antithrombin-III-Hemmung). Alle drei Substanzen haben eine vasodilatatorische Wirkung.

Hämostase (Blutstillung)

An der Hämostase sind Gefäßendothel, Thrombozyten und plasmatische Gerinnung beteiligt. Normalerweise bildet das Gefäßendothel eine physiologische Barriere zwischen den Hämostasefaktoren im Blut (Thrombozyten, plasmatische Gerinnungsfaktoren) und den subendothelialen Strukturen der Gefäßwand. Da sich auf der Endothelzellmembran keine Thrombozytenrezeptoren befinden, werden die Thrombozyten bei der Passage durch intakte Gefäße nicht aktiviert. Zusätzlich geben die Gefäßendothelien Faktoren ins Gefäßlumen ab, die die Aktivierung von Thrombozyten und von plasmatischen Gerinnungsfaktoren

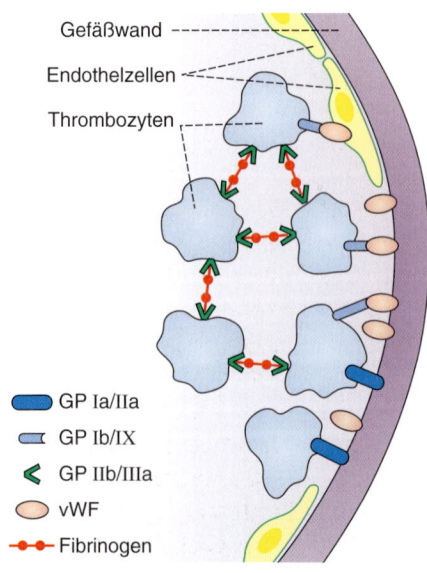

Abb. 2: Schematische Darstellung der Gerinnungsaktivierung bei Gefäßverletzung. [9]

hemmen. Wird ein Blutgefäß verletzt, treten Thrombozyten und Gerinnungsfaktoren mit subendothelialen Strukturen in Kontakt, und das hämostatische System wird aktiviert. Es sorgt für die schnelle Entstehung eines Thrombozyten-Fibrin-Gerinnsels, das die Verletzung verschließt und einen großen Blutverlust verhindert.

Primäre Hämostase (Thrombozytenpfropfbildung)

Bei einer Gefäßverletzung mit Zerstörung des Endothels und Freilegung subendothelialer Kollagenfasern wird das Hämostasesystem aktiviert (▪ Abb. 2):

1. Vasokonstriktion Zunächst kommt es reflektorisch zu einer Vasokonstriktion. Die Blutzufuhr wird gedrosselt und somit eine „mechanische Blutstillung" erreicht.

2. Adhäsion der Thrombozyten Am Ort der Gefäßschädigung heften sich zirkulierende Thrombozyten entweder direkt (über GP[Glykoprotein]-Ia/IIa-Rezeptor auf der Thrombozytenmembran) oder indirekt unter Vermittlung des Willebrand-Faktors (über GP-Ib/IX-Rezeptor auf der Thrombozytenmembran) an die subendothelialen Strukturen an. Der Willebrand-Faktor erlaubt die unmittelbare Brückenbildung zwischen Thrombozyten und freigelegten subendothelialen Kollagenfasern und Proteinen (wie Fibronektin und Laminin).

3. Aktivierung der Thrombozyten Unmittelbar nach der Anlagerung kommt es zur Thrombozytenaktivierung mit Freisetzung ihrer Speicherstoffe (Thrombozytendegranulation). Aus ihren Granula setzen sie thrombozytenaktivierende Substanzen wie ADP, Thromboxan A_2 und Serotonin frei, wodurch weitere Thrombozyten aktiviert und an den Ort der Verletzung rekrutiert werden. Die Vasokonstriktion wird verstärkt. Die Wirkung potenziert sich, da immer mehr Thrombozyten am Ort der Verletzung ihre Granula entleeren, wodurch weitere Thrombozyten angelockt werden. Das morphologische Korrelat der Thrombozytenaktivierung sind Formveränderungen (Zellschwellung, Pseudopodienausbildung).

4. Aggregation der Thrombozyten Der Kontakt der Thrombozyten mit subendothelialen Kollagenfasern, ADP, Adrenalin und lokal gebildetem Thrombin führt auf der Thrombozytenmembran zu Konformationsänderungen von Glykoproteinen (GP-IIb/IIIa-Komplex). Die Folge ist die Ausbildung eines Fibrinogenrezeptors. Er vermittelt die Vernetzung und Verklebung der Thrombozyten, indem er diese mit Fibrinogen als Bindeglied untereinander irreversibel verbindet. Es bildet sich ein noch instabiler, primärer Thrombozytenpfropf aus (**„weißer Thrombus"**), der leicht weggeschwemmt werden kann.

Sekundäre Hämostase (Blutgerinnung)

Parallel zur Thrombozytenaktivierung wird bei einer Gefäßverletzung die plasmatische Gerinnung aktiviert. Das Gerinnungssystem besteht wie das Komplementsystem aus einer Anzahl von Enzymen, die kaskadenartig aktiviert werden und eine suffiziente Blutgerinnung garantieren (s. S. 28/29, ▪ Abb. 3). Die Initiierung kann auf zwei Wegen erfolgen:

Intrinsisch (Endothelverletzung)
Vereinfacht auch das intravaskuläre System, das durch die beschädigte Endotheloberfläche aktiviert wird. Durch den Kontakt von Faktor XII mit unphysiologischen, negativ geladenen Glasoberflächen wird in vitro unter Mitwirkung von Kallikrein und Kininogen die plasmatische Gerinnungskaskade aktiviert. Die Faktoren XI, IX und VIII werden in der Folge in ihre aktiven Formen überführt. Die Aktivierung dieses Systems dauert Minuten. Im Rahmen der Reaktionsfolge wird eine wesentliche Verstärkung erreicht (1 mol aktivierter Faktor XI kann ca. 2×10^8 mol Fibrin erzeugen).

Extrinsisch (Kontakt des Plasmas mit Gewebefaktor)
Vereinfacht auch das extravaskuläre System, das durch eine Gefäßverletzung aktiviert wird. Dies ist der physiologische Ablauf der Gerinnungsaktivierung durch den Kontakt von Blut mit Gewebefaktor III (früher: Gewebsthromboplastin). Dieser Faktor wird größtenteils auf perivaskulären Fibroblasten, aber auch auf der subendothelialen Basalmembran exprimiert. Der membranständige Gewebefaktor aktiviert den Faktor VII. Die Aktivierung dieses Systems erfolgt innerhalb von Sekunden. Unter pathologischen Bedingungen, z. B. bei Sepsis, werden Gewebefaktoren auch auf Endothelzellen und zirkulierenden Monozyten exprimiert und können eine disseminierte intravasale Gerinnung (DIC, engl. disseminated intravasal coagulation) auslösen.
In vivo spielt die Aktivierung der plasmatischen Gerinnung über das extrinsische System eine weitaus bedeutendere Rolle als die Aktivierung durch das intrinsische System. Dies beweist die in vivo nur geringe Beeinträchtigung der Blutgerinnung bei Mangel an Faktor XII, Kallikrein oder Kininogen. Die Unterscheidung in intrinsisch und extrinsisch ist historisch bedingt, da bei der Analyse der Gerinnungsfaktoren beobachtet wurde, dass einige durch den Kontakt mit Glasoberflächen aktiviert werden und andere nicht. Die Unterteilung ist außerdem für laborchemische Zwecke sehr nützlich. Grob gesprochen wird der Quick-Wert über den extrinsischen, die pTT über den intrinsischen Weg bestimmt.
Am Ende der plasmatischen Blutgerinnungskaskade steht die Aktivierung des Faktors X zu Faktor Xa, der zusammen mit den Faktoren IVa und Va sowie Ca^{2+} einen Enzymkomplex bildet. Dieser aktiviert Prothrombin (II) zu Thrombin (IIa). Thrombin spaltet von Fibrinogen (I) Fibrinpeptide ab, die lösliche Fibrinmonomere bilden. Die Fibrinmonomere lagern sich über Wasserstoffbrücken spontan aneinander und bilden lockere, unlösliche Fibrinpolymere aus. Erst unter Mitwirkung des Faktors XIIIa werden die Fibrinpolymere untereinander durch kovalente Bindungen stabilisiert. Es entsteht ein dauerhafter, stabiler, fest an die Gefäßwand fixierter, unlöslicher Thrombus. Das Thrombozyten-Fibrin-Gerinnsel wird wegen des Einschlusses von Erythrozyten auch **„roter Thrombus"** genannt.

Thrombozyten, Hämostase und Fibrinolyse II

Hämostase (Fortsetzung)

Sekundäre Hämostase (Blutgerinnung)

> Die Enzymvorstufen und Kofaktoren der plasmatischen Blutgerinnung (█ Abb. 3) werden fast ausschließlich in der Leber gebildet. Einige benötigen bei ihrer Synthese Vitamin K, das für die essentielle Carboxylierung von terminalen Glutaminsäureresten sorgt (Faktoren II, VII, IX und X, merke: „1972"). Bei Leberfunktionsstörungen oder Vitamin-K-Mangel kann es daher zu Störungen der plasmatischen Blutgerinnung kommen.

Das bei der sekundären Hämostase entstehende Thrombin fördert nicht nur die Aggregation der Thrombozyten, sondern auch die Kontraktilität der Intermediärfilamente. Die Retraktion des Zytoskeletts führt zur Verkleinerung des Thrombusvolumens und der erhöhte Zug an den Fibrinfäden festigt den Thrombus.

> Thrombozytäre und plasmatische Gerinnung stimulieren sich gegenseitig. So ist z. B. Thrombin der stärkste Thrombozytenaktivator und die Thrombozyten stellen ihre Phospholipidoberflächen für die Thrombinbindung zur Verfügung.

Parallel zur Hämostase wird die Reparatur der Gefäßwand eingeleitet. Durch Wachstumsfaktoren wie PDGF werden glatte Muskelzellen und Fibroblasten der Gefäßwände zur Proliferation stimuliert.

Inhibitoren des Gerinnungssystems

Das plasmatische Gerinnungssystem stellt ein empfindliches Gleichgewicht zwischen pro- und antikoagulatorischen Mechanismen dar. Es verfügt über Gerinnungsinhibitoren, die die Gerinnungsaktivierung kontrollieren und einer überschießenden intravasalen Fibrinbildung mit gefährlichen Gefäßverschlüssen entgegenwirken. Physiologische Gerinnungsinhibitoren sind u. a.:

▶ **tFPI** (*engl.* tissue factor pathway inhibitor): sorgt dafür, dass die Thrombinwirkung auf den Ort der Verletzung beschränkt bleibt. Er hemmt den Gewebefaktor, die Faktoren VIIa und Xa und somit das extrinsische Gerinnungssystem, den wichtigsten Reaktionsweg in vivo.
▶ **Antithrombin III (AT III):** baut Thrombin proteolytisch ab und ist der potenteste Thrombininhibitor. Neben Thrombin hemmt es auch noch andere Gerinnungsfaktoren direkt. Es inaktiviert die Enzyme (Serinproteasen), indem es sie durch Peptidbindungen verknüpft und stabile, schwere Molekülkomplexe bildet. Seine Wirkung wird durch **Heparin** um ein Vielfaches verstärkt und beschleunigt (ca. 1000-fach).
▶ **Protein C** (Vitamin-K-abhängig): hemmt die Blutgerinnung, indem es die Faktoren V und VIII inaktiviert, und fördert die Fibrinolyse, indem es den Plasminogen-Aktivator-Inhibitor-1 (PAI 1) inaktiviert.
▶ **Protein S** (Vitamin-K-abhängig): Kofaktor von Protein C.

> Bei Reduktion der Inhibitoren besteht ein erhöhtes Thromboserisiko.
> Weiterhin ist zu beachten, dass zu Beginn einer antikoagulatorischen Therapie mit Vitamin-K-Antagonisten nicht nur die prokoagulatorischen („1972"), sondern auch die antikoagulatorischen Faktoren (Proteine C und S) gehemmt werden und somit ein verstärktes Thromboserisiko vorliegl. Aus diesem Grund muss u. a. bei Einleitung einer oralen Antikoagulationstherapie überlappend Heparin verabreicht werden.

Fibrinolyse

Die Fibrinolyse wird immer gleichzeitig mit der Blutgerinnung aktiviert, setzt

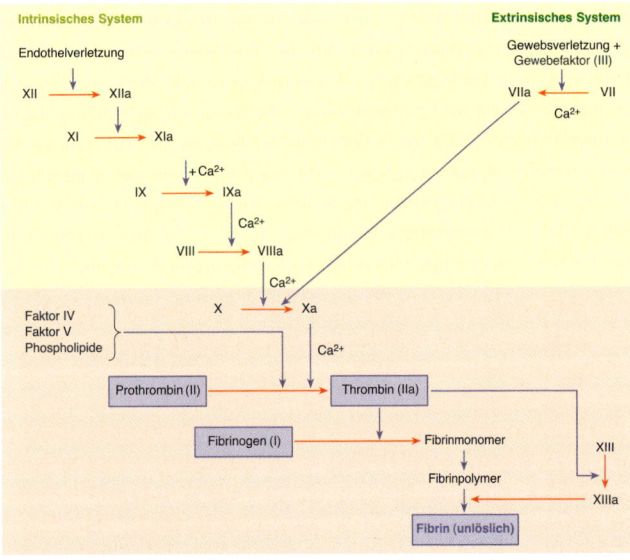

■ Abb. 3: Schematische Darstellung der Blutgerinnungskaskade mit nebenstehender Auflistung der Gerinnungsfaktoren (■ Tab. 2). Außer Fibrinogen sind alle Gerinnungsfaktoren entweder Enzyme oder Kofaktoren. Alle Enzyme (außer Faktor XIII) sind Serinproteasen (Fähigkeit zur Hydrolysierung von Peptiden durch die Aminosäure Serin im aktiven Zentrum); a = aktiviert. [6]

Faktor	Name	Aktive Form	Vitamin-K-abhängig
I	Fibrinogen	Fibrinmonomer	
II	Prothrombin	Serinprotease	X
III	Gewebefaktor	Rezeptor/Kofaktor	
IV	Kalzium		
V	Proaccelerin	Kofaktor	
VI	Aktivierter Faktor V		
VII	Prokonvertin	Serinprotease	X
VIII	Hämophilie-A-Faktor = antihämophiles Globulin A	Kofaktor	
IX	Hämophilie-B-Faktor = antihämophiles Globulin B = Christmas-Faktor	Serinprotease	X
X	Stuart-Prower-Faktor	Serinprotease	X
XI	Rosenthal-Faktor = Plasma-Thromboplastin-Antecendent (PTA)	Serinprotease	
XII	Hagemann-Faktor	Serinprotease	
XIII	Fibrinstabilisierender Faktor	Transglutaminase, Kofaktor	

jedoch langsamer ein. Hauptaufgabe des Fibrinolysesystems ist es, die Gerinnselbildung zu limitieren und entstandene Gerinnsel wieder abzubauen. Es ist dafür verantwortlich, die Gefäße für die Passage des Blutstroms offen zu halten bzw. sie nach einem Gefäßverschluss wieder zu eröffnen. Die Fibrinolyse kann – wie die Blutgerinnungskaskade – auf zwei Wegen aktiviert werden (Abb. 4):

Intrinsisch durch Aktivatoren aus der Gefäßwand
Wie die plasmatische Gerinnung wird bei Verletzung der Endotheloberfläche auch das intrinsische System der Fibrinolyse durch den Kontakt mit unphysiologischen Oberflächen, wie subendothelialen Kollagenfasern, aktiviert. Eine Schlüsselrolle spielen der Faktor XIIa (Hagemann-Faktor) und das Kallikrein-Kininogen-System. Faktor XIIa spaltet das Kininogen zum Bradykinin, das zur Freisetzung von t-PA aus dem Gefäßendothel führt und Plasminogen aktiviert. Faktor XIIa aktiviert außerdem das Plasmakallikrein, das Plasminogen direkt aktiviert.

Extrinsisch durch Aktivatoren aus dem Gewebe
Plasminogenaktivatoren vom Gewebekinasesystem (t-PA, engl. tissue plasminogen activator) und Urokinasesystem (u-PA, engl. urokinase plasminogen activator) werden aus Endothelzellen der Gefäße bzw. aus Epithelien der ableitenden Harnwege freigesetzt. t-PA ist der wichtigste Aktivator der Fibrinolyse. Er bindet an Fibrin und verstärkt dadurch dessen Fähigkeit, Plasminogen in Plasmin umzuwandeln. Im Zentrum steht die Umwandlung des inaktiven Proenzyms Plasminogen in aktives Plasmin (Serinprotease). Plasmin spaltet die Faktoren V, VIII, Fibrinogen und Fibrin und löst somit Fibrinthromben auf. Die Fibrinspaltprodukte hemmen ihrerseits die Thrombozytenaktivierung. Therapeutisch kann das Fibrinolysesystem durch Streptokinase (aktiviert Plasminogen) oder rekombinantes t-PA (bindet direkt an Fibrin) aktiviert werden. Störungen des Fibrinolysesystems können eine Hyper- oder Hypofibrinolyse mit Blutungen oder Thromben bedingen.

Inhibitoren der Fibrinolyse

Wie die Blutgerinnung wird auch die Fibrinolyse streng kontrolliert. Die wichtigsten Inhibitoren der Fibrinolyse sind α_2-**Antiplasmin** und **Plasminogen-Inhibitor-Aktivator** (PAI). α_2-Antiplasmin bindet und hemmt somit Plasmin. Es ist der stärkste Inhibitor der Fibrinolyse. PAI-1 bindet und hemmt somit t-PA und u-PA.

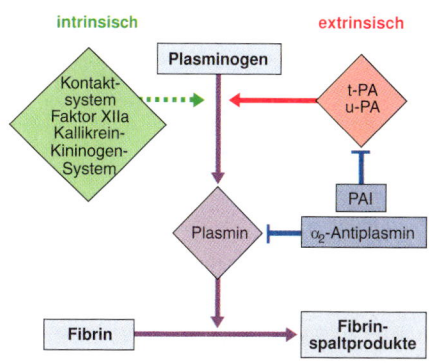

Abb. 4: Fibrinolyse und ihre Inhibitoren (Rauten = Enzyme, Rechtecke = Inhibitoren). [4a]

Zusammenfassung

* **Thrombozyten:** normale Thrombozytenzahl im peripheren Blut 150 000 – 400 000/µl, Überlebensdauer 7 – 10 Tage, Abbau im MMS. Oberflächenrezeptoren vermitteln Adhäsion, Aktivierung, Aggregation und Degranulation. Im Zytoplasma α-Granula (Willebrand-Faktor, Faktoren V und VIII, PDGF, β-Thromboglobulin, andere Wachstumsfaktoren) und elektronendichte Granula (ADP, Serotonin, Kalzium, lysosomale Enzyme, Heparinantagonisten).
* **Thrombopoese:** pluripotente Stammzelle → multipotente Progenitorzelle → Megakaryoblast → mehrkerniger Megakaryozyt → Zytoplasmaabspaltungen → kernlose Thrombozyten. Dauer 10 Tage.
* **Primäre Hämostase:** Vasokonstriktion → Adhäsion der Thrombozyten an subendotheliale Strukturen direkt oder indirekt über Willebrand-Faktor → Aktivierung der Thrombozyten durch Adhäsion: Degranulation, Rekrutierung und Aktivierung weiterer Thrombozyten → Aggregation der Thrombozyten über Fibrinogen-Rezeptoren mit Fibrinogen als Bindeglied → weißer Thrombus (noch instabil).
* **Sekundäre Hämostase:** plasmatische Gerinnungskaskade: intrinsisch über Faktor XII → XI → IX →VIII oder extrinsisch (Hauptweg in vivo) über Kontakt mit membranständigem Gewebefaktor → Faktor VII. Gemeinsame Endstrecke: Prothrombin → Thrombin → Fibrinogen → Fibrinmonomer → Fibrinpolymer + Faktor XIIIa → roter Thrombus (stabil).
* **Inhibitoren der Gerinnung:** tFPI hemmt extrinsisches System, beschränkt Thrombinwirkung. Antithrombin: potentester Thrombininhibitor, Wirkung verstärkt durch Heparin. Proteine C und S hemmen Blutgerinnung, fördern Fibrinolyse.
* **Fibrinolyse:** intrinsisch (Endothelverletzung) über Faktor XIIa, extrinsisch (Gewebeaktivatoren) über t-PA und u-PA; gemeinsame Endstrecke: Plasminogen → Plasmin → spaltet Faktoren V, VIII, Fibrinogen und Fibrin → ((Fibrin)ogen)-Spaltprodukte.
* **Inhibitoren der Fibrinolyse:** α_2-Antiplasmin hemmt Plasmin; Plasminogen-Inhibitor-Aktivator (PAI) hemmt t-PA und u-PA.

Anamnese

Eine ausführliche Anamnese ist der erste Schritt auf dem Weg zur Diagnose (❚ Abb. 1). Danach schließen sich die körperliche Untersuchung, die Erarbeitung einer Liste von Differentialdiagnosen, Laboruntersuchungen, bildgebende Verfahren, Biopsien etc. an. Um eine komplette Anamnese zu erheben, ist es günstig, nach einem standardisierten Schema vorzugehen. Obwohl die Anamnese bei jeder Erkrankung nach demselben Schema abläuft, soll im Folgenden insbesondere auf die Anamnese bei hämatologischen Erkrankungen eingegangen werden.

Aktuelle Beschwerden

Zunächst soll der Patient mit eigenen Worten seine aktuellen Beschwerden schildern. Dann muss der Arzt das Erzählte ordnen und durch gezieltes Fragen vervollständigen. Wichtig ist es, folgende Punkte abzufragen:

▶ Genaue Lokalisation (**Wo** sind die Beschwerden lokalisiert? z. B. Halsschmerzen)
▶ Qualität (**Wie** sind sie charakterisiert? z. B. stechend, brennend)
▶ Quantität und Intensität (**Wie ausgeprägt?** Schmerzskala 1–10 verwenden)
▶ Zeitlicher Verlauf (**Wann** aufgetreten? z. B. vor 2 Tagen)
▶ Umstände, unter denen die Symptomatik auftritt (**Wodurch** ausgelöst? z. B. Kälte), und Faktoren, die die Symptome verstärken/mildern (**Wodurch** verstärkt? z. B. Schlucken)
▶ Begleitsymptome (zusätzliche Zeichen? z. B. knotige Schwellung rechte Halsseite).

Am Ende soll ein chronologischer Bericht der Problematik stehen. Bei asymptomatischen Patienten wird der Arzt nur zufällig, im Rahmen einer Routineuntersuchung, auf eine hämatologische Erkrankung aufmerksam. In Abhängigkeit von der Blutbildveränderung können bestimmte Beschwerden auftreten (❚ Tab. 1).

Systemanamnese

Zusätzlich müssen die Funktionen bzw. Funktionsausfälle aller Organsysteme abgefragt werden. Um nichts zu vergessen, ist das Abfragen nach anatomischen Regionen oder physiologisch zusammengehörigen Systemen hilfreich. Auch das Fehlen bestimmter Symptome muss notiert werden, denn dadurch können bestimmte Differentialdiagnosen ausgeschlossen werden.

▶ **B-Symptomatik:** Fieber, Nachtschweiß (mindestens dreimal Wäschewechseln pro Nacht), ungewollter Gewichtsverlust (mind. 10 % des KG innerhalb von 6 Monaten)
▶ **ZNS und peripheres Nervensystem:** Kopfschmerzen, Bewusstseinsstörung, Ohnmacht, Gedächtnisstörungen, Krampfanfälle, Sturz, Tremor, Lähmungen, lokale Schwächen, Sensibilitätsstörungen, Ameisenlaufen
▶ **Augen und Ohren:** Sehstörungen, Doppeltsehen, Augenrötung, übermäßiger Tränenfluss, Hörminderung (Hörgerät), Schwindel, Ohrensausen, Tinnitus, Ohrenschmerzen, Ausfluss aus dem Gehörgang
▶ **Nase, Mund- und Rachenraum:** häufige Erkältungen, Nasen- oder Zahnfleischbluten, Brennen auf Mundschleimhaut und Zunge (Mukositis), Halsschmerzen, Heiserkeit
▶ **Hals:** geschwollene, schmerzhafte Lymphknoten, Hitze- oder Kälteintoleranz
▶ **Lungen:** Atemnot, Husten, Auswurf (blutig, schleimig), Schmerzen bei In- oder Exspiration
▶ **Herz:** Herzrasen, Herzstolpern, retrosternaler Druckschmerz in Ruhe/bei Belastung, Unterschenkelödeme, Nykturie, Schlafen mit erhöhtem/flachem Oberkörper
▶ **Magen-Darm-Trakt und Gallenblase:** Appetit, Übelkeit, Erbrechen, Bauchschmerzen (Koliken, Blähungen), Dysphagie, Sodbrennen, Stuhlgang (Häufigkeit, Diarrhö, Obstipation), Farbe des Stuhls (blutig, Teerstuhl, lehmfarben)
▶ **Leber und Bauchspeicheldrüse:** Ikterus, gürtelförmige Bauchschmerzen
▶ **Niere:** Pollakisurie, Schmerzen beim Wasserlassen, verstärkter Harndrang, Harnverhalt, Harntröpfeln, Farbe des Urins (blutig, braun, schaumig)
▶ **Reproduktions- und Genitaltrakt:** beim Mann: Schmerzen am Genitale, Ausfluss am Penis, Schwellung oder Rötung der Hoden, Libido- oder Sexualstörungen; bei der Frau: Menstruation regelmäßig/unregelmäßig, Stärke, Dauer, Zwischenblutungen, postmenopau-

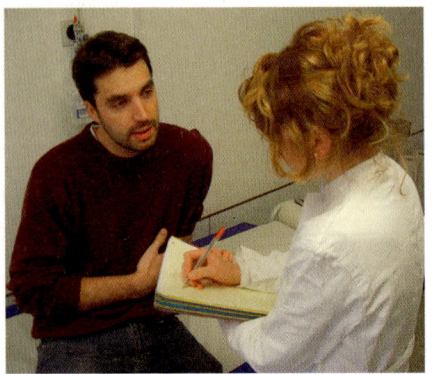

❚ Abb. 1: Das Anamnesegespräch baut zwischen Arzt und Patient eine Beziehung auf und ist der erste Schritt auf dem Weg zur Diagnose. [10]

Häufige Symptome	Klinische Zeichen	Assoziierte Blutveränderung
Müdigkeit, Schwäche, Kopfschmerzen, Atemnot, Herzrasen, Angina pectoris, Schwindel, Tinnitus	Schleimhautblässe, Tachykardie, Tachypnoe, Mundwinkelrhagaden, Glossitis, Ikterus	Anämie
Husten, Auswurf, Dysurie, Pollakisurie, Hautrötung, Hautschwellung	Fieber, Ulzerationen und/oder joghurtartige Beläge im Mund, feuchte RG über Lunge, Abszesse	Leukopenie (v. a. Neutropenie)
Punktförmige Blutungen, Nasenbluten, Zahnfleischbluten, Menorrhagien, Hämaturie	Petechien, Purpura, Ekchymosen	Thrombozytopenie
Gelenk-, Rückenschmerzen	Hämatome, Weichteilblutungen	Koagulopathie
Fieber, Gewichtsverlust, Nachtschweiß (B-Symptome)	Lymphknotenschwellung, Entzündung der Mundschleimhaut, Gingivahyperplasie	Z. B. Panzytopenie, Leukozytose u. v. a.

❚ Tab. 1: Klinik hämatologischer Erkrankungen und assoziierte Blutbildveränderungen.

sale Blutungen, Schmerzen während der Blutung, vaginaler Ausfluss, Juckreiz, Anzahl der Schwangerschaften, Entbindungen, Aborte
▶ **Haut:** Exantheme, Effloreszenzen, Rötungen, Pigmentierungen, Hämatome, Blässe, Jucken, trockene/feuchte Haut
▶ **Muskel-Skelett-System:** Gliederschmerzen, Gelenkschmerzen, Gelenkschwellung, -rötung, -überwärmung, Bewegungs- und Krafteinschränkung der Extremitäten
▶ **Allergien:** Antibiotika etc. (Wie reagiert? Exanthem, Dyspnoe, Schock?)
▶ **Konsumanamnese:** Nikotin, Alkohol, Drogen.

> Zur genauen Beurteilung der aktuellen Beschwerden darf die systemische Anamnese nicht abgekürzt oder weggelassen werden. Die Anamneseerhebung ist stark vom Wissen und der Erfahrung des Arztes abhängig und das Ergebnis daher variabel.

Bestehende und frühere Erkrankungen

Der Patient ist nach bestehenden (bereits diagnostizierte Erkrankungen, z. B. arterielle Hypertonie, Diabetes mellitus, die einer weiteren Kontrolle oder Behandlung bedürfen) und früheren (zurückliegende Erkrankungen, z. B. Z. n. Pneumonie oder Z. n. Appendektomie, deren Behandlung abgeschlossen ist und keiner Kontrolle bedürfen) Erkrankungen zu befragen, da die aktuellen Beschwerden möglicherweise damit zusammenhängen (z. B. Anämie bei chronischen Erkrankungen wie rheumatoider Arthritis). Es muss gezielt nach häufigen Erkrankungen gefragt werden wie Hypertonie, hohe „Blutfette", Herzinfarkt, Schlaganfall, „Zucker", „Krebs", Asthma, Krampfanfälle, vorangegangene Operationen etc., da sonst die Frage des Arztes nach früheren Krankheiten evtl. mit einem „ich war noch nie krank" beantwortet wird. Hilfreich ist nach der letzten ärztlichen Untersuchung bzw. früheren Krankenhausaufenthalten zu fragen, da man durch Arztbriefe und Untersuchungsergebnisse Hinweise auf den Beginn der aktuellen Erkrankung erhalten und ein akutes von einem chronischen Geschehen abgrenzen kann. Bei Blutbildveränderungen hilft der Vergleich mit den Vorwerten, um die Dynamik der Veränderung zu beurteilen.

Medikamentenanamnese

Da viele Medikamente Blutbildveränderungen verursachen, ist die Medikamentenanamnese wichtig: **Welche Medikamente? Dosierung? Seit wann? Warum? Regelmäßige Einnahme?** Man sollte nicht nur nach verschreibungspflichtigen (orale Kontrazeptiva, Schlafmittel etc.), sondern auch nach den nicht-verschreibungspflichtigen (Aspirin®!!!, Hustensäfte, Abführmittel etc.) und nicht-apothekenpflichtigen (Vitamin-Präparate etc.) Medikamenten fragen. Kann der Patient die Medikamente nicht benennen, so sollte er deren Packung vorzeigen. Auswahl von Medikamenten mit möglichen hämatologischen Nebenwirkungen: Methyl-Dopa, Penicilline → hämolytische Anämie; Zytostatika, Neuroleptika (Clozapin), Thyreostatika (Carbimazol), Metamizol (Novalgin®) → Leukopenie/Agranulozytose; Antibiotika, Heparin → HIT; Antimykotika (Caspofungin, Amphotericin B) → Thrombozytopenie.

Familienanamnese

Es sollte nach Erkrankungen der Familienmitglieder im ersten bis dritten Verwandtschaftsgrad und der ethnischen Zugehörigkeit gefragt werden, um z. B. den Erbgang von hereditären hämatologischen Erkrankungen aufzuzeigen oder die Häufigkeit und somit das erhöhte Risiko von Tumorerkrankungen zu bewerten (Empfehlung von Vorsorgeuntersuchungen!). Im Falle einer geplanten Knochenmarkstransplantation ist die Anzahl der blutsverwandten Geschwister zu ermitteln.

Sozialanamnese

Die Kenntnis von Beruf, Familienstand und Wohnsituation bringt weitere wichtige Informationen hinsichtlich der Art der Gesprächsführung, der Compliance, der möglichen Krankheitsverarbeitung und der häuslichen Versorgung. So muss z. B. für einen alten, chronisch kranken Patienten, der alleine lebt und nun nicht mehr in der Lage ist, sich selbst zu versorgen, die Unterstützung durch einen ambulanten Pflegedienst oder eine Heimeinweisung veranlasst werden. Andererseits können durch die Sozialanamnese evtl. wiederum Risikofaktoren eruiert werden, die einen weiteren Baustein zur endgültigen Diagnosestellung liefern.

Fremdanamnese

Sollten nach der Eigenanamnese noch Fragen offen sein, muss eine Fremdanamnese mithilfe von Angehörigen, Freunden etc. erhoben werden. Eine weitere Hilfe können Arztbriefe oder Untersuchungsbefunde aus früheren Krankenhausaufenthalten sein, die in der Regel angefordert werden können.

> Nach der Anamnese sollte klar sein:
> ▶ Welches Leitsymptom liegt vor?
> ▶ Wann hat die Symptomatik begonnen (akut oder schleichend)?
> ▶ Wie ist die Dynamik der Beschwerden (konstant, zunehmend, abnehmend)?
> ▶ Wie ausgeprägt sind die Beschwerden (stationäre oder ambulante Behandlung erforderlich)?

Zusammenfassung

Zur Anamnese gehört das Erfragen der aktuellen Beschwerden (mit eigenen Worten des Patienten) und bestehender und früherer Erkrankungen, die Systemanamnese (Abfragen von Funktion und Funktionsausfällen aller Organsysteme von Kopf bis Fuß), die Medikamentenanamnese, die Familien- und Sozialanamnese und ggf. eine Fremdanamnese.

Körperliche Untersuchung

Nach der Anamnese folgt die körperliche Untersuchung. Die Beobachtungen eines Arztes beginnen zum Zeitpunkt, wenn er den Patienten zum ersten Mal sieht. Der Untersucher muss folgende Punkte schnell erfassen: **Alter, Bewusstseinslage** (orientiert zu Ort, Zeit, Person und Situation, Vigilanz: wach, somnolent etc.), **allgemeiner Gesundheitszustand** (gehfähig, pflegebedürftig etc.), **Hautfarbe** (Blässe, Zyanose, Ikterus, Pigmentstörungen etc.), **Wuchs und Habitus** (klein oder groß, kachektisch oder adipös, Körperproportionen etc.), **Haltung** (Schonhaltung), **Bewegung, Gang** (Gleichgewichtsstörungen), **Kleidung** (entsprechend der Jahreszeit/Temperatur?), **Körperhygiene** (gepflegt, verwahrlost), **Atem- und Körpergeruch** (Alkohol, Azetongeruch), **Gesichtsausdruck** (Angst, Depression, starrer Blick etc.), **Verhaltensweise** (Mimik, Gestik), **Gemütslage und Sprache** (Tempo, Klarheit).

Um eine körperliche Untersuchung durchführen zu können, sollte sich der Patient bis auf die Unterhose entkleiden. Zuerst müssen **Gewicht** und **Körpergröße** des Patienten ermittelt werden. Anschließend werden die **Vitalzeichen** (Puls, Blutdruck beidseits [Subklaviaverschluss, Aortendissektion], Atemfrequenz und Körpertemperatur) festgestellt. Die klinische Untersuchung unterteilt sich dann in vier Schritte: **Inspektion, Palpation, Perkussion** und **Auskultation**. Im Folgenden wird auf die bei hämatologischen Patienten relevanten Untersuchungstechniken eingegangen.

Haut

Veränderungen von Hautfarbe (Ikterus? Pigmentstörung?) und -turgor (stehende Hautfalten bei Dehydratation, Ödeme bei Überwässerung) sowie ein neues Auftreten von Auteffloreszenzen (petechiale Einblutungen, Rötung/Erythem bei Hautinfektionen etc.) oder -läsionen (Verletzungen, die infiziert sein können) müssen zur Kenntnis genommen werden (gesamtes Integument betrachten, s. S. 30/31, ❙ Tab. 1).

Mundhöhle

Von essentieller Bedeutung ist beim hämatologischen Patienten die sorgfältige Inspektion der Mundhöhle. Falls der Patient Zahnprothesen trägt, muss er diese zur Untersuchung herausnehmen. Zu achten ist auf die Farbe der **Lippen** (Zyanose?), der **Mundschleimhaut** (Blässe, Petechien?), des **Rachens** und der **Zunge**. Weiterhin ist zu beurteilen, ob Mundschleimhaut und Zunge trocken (Dehydratation?), belegt (joghurtartig bei Candidiasis) oder ulzeriert (z. B. Aphthen, Mukositis) sind. Entzündungen, Schwellungen, Blutungen oder Retraktionen des **Zahnfleischs** sollten erkannt werden. Ein **Zahnstatus** muss erhoben werden (lockere, fehlende, kariöse Zähne?).

Hals und Lymphknotenstationen

Am Hals kann schon inspektorisch eine Asymmetrie durch vergrößerte Lymphknoten oder Speicheldrüsen, Schwellungen oder Narben auffallen. Wichtig ist beim hämatologischen Patienten die Palpation der Lymphknotenstationen (❙ Abb. 1). Man palpiert Hals und Nacken (❙ Abb. 2), präaurikuläre und supraklavikuläre Regionen, Axillen und Leisten, um vergrößerte Lymphknoten (Lymphadenopathie) zu ertasten. Zum Tasten der zervikalen Lymphknoten palpiert der Arzt den Hals, indem er mit den Fingern wie bei einem Klavierspiel die gesamte Hals- und Nackenregion des Patienten „abspielt". Dazu sollte der Patient den Kopf leicht nach vorne geneigt haben, um die Halsmuskulatur zu entspannen. Bei der Untersuchung der tiefen axillären Lymphknoten liegt der Patient entspannt auf dem Rücken und legt die Arme locker seitlich neben den Körper. Der Arzt tastet mit seiner rechten Hand die linke Axilla des Patienten und umgekehrt. Bei V. a. inguinale Lymphknotenadenopathie sollten Femoralhernien und verkalkte Aa. iliacae ausgeschlossen werden. Wichtig ist nicht nur die Erfassung der **Lokalisation** (zervikal, axillär, inguinal) und **Größe** (Angabe in cm) der Lymphknoten, sondern auch die **Konsistenz** (weich, derb, steinhart), **Verschieblichkeit** (mit umgebendem Gewebe verbacken?) und **Druckschmerzhaftigkeit** (druckdolent, -indolent). Die Konsistenz vergrößerter Lymphknoten ist bei Infektionen eher weicher, bei malignen Geschehen eher härter. Lymphknoten, die durch ein Karzinom infiltriert wurden, sind „steinhart", solche, die durch ein Lymphom infiltriert wurden, eher gummiartig. Da Infektionen bei älteren Menschen aufgrund der altersbedingten Einschränkung der Immunreaktion nur selten mit einer Lymphknotenschwellung einhergehen, gilt: Je älter der Patient mit Lymphadenopathie ist, desto höher ist die Wahrscheinlichkeit für ein Malignom.

> Eine ungeklärte Lymphadenopathie (Lymphknoten > 1 cm), die länger als 2–3 Wochen anhält, muss histologisch abgeklärt werden.

Weiche, flache, submandibuläre Lymphknoten (< 1 cm) sind bei gesunden Kindern und jungen Erwachsenen häufig tastbar. Gesunde Erwachsene können auch tastbare inguinale Knoten bis zu 2 cm Größe aufweisen, die als Normalbefund eingestuft werden und keine weiteren Untersuchungen erforderlich machen. In einer Studie (Harrison) wird berichtet, dass bei 84 % der Patienten, die wegen einer Lymphadenopathie untersucht wurden, eine „gutartige" Diagnose gestellt wurde. Anamnese und körperliche Untersuchung müssen darauf ausgerichtet sein, die Ätiologie der Lymphadenopathie einzugrenzen (Infektion vs. Malignom). Bei Verdacht auf eine maligne Erkrankung muss eine Lymphknotenexstirpation durchgeführt werden.

Palpation der Milz

Die Palpation der Milz nimmt bei hämatologischen Patienten eine zentrale Stellung ein, da häufig eine Splenomegalie vorliegt. Die Milz ist nur tastbar, wenn sie vergrößert ist. Der Patient liegt entspannt auf dem Rücken und atmet tief ein. Der Untersucher tastet mit der rechten Hand die Milz von ventral, indem er sie mit der linken Hand von dorsal nach ventral schiebt (❙ Abb. 3). Da sich die Milz entlang der zehnten Rippe

Diagnostik

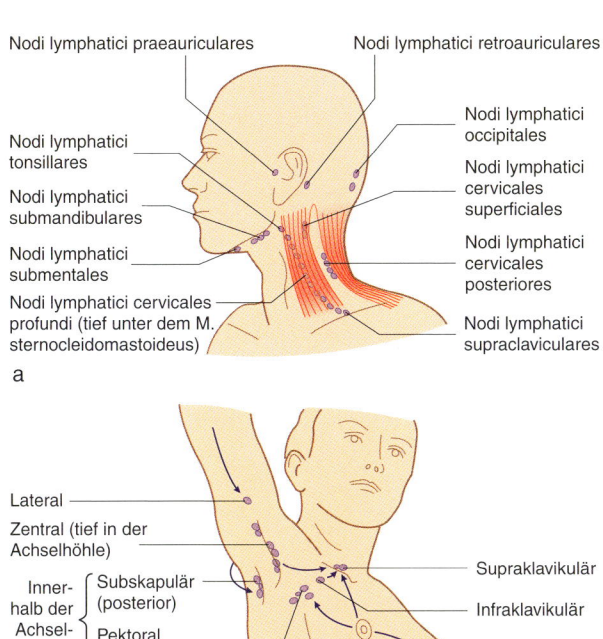

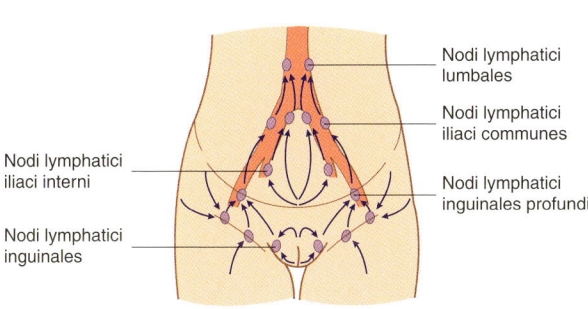

Abb. 1: Lymphknotenstationen an Kopf/Hals (a), Axilla (b) und Leiste (c). [11]

Die Pfeile geben die Richung des Lymphflusses an

Grad der Vergrößerung	Tastbar unter dem Rippenrand	Mögliche Ursache
Leicht	0 – 4 cm	Verschiedene akute und chronische Infektionen (Septikämie, Tuberkulose etc.)
Mittel	4 – 8 cm	Hämolytische Anämie, infektiöse Mononukleose, portale Hypertension
Schwer	> 8 cm	Myelofibrose, CML, primäre Polyzythämie, Lymphome, Malaria, Leishmaniose

Tab. 1: Ausmaß der Milzvergrößerung mit möglichen Ursachen.

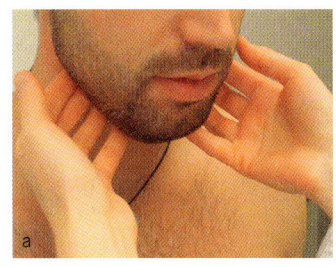
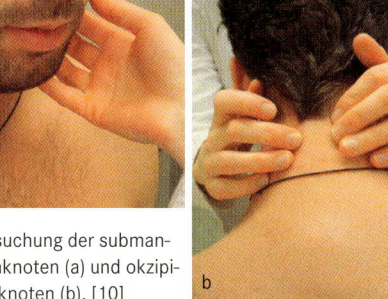

Abb. 2: Untersuchung der submandibulären Lymphknoten (a) und okzipitalen Halslymphknoten (b). [10]

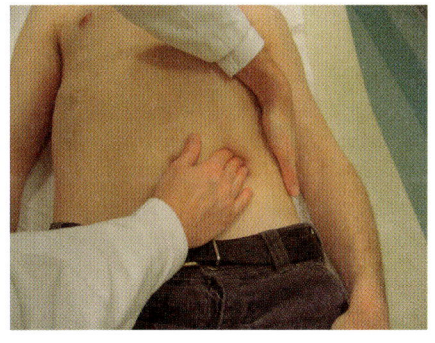

Abb. 3: Untersuchung der Milz. [10]

in Richtung des Nabels vergrößert, muss mit der Palpation im rechten unteren Quadranten begonnen werden. Das Ausmaß der Milzvergrößerung grenzt die differentialdiagnostischen Überlegungen grob ein und ermöglicht einen Rückschluss auf die zugrunde liegende Erkrankung. In Abhängigkeit von Schweregrad und Dauer der Erkrankung gibt es aber ausgeprägte Abweichungen (Tab. 1).

Perkussion und Auskultation

Es müssen alle Organsysteme untersucht werden, die möglicherweise reaktive Veränderungen aufweisen (funktionelle Herzgeräusche bei Fieber etc.). Lässt sich kein pathologischer Befund erheben, muss dennoch der Zustand genau erfasst werden, um zu zeigen, dass keine begleitenden Veränderungen vorliegen, bzw. um dies als Ausgangsbefund für Verlaufskontrollen unter Therapie zu verwenden.

> Die Perkussion und Auskultation von Herz, Lunge und Abdomen gehören zu jeder klinischen Untersuchung und dürfen nie weggelassen werden.

Zusammenfassung

✘ Eindruck verschaffen: Alter, Bewusstseins-, Gemütslage, Verhaltensweise, Sprache, allg. Gesundheitszustand, Hautfarbe, Wuchs/Habitus, Haltung, Bewegung, Gang, Kleidung, Körperhygiene, Atem-/Körpergeruch.

✘ Größe, Gewicht, Vitalparameter (Puls, Blutdruck, Atemfrequenz, Körpertemperatur) erfassen.

✘ Mundhöhle: Blässe, Rötung, Ulzerationen, Belag. Hals/Lymphknotenstationen: Lymphknoten-Lokalisation (zervikal, axillär, inguinal), Ausmaß der Lymphadenopathie (lokalisiert vs. generalisiert), Konsistenz (weich vs. derb vs. steinhart), Verschieblichkeit (verschieblich vs. „verbacken"), Druckschmerzhaftigkeit (druckdolent vs. druckindolent), Größe in cm (inguinal < 2 cm, sonst < 1 cm nicht pathologisch). Milzgröße. Übrige körperliche Untersuchung.

Labordiagnostik I

Blutanalyse

Viele hämatologische Erkrankungen fallen durch ein verändertes Blutbild auf, da Anzahl und Morphologie der Blutzellen Rückschlüsse auf die Funktion des Knochenmarks zulassen. Die Analyse des peripheren Bluts stellt den ersten Schritt der Labordiagnostik dar. Zur Erstellung eines Blutbilds wird das Blut nach Entnahme ungerinnbar gemacht (z. B. durch Versetzung mit EDTA → Chelatbildner mit Ca^{2+}, das dann in der Blutgerinnungskaskade fehlt). Ist der Patient infektiös, z. B. Hepatitis A, B, C oder HIV, oder besteht der Verdacht auf eine solche Infektion, muss das Blutröhrchen entsprechend gekennzeichnet werden (z. B. durch „!" oder Etikett farblich hervorheben).

> Niemals Blut proximal einer intravenösen Infusion oder in ekzematösen oder entzündeten Hautarealen entnehmen.

Blutbild

„Kleines" Blutbild

Das „kleine" Blutbild stellt die Basisuntersuchung dar und beinhaltet die Bestimmung der Erythrozyten-, Leukozyten- und Thrombozytenzahl, des Hämatokriten, der Hämoglobinkonzentration und der Erythrozytenindizes MCV, MCH und MCHC. Bei der Interpretation ist es ratsam, immer zuerst auf die **Hämoglobinkonzentration,** die **Leukozytenzahl** und die **Thrombozytenzahl** zu achten, da fast alle hämatologischen Erkrankungen mit klinischer Relevanz eine Veränderung einer dieser drei Parameter zeigen.

„Großes" Blutbild (Differentialblutbild)

Das „große" Blutbild beinhaltet zusätzlich die Bestimmung der stabkernigen neutrophilen („Stabkernige"), segmentkernigen neutrophilen („Segmentkernige"), eosinophilen und basophilen Granulozyten sowie der Lymphozyten und Monozyten. Im Differentialblutbild werden auch Fragmentozyten, Blasten, Promyelozyten, Metamyelozyten und Myelozyten etc. bestimmt, falls diese aufgrund einer Erkrankung vorhanden sind. Die Angabe der einzelnen Zellpopulationen erfolgt in Prozent und ist nur bei normaler Leukozytenzahl verwertbar. Bei erniedrigten und erhöhten Leukozytenzahlen ist die absolute Zellzahl auszurechnen, um eine Beurteilung abgeben zu können (z. B. Neutropenie ist per Definition eine absolute Neutrophilenzahl < 1000/μl). Mit Hilfe des Differentialblutbilds kann versucht werden, die Ursache einer Leukozytose zu klären. Eine Neutrophilie mit Linksverschiebung (Anstieg der stabkernigen Granulozyten, s. Bildanhang I, S. 148, ▌ Abb. 10) weist auf eine bakterielle Infektion hin, wohingegen eine Lymphozytose auf eine virale Infektion hindeutet. Bei älteren Patienten kann dagegen eine Lymphozytose auf eine Hämoblastose (Oberbegriff für maligne Erkrankungen des blutbildenden Systems) hindeuten.

Blutausstrich

Ein Tropfen ungerinnbares Blut wird am linken Ende eines sauberen, gläsernen Objektträgers aufgetragen und mit einem geschliffenen Deckglas oder einem anderen sauberen, glattrandigen Objektträger ohne Absetzen nach rechts ausgestrichen. Der Blutausstrich darf nur $2/3$ bis $3/4$ des Objektträgers einnehmen und muss im letzten Drittel so dünn sein, dass die Erythrozyten teils isoliert nebeneinander und teils in „Geldrollen" vorliegen. Ist die Schichtdicke des Ausstrichs zu groß, können sich die Zellen nicht genügend ausbreiten und der Ausstrich wird zu stark gefärbt („überfärbt"). In diesem Zustand können feine Strukturen der einzelnen Zellen nicht mehr erkannt und beurteilt werden und der Ausstrich ist wertlos. Das Ausstrichpräparat wird getrocknet, mit Methanol fixiert und entsprechend gefärbt (s. u.).

Betrachtet man den fertigen Blutausstrich unter dem Mikroskop, muss zunächst die Qualität von Ausstrich und Färbung beurteilt werden. Obwohl mit der Trockenimmersion schon viele Zellveränderungen problemlos erkannt werden können, erfolgt die eigentliche Differenzierung des Ausstrichs erst mithilfe der Ölimmersion. Die Beurteilung der Erythrozytenmorphologie kann ausschließlich in Ölimmersion erfolgen. Unter dem Mikroskop wird das letzte Drittel des Ausstrichs „mäanderartig" durchmustert. Der Endausläufer des Ausstrichs sollte nicht in die Beurteilung mit einbezogen werden, da sich dort Zellfragmente weißer Blutzellen (Artefakte) ansammeln und das Ergebnis verfälschen könnten. Bewertet werden die Zellen nach ihrer Anzahl, Größe, Morphologie, Anfärbbarkeit, Kernstruktur und den zellulären Einschlüssen (▌ Abb. 1).

Färbungen und Färbemethoden

Die im Folgenden aufgeführten Standard- und zytochemischen Färbungen werden bei der Beurteilung von Blutausstrich und Knochenmarkausstrich eingesetzt.

Panoptische Färbung nach Pappenheim Dies ist die meist angewandte Färbung für eine morphologische und zytochemische Zelldifferenzierung. Sie enthält **basische** Farbstoffe (z. B. Methylenblau), die positiv geladen sind und negativ geladene Zellstrukturen

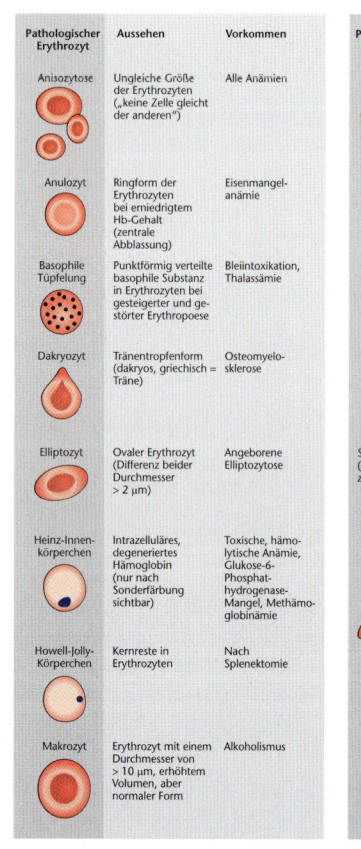
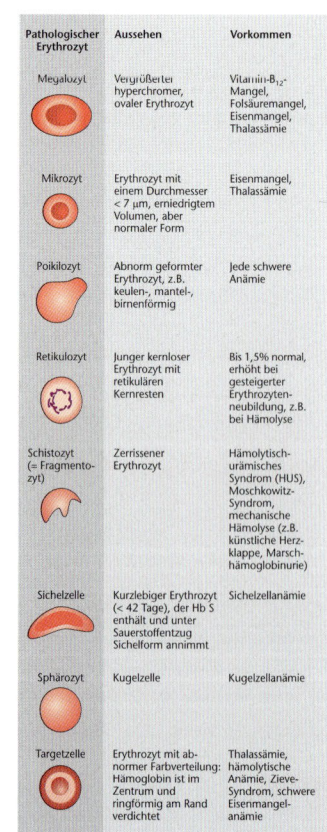

▌ Abb. 1: Pathologische Erythrozytenmorphologie und Vorkommen. [1c]

Diagnostik

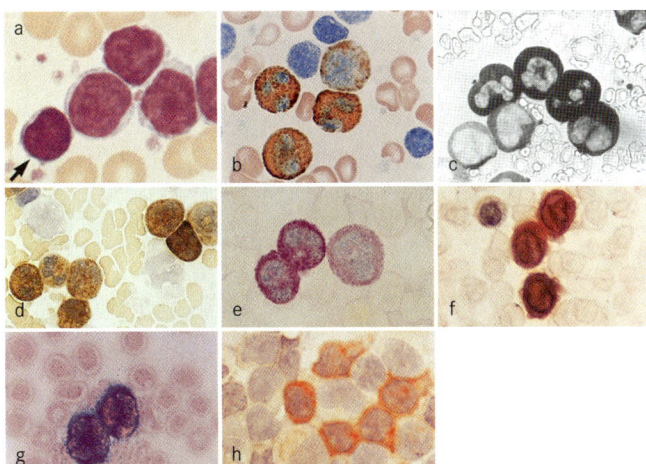

■ Abb. 2: Zytochemische Färbemethoden für normale Blut- und Knochenmarkszellen. [5]
a) Pappenheim-Färbung: einzelner T-Lymphozyt (→) unter B-Lymphozyten bei CLL. b) Peroxidase: 3 Granulozyten und 1 Monozyt. Die umliegenden 3 Lymphozyten (blau) färben sich nicht an. c) Sudan-Schwarz B: 3 Granulozyten, 1 Eosinophiler und 2 Monozyten. d) Hoher ALP-Index bei Polycythaemia vera. e) PAS-Reaktion: 2 Granulozyten und 1 Monozyt. f) α-Naphthyl-Acetat-Esterase: 3 Monozyten. g) Naphthol-AS-D-Esterase: 2 Monozyten. h) DAP IV (Dipeptidylpeptidase): T-Lymphozyten.

blau anfärben, und **saure** Farbstoffe (z. B. Eosin), die negativ geladen sind und positive Zellstrukturen **rot** anfärben. Dabei wird der Ausstrich zunächst mit der May-Grünwald-Farblösung (Färbedauer ca. 4–6 min) und anschließend mit verdünnter Giemsa-Lösung (Färbedauer ca. 15–20 min) versetzt (■ Abb. 2a).

Berliner-Blau-Reaktion (Eisenreaktion, Fe-Nachweis) Sie weist dreiwertiges Eisen nach. Hämoglobin wird nicht erfasst. Nachweis von Sideroblasten und Siderozyten im Knochenmark. Das entstehende Reaktionsprodukt ist blau.

(Myelo-)Peroxidase (MPO, POX), Sudanschwarz B Diese Färbungen haben den höchsten Stellenwert bei der Identifizierung von myeloischen und myelomonozytischen Zellreihen und deren Abgrenzung von Zellen der lymphatischen Reihe. Die Zellen der Granulopoese (Neutrophile und Eosinophile ab dem Promyelozytenstadium, Monozyten), besitzen eine MPO, die das zugegebene Reagenz in den gelb-braunen Farbstoff umwandelt. Angefärbt werden Granula und Auer-Stäbchen. (■ Abb. 2b). Zellen der lymphatischen Linie sind negativ. Das Sudanschwarz-B-Färbemuster entspricht dem der Myeloperoxidase. Die Granula sind schwarz (■ Abb. 2c).

Alkalische Leukozytenphosphatase (ALP) Neutrophile Granulozyten, die eine alkalische Phosphatase haben, wandeln das zugesetzte Reagenz in einen gelb-braun-schwarzen Farbstoff um (■ Abb. 2d). Aus der Intensität der Farbstoffreaktion wird ein Index bestimmt. Sie dient der Abgrenzung der CML (ALP-Index erniedrigt) von der Polycythaemia vera, Osteomyelofibrose und infektassoziierter Leukozytose (ALP-Index erhöht).

PAS(Periodic-Acid-Schiff)-Reaktion Glykogen-haltige Zellbestandteile werden nach Zugabe des Reagenz durch Oxidation karmesinrot angefärbt (■ Abb. 2e). Sie identifiziert v. a. Zellen der lymphatischen und erythrozytären Zellreihe.

Saure Phosphatase (sP) Durch Zugabe des Reagenz werden Zellen mit saurer Phosphatase bzw. Esterase orange-rot angefärbt. Sie identifiziert Lymphozyten und Plasmazellen. Wenn man vorher Tartrat zusetzt färben sich nur noch die Haarzellleukämiezellen an.

α-Naphthyl-Acetat-Esterase (unspezifische Esterase-Reaktion nach Löffler) Das entstehende Reaktionsprodukt in Zellen mit Esterase ist braun bis braun-rot (■ Abb. 2f). Sie identifiziert Zellen der monozytären/-blastären Reihe (wichtig zur Diagnose der AML M5).

Saure Esterase (Naphthol-AS-D-Esterase) Sie findet sich in neutrophilen Granulozyten ab dem Promyelozyten, Gewebsmastzellen und pathologischen Eosinophilen. Das entstehende Reaktionsprodukt ist mittelblau (■ Abb. 2g).

DAP IV (Dipeptidylpeptidase) Fixierung für Esterase- und Saure-Phosphatase-Reaktion. Das entstehende Reaktionsprodukt ist ziegelrot (■ Abb. 2h).

Toluidinblau Es färbt Mukopolysaccharide der Basophilen, Mastzellen und Gewebsmakrophagen. Die Granula sind blau-violett.

Zusammenfassung

✘ **„Kleines" Blutbild:** Erythrozyten, Leukozyten, Thrombozyten, Hämatokrit, Hämoglobin, Erythrozytenindizes. **„Großes" Blutbild** (Differentialblutbild): zusätzlich stabkernige Neutrophile, segmentkernige Neutrophile, Eosinophile, Basophile, Lymphozyten, Monozyten.

✘ **Blutausstrich:** dünner Ausstrich, trocknen, fixieren, färben → morphologische Beurteilung der Zellen.

✘ **Färbungen:** Standard: Pappenheim-Färbung, Berliner-Blau-Reaktion (Eisen-Nachweis). Zytochemische Färbungen: Peroxidase, Sudan-Schwarz B (myeloische Zellreihe), alkalische Leukozytenphosphatase (↓ bei CML), PAS-Reaktion (Lymphozyten, erythrozytäre Vorstufen), saure Phosphatase (Lymphozyten und Plasmazellen), Naphthyl-Acetat-Esterase (Monozyten), Toluidinblau (Basophile und Gewebsmakrophagen).

Labordiagnostik II

Knochenmarksanalyse

Besteht der Verdacht auf eine hämatologische Systemerkrankung, ist für die Diagnosestellung ein peripherer Blutausstrich nicht ausreichend. Es muss eine Knochenmarkuntersuchung durchgeführt werden. Die Indikation zur Knochenmarkanalyse besteht auch bei bereits diagnostiziertem Lymphom oder ggf. bei soliden Malignomen zum Ausschluss einer Knochenmarkbeteiligung. Je nach Indikation erfolgt eine Knochenmarkpunktion (Aspirationszytologie) und/oder eine Knochenmarkstanze (mit histologischer Untersuchung) (❙ Tab. 1).

Zur Gewinnung von Knochenmark sticht man am hinteren Beckenkamm an der Spina iliaca posterior superior ein. Der Patient liegt dabei flach auf dem Bauch (❙ Abb. 3). Das Tasten der Spina iliaca posterior superior stellt bei Schlanken normalerweise keine Schwierigkeit dar, kann jedoch bei Adipösen erschwert sein. An der Einstichstelle wird ein Lokalanästhetikum (z. B. Lidocain) von Hautoberfläche bis Periost eingespritzt. Besonders das Periost sollte aufgrund seiner guten Innervation mit sensiblen Nervenfasern sorgfältig anästhesiert werden. Nur in äußerst seltenen Fällen, z. B. bei sehr ängstlichen Patienten, wird zusätzlich ein Sedativum verabreicht. Bei Kindern wird der Eingriff meist in Allgemeinnarkose vorgenommen. Bei Lagerungsschwierigkeiten kann die Punktion auch in Seitenlage mit angewinkelten Knien oder in Rückenlage am vorderen Beckenkamm an der Spina iliaca anterior superior erfolgen (z. B. intubierte Patienten). Die Sternalpunktion, die sich nur für die Aspiration eignet, wird so gut wie nicht mehr praktiziert.

Knochenmarkpunktion (Aspirationszytologie)

Der Einstichkanal wird mit einem Skalpell etwas vergrößert. Die Aspirationsnadel wird an der vorbereiteten Einstichstelle durch die Haut bis zum Periost vorgeschoben. Sie besteht aus einer Führungsnadel und einem Mandrin. Mit einer drückenden Drehbewegung wird der Knochen durchstoßen (zuerst Kortikalis = hart, dann Spongiosa = weich). Gibt der Widerstand nach, befindet sich die Nadelspitze in der Knochenmarkhöhle. Der Mandrin wird herausgezogen und eine leere Spritze an der Nadel angesetzt. Es sollten pro Spritze nur ca. 1–2 ml Knochenmark aspiriert werden, da bei zu langer Aspiration eine Kontamination durch Markblut möglich ist. Der Vorgang der Aspiration bereitet dem Patienten starke, „ziehende" Schmerzen. Um ihn abzulenken, sollte man während der Aspiration ruhig mit ihm sprechen.

Das angesaugte Aspirat muss Markbröckel enthalten, da nur die darin enthaltenen Zellen aus dem Knochenmark stammen und somit beurteilt werden dürfen. Eine „trockene Punktion" („Punctio sicca") kann nicht nur durch eine falsche Punktionstechnik, sondern auch durch eine Osteomyelofibrose oder eine Infiltration des Knochenmarks durch einen soliden Tumor verursacht sein. Die Probe wird unmittelbar nach Gewinnung mit ca. 0,5 ml EDTA oder Heparin (abhängig von der folgenden Diagnostik) versetzt, damit sie nicht gerinnt. Für die zytomorphologische

	Knochenmarkpunktion (Aspirationszytologie)	Knochenmarkstanze (histologische Untersuchung)
Indikation	▶ Akute Leukämien (Infiltration durch viele Blasten) ▶ CML (gesteigerte ausreifende Granulopoese, Basophilie) ▶ Plasmozytom (> 10 % Plasmazellen).	▶ Bei Knochenmarkpunktion ohne Materialgewinn (Punctio sicca = „trockene Punktion") ▶ Verdacht auf aplastische Anämie, MDS, myeloproliferative Erkrankungen, z. B. Osteomyelosklerose ▶ Zur Stadieneinteilung von malignen Lymphomen.
	▶ Unklare Anämien, Thrombopenie oder Leukozytopenie.	
Vorteil	▶ Zellen bleiben gut erhalten ▶ Feine morphologische Unterschiede erkennbar.	▶ Knochenmarkzellen und Matrixstrukturen beurteilbar ▶ Mitbeurteilung von Knochen und Gefäßen ▶ Erkennung der Knochenmarkstruktur und der Infiltration durch solide Malignome.
Nachteil	▶ Ursprüngliche Architektur des Knochenmarks nicht mehr beurteilbar.	▶ Morphologie einzelner Zellen schlecht beurteilbar.

❙ Tab. 1: Indikationen, Vor- und Nachteile einer Knochenmarkpunktion und -stanze. Es sind nur Erkrankungen genannt, für die der Eingriff eine hohe Aussagekraft besitzt.

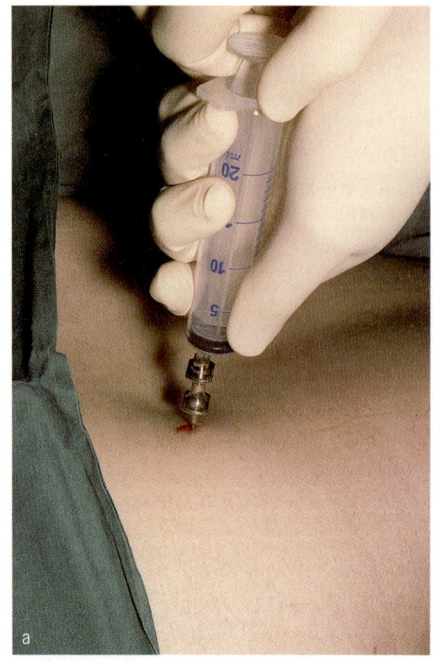 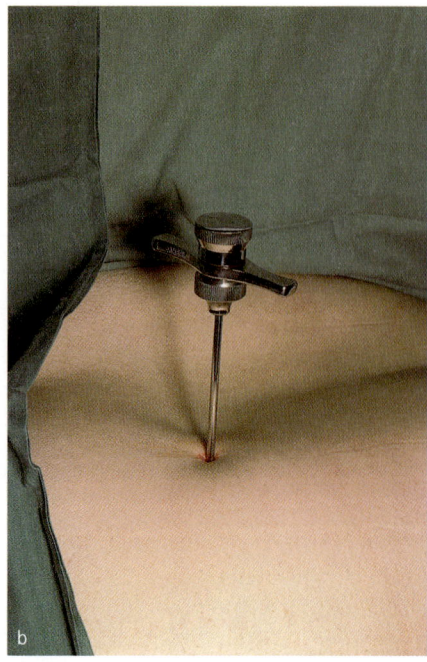

❙ Abb. 3: Knochenmarkaspiration (a) und Knochenmarkstanze (b) aus dem hinteren Beckenkamm. Wenn die Stanznadel richtig vorgeschoben wird, trägt sie ihr Eigengewicht, ohne ihre Position zu ändern. [8]

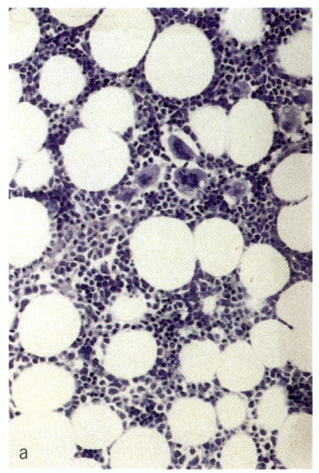
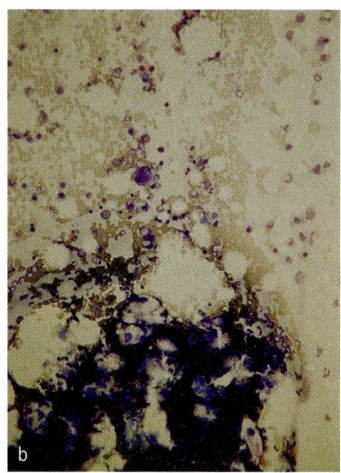

Abb. 4: Lichtmikroskopische Aufnahme einer Knochenmarkhistologie (a) und eines Knochenmarkaspirats (b). Beides Normalbefunde. [4c, 8]

Untersuchung muss das Knochenmarkaspirat mit EDTA versetzt werden, da Heparin schwerwiegende Färbeartefakte in der Pappenheim-Färbung verursacht. Das Knochenmark-EDTA-Gemisch wird wie ein Blutausstrich verarbeitet (trocknen, fixieren, färben). Unter dem Lichtmikroskop können dann die Zellularität (hypo-, normo-, hyperzellulär), die Anfärbbarkeit, die Anzahl und die Morphologie aller Zellreihen beurteilt werden. Außerdem kann eine Infiltration durch markfremde maligne Zellen festgestellt werden. Neben der herkömmlichen Färbemethode nach Pappenheim werden beim Nachweis von Blasten zytochemische Färbungen wie Peroxidase etc. (s. S. 34/35) angeschlossen. Dadurch können Blasten der myeloischen von Blasten der lymphatischen Zellreihe differenziert werden. Weitere Knochenmarkaspirate, die gewöhnlich mit Heparin versetzt werden, werden der immunphänotypischen, zytogenetischen (Chromosomenanalyse, FISH) und molekulargenetischen (PCR etc.) Diagnostik zugeführt. Für die Zytogenetik, v.a. die Chromosomenanalyse, ist ein Probenansatz mit Heparin essenziell, da die Untersuchung nur an vitalen Leukämiezellen durchführbar ist und EDTA als zytotoxisches Agens die Zellen abtöten würde. Immunphänotypische und molekulargenetische Untersuchungen können an Proben mit EDTA oder Heparin durchgeführt werden.

Knochenmarkstanze (Knochenmarkhistologie)

> Nach dem Herausziehen der Aspirationsnadel wird durch den gleichen äußeren Stichkanal mit einer Jamshidi-Nadel eingegangen und eine Knochenmarkstanze entnommen.

Die Jamshidi-Stanznadel (spezielle Hohlnadel zur Knochenmarkstanze mit Mandrin) wird mit stärkerem Druck und unter leichter Drehung auf die Kortikalis aufgesetzt. Nun wird der Mandrin entfernt und die hohle Stanznadel in halben Drehbewegungen 2–4 cm durch die Kortikalis in die Spongiosa vorgeschoben. Im Lumen der Stanznadel befindet sich nun ein Spongiosazylinder. Mit der Nadel werden zehn Drehbewegungen nach rechts und nach links durchgeführt, sodass der Gewebezylinder aus der Spongiosa abgetrennt wird und gelöst im Lumen der Hohlnadel liegt. Darauf muss diese vorsichtig herausgezogen werden, um den Gewebezylinder nicht zu verlieren.

Die Probe wird sofort in eine Fixierlösung (Formaldehyd) gelegt. Im Falle einer Punctio sicca (Aspiration war nicht möglich) kann der Stanzzylinder auf einem Objektträger abgerollt werden (Abrollpräparat). Die Zellen, die sich an der Außenseite des Zylinders befinden, werden so auf den Objektträger gebracht und können anschließend zytomorphologisch beurteilt werden.

Der Vorteil der Knochenmarkaspiration gegenüber der Knochenmarkbiopsie ist, dass die Zellen gut erhalten bleiben und somit feine zytomorphologische Unterschiede entdeckt werden können (Abb. 4a). Der Vorteil einer Stanzbiopsie ist, dass sowohl Knochenmarkzellen (Zellularität, einzelne Zellreihen etc.) als auch Matrixstrukturen mit dem Fasergehalt und der Architektur beurteilbar sind (Abb. 4b). Die Stanzbiopsie ist somit eine wichtige Ergänzung zur Aspiration, da insbesondere die Knochenmarkstruktur und die quantitative Infiltration (lokalisiert, disseminiert) beurteilt werden können.

Nach Beendigung der Stanze wird die Einstichstelle bis zum Sistieren der Blutung manuell komprimiert. Der Patient sollte sich anschließend eine Stunde auf einen Sandsack legen, um größere Nachblutungen zu vermeiden. Obwohl bei Patienten, die einer Knochenmarkpunktion unterzogen werden, häufig eine Thrombozytopenie vorliegt, kommen größere Hämatome bei regelrechter postinterventioneller Kompression sehr selten vor. Bei sehr niedrigen Thrombozytenzahlen und evtl. plasmatischer Gerinnungsstörung sollte die Gerinnungssituation durch Substitution von Thrombozytenkonzentraten bzw. FFP oder PPSB vorher optimiert werden.

> Vor der Betrachtung der Knochenmarkzytologie und -histologie müssen stets das Differentialblutbild und der periphere Blutausstrich und beurteilt werden.

Zusammenfassung

✖ **Beckenkammpunktion:** Aspirationszytologie → 1–2 ml Knochenmark aus Beckenkamm in EDTA/Heparin → zytomorphologische, immunphänotypische, zyto- und molekulargenetische Untersuchung der Zellen aus den Markbröckeln.

✖ **Knochenmarkstanze:** Knochenmarkhistologie → 2–4 cm langer Spongiosazylinder → Beurteilung von Zellularität und Matrixstrukturen mit Knochenmarkstruktur.

Labordiagnostik III

Blutgerinnungs- und Thrombozytentests

Einen zentralen Stellenwert haben Laboruntersuchungen der zellulären und plasmatischen Gerinnung sowohl in der primären Diagnostik als auch in der Therapieüberwachung einer Antikoagulanzien-Therapie (Heparin, Marcumar®).

Quick-Wert ↓	aPTT ↑	Fibrinogen ↓
▶ Marcumar-Therapie ▶ Lebererkrankungen ▶ Vitamin-K-Mangel ▶ Disseminierte intravasale Gerinnung.	▶ Unfraktioniertes Heparin (NICHT NMH) ▶ Hämophilie ▶ Willebrand-Faktor-Mangel ▶ Disseminierte intravasale Gerinnung ▶ Lebererkrankung ▶ Lupusantikoagulans.	▶ Disseminierte intravasale Gerinnung ▶ Schwere Lebererkrankung.

Tab. 2: Häufige Ursachen veränderter Werte in Blutgerinnungstests.

Thromboplastinzeit (Quick-Wert; engl. prothrombin time = PT)
Normwert: 70–120 %. Es wird v. a. das extrinsische System der plasmatischen Gerinnung getestet (s. S. 28/29, ∎ Abb. 3). Durch die Zugabe von Citrat zu Vollblut wird Ca^{2+} gebunden und das Blut ungerinnbar gemacht. Nach Zentrifugation befindet sich im Überstand thrombozytenarmes Citratplasma, das für die Diagnostik verwendet wird. Durch die Zugabe von Gewebefaktor (früher auch als [Gewebs-]Thromboplastin bezeichnet) und Ca^{2+} wird Prothrombin in Thrombin umgewandelt und Fibrinogen in Fibrin überführt. Die Zeit von Zugabe der Faktoren bis zur Ausbildung eines Fibringerinnsels wird in Sekunden gemessen (Fibrinbildungszeit, Gerinnungszeit). Daraufhin wird das Ergebnis mit gesunden Kontrollen verglichen und der Wert in Prozent ausgedrückt. Ist der Wert erniedrigt, besteht ein Mangel an Faktor VII oder eine Störung der intrinsischen und extrinsischen Endstrecke (Faktoren X, V, II oder Fibrinogen). Ursachen können Lebererkrankungen, eine DIC oder eine Therapie mit Cumarinen sein (∎ Tab. 2). Bei Mangel an Faktoren des intrinsischen Systems (XII, XI, IX, VIII) bleibt der Quick im Normbereich. Da die kommerziell angebotenen Gewebefaktoren sich in ihrer Qualität unterscheiden, ist die Quick-Wert-Bestimmung vom eingesetzten Präparat und Labor abhängig. Daher ermitteln die Hersteller einen Empfindlichkeitsfaktor (ISI, engl. international sensitivity index) der die Abweichung von der WHO-Referenzpräparation ausdrückt.

INR (engl. international normalized ratio)
Normwert: 0,9–1,15. Im Gegensatz zum Quick-Wert ist die INR laborunabhängig und wird aufgrund der fehlenden Vergleichbarkeit von Quick-Werten bestimmt. Am häufigsten findet sie Einsatz zur Therapiekontrolle einer oralen Antikoagulation mit Vitamin-K-Antagonisten (Marcumar®) (ggf. unterschiedliche Laboratorien). Zu diagnostischen Zwecken ist die INR allerdings nicht verwendbar, da vorher die Prothrombin-Ratio bestimmt werden muss, woraus mit Hilfe des ISI der INR-Wert ermittelt wird (Berechnung der Prothrombin-Ratio [PR] = Gerinnungszeit des Patienten/Gerinnungszeit einer Referenzperson. Berechnung der INR = PR^{ISI}). Ein INR-Wert von 2 entspricht einem Quick-Wert von 50 %, d. h., die Gerinnungszeit ist verdoppelt. Je höher die INR, desto stärker die Gerinnungshemmung und desto höher das Blutungsrisiko. Der INR-Zielwert ist abhängig von der Grunderkrankung (z. B. Lungenembolie Ziel-INR 2,5–3,5).

Aktivierte partielle Thromboplastinzeit (PTT)
Normwert: 20–38 s. Die PTT trifft eine Aussage über das intrinsische Gerinnungssystem der plasmatischen Gerinnung sowie die gemeinsame Endstrecke des intrinsischen und extrinsischen Systems (Faktoren X, V, II oder Fibrinogen). Die PTT wird wie der Quick-Wert/INR aus thrombozytenarmem Citratplasma bestimmt. Durch Zugabe von Phospholipiden, eines Oberflächenaktivators (z. B. Kaolin) und Ca^{2+} wird der Faktor XII aktiviert und die Zeit bis zur Ausbildung eines Fibringerinnsels gemessen. Ursachen für eine verlängerte PTT sind z. B. Hämophilie A oder B, der Mangel von Faktoren XII, XI, X, V, II, eine Heparintherapie (**Cave:** PTT-Verlängerung auch unter Marcumar®!) oder eine DIC. Am häufigsten ist eine verlängerte PTT durch eine Therapie mit unfraktioniertem Heparin verursacht. Niedermolekulare Heparine (NMH) verlängern die PTT jedoch nicht, da ihre Anti-Xa-Aktivität im Vordergrund steht.

Thrombinzeit (TZ)
Die TZ wird aus Citratplasma bestimmt. Sie misst den letzten Schritt der Gerinnung, nämlich die Zeit der Umwandlung von Fibrinogen in Fibrin nach der In-vitro-Zugabe von Thrombin. Eine verlängerte TZ liegt v. a. bei einem Fibrinogenmangel (z. B. angeborene Afibrinogenämie oder schwere DIC) sowie unter Heparintherapie vor. Bei Fibrinpolymerisationsstörungen finden sich Fibrinogenspaltprodukte im Plasma. Die TZ dient u. a. der Überwachung einer Lysetherapie mit Urokinase/Streptokinase.

Blutungszeit
Normwert: 2–4 min. Man misst die Zeit, bis eine Blutung zum Stillstand kommt. Screening-Test der primären Hämostase, d. h. der Thrombozytenfunktion. Sie ist bei Thrombozytopenien, -pathien oder dem Willebrand-Jürgens-Syndrom verlängert.

Thrombozytenzählung
Da Thrombozyten in EDTA-Blut manchmal Aggregate bilden und verklumpen, kann die automatisierte Thrombozytenzählung eine falsch niedrige Thrombozytenzahl ergeben (Pseudothrombozytopenie). Es sollte eine Thrombozytenzählung in Citrat- oder Heparin-Blut stattfinden.

Untersuchung der Thrombozytenfunktion
Untersucht wird die Aggregationsfähigkeit der Blutplättchen. Nach Zugabe von aggregationsauslösenden Substanzen wie ADP, Kollagen, Adrenalin, Ristocetin u. a. werden Reaktionsmuster und Lichtabsorption des gebildeten Aggregats beurteilt und somit auf die Thrombozytenfunktion geschlossen.

Ristocetin-Kofaktor-Aktivität
Es ist eine rein diagnostische Methode und der sensitivste Test bei V. a. ein Willebrand-Jürgens-Syndrom. Die Zugabe des Antibiotikums Ristocetin in vitro fördert die Bindung des Willebrand-Faktors an die Thrombozytenoberfläche und führt zur Aggregation.

Fibrinogenbestimmung
Die Bestimmung der Fibrinogenkonzentration ist während einer therapeutischen Fibrinolyse oder bei V. a. angeborenen oder erworbenen Fibrinogenmangel (z. B. peripherer Verbrauch bei DIC) indiziert. Erniedrigte Werte finden sich bei schweren Lebererkrankungen, DIC, Asparaginase-Therapie (ALL). Erhöhte Werte bei Akute-Phase-Reaktionen, Neoplasien, postoperativ.

Fibrinmonomere
Eine erhöhte Konzentration weist auf eine primäre Hyperfibrinolyse bzw. erhöhte Gerinnungsneigung (Thrombophilie) hin.

D-Dimere (Fibrinspaltprodukte)
Fibrin wird an den Gefäßwänden durch Faktor XIIIa quervernetzt. Durch plasmininduzierte Abspaltung des quervernetzten Fibrins entstehen die D-Dimere.

D-Dimere bilden sich infolge sekundärer Hyperfibrinolyse (Lungenembolie, tiefe Beinvenenthrombose) und durch fibrinolytische Therapien. Sie sind jedoch bei metastasierenden Neoplasien ebenfalls erhöht und verlieren an diagnostischer Sensitivität.

Akute-Phase-Proteine

Der frühe Anteil einer Entzündungsreaktion wird Akute-Phase-Reaktion genannt. Hierbei kommt es zu einem Anstieg verschiedener Plasmaproteine wie Fibrinogen, C-reaktivem Protein (CRP), Procalcitonin, IL-6, Ferritin, Komplementfaktor C3, C4, α_1-Antitrypsin, Coeruloplasmin, Serumamyloid A (SAA), α_2-Makroglobulin etc. Die Synthese von Albumin und Transferrin nimmt hingegen ab. Regelmäßige Messungen ausgewählter Marker ermöglichen eine Verlaufskontrolle der Entzündung bzw. dienen der Verlaufsbeurteilung einer Therapie.

Blutkörperchensenkungsgeschwindigkeit (BSG, BKS)
Die BSG ist ein einfaches, preiswertes und schnelles Suchverfahren bei Verdacht auf entzündliche Reaktionen und deren Verlaufsbeurteilung. Normale BSG-Werte (nach 1 h) betragen für Frauen < 20 mm/h (< 50 J.) und ≤ 30 mm/h (> 50 J.) und für Männer < 15 mm/h (< 50 J.) und ≤ 20 mm/h (> 50 J.). Das entnommene Venenblut wird mit Na$^+$-Citrat versetzt und in ein mit einer Millimetergraduierung versehenes Glas- oder Kunststoffröhrchen bis zu 200 mm aufgezogen. Innerhalb kurzer Zeit sinken die Erythrozyten ab und das Blut bildet zwei Phasen: oben eine Plasma- und unten eine Erythrozytensäule. Abgelesen wird die Höhe der Plasmasäule nach einer Stunde (2-Stunden-Wert unbedeutend). Akute-Phase-Proteine heben die elektrostatische Abstoßungskraft der Erythrozyten untereinander auf, wodurch reversible Erythrozytenaggregate oder „Erythrozyten-Geldrollen" entstehen. Da diese schneller absinken als einzelne Erythrozyten, resultiert eine erhöhte BSG. Bei Anämie (wenige Erythrozyten, viel Plasma) liegt fälschlicherweise eine erhöhte, bei Polycythaemia vera (viele Erythrozyten, wenig Plasma) eine erniedrigte BSG vor. Die BSG ist somit stark beeinflussbar durch Plasmaproteine und erythrozytäre Faktoren. Auch deshalb stellt sie eine sehr unspezifische Größe dar. Sie reagiert auf eine Akute-Phase-Reaktion frühestens nach 24 h und fällt nach Beendigung der Akutphase langsam ab (HWZ 96–144 h). Es darf nicht auf eine bestimmte Erkrankung geschlossen werden (▌Tab. 3).

C-reaktives Protein (CRP)
Aufgrund seines schnellen Anstiegs (Reaktionszeit 6–10 h nach akuter Entzündungsreaktion) und Abfalls (HWZ im Plasma 24 h) eignet sich das CRP zum Nachweis kurzfristiger Veränderungen. Der Normwert liegt bei < 10 mg/l bzw. < 1 mg/dl. Das CRP wird in der Leber gebildet, ist jedoch wie die BSG ein unspezifischer Entzündungsmarker. Das CRP unterscheidet sich von der BSG in der Kinetik des Anstiegs und Abfalls. Es ist zudem weniger beeinflussbar als die BSG. Bei Tumorpatienten ist das CRP bei disseminierter Erkrankung häufig erhöht, sodass nicht automatisch auf eine bakterielle Infektion geschlossen werden kann.

Blut- und Plasmaviskosität

Sie korreliert mit der Höhe der Plasmaproteine (Immunglobuline, Paraprotein, Fibrinogen etc. → Plasmaviskosität) und dem Erythrozytenanteil (→ Vollblutviskosität). Die Ermittlung der Plasmaviskosität ist u. a. bei der Diagnostik des multiplen Myeloms wichtig. Die Blutviskosität steigt mit dem Hämatokriten, z. B. bei Dehydratation, Polycythaemia vera etc.

BSG ↑	BSG ↑↑ („Sturzsenkung")	BSG ↓	Falsch hohe BSG
▶ Entzündungen und Infektionen (v. a. bakteriell)	▶ Plasmozytom	▶ Polycythaemia vera	▶ Anämie, verminderter Hämatokrit
▶ Nekrosen, Post-OP, Schock	▶ Rheumatische Erkrankungen, z. B. SLE	▶ Polyglobulie	▶ Gravidität
▶ Hämoblastosen	▶ Autoimmun-Thyreoiditis	▶ Sichelzellanämie.	▶ Menstruation
▶ Fortgeschrittene Tumorleiden.	▶ Sepsis.		▶ Einnahme von Ovulationshemmern, Steroiden.

▌ Tab. 3: Charakteristische BSG-Werte bei verschiedenen Erkrankungen.

Zusammenfassung

✘ **Blutgerinnungs- und Thrombozytentests:** Thromboplastinzeit (Quick-Wert) testet extrinsisches System, laborabhängig; INR laborunabhängig; (aktivierte) partielle Thromboplastinzeit ((a)pTT) testet intrinsisches System; Thrombinzeit (TZ): Überwachung einer Lysetherapie oder „Low-dose-Heparin-Therapie"; Blutungszeit testet Thrombozytenfunktion und Willebrand-Faktor; Thrombozytenzählung: Ausschluss Pseudothrombozytopenie; Testung der Thrombozytenfunktion; Ristocetin-Faktor-Aktivität bei Willebrand-Syndrom; Fibrinogenbestimmung; Fibrinmonomere; D-Dimere.

✘ **Akute-Phase-Proteine:** Fibrinogen, Ferritin, Procalcitonin, IL-6, Komplementfaktor C3, C4, α_1-Antityrypsin, Coeruloplasmin, Serumamyloid A (SAA), α_2-Makroglobulin; BSG (langsam, viele Störfaktoren) und CRP (schnellere Kinetik < 24 h).

Labordiagnostik IV

Immunologie

Den immunologischen Verfahren liegt das Prinzip der **Antigen-Antikörper-Reaktion** zugrunde. Da die Immunantwort eine außerordentliche Spezifität aufweist, wird dieser Vorgang in vitro gezielt für diagnostische Zwecke ausgenutzt. So ist es möglich, mit einem bekannten Antikörper das entsprechende Antigen und umgekehrt nachzuweisen. Antigen und Antikörper gehen dabei eine spezifische, reversible Bindung ein und bilden Ag-Ak-Komplexe. Diese können dann mit verschiedenen Nachweismethoden sichtbar gemacht werden. Die Nachweismethode richtet sich nach sekundären Phänomenen, die aus der Ag-Ak-Komplexbildung resultieren und in Abhängigkeit von den Eigenschaften des Antigens und des korrespondierenden Antikörpers variieren (Präzipitation, Agglutination, Hämolyse, Komplementaktivierung, Neutralisierung etc.). Es gibt drei Möglichkeiten Antigene oder Antikörper zu bestimmen: direkter Nachweis, indirekter Nachweis und Nachweis durch Markierung eines Reaktionspartners.

Direkter Nachweis von Antigenen oder Antikörpern

Da Antigene meist mehrere Epitope und Antikörper mindestens zwei Bildungsstellen besitzen, können sich in Abhängigkeit vom Mengenverhältnis beider Reaktionspartner unterschiedlich große Vernetzungen von Ag-Ak-Komplexen ausbilden. Reagieren Epitope löslicher Antigene mit Antikörpern, bilden sich Präzipitate aus, reagieren Epitope ganzer Partikel (Erythrozyten, Bakterien etc.) mit Antikörpern, kommt es durch eine Antikörperbrückenbildung zur Agglutination.

Verklumpung
▶ Agglutination = Verklumpung von löslichen Partikeln mit Zellen (z.B. Opsonierung von Bakterien)
▶ Präzipitation = Verklumpung von löslichen Partikeln (z.B. Ag-Ak)
▶ Aggregation = Verklumpung von Zellen (z.B. Thrombozytenaggregation bei Blutgerinnselbildung).

Immundiffusion

Die Immundiffusion ist eine Methode zur qualitativen und quantitativen Analyse löslicher antigen- oder antikörperhaltiger Proben. Sie beruht auf einer Ausbreitung von Antigenen und Antikörpern in Agargel und der konsekutiven Präzipitationsreaktion (Ag-Ak-Komplexe) in der Äquivalenzzone. Man unterscheidet eine **einfache Immundiffusion**, bei der sich eine Komponente in Lösung befindet und die andere im Gelmilieu fixiert ist, von einer **doppelten Immundiffusion**, bei der beide Komponenten in Lösung sind und durch die zwischen ihnen liegende Gelwand aufeinander zuwandern und präzipitieren. Praktisch gibt man Antigen und Antikörper in Löcher, die in das Agargel eingestanzt sind. Sie diffundieren aufeinander zu und bilden in der Äquivalenzzone eine sichtbare Präzipitationslinie.

Elektrophorese

Dabei werden Partikel verschiedener Ladung und Größe nach ihrer Wanderungsgeschwindigkeit im elektrischen Feld aufgetrennt. Die Elektrophorese findet in der hämatologischen Diagnostik in zwei verschiedenen Situationen Anwendung: erstens in der Diagnostik der Hämoglobinopathien (z.B. Thalassämien, s. S. 58/59), wobei die verschiedenen Hämoglobin-Typen entsprechend ihrem Molekulargewicht im elektrophoretischen Feld unterschiedlich weit laufen und dann sichtbar gemacht werden können. Zweitens in der Diagnostik des multiplen Myeloms, wobei Proben aus Serum und Urin elektrophoretisch auf monoklonale Immunglobuline oder Leichtketten (Bence-Jones-Protein) untersucht werden. Die **Immunelektrophorese** stellt eine Kombination aus Elektrophorese und Immundiffusion dar.

Coombs-Test

Siehe Blutgruppenbestimmung auf Seite 8/9.

Indirekter Nachweis von Antigenen oder Antikörpern

Beim indirekten Antigen- bzw. Antikörper-Nachweis werden Antigen oder Antikörper an einen Träger gekoppelt, z.B. Latexpartikel (Polystyrolpartikel der Größe 0,2–0,8 μm, Latexagglutinationstest). Kommt es durch eine Ag-Ak-Reaktion zur Agglutination, wird diese durch Verklumpung der Träger (Latexpartikel) sichtbar.

Komplementbindungsreaktion (KBR)

Ag-Ak-Komplexe binden Komplement, wenn an der Ag-Ak-Reaktion Antikörper der Klasse IgM oder IgG beteiligt sind. Dieser Komplementverbrauch kann mit Hilfe eines standardisierten sog. hämolytischen Systems (mit Testantikörpern beladene Testerythrozyten) nachgewiesen werden. Dabei werden dem zu untersuchenden Serum zuerst Test-Komplement und nach einer gewissen Inkubationszeit die mit Testantikörpern beladenen Testerythrozyten zugefügt. Die Ag-Ak-Komplexe im zu untersuchenden Serum und die Testerythrozyten konkurrieren um das Komplement.

▶ **Keine Hämolyse:** Wenn im zu untersuchenden Serum eine Ag-Ak-Reaktion stattgefunden hat und sich Ag-Ak-Komplexe gebildet haben, binden diese das zugeführte Komplement. Dieses kann dann nicht mehr von den Testerythrozyten gebunden werden.

▶ **Hämolyse:** Findet keine Ag-Ak-Reaktion statt, bilden sich keine Ag-Ak-Komplexe und das zugeführte Komplement kann nicht gebunden werden. Stattdessen bindet es an die mit Testantikörpern beladenen Testerythrozyten und lysiert diese.

Nachweis von Antigenen oder Antikörpern durch Markierung eines Reaktionspartners

Die Anwendung markierungsverstärkender Reaktionspartner steigert die Empfindlichkeit immunologischer Nachweismethoden erheblich. Hier hat sich der **Immunassay** durchgesetzt, ein semiquantitatives Verfahren zur Bestimmung von Substanzen geringer Konzentration. Zur Anwendung kommen kompetitive (Probenantigen und markierter Ligand konkurrieren um ein Defizit an Antikörpern, z.B. RIA) und nicht-kompetitive Verfahren (Antikörper im Überschuss vorhanden, z.B. ELISA). Die Reaktions-

Diagnostik

partner können alle in Lösung vorliegen bzw. ein Antigen oder ein Antikörper kann an eine Festphase gebunden sein (z. B. ELISA). Die Auswertung kann direkt (photometrischer Nachweis der Immunkomplexe) oder indirekt (Bindung von Antikörpern/Liganden, an die ein signalverstärkendes Markermolekül, z. B. Fluoreszenzfarbstoff, Enzym, Radionuklid, kovalent gebunden ist) erfolgen. Der indirekte Immunassay wird entsprechend der Methode photometrisch über die Fluoreszenzintensität, über eine enzymatische Farbreaktion oder die Messung der Strahlungsintensität ausgewertet.

Immunfluoreszenz

Bei der **direkten Immunfluoreszenz** wird ein Antigen z. B. in einem Gewebe nachgewiesen, indem ein mit fluoreszierendem Farbstoff markierter Antikörper an das Antigen direkt bindet und es somit sichtbar macht (Abb. 5). Bei der **indirekten Immunfluoreszenz** bindet zunächst ein gewebespezifischer Antikörper an das Antigen (Ag-Ak-Reaktion) und erst ein zweiter, gegen den ersten Antikörper gerichteter fluoreszenzmarkierter Antikörper macht den Ag-Ak-Komplex sichtbar (Sandwich-Methode). Die fluoreszenzmarkierten Antikörper können in der Fluoreszenzmikroskopie sichtbar gemacht werden, eine quantitative Auswertung ist mit Hilfe der Fluoreszenzphotometrie möglich. Die Immunfluoreszenz findet Anwendung beim Nachweis von Antikörpern und Antigenen in Zellen und Geweben, zur immunologischen Differenzierung von lebenden Zellen (z. B. Tumorzellen) und zum Nachweis verschiedener Immunglobuline bei Autoimmunerkrankungen.

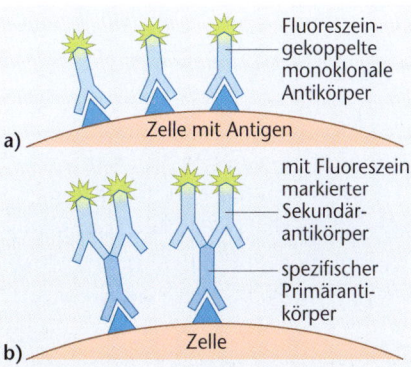

Abb. 5: Schematische Darstellung einer direkten (a) und indirekten (b) Immunfluoreszenz. [2]

Radioimmunassay (RIA)

Beim RIA, einem **kompetitiven Immunassay,** konkurriert das zu untersuchende Antigen mit einer konstanten Menge eines radioaktiv markierten Antigens, dem sog. „Tracer", um die Bindung an einen spezifischen Antikörper. Das zu bestimmende, nicht markierte Antigen und eine definierte Menge eines radioaktiv markierten Antigens werden mit dem spezifischen Antikörper versetzt. Die Konzentration des Antikörpers muss die des markierten Antigens bei weitem unterschreiten. Die beiden Antigene konkurrieren nun um die Bindung an den Antikörper. Nach einer Inkubationszeit wird die Strahlungsintensität der abgetrennten Ag-Ak-Komplexe oder des Rückstands gemessen, die ein Maß für die gesuchte Konzentration des Antigens ist. **RIST** (Radioimmunosorbent-Test) und **RAST** (Radioallergosorbent-Test) stellen ähnlich ablaufende radioimmunologische Testverfahren dar.

Enzymimmunoassay (ELISA)

Beim ELISA (*engl.* enzyme-linked immunosorbant assay) wird die Ag-Ak-Reaktion durch die Bindung eines zweiten, enzymmarkierten Antikörpers an den Ag-Ak-Komplex sichtbar gemacht, wobei sich dieser gezielt an den Antikörper der Ag-Ak-Reaktion (IgM, IgG oder IgA) anlagert. Die Markierung des zweiten Antikörpers mit einem Enzym, z. B. der alkalischen Phosphatase, führt bei Zugabe eines farblosen Indikators und eines Substrats zu einer sichtbaren Farbreaktion und beweist somit die Anwesenheit der Ag-Ak-Komplexe (Abb. 6).

Durchflusszytometrie

Mit Hilfe fluoreszenzmarkierter, monoklonaler Antikörper erfolgt die Darstellung von Differenzierungsantigenen an der Zelloberfläche, im Zytoplasma oder im Kern vitaler Zellen. Die Fluoreszenzintensität ist ein Maß für die Antigen-Dichte. Mit der Durchflusszytometrie können Blut, Knochenmark, Ergüsse und Gewebezellsuspensionen untersucht werden. Die Auswertung erfolgt automatisch mittels eines Durchflusszytometers (FACS = *engl.* fluorescent activated cell sorter) oder mit einem Fluoreszenzmikroskop.

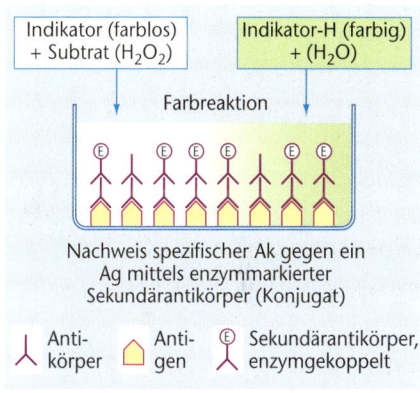

Abb. 6: Schematische Darstellung eines Enzymimmunoassays (ELISA). [2]

Zusammenfassung

Immunologische Verfahren nutzen das Prinzip Ag-Ak-Reaktion zur Diagnostik. Es gibt viele verschiedene Nachweismethoden der Ag-Ak-Komplexe:

- **Direkter Nachweis:** Ausbildung von Präzipitaten oder Agglutination. Immundiffusion (Ag-Ak-Komplexe bilden in Äquivalenzzone Präzipitationslinien), Immunelektrophorese (Kombination aus Elektrophorese und Immundiffusion), Coombstest.
- **Indirekter Nachweis:** Kopplung des Antigens oder Antikörpers an einen Träger. Latexagglutinationstest, Komplementbindungsreaktion.
- **Nachweis durch Markierung eines Reaktionspartners:** Immunfluoreszenz (fluoreszenzmarkierte Antikörper detektieren Antigene oder Ag-Ak-Komplexe), RIA (Ag und radioaktiv markiertes Ag konkurrieren um Bindung an spezifischem Ak), ELISA (enzymmarkierter Antikörper bindet an Ag-Ak-Komplexe, Detektion durch enzymatische Reaktion mit Farbumschlag).

Labordiagnostik V

Zyto- und molekulargenetische Labormethoden haben einen hohen Stellenwert in der Diagnostik maligner hämatologischer Erkrankungen. So gehören der Nachweis von tumorspezifischen Chromosomenaberrationen, Genmutationen und -rearrangements zur Standarddiagnostik. Die Ergebnisse molekulargenetischer Untersuchungen sind oft von prognostischer und therapeutischer Relevanz. ALL-Patienten haben z. B. mit bcr-abl-Translokation geringere Heilungschancen durch Chemotherapie als Patienten ohne Translokation. Hingegen CML-Patienten mit bcr-abl-Translokation haben gute Therapiemöglichkeiten durch Tyrosinkinase-Inhibitoren, die bei CML-Patienten ohne bcr-abl-Translokation nicht wirken. Treten mit der herkömmlichen Diagnostik z. B. Zweifel an der Art der Zelllinie auf, können durch eine **Analyse der Immunglobulin- und T-Zell-Rezeptor-Gene** B- von T-Zell-Linien leicht unterschieden werden.

Die Begriffe **Remission** und **Rezidiv** haben sich durch die Einführung der molekulargenetischen Diagnostik verschoben. So wurde früher eine Erkrankung als „in Remission" bezeichnet, wenn morphologisch und immunphänotypisch keine malignen Zellen mehr nachweisbar waren (obwohl vielleicht molekulargenetisch noch maligne Zellen nachweisbar gewesen wären). Heute ermöglichen sensitivere Methoden wie PCR, die auf dem gezielten Nachweis eines krankheitstypischen Markers basieren, eine Früherkennung von Rezidiven (**MRD**(*engl.* minimal residual disease)**-Diagnostik**) und erlauben eine molekulargenetische Beurteilung der Remission. Dies macht eine gezielte Behandlung in Abhängigkeit vom Therapieansprechen der Erkrankung möglich. So lässt sich bei Patienten, die gut auf die erste Therapie ansprechen, eine übermäßige Behandlung vermeiden, und bei Patienten ohne Ansprechen die Therapie intensivieren. Im Folgenden werden u. a. die Methoden mit dem höchsten Stellenwert in der Hämatologie beschrieben. Als Proben dienen in Abhängigkeit von der Methode mit Heparin oder EDTA ungerinnbar gemachtes peripheres Blut oder Knochenmark.

Zytogenetik

Chromosomenanalyse

Die Chromosomenanalyse wird heute v. a. bei der Diagnostik akuter Leukämien zum Nachweis struktureller und numerischer Chromosomenaberrationen eingesetzt. Vitale Leukämiezellen aus Blut oder Knochenmark werden in der Metaphase des Zellzyklus arretiert und der Karyotyp bestimmt. Für die Präparation von Metaphasen müssen sich die Zellen jedoch in vitro teilen, was aufgrund der oft geringen In-vitro-Teilungsfähigkeit von Tumorzellen Schwierigkeiten bereiten kann. Am häufigsten sind strukturelle Aberrationen wie Translokationen, Deletionen oder Inversionen. Die Karyotyp-Formel der Leukämiezellen hat prognostische Relevanz.

Fluoreszenz-in-situ-Hybridisierung (FISH)

Die FISH beruht auf dem Verfahren der DNA-Hybridisierung (Zusammenlagerung zweier komplementärer DNA-Sequenzen). Dabei lagern sich fluoreszenzmarkierte Sonden (zur gesuchten DNA-Sequenz komplementäre DNA-Fragmente) an spezifische Teile des Genoms an und machen diese durch fluoreszierende Signale sichtbar. Um genspezifische Sonden gezielt einsetzen zu können, muss die gesuchte DNA-Sequenz bekannt sein. Es gibt Sonden, die das gesamte Chromosom oder nur Teile davon darstellen können (z. B. zentromer- oder telomerspezifische Sonden). Die Methode dient z. B. dem Nachweis numerischer (z. B. Trisomie 12 bei CLL) oder struktureller Chromosomenaberrationen (z. B. bcr-abl-Translokation bei Philadelphia-positiver CML; Einsatz von zwei Sonden nötig, ▌ Abb. 7). Ein Vorteil gegenüber der Chromosomenanalyse ist, dass sie nicht nur in der Metaphase, sondern auch in anderen Phasen des Zellzyklus (Interphase-FISH) und somit auch an nicht teilungsfähigen Zellen eingesetzt werden kann.

Molekulargenetik

Polymerasekettenreaktion (PCR)

Die Einführung der PCR (*engl.* polymerase chain reaction) hat die molekulare Diagnostik revolutioniert und wird aufgrund ihrer hohen Sensitivität häufig angewandt. Die PCR ermöglicht die millionenfache selektive Vervielfältigung (Amplifikation) einer ausgesuchten DNA-Sequenz. Sie erfolgt in vier Schritten (▌ Abb. 8):

1. **Aufschmelzung (Denaturation) der DNA-Doppelstränge** in zwei Einzelstränge durch Erhitzung auf 94 °C
2. **Zugabe von Oligonukleotidprimern** im Überschuss. Anlagerung der Primer an ihre komplementären DNA-Sequenzen
3. **Synthese von neuen komplementären DNA-Strängen.** Ausgehend von den Oligonukleotidprimern findet sie nach der Zugabe von DNA-Bausteinen (Nukleotiden) durch die DNA-Polymerase statt (Renaturierung des DNA-Doppelstrangs).

▌ Abb. 7: Identifikation der Translokation t(9;22) in der Interphase-FISH mit spezifischen DNA-Sonden für die bcr-Region auf Chromosom 22 (rot) und für die abl-Region auf Chromosom 9 (grün). Neben den Signalen auf den Chromosomen 9 und 22 lässt die sehr enge Anlagerung bzw. Überlagerung roter und grüner Signale auf das Philadelphia-Chromosom schließen. [12]

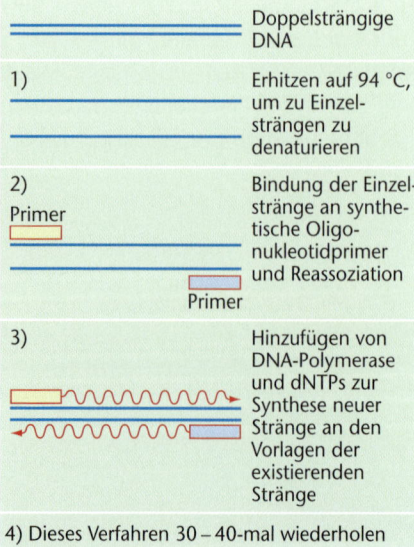

▌ Abb. 8: Schematische Darstellung der Polymerasekettenreaktion. [2]

4. **Wiederholung der Schritte 1–3,** bis gewünschte Anzahl der Kopien erreicht ist.

Da die DNA-Polymerase thermoresistent ist, können die neu synthetisierten DNA-Doppelstränge im gleichen Reaktionsansatz sofort durch Erhitzung denaturiert und die in der Lösung im Überschuss vorhandenen Oligonukleotidprimer wieder an die DNA-Einzelstränge komplementär angelagert werden. So kann in einem Reaktionsansatz der Vervielfältigungsschritt mehrfach wiederholt werden. Nach 30–40 Zyklen liegen etwa eine Million Kopien der ausgesuchten DNA-Sequenz vor. Das Amplifikationsprodukt kann nach elektrophoretischer Auftrennung in einem Agarose-Gel sichtbar gemacht werden.

Bei der **Reversen-Transkiptase-PCR** wird wie bei der PCR ebenfalls eine DNA-Sequenz selektiv vervielfältigt, allerdings dient dabei als Ausgangsprodukt nicht DNA, sondern RNA. Diese wird zunächst mit Hilfe der reversen Transkriptase in DNA transkribiert. Durch die **Real-time-PCR** ist zusätzlich eine Quantifizierung der Zielsequenz möglich. Die PCR wird in der initialen Diagnostik maligner hämatologischer Erkrankungen zum Nachweis von Chromosomenaberrationen wie Translokationen, Punktmutationen etc. sowie zur Analyse von Genrearrangements eingesetzt (z. B. Immunglobulin- oder T-Zell-Rezeptor-Gene zum Nachweis klonaler Zellen der B- oder T-Zell-Linie). Darüber hinaus fällt dieser Methode aufgrund der hohen Sensitivität eine wichtige Rolle bei Remissionskontrollen im Verlauf und nach Abschluss der Therapie zu (MRD-Diagnostik, s. o.).

Southern-Blot-Analyse

Die Southern-Blot-Analyse dient der Identifizierung von Genrearrangements. Es wird DNA aus den Zellen extrahiert und durch Restriktionsenzyme in Fragmente zerlegt. Dann werden die DNA-Fragmente in einer Gel-Elektrophorese entsprechend ihrem Gewicht aufgeteilt und durch „Blotting" auf eine geeignete Membran (Nitrozellulose- oder Nylonmembran) übertragen. Die DNA wird auf der Membran fixiert und dann mit einer markierten, zum untersuchenden Gen komplementären Sonde hybridisiert. Erkennt die Sonde ein Segment innerhalb der Grenzen eines DNA-Fragments, lagert sie sich dort an und es zeigt sich eine Bande (❚ Abb. 9). Hat jedoch ein Genrearrangement stattgefunden, sieht man eine unterschiedliche Beweglichkeit in der Elektrophorese. Nachteil dieser Methode ist, dass eine relativ große DNA-Menge als Ausgangsmaterial vorliegen muss und sie viel Zeit benötigt. Bei der **Northern-Blot-Analyse** wird nach dem gleichen Prinzip mRNA und bei der **Western-Blot-Analyse** Protein analysiert.

DNA-Mikroarray (DNA-Mikroraster, Gen-Chip)

Hierbei wird fluoreszenzmarkierte zelluläre mRNA mit DNA-Sonden (cDNA oder Oligonukleotide) hybridisiert, die auf einer festen Unterlage (Array) an bekannten Positionen unbeweglich fixiert sind. Die mRNA aus dem zu untersuchenden Gewebe bindet an die auf den Platten gebundenen, komplementären Sonden. Es bildet sich ein spezifisches Fluoreszenzmuster aus, das von einem Lesegerät analysiert wird. Dadurch kann auf die Menge spezifischer mRNA-Moleküle im Untersuchungsgewebe geschlossen werden. Diese Methode erlaubt heute die parallele Quantifizierung von mehreren 1000 verschiedenen Genen in einem Gewebe. In Zukunft werden DNA-Chips erwartet, auf denen alle Gene des Genoms enthalten sind. Diese Methode wird heute eingesetzt, um schnell die mRNA-Expressionsmuster verschiedener Leukämiesubtypen zu bestimmen, und wird in Zukunft vielleicht eine wichtige Rolle in der Diagnostik und Klassifikation maligner hämatologischer Erkrankungen spielen.

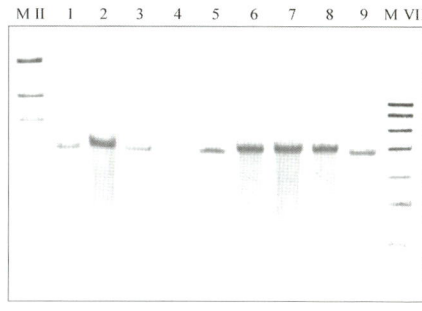

❚ Abb. 9: Bandenmuster eines Southern-Blots. [13]

Zusammenfassung

- **Chromosomenanalyse:** Karyotyp-Formel von Leukämiezellen mit Chromosomenaberrationen.
- **FISH:** Fluoreszenzmarkierte DNA-Sonden hybridisieren mit gesuchter DNA-Sequenz.
- **PCR:** millionenfache selektive Vervielfältigung (Amplifikation) einer ausgesuchten DNA-Sequenz. Aufschmelzen der DNA-Doppelstänge → Anlagerung von Primern → Synthese neuer komplementärer DNA-Stränge durch die DNA-Polymerase → 30–40-malige Wiederholung dieser Schritte → eine Million Kopien der ausgesuchten DNA-Sequenz → elektrophoretische Auftrennung des Amplifikats und Sichtbarmachung.
- **Southern-Blot-Analyse:** Zerlegung der DNA in Fragmente → elektrophoretische Auftrennung der DNA-Fragmente → „Blotting" auf eine Membran → Hybridisierung mit komplementären DNA-Sonden → Darstellung als Bande.
- **DNA-Mikroarray:** Fluoreszenzmarkierte zelluläre mRNA hybridisiert mit auf Unterlage fixierten, komplementären DNA-Sonden → spezifisches Fluoreszenzmuster.

Anämien

- 46 Anämie
- 48 Eisenmangelanämie
- 50 Makrozytäre Anämie
- 52 Hämolytische Anämie I
- 54 Hämolytische Anämie II
- 56 Hämolytische Anämie III
- 58 Thalassämie
- 60 Sichelzellkrankheit
- 62 Anämie bei chronischer Erkrankung
- 64 Aplastische Anämie (AA)

Leukämien

- 66 Akute myeloische Leukämie (AML)
- 68 Akute lymphatische Leukämie (ALL)
- 70 Chronische myeloische Leukämie (CML)
- 72 Chronische lymphatische Leukämie (CLL)
- 74 Myelodysplastische Syndrome (MDS)

Lymphome und Myelom

- 76 Hodgkin-Lymphom
- 78 Non-Hodgkin-Lymphome (NHL) I
- 80 Non-Hodgkin-Lymphome (NHL) II
- 82 Non-Hodgkin-Lymphome III
- 84 Multiples Myelom

Myeloproliferative Erkrankungen

- 86 Polycythaemia vera (PV)
- 88 Essentielle Thrombozythämie (ET)
- 89 Osteomyelofibrose (OMF)

Störungen der Hämostase

- 90 Hämorrhagische Diathese
- 92 Thrombozytopenie I
- 94 Thrombozytopenie II
- 96 Thrombozytopathien
- 97 Vaskuläre hämorrhagische Diathesen
- 98 Koagulopathien I
- 100 Koagulopathien II
- 102 Hämophilie
- 104 Willebrand-Jürgens-Syndrom
- 106 Thrombophile Diathesen I
- 108 Thrombophile Diathesen II

Therapie

- 110 Bluttransfusion und Transfusionsreaktionen I
- 112 Bluttransfusion und Transfusionsreaktionen II
- 114 Chemotherapie und andere Therapieverfahren I
- 116 Chemotherapie und andere Therapieverfahren II
- 118 Stammzelltransplantation (SCT) I
- 120 Stammzelltransplantation (SCT) II

Spezielle Themen

- 122 Der immunsupprimierte Patient
- 124 Schwangerschaft
- 126 Hämatologie in der Pädiatrie
- 128 Hämatologische Veränderungen bei Systemerkrankungen

B Spezieller Teil

Anämie

Definition
Eine Anämie ist definiert als eine Verminderung der Hämoglobinkonzentration und des Hämatokriten (Erythrozytenanteil am gesamten Blut) unter den geschlechts- und altersspezifischen Referenzbereich (also bei Frauen Hb < 12 g/dl und HK < 38 %, bei Männern Hb < 13 g/dl und HK < 42 %). Bei älteren Menschen kann der Hb-Wert etwas niedriger sein, sollte aber bei > 65 Jahren nicht < 12 g/dl bzw. > 80 Jahren nicht < 11 g/dl betragen. Während der Schwangerschaft kommt es durch einen Verdünnungseffekt zu einem Hb-Abfall auf etwa 11 g/dl (s. S. 124/125).

Epidemiologie
Die Hämoglobinkonzentration hat einen geringen Schwankungsbereich und ist abhängig von Geschlecht, Alter, der ethnischen Zugehörigkeit und der Meereshöhe (je höher über dem Meer, desto höher der Hb-Wert – nur bei längerem Aufenthalt). Die Prävalenz und Ursachen der Anämie sind in den verschiedenen Bevölkerungsgruppen unterschiedlich. So findet man z. B. in den Wohlstandsgesellschaften am häufigsten eine Eisenmangelanämie (s. S. 48/49). Genauere Angaben zu Inzidenz und Prävalenz sind bei den einzelnen Anämieformen auf den folgenden Seiten aufgeführt.

Einteilung und Pathogenese
Die Einteilung der Anämien kann nach drei verschiedenen Kriterien vorgenommen werden:

Anämieform	MCV	MCH	Vorkommen
Mikrozytär hypochrom	< 80 fl	< 27 pg	Eisenmangel, Thalassämie
Normozytär normochrom	80 – 95 fl	27 – 33 pg	Akute Blutung, hämolytische Anämie, Nierenerkrankung, chron. Erkrankung
Makrozytär hyperchrom	> 95 fl	> 33 pg	Megaloblastäre Anämie bei Vitamin-B$_{12}$- und Folsäuremangel. Nichtmegaloblastäre Anämie bei Alkoholabusus, Lebererkrankung

Tab. 1: Morphologische Einteilung der Anämie.

Morphologische Einteilung
Nach den Erythrozytenindizes MCH, MCV und MCHC (Tab. 1). MCH steht für „mittleres korpuskuläres Hämoglobin", auch „Färbekoeffizient", und entspricht der Hämoglobinmasse in einem einzelnen Erythrozyten. Ist MCH erniedrigt, spricht man von hypochrom, ist MCH erhöht, von hyperchrom, und ist es weder erniedrigt noch erhöht, von normochrom. MCV steht für „mittleres korpuskuläres Volumen" und entspricht dem Volumen eines einzelnen Erythrozyten. Ist MCV erniedrigt, spricht man von mikrozytär, ist MCV erhöht, von makrozytär, ist es im Normbereich, von normozytär. MCHC steht für „mittlere korpuskuläre Hämoglobinkonzentration" und entspricht der intraerythrozytären Hämoglobinkonzentration in allen Erythrozyten. Die MCHC spielt für die Einteilung und Diagnostik der Anämien nur eine untergeordnete Rolle.

Ätiologie	Anämieform
Erythrozytenverlust durch Blutungen	Blutungsanämie, Eisenmangelanämie (s. S. 48/49)
Bildungsstörung	
▶ Der erythropoetischen Stammzelle	Aplastische Anämie (s. S. 64/65)
▶ Durch Verdrängung der Erythropoese	Leukämien, Myelodysplasien (s. S. 66/67 ff.)
▶ Durch genetische Defekte des Hämoglobins	Thalassämie, Sichelzellanämie (s. S. 58/59 ff.)
▶ Der DNA	Megaloblastäre Anämie (s. S. 50/51)
▶ Durch Erythropoetinmangel.	Renale Anämie, Tumoranämie.
Gesteigerter Erythrozytenabbau	Hämolytische Anämien (s. S. 52/53 ff.)
▶ Defekte der Erythrozyten selbst	▶ Korpuskulär (Membran-, Enzym-, Hämoglobindefekte)
▶ Defekte durch extraerythrozytäre Faktoren.	▶ Extrakorpuskulär (Pharmaka, Infektionen, Stoffwechselstörungen, Antikörper, physikalische und chemische Schäden).
Verteilungsstörung	
▶ In der Schwangerschaft	
▶ Bei übergroßer Milz.	Hypersplenismus

Tab. 2: Einteilung der Anämie nach ihrer Ätiologie.

Ätiologische Einteilung
Nach dem Entstehungsmechanismus (Anämie durch Blutverlust, Bildungsstörung, gesteigerter Erythrozytenabbau oder Verteilungsstörung, Tab. 2).

Pathogenetische Einteilung
Anämie durch verminderte Erythrozytenproduktion (**hyporegenerative Anämie**) und Anämie durch vermehrten Erythrozytenverbrauch (**hyperregenerative Anämie**) (Tab. 3). Die Unterscheidung erfolgt anhand der Retikulozytenzahl (direkte Vorläuferzelle des Erythrozyten), wofür man den „Retikulozytenproduktionsindex" (RPI) berechnet. Der Normwert des RPI beträgt 1 ± 0,5 %. Ist er < 1, liegt eine hyporegenerative, ist er > 3, eine hyperregenerative Anämie vor. Beträgt er zwischen 1 und 2, liegt eine ineffektive Erythropoese vor, zwischen 2 und 3 ist das Ergebnis uneindeutig.

$$RPI = Retikulozyten \% \times (HK/45) \times 0,5$$

RPI	Pathogenese und Vorkommen
Hyporegenerative Anämie (RPI < 1)	**Verminderte Erythropoese:** ▶ Aplastische Erkrankungen ▶ Erythropoetinmangel ▶ Verdrängung der Erythropoese durch Zellinfiltration (Leukämien, Lymphome, Metastasen solider Tumoren, Myelofibrose). **Ineffektive Erythropoese:** ▶ Megaloblastäre Anämien (Vitamin-B$_{12}$- oder Folsäuremangel) ▶ Thalassämien, Sichelzellanämie.
Hyperregenerative Anämie (RPI > 3)	▶ Blutung ▶ Hämolyse ▶ Hypersplenismus.

Tab. 3: Einteilung der Anämie nach ihrer Pathogenese.

Klinik

Typische Anämiesymptome sind Belastungsdyspnoe, Herzrasen, Angina pectoris, Kopfschmerzen, Schwindel, Sehstörungen, Leistungsknick und Abgeschlagenheit, da mit sinkender Hämoglobinkonzentration die Sauerstofftransportkapazität des Bluts reduziert und die Organversorgung vermindert ist. Bei der körperlichen Untersuchung können funktionelle Herzgeräusche durch Strömungsturbulenzen bei verminderter Blutviskosität, eine Tachykardie, Blässe der Schleimhäute oder Ikterus (bei Hämolyse) auffallen. Das Auftreten der Symptome korreliert nicht signifikant mit dem Schweregrad der Anämie, sondern ist abhängig von der Akuität des Geschehens und begleitenden Erkrankungen. Je langsamer sich eine Anämie entwickelt, desto weniger stark ausgeprägt sind die Symptome, da sich der Patient an den progredienten Sauerstoffmangel gewöhnt. Wird zufällig bei einem asymptomatischen Patienten eine Anämie diagnostiziert, so muss eine chronische Form vorliegen.

> Nicht Blässe der Haut ist ein Anämiezeichen, sondern nur Blässe der Schleimhäute.

Diagnostik

Zur Erstdiagnostik einer Anämie gehört nach gründlicher Anamnese und körperlicher Untersuchung die Ermittlung der Laborparameter Hämoglobin, Hämatokrit, Erythrozyten- und Retikulozytenzahl, MCV, MCH und Ferritin (Speichereisen) (▌ Abb. 1). Eine verminderte Erythrozytenzahl allein beweist keine Anämie, da diese vom Hämoglobingehalt des einzelnen Erythrozyten (MCH) abhängig ist. So kann z. B. bei einer Eisenmangelanämie die Erythrozytenzahl im Normbereich liegen, während der Hämoglobingehalt stark erniedrigt ist. Die Bestimmung der Retikulozytenzahl ermöglicht die Einteilung in hyporegenerative und hyperregenerative Anämie. Erniedrigte Ferritinwerte lassen sofort die häufig vorkommende Eisenmangelanämie von anderen Anämieformen unterscheiden. Bei jeder Anämie muss ein Blutausstrich zur Beurteilung der Erythrozytenmorphologie oder von Erythrozyteneinschlüssen (Malaria) durchgeführt werden.

Da die Anämie keine Diagnose, sondern ein Symptom ist, muss immer die Grunderkrankung gesucht werden. Bedenkt man, dass die zwei häufigsten Ursachen für eine Anämie der Eisenmangel und eine chronische Erkrankung sind, die zusammen über 80 % aller Anämien verursachen, kann man die weiterführende Diagnostik stark eingrenzen, um Belastungen für den Patienten und Kosten gering zu halten. Im Falle einer hyporegenerativen, mikrozytären Anämie (z. B. Eisenmangelanämie) muss die Blutungsquelle, die meist im Gastrointestinaltrakt, seltener im Urogenitalbereich liegt, gefunden werden. Bei Verdacht auf eine Erythrozytenbildungsstörung muss eine Knochenmarkbiopsie, bei Verdacht auf eine Hämoglobinopathie eine Hämoglobin-Elektrophorese durchgeführt werden. Bei hyporegenerativen normo- bis makrozytären Anämien sollten die Serumkonzentrationen von Vitamin B_{12} und Folsäure, die Transaminasen, die Nierenretentionswerte und der Erythropoetinspiegel bestimmt werden. Bei Vorliegen einer hyperregenerativen Anämie sollten neben dem Blutausstrich Haptoglobin, direkter und indirekter Coombs-Test durchgeführt werden.

> Die Anämieabklärung kann schwierig sein, da häufig mehrere Ursachen gleichzeitig vorliegen.

Therapie

Eine Behandlung der Anämie sollte erst nach Ursachenklärung durchgeführt werden. Eine Ausnahme stellt die akute symptomatische Hb-wirksame Blutung dar, bei der sofort Erythrozytenkonzentrate transfundiert und eine Blutstillung erzielt werden müssen (**Cave:** Bei akutem Blutverlust kann der Hb in der Frühphase noch normal sein!). Spezifische Therapieschemata der einzelnen Anämieformen werden in den jeweiligen Kapiteln abgehandelt.

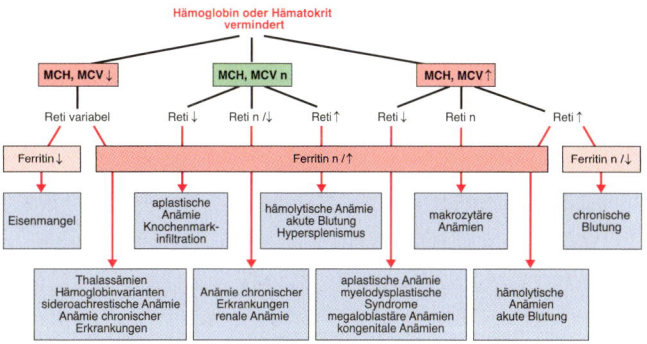

▌ Abb. 1: Diagnostisches Vorgehen bei Anämie. [4b]

Zusammenfassung

* **Def:** Hb unter dem geschlechts- und altersspezifischen Referenzbereich.
* **Ep:** 80 % aller Anämien durch Eisenmangel oder chronische Erkrankungen verursacht.
* **Et:** 1. Nach Morphologie: normochrome normozytäre Anämie, hypochrome mikrozytäre Anämie u. hyperchrome makrozytäre Anämie; 2. Nach Ätiologie: Erythrozytenverlust, Bildungsstörung, gesteigerter Erythrozytenabbau oder Verteilungsstörung; 3. Nach Pathogenese: hypo- vs. hyperregenerativ.
* **Kl:** Belastungsdyspnoe, AP-Symptome, Blässe der Schleimhäute, Tachykardie, funktionelle Herzgeräusche, Abgeschlagenheit.
* **Di:** Labor: Hb, HK, Erythrozyten u. Retikulozyten, MCV u. MCH, Blutausstrich, Ferritin; großes BB, Haemoccult®, ÖGD, gynäkologische Untersuchung.
* **Th:** Grunderkrankung behandeln; bei symptomatischer Anämie Erythrozytenkonzentrate.

Eisenmangelanämie

Definition
Die Eisenmangelanämie ist definiert als Anämie bei vermindertem Gesamteisenbestand im Körper. Sie ist mit 60 % die häufigste aller Anämien. Schätzungsweise sind in Deutschland 1–2 % der Männer und 5–10 % aller Frauen (20 % im gebärfähigen Alter in Deutschland, > 50 % in Entwicklungsländern) betroffen.

Ätiologie und Pathogenese
Der Eisenstoffwechsel wird ausschließlich über die Eisenabsorption im oberen Dünndarm reguliert. Fehlt dem Organismus Eisen, nimmt die intestinale Eisenabsorption signifikant zu, ist er hingegen mit Eisen überladen, nimmt die Eisenabsorption ab. Eine aktive Eisenausscheidung findet nicht statt. Die Ursachen eines Eisenmangels teilt man in vier große Gruppen ein:

▶ **Mangelhafte Eisenzufuhr:** Davon betroffen sind vor allem Säuglinge, Kleinkinder, Vegetarier und Patienten mit mangelhafter Nahrungsaufnahme (Anorexie, Alkoholiker, Inappetenz bei Tumorleiden). Der Eisengehalt der Nahrung korreliert eng mit deren Kaloriengehalt, wonach Mangelernährung einen Eisenmangel verursachen kann. Hämeisen aus Fleisch wird besser absorbiert als Eisen aus pflanzlichen Nahrungsmitteln.

▶ **Mangelhafte Eisenresorption:** Eine mangelhafte Eisenresorption tritt bei Malassimilationssyndromen (Maldigestion und Malabsorption) wie der Sprue/Zöliakie, bei chronisch-entzündlichen Darmerkrankungen (z. B. Morbus Crohn), bei Z. n. Resektion eines Darmanteils etc. auf.

▶ **Gesteigerter Eisenbedarf:** Einen gesteigerten physiologischen Eisenbedarf haben v. a. Kinder und Jugendliche im Wachstum, Frauen während der Menstruation, der Schwangerschaft und der Stillperiode sowie Sportler.

▶ **Eisenverlust:** Die häufigste Ursache für Eisenverlust sind in Deutschland gastrointestinale (zwei Drittel oberer, ein Drittel unterer GI-Trakt) sowie urogenitale Blutungen. Weltweit die häufigste Ursache für Eisenmangel sind gastrointestinale Blutungen durch Hakenwurmbefall.

Klinik
Die Patienten klagen in Abhängigkeit vom Schweregrad des Eisenmangels über allgemeine Anämiesymptome (s. S. 46/47) wie Müdigkeit, Kopfschmerzen, Schwäche, verminderte Konzentrations-, Leistungs- und Lernfähigkeit, Herzrasen und Belastungsdyspnoe. Fahle Blässe von Haut und Schleimhäuten sind zu beobachten. Es ist jedoch vor einer voreiligen Beurteilung bei Patienten mit sehr hellem Hauttyp oder Minderdurchblutung der Haut durch Vasokonstriktion zu warnen. Der Untersucher sollte deshalb sein Augenmerk überwiegend auf die Schleimhäute (Abb. 1) statt auf die Haut richten. Charakteristisch für die Eisenmangelanämie sind Haut- und Schleimhautatrophie (Abb. 2), Mundwinkelrhagaden (Cheilosis) sowie brüchige Haare und Nägel (Koilonychie) mit Ausbildung von Rillen oder Hohlnägeln vor allem an den Fingernägeln. Das **Plummer-Vinson-Syndrom** beschreibt das Auftreten einer Atrophie der Zungen-, Pharynx- und Ösophagusschleimhaut, die mit Zungenbrennen und schmerzhafter Dysphagie verbunden ist. Es geht mit einem erhöhten karzinomatösen Entartungsrisiko für das Plattenepithel des Ösophagus und des Pharynx einher. Kinder können bei schwerem chronischem Eisenmangel irreversible Wachstumsstörungen und neurologische Defizite entwickeln.

Diagnostik
Nach Anamnese und körperlicher Untersuchung sind Laboruntersuchungen zur Sicherung der Diagnose erforderlich.

Labor
Ein erniedrigter Hb-Wert zusammen mit einer erniedrigten Speichereisen-(Ferritin-)Konzentration sichert die Diagnose. Bei Infektionen/Entzündungen steigt Ferritin als Akute-Phase-Protein an und kann einen Eisenmangel maskieren. Die Erythrozytenindizes MCH, MCV und MCHC sind erniedrigt und zeigen den Grad der Hypochromie und Mikrozytose an. Da das Serumeisen einem zirkadianen Rhythmus folgt, ist es als diagnostisches Kriterium obsolet. Im Blutausstrich prägen kleine blasse, ringförmige Erythrozyten (Anulozyten) das Bild (Abb. 3).

> Niedrige Serumferritinwerte treten auch bei Hypothyreose und Vitamin-C-Mangel auf.

Differentialdiagnostisch kann bei erniedrigtem Ferritinwert die Eisenmangelanämie von einer Anämie bei chronischer Erkrankung, bei der Ferritin üblicherweise erhöht ist, abgegrenzt werden. Man ermittelt den löslichen Serum-Transferrin-Rezeptor (sTfR). sTfR ist bei Eisenmangelanämie erhöht, bei chronischer Erkrankung normal oder erniedrigt.

Ursachenklärung des Eisenmangels

> Da eine Eisenmangelanämie ein Symptom und keine Krankheit ist, muss immer eine Ursachenklärung durchgeführt werden.

Die Anamnese sollte Fragen nach Ernährungsgewohnheiten, Teerstuhl, Kaffee-

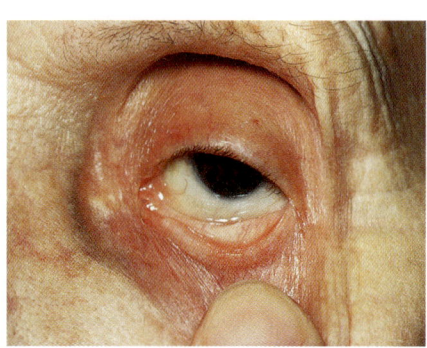

Abb. 1: Blasse Konjunktiven bei Eisenmangelanämie. [14]

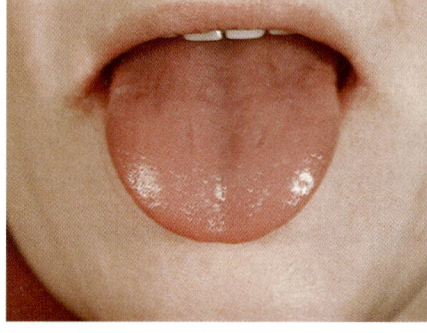

Abb. 2: Atrophie der Zungenschleimhaut (Zungenpapillenatrophie) und Mundwinkelrhagaden bei Eisenmangelanämie. [8]

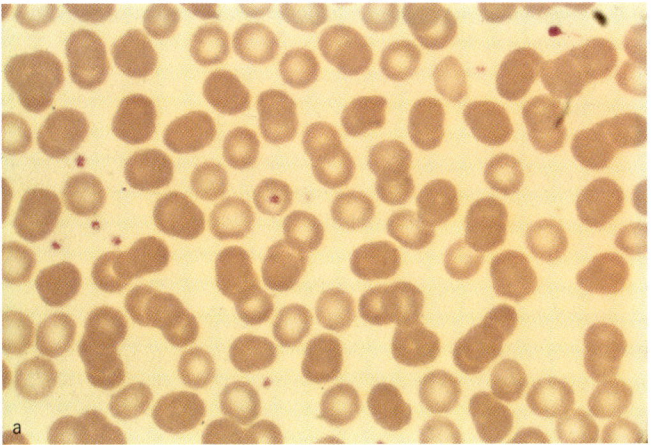
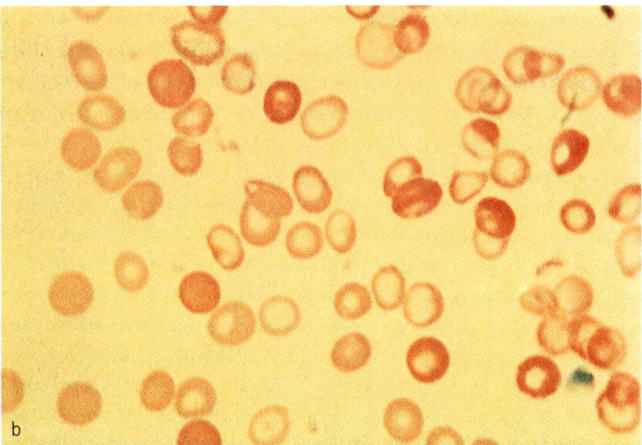

Abb. 3: Peripherer Blutausstrich. a) Normaler Hämoglobinspiegel. b) Schwerer, chronischer Eisenmangel mit hypochromen, mikrozytären Erythrozyten (Anulozyten). [4d]

satzerbrechen, häufigem Zahnfleisch- oder Nasenbluten enthalten. Blutungen im Gastrointestinal- und Urogenitaltrakt müssen durch Untersuchung des Stuhls auf Blut (z. B. Haemoccult-Test®, dreimal), ÖGD (Ösophagogastroduodenoskopie) und Koloskopie bzw. durch gynäkologische und urologische Untersuchung ausgeschlossen werden. Der Eisenresorptionstest ist obsolet.

> Bei hypochromer Anämie mit normalem oder erhöhtem Ferritinspiegel muss differentialdiagnostisch an Entzündungs-, Infekt- oder Tumoranämien, Thalassämien und sideroachrestische Anämien gedacht werden.

> Bei etwa 10 – 15 % der Patienten mit Eisenmangelanämie lässt sich mit der herkömmlichen Diagnostik keine Ursache finden. Möglicherweise bestehen in diesen Fällen blutende Angiodysplasien im Dünndarmbereich.

Therapie

Die **kausale Therapie** ist die Behandlung der Grunderkrankung. Die **symptomatische Therapie** besteht aus der Substitution von Eisen. Therapie der ersten Wahl ist die **orale** Applikation eines zweiwertigen Eisenpräparats, da es eine bessere Bioverfügbarkeit als dreiwertiges Eisen aufweist. Die empfohlene tägliche Dosis beträgt je nach Schweregrad 50 – 100 mg Fe(II) und sollte bis 3 Monate nach Verschwinden der Anämie verabreicht werden. Die oralen Eisenpräparate sind allerdings schlecht verträglich und führen oft zu gastrointestinalen Beschwerden wie Übelkeit, Sodbrennen, Obstipation. Obwohl das Eisen bei Einnahme im Nüchternzustand besser resorbiert wird als postprandial, ist in der Praxis die Eiseneinnahme mit Nahrung zu empfehlen, da die Nebenwirkungen sinken und damit die Compliance steigt. Eine Schwarzfärbung des Stuhls (Vorsicht! Nicht mit Teerstuhl verwechseln!) ist obligat und kann zur Compliance-Kontrolle verwendet werden. Eine **parenterale** Applikation ist bei oraler Unverträglichkeit bzw. Malabsorptionssyndromen indiziert. Nebenwirkungen sind Flush-Symptome, die durch langsame Infusion vermieden werden können, und allergische Reaktionen, die nur selten lebensbedrohlich sind. Bei renaler Anämie (Anämie aufgrund von Erythropoetinmangel bei Niereninsuffizienz) muss vor Gabe des Wachstumsfaktors Erythropoetin das Serumferritin im hochnormalen Bereich liegen, da durch die Stimulation der Erythropoese Eisen verbraucht wird. Sollten niedrige Ferritinspiegel vorliegen, muss vor Beginn der Therapie Eisen substituiert werden (immer parenteral), um keinen therapiebedingten Eisenmangel zu erzeugen.

Zusammenfassung

- **Def:** Anämie bei vermindertem Gesamtspeichereisen im Körper, gemessen am Serumferritin.
- **Ep:** häufigste aller Anämien (80 %); Frauen (5 – 10 %) sind häufiger betroffen als Männer (1 – 2 %).
- **Pg:** mangelhafte Eisenzufuhr, -resorption, gesteigerter Eisenbedarf, -verlust.
- **Kl:** allgemeine Anämiesymptome: Müdigkeit, Schwäche, Herzrasen, Belastungsdyspnoe; Haut- und Schleimhautatrophie, Mundwinkelrhagaden, Plummer-Vinson-Syndrom.
- **Di:** Labor: Hb↓, Ferritin↓, MCH, MCV u. MCHC↓; Blutausstrich: Anulozyten; Haemoccult®, ÖGD, Koloskopie.
- **Th:** Grunderkrankung therapieren; Eisensubstitution (oral zweiwertig, parenteral dreiwertig).

Makrozytäre Anämie

Definition
Unter dem Begriff werden alle Anämien mit erhöhtem Erythrozytenvolumen (MCV ↑) zusammengefasst. Unterschieden werden **megaloblastäre** und **nichtmegaloblastäre Anämien.** Megaloblastäre Anämien sind durch außergewöhnlich große Erythrozyten (MCV meist > 115 fl) gekennzeichnet. Ursache ist – bei intakter Stammzellbildung – eine gestörte DNA-Synthese infolge von **Vitamin-B_{12}-** oder **Folsäuremangel.** Abzugrenzen hiervon sind nichtmegaloblastäre Anämien unterschiedlichster Genese mit regelrechter DNA-Synthese und meist nur milder Makrozytose (MCV meist < 110 fl).

Megaloblastäre Anämie

Die Inzidenz megaloblastärer Anämien beträgt 9/100 000 Einwohner/Jahr.

Ätiologie und Pathogenese
Vitamin B_{12} und Folsäure sind an der Thymidilatsynthese und somit essenziell an der DNA-Synthese beteiligt. Da weder Vitamin B_{12} noch Folsäure im menschlichen Körper gebildet werden, müssen sie mit der Nahrung zugeführt werden. Bei mangelhafter Zufuhr, erhöhtem Bedarf, Malabsorptionssyndromen durch intestinale Erkrankungen oder bei Einnahme von bestimmten Medikamenten (z. B. Folsäureantagonisten) kann es zur gestörten Erythro-(Granulo- und Thrombo-)poese mit megaloblastärer Anämie kommen. Eine Sonderform ist die perniziöse Anämie (Morbus Biermer). Hierbei ist die Vitamin-B_{12}-Resorption durch Antikörper gegen Belegzellen des Magens bzw. den Intrinsic-Factor (atrophische Autoimmungastritis vom Typ A mit Achlorhydrie) gestört (Tab. 1).

Klinik
Im Vordergrund stehen allgemeine Anämiesymptome wie Müdigkeit, Abgeschlagenheit und verminderte Leistungsfähigkeit. Aufgrund des erniedrigten Sauerstoffangebots bei vermindertem Hb können (Belastungs-)Dyspnoe und AP-Beschwerden auftreten. Klinisch fallen Schleimhautblässe, Tachykardie, funktionelle Herzgeräusche etc. auf. Bei ineffektiver Hämatopoese kann es zu einer intramedullären Hämolyse mit Ikterus kommen.

Vitamin-B_{12}-Mangel
Der Vitamin-B_{12}-Mangel ist die häufigste Ursache der megaloblastären Anämie. Anders als beim Folsäuremangel bestehen bei voll ausgeprägtem Vitamin-B_{12}-Mangel neben **hämatologischen** auch **neurologische** und **gastrointestinale** Störungen. Neurologische Symptome treten erst bei sehr niedrigen Vitamin-B_{12}-Serumspiegeln auf und sind nicht auf die megaloblastäre Anämie, sondern auf den Vitaminmangel selbst zurückzuführen. Das empfindlichste Frühsymptom ist eine Störung der Tiefensensibilität bzw. des Vibrationsempfindens (Stimmgabelversuch!). Ursache hierfür ist die **funikuläre Myelose,** eine Spinalerkrankung mit Myelinbildungsstörung, die zum Markscheidenschwund der Hinterstränge und der Pyramidenbahn führt. Später folgen Gangunsicherheit bzw. spinale Ataxie (Hinterstrang) und Paresen mit positivem Babinski-Reflex (Pyramidenbahn). Eine periphere Polyneuropathie mit schmerzhaften Parästhesien an Händen und Füßen oder psychiatrische Veränderungen von Verwirrtheit bis zur Psychose können hinzukommen. Durch Epithelschädigung treten Mundwinkelrhagaden oder trophische Schleimhautschäden auf, die zu Diarrhö, Obstipation oder Gewichtsverlust führen. Typisch ist die atrophische Glossitis (Hunter) mit glatter, roter Zunge und Zungenbrennen (Abb. 1).

> Neurologische Störungen sind auch ohne gleichzeitige megaloblastäre Anämie möglich und können einen Vitamin-B_{12}-Mangel maskieren.

Folsäuremangel
Im Gegensatz zum Vitamin-B_{12}-Mangel führt ein Folsäuremangel zu hämatologischen, nicht jedoch zu neurologischen Störungen. Da der Folsäuremangel häufig Folge einer Mangelernährung ist, kommen oft weitere Mangelerscheinungen hinzu, wie Mundwinkelrhagaden bei Eisenmangel oder Blutungsneigung bei Vitamin-K-Mangel. Nicht selten wird erst nach Auftreten dieser Beschwerden die zugrunde liegende Ursache der Mangelernährung, z. B. eine chronische Alkoholkrankheit, diagnostiziert. Folsäuremangel in der Frühschwangerschaft erhöht das Risiko für embryonale Neuralrohrdefekte. Durch Folsäuresubstitution bereits präkonzeptionell kann

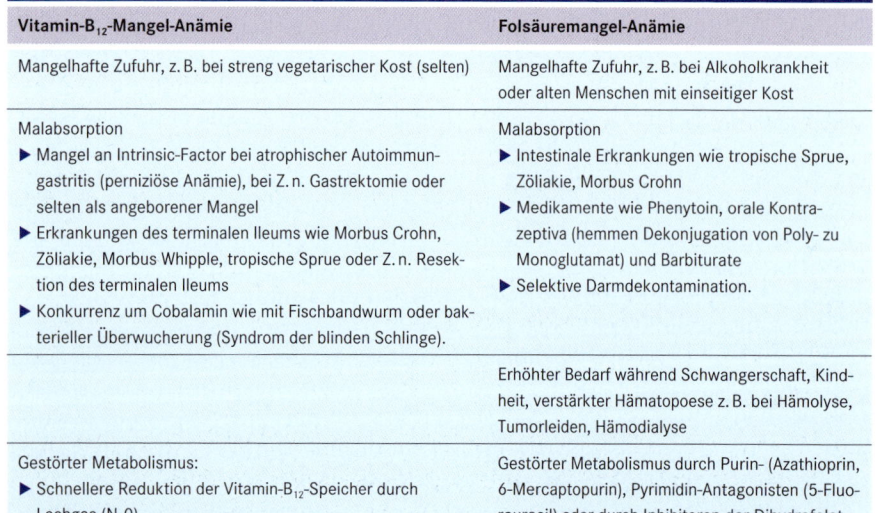

Vitamin-B_{12}-Mangel-Anämie	Folsäuremangel-Anämie
Mangelhafte Zufuhr, z. B. bei streng vegetarischer Kost (selten)	Mangelhafte Zufuhr, z. B. bei Alkoholkrankheit oder alten Menschen mit einseitiger Kost
Malabsorption ▶ Mangel an Intrinsic-Factor bei atrophischer Autoimmungastritis (perniziöse Anämie), bei Z. n. Gastrektomie oder selten als angeborener Mangel ▶ Erkrankungen des terminalen Ileums wie Morbus Crohn, Zöliakie, Morbus Whipple, tropische Sprue oder Z. n. Resektion des terminalen Ileums ▶ Konkurrenz um Cobalamin wie mit Fischbandwurm oder bakterieller Überwucherung (Syndrom der blinden Schlinge).	Malabsorption ▶ Intestinale Erkrankungen wie tropische Sprue, Zöliakie, Morbus Crohn ▶ Medikamente wie Phenytoin, orale Kontrazeptiva (hemmen Dekonjugation von Poly- zu Monoglutamat) und Barbiturate ▶ Selektive Darmdekontamination.
	Erhöhter Bedarf während Schwangerschaft, Kindheit, verstärkter Hämatopoese z. B. bei Hämolyse, Tumorleiden, Hämodialyse
Gestörter Metabolismus: ▶ Schnellere Reduktion der Vitamin-B_{12}-Speicher durch Lachgas (N_2O) ▶ Transcobalamin-II-Mangel.	Gestörter Metabolismus durch Purin- (Azathioprin, 6-Mercaptopurin), Pyrimidin-Antagonisten (5-Fluorouracil) oder durch Inhibitoren der Dihydrofolat-Reduktase (Methotrexat, Trimethoprim, Alkohol)

Tab. 1: Entstehungsmechanismen von Vitamin-B_{12}- und Folsäuremangel-Anämie im Vergleich.

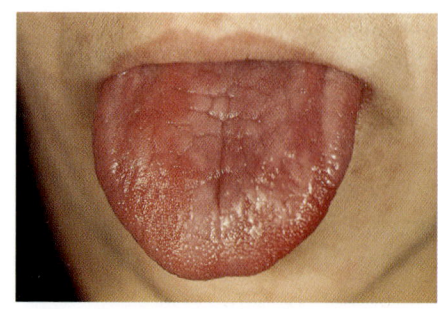

Abb. 1: Schmerzhafte Glossitis bei megaloblastärer Anämie („Lackzunge"). [8]

dieses Risiko deutlich gesenkt werden. Da der Bedarf an Folsäure in der Schwangerschaft steigt, wird jeder gebärfähigen Frau mit Kinderwunsch eine folsäurereiche Ernährung bzw. Folsäuresubstitution (400 μg tgl. p. o.) empfohlen.

Diagnostik

Nach gründlicher Ernährungs- und Medikamentenanamnese und körperlicher Untersuchung wird ein Blutbild gemacht. Es zeigt sich eine megaloblastäre, hyperchrome Anämie (Hb ↓, MCV und MCH ↑, MCHC →). In schweren Fällen besteht eine Panzytopenie (Hb, Leukozyten und Thrombozyten ↓). Da aufgrund der DNA-Synthesestörung die absolute Retikulozytenzahl ebenfalls vermindert ist, handelt es sich um eine hyporegeneratorische Anämie. Im Blutausstrich sieht man eine ausgeprägte Anisozytose (Vorhandensein unterschiedlich großer Erythrozyten), riesige stabkernige und hypersegmentierte Granulozyten (≥ 6 Segmente), im Knochenmarkausstrich sehr große, ovale, hämoglobinreiche erythrozytäre Vorstufen, sog. „Megaloblasten" (breiter Zytoplasmasaum, große Kerne, bizarre Kernform und Kernabsprengungen) (s. Bildanhang I, S. 148, ❙ Abb. 11). Im Gegensatz zum Folsäure-Serumspiegel ist die Bestimmung von Vitamin B_{12} im Serum eingeschränkt sensitiv und spezifisch. Durch die Bestimmung von Holotranscobalamin (Vitamin-B_{12}-Transcobalamin-Komplex, der Vitamin B_{12} vom Darm in die Zelle transportiert) kann bereits ein subklinischer Vitamin-B_{12}-Mangel erkannt werden. Die Erhöhung von Homocystein und Methylmalonsäure (Vitamin B_{12} ist zu deren Verstoffwechselung nötig) zeigen ebenfalls einen Mangelzustand auf. Steigt nach oraler Gabe von Intrinsic-Factor und Vitamin B_{12} – im Gegensatz zu alleiniger Gabe von Vitamin B_{12} – die Resorption von Vitamin B_{12} an, so ist eine perniziöse Anämie bewiesen (**Schilling-Test**). Bei der Hälfte der Patienten mit perniziöser Anämie lassen sich Antikörper gegen Intrinsic-Factor nachweisen, bei 85 % finden sich Antikörper gegen Belegzellen des Magens. Im Fall der perniziösen Anämie ist immer eine Gastroskopie zum Ausschluss eines Magenkarzinoms oder zur Dokumentation einer atrophischen Gastritis indiziert. Häufig ist die perniziöse Anämie mit anderen Autoimmunerkrankungen (M. Addison, M. Basedow, Hashimoto-Thyreoiditis) assoziiert, weshalb bei entsprechender Symptomatik eine gezielte Antikörperdiagnostik durchgeführt werden sollte.

Therapie

Im Vordergrund steht der Versuch, die der Mangelernährung bzw. Malabsorption zugrunde liegende Ursache zu beheben. Zusätzlich müssen Vitamin B_{12} bzw. Folsäure substituiert werden. Vitamin B_{12} wird als Cyanocobalamin (Vit B_{12}) 1000 μg s. c., i. v. oder i. m. (nicht bei Thrombozytopenie!) täglich für ca. 1 Woche substituiert. Dann erfolgt bis zur Normalisierung des Blutbilds die wöchentliche Gabe von 500 μg, später nur noch einmal alle 6 Monate. Seit kurzer Zeit steht ein orales Vitamin-B_{12}-Präparat zur Verfügung. Bereits nach wenigen Tagen steigt Holotranscobalamin an, Homocystein und Methylmalonsäure fallen ab und die Anämie verschwindet laborchemisch. Nach einer Gastrektomie muss Vitamin B_{12} lebenslang substituiert werden. Die neurologischen Störungen bessern sich in der Regel nach Substitution, eine manifeste Rückenmarksschädigung ist allerdings irreversibel.
Folsäure wird täglich oral gegeben (5 mg). Die Symptome bilden sich bei Mangelzuständen innerhalb kurzer Zeit zurück.

Nichtmegaloblastäre, makrozytäre Anämie

Viele verschiedene Erkrankungen und Faktoren können eine nichtmegaloblastäre, makrozytäre Anämie verursachen (❙ Tab. 2). Eine Makrozytose wird häufig zufällig diagnostiziert und tritt oft ohne begleitende Anämie auf, weshalb die Abklärung oft nicht indiziert und auch unergiebig ist. Häufigste Ursache für eine Makrozytose ist die Alkoholkrankheit. Bisher ist nicht geklärt, wie es zu der Vergrößerung der Erythrozyten kommt. Man vermutet eine vermehrte Lipidablagerung in der Erythrozytenmembran oder Veränderungen in der Reifungszeit der Erythroblasten im Knochenmark.

Alkoholkrankheit (am häufigsten)
Beschleunigte Erythropoese mit starker Retikulozytose (Zellvolumen um 20 % größer) bei ▶ Blutung ▶ Hämolyse ▶ Erythropoetingabe.
Dünne Makrozyten (vergrößerte Zelloberfläche bei gleich bleibendem Volumen) bei ▶ Lebererkrankung ▶ Splenektomie.
Myelodysplastische Syndrome
COPD, erhöhter Zellwassergehalt durch CO_2-Retention
Hypothyreose

❙ Tab. 2: Differentialdiagnose der nichtmegaloblastären, makrozytären Anämie.

Zusammenfassung

- **Def:** Mangel an Vitamin B_{12}/Folsäure mit gestörter DNA-Synthese (Megaloblasten).
- **Ep:** 9/100 000 Einwohner/Jahr; am häufigsten Vitamin-B_{12}-Mangel-Anämie
- **Pg:** Zufuhr/Resorption ↓, Bedarf ↑, gestörter Metabolismus von Vitamin B_{12} oder Folsäure.
- **Kl:** Anämie (Blässe, Leistungsminderung, Müdigkeit), Schleimhautatrophie (Glossitis), gastrointestinale Beschwerden (Diarrhö), neurologische Symptome (nur bei Vitamin-B_{12}-Mangel) wie Störung der Vibration, Parästhesien, Ataxie, Paresen.
- **Di:** Labor: MCV u. MCH ↑, Retikulozyten, Leukozyten und Thrombozyten ↓; Blutausstrich: Anisozytose, riesenstabkernige hypersegmentierte Granulozyten; Knochenmark: Megaloblasten; Schilling-Test; ÖGD.
- **Th:** Grunderkrankung therapieren, Substitution von Vitamin B_{12} oder Folsäure.

Hämolytische Anämie I

Allgemeines

Definition
Der Begriff umfasst eine Gruppe von Anämien verschiedener Genese, die durch eine verkürzte Erythrozytenüberlebensdauer (normale Lebensdauer 120 Tage) bzw. einen beschleunigten oder verstärkten Erythrozytenabbau charakterisiert sind. Eine **kompensierte Hämolyse** liegt vor, wenn bei festgestellten Hämolysezeichen aufgrund einer kompensatorisch gesteigerten Erythropoese keine Anämie besteht. Kann das Ausmaß der Hämolyse nicht kompensiert werden, spricht man von einer **hämolytischen Anämie**.

Einteilung, Ätiologie und Pathogenese
Die Einteilung der hämolytischen Anämien erfolgt nach folgenden Kriterien:

- **Entstehung:** hereditär versus erworben
- **Art der Erythrozytenschädigung:** korpuskulär (intrinsisch) versus extrakorpuskulär (extrinsisch)
- **Ort des Erythrozytenabbaus:** intravasal versus extravasal.

Hereditäre hämolytische Anämien umfassen alle korpuskulären Erythrozytendefekte, wohingegen erworbene hämolytische Anämien meist durch extrakorpuskuläre bzw. umgebungsbedingte Veränderungen entstehen. Eine Ausnahme bildet die paroxsysmale nächtliche Hämoglobinurie (korpuskulär, aber erworben). Dabei kommt es infolge einer erworbenen klonalen Stammzellerkrankung zu einer verminderten Synthese von Strukturproteinen des Erythrozytenzytoskeletts und einer komplementvermittelten Lyse der Erythrozyten. Zur genauen Einteilung der hämolytischen Anämien ■ Tab. 1 und 2.

Bei hämolytischen Anämien gibt es zwei Abbauorte der Erythrozyten. Zum einen den verstärkten Abbau der Erythrozyten im Knochenmark oder durch Zellen des MMS (Monozyten-Makrophagen-System) in Leber und Milz (**extravasale Hämolyse**) und zum anderen den direkten Abbau in der Blutbahn (**intravasale Hämolyse**). Welcher dieser Mechanismen im Vordergrund steht, hängt von der Pathogenese der Hämolyse ab. Normalerweise werden die alternden Erythrozyten nach einer Lebensdauer von 120 Tagen größtenteils extravasal im MMS in der Milz eliminiert. Mit zunehmendem Ausmaß einer pathologischen Hämolyse werden die Erythrozyten auch im Knochenmark und in der Leber abgebaut.

Defekt	Einteilung und Beispiele
Membrandefekte	Sphärozytose, Elliptozytose
Enzymdefekte	Glukose-6-Phosphat-Dehydrogenase-Mangel, Pyruvatkinasemangel
Störungen der Hämoglobinsynthese (Hämoglobinopathien)	Sichelzellanämie (qualitativ), Thalassämien (quantitativ)

■ Tab. 1: Hereditäre, korpuskuläre Anämien.

Defekt	Einteilung und Beispiele
Immunologische Genese	Autoimmunhämolytische Anämien (AIHA) ▸ AIHA durch Wärmeautoantikörper ▸ AIHA durch Kälteautoantikörper. Alloimmunhämolytische Anämien ▸ Rhesusinkompatibilität des Neugeborenen (M. haemolyticus neonatorum) ▸ Hämolytische Transfusionsreaktion ▸ Allogene Knochenmarkstransplantationreaktion. Medikamentöse Immunhämolyse ▸ Autoimmun-Typ (Induktion von Autoantikörpern) ▸ Immunkomplex-Typ (Komplement-vermittelte Immunreaktion) ▸ Hapten-Typ (Antikörper bindet an Erythrozyten-Medikament-Komplex).
Syndrome mit Erythrozytenzerfall	Mechanisch ▸ Herzklappen ▸ Gefäßprothesen. Mikroangiopathisch ▸ Thrombotische thrombozytopenische Purpura (TTP) ▸ Hämolytisch-urämisches Syndrom (HUS) ▸ Disseminierte intravasale Gerinnung (DIC) ▸ Vaskulitis ▸ Meningokokkensepsis ▸ Präeklampsie ▸ Maligne Hypertonie.
Marschhämoglobinurie	
Infektionen	Z. B. Malaria, Clostridien etc.
Chemische und physikalische Einwirkungen	V. a. Medikamente, Substanzen in Industrie und Haushalt, Verbrennungen, Ertrinken
Paroxsymale nächtliche Hämoglobinurie (PNH)	**Cave:** erworben, aber korpuskulär!

■ Tab. 2: Erworbene, extrakorpuskuläre Anämien.

Bei erschöpfter Kapazität des MMS oder rascher Hämolyse kommt es zur intravasalen Hämolyse. Dabei bindet freies Hämoglobin an Haptoglobin (→ Haptoglobin im Serum erniedrigt), welches das Hämoglobin ins MMS transportiert, wo die Hämoglobin-Haptoglobin-Komplexe abgebaut werden. Ist bei stärkerer intravasaler Hämolyse die Haptoglobinbindungskapazität erschöpft, wird das freie Hämoglobin im Urin ausgeschieden (Hämoglobinurie).

Klinik
Durch die extrem große Kompensationsfähigkeit des Knochenmarks (die Erythrozytenproduktion kann auf das 5- bis 6-Fache des Normwerts gesteigert werden) werden hämolytische Anämien häufig erst spät (Erythrozytenüberlebensdauer ≤ 30 Tage) diagnostiziert. Die Patienten klagen über allgemeine Anämiesymptome wie Abgeschlagenheit, Schwäche, Atemnot, Herzrasen oder Angina pectoris. Bei der körperlichen Untersuchung fallen die Zeichen einer Anämie (Schleimhautblässe, Tachypnoe, Tachykardie) sowie ein Ikterus (bei Bilirubin > 3 mg/dl in den Konjunktiven, bei höheren Werten Gelbfärbung der Haut) auf. Bei Hyperbilirubinämie nimmt der Urin aufgrund des hohen Gehalts an Urobilinogen (Abbauprodukt von Hämoglobin, entsteht im Darm, wird bei vermehrtem Anfallen wieder resorbiert und über die Niere ausgeschieden) eine dunkle Farbe an. Bei rotem Urin

Anämien

muss differentialdiagnostisch an eine Hämoglobinurie gedacht werden. Zusätzlich können sich aufgrund des erhöhten Bilirubinanfalls Pigmentgallensteine und Gallensteinkoliken entwickeln. Bei länger bestehender Anämie kann zusätzlich infolge der extravasalen Hämolyse eine Splenomegalie (Hypertrophie des MMS, extramedulläre Blutbildung) imponieren.

Diagnostik
Der **Laborbefund** zeigt folgende Merkmale:

▶ Anämie: Hämoglobin, Hämatokrit und Erythrozytenzahl erniedrigt
▶ Gesteigerter Erythrozytenabbau (Hämolyse): indirektes Bilirubin und LDH (Isoenzym 1) erhöht. Haptoglobin im Serum normal, erniedrigt oder nicht nachweisbar (je nach Ausmaß und Ort der Hämolyse: langsame und extravasale Hämolyse → Haptoglobin normal, schnelle und intravasale Hämolyse → Haptoglobin erniedrigt bis nicht mehr nachweisbar). Bei intravasaler Hämolyse findet sich freies Hämoglobin im Plasma. Hämoglobin-Abbauprodukte wie Urobilinogen im Urin (dunkler Urin) und Sterkobilinogen im Stuhl erhöht. Bei schwerer intravasaler Hämolyse Hämoglobinurie. Bei chronischer Hämoglobinurie Hämosiderin im Urin (Tab. 3). Mittels Coombs-Test wird eine immunologisch bedingte Hämolyse von einer nicht-immunologischen Genese differenziert.
▶ Gesteigerte Erythrozytenneubildung: Retikulozytose, erythropoetische Hyperplasie des Knochenmarks
▶ Erythrozytenschädigung: veränderte Morphologie, verminderte osmotische Resistenz, verkürzte Lebensdauer der Erythrozyten (Lokalisation des Abbauortes durch Messung der Radioaktivität nach ^{15}Cr-Markierung)

Die im **Blutausstrich** auffallenden morphologischen Veränderungen der Erythrozyten sind nicht pathognomonisch, jedoch wegweisend für die differentialdiagnostischen Überlegungen (Tab. 4).
Bei der **Testung der osmotischen Resistenz** werden Erythrozyten mit unterschiedlich konzentrierter hypotoner NaCl-Lösung versetzt. Normale Erythrozyten platzen erst bei < 0,46%iger NaCl-Lösung, Kugelzellen beispielsweise bereits bei NaCl-Lösungen > 0,46% (verminderte osmotische Resistenz).

> Der empfindlichste diagnostische Parameter für eine intravasale Hämolyse ist die Verminderung des Haptoglobins. Extravasale Hämolysen zeigen dies nur dann, wenn die Abbaukapazität des MMS erschöpft ist und intravasal freies Hämoglobin auftritt, das durch Haptoglobin gebunden wird.

Therapie
Siehe im Folgenden bei den jeweiligen Erkrankungen.

Hämolyse	Retikulozyten	Bilirubin	Haptoglobin	Freies Hb	Hämoglobinurie	Hämosiderinurie
Intravasal	↑	↑	↓↓	+	+	+
Extravasal	↑	↑	→ bis ↓	–	–	–

Tab. 3: Laborparameter bei intravasaler und extravasaler Hämolyse.

Erythrozytenform	Morphologische Beschreibung und Vorkommen
Sphärozyten (Kugelzellen)	Kleine kugelige Erythrozyten ohne zentrale Aufhellung mit verminderter osmotischer Resistenz bei hereditärer Sphärozytose
Schießscheibenzellen (Targetzellen)	Hypochrome Erythrozyten mit zentraler Verdichtung bei Thalassämie (s. Bildanhang II, S. 150, Abb. 17)
Sichelzellen	Sichelform der Erythrozyten unter Luftabschluss durch abnormes Hämoglobin (HbS) bei Sichelzellanämie (s. S. 60/61, Abb. 2)
Fragmentozyten (Schistozyten)	Zelltrümmer bei mechanischen Erythrozytenschädigungen (künstl. Herzklappe) und mikroangiopathischer hämolytischer Anämie
Agglutination der Erythrozyten	Zusammenlagerung von Erythrozyten v. a. bei autoimmunhämolytischer Anämie durch Kälteantikörper (s. Bildanhang II, S. 150, Abb. 14)
Heinz-Innenkörperchen	Hämoglobin-Präzipitate in den Erythrozyten, v. a. bei Enzymdefekten und Hämoglobinopathien (s. Bildanhang II, S. 150, Abb. 16)
Intraerythrozytäre Einschlüsse	Z. B. Plasmodien bei Malaria (s. S. 136/137, Abb. 1)

Tab. 4: Pathologische Erythrozytenmorphologien mit zugehörigen Erkrankungen.

Zusammenfassung

✖ **Def:** Gruppe von Anämien verschiedener Genese mit verkürzter Erythrozytenüberlebenszeit.

✖ **Ät/Pg:** Einteilung in hereditär vs. erworben, korpuskulär vs. extrakorpuskulär, intravasal vs. extravasal. **Hereditär, korpuskulär:** Membran-, Enzymdefekt, Hämoglobinopathien. **Erworben, extrakorpuskulär:** immunologische Genese: AIHA, Alloantikörper, Medikamente, Syndrome mit Erythrozytenzerfall, Marschhämoglobinurie, Infektionen, chemisch/physikalisch, PNH (**Cave:** erworben, korpuskulär!).

✖ **Kl:** Anämiezeichen (Dyspnoe, Tachykardie, Schleimhautblässe), Ikterus, Splenomegalie, Gallensteine.

✖ **Di:** Labor (Hb↓, HK↓, Retikulozyten↑, Bilirubin↑, LDH↑, Haptoglobin↓; Blutausstrich (Morphologie wegweisend); Coombs-Test, Testung der osmotischen Resistenz.

✖ **Th:** abhängig von zugrunde liegender Erkrankung. Bei symptomatischer Anämie Erythrozytenkonzentrate.

Hämolytische Anämie II

Angeborene hämolytische Anämien

Membrandefekte

Sphärozytose (hereditäre Kugelzellanämie)
Sie ist die häufigste vererbte hämolytische Anämie in Mitteleuropa (Prävalenz in Deutschland 1 : 3000).

Ursache
Ursächlich ist ein Defekt oder Mangel der Zytoskelett-Strukturproteine Ankyrin (50 % der Fälle, autosomal-dominant), Bande 3 oder Spektrin (20 % der Fälle, autosomal-rezessiv). Dadurch ist die Zellstabilität (Interaktion zwischen Zytoskelett und Zellmembran) reduziert und die bikonkave Form der Erythrozyten geht verloren. Die Erythrozyten nehmen eine energetisch günstigere Kugelform an (Sphärozyten). Die unflexiblen Sphärozyten behindern die Mikrozirkulation und werden vorzeitig im MMS abgebaut.

Klinik und Diagnostik
Neben den Symptomen einer Anämie kommt es typischerweise zu Splenomegalie und rezidivierendem Ikterus. Hämolytische und schmerzhafte vasookklusive Krisen mit Organinfarkten sind häufige Komplikationen. Oft finden sich Pigmentgallensteine und damit verbunden Gallensteinkoliken. Neben einer positiven Familienanamnese und den typischen laborchemischen Hämolysezeichen ist der Nachweis einer verminderten osmotischen Resistenz der Kugelzellen beweisend für die Sphärozytose. Im Blutausstrich zeigen sich kleine Mikrosphärozyten, bei denen die zentrale Aufhellung fehlt.

Therapie
Bei symptomatischen Patienten ist die Splenektomie (nicht bei Kindern < 6 Jahren wegen Gefahr von Infektionen) angebracht. Hierdurch wird zwar weder die Zahl der Kugelzellen vermindert noch der Membrandefekt behoben, aber der Abbau der Erythrozyten deutlich verlangsamt und die hämolytische Anämie reduziert. Man hat herausgefunden, dass bei subtotaler Splenektomie (10 – 30 ml postoperatives Restvolumen) eine anhaltende Normalisierung des Hämoglobinwerts bei deutlich erniedrigter Hämolysestärke erreicht wird.

> Niemals vergessen, dass 2 – 3 Wochen vor Splenektomie eine Impfung gegen Pneumokokken und Haemophilus influenzae durchgeführt werden muss, um ein „OPSI" mit Pneumokokkensepsis und Verbrauchskoagulopathie zu verhindern.

Elliptozytose
Die Elliptozytose ähnelt klinisch der Sphärozytose mit mildem Verlauf. Sie ist Folge verschiedener genetischer Mutationen und wird autosomal-dominant vererbt. Es kommt zu einer defekten Zusammenlagerung von Spektrin-Heterodimeren zu -Heterotetrameren, was zur ellipsenförmigen Erythrozytenform führt (s. Bildanhang II, S. 150, Abb. 13).

Diagnose
Sie wird morphologisch gestellt. Eine Splenektomie ist nur in 10 – 15 % der Fälle nötig.

Glukose-6-Phosphat-Dehydrogenase-Mangel (Favismus)
Es handelt sich um eine der häufigsten Erbkrankheiten und die häufigste Enzymkrankheit weltweit. Das geographische Verteilungsmuster ähnelt dem der Sichelzellanämie (Afrika, Asien, Mittelmeerraum).

Pathogenese
Die Erkrankung, eine Punktmutation oder Deletion im Glukose-6-Phosphat-Dehydrogenase-Gen, wird X-chromosomal-rezessiv vererbt. Daher erkranken fast ausschließlich Männer, während Frauen Konduktorinnen sind, wobei deren Glukose-6-Phosphat-Dehydrogenase-Aktivität auf die Hälfte reduziert ist. Demnach variiert die klinische Symptomatik von absoluter Beschwerdefreiheit bis schwerer chronischer Hämolyse mit akuten lebensbedrohlichen hämolytischen Krisen. Wie bei der Sichelzellanämie besteht bei den Anlageträgern eine gewisse Resistenz gegenüber Malariaplasmodien (M. falciparum). Die Glukose-6-Phosphat-Dehydrogenase stellt ein wichtiges Enzym im Pentosephosphatweg, einem Nebenweg der Glykolyse, dar und dient im Erythrozyten der Produktion von NADPH. Dieses benötigt der Erythrozyt zur Reduktion von Glutathion, das den Erythrozyten vor oxidativem Stress schützt. Ist die Glukose-6-Phosphat-Dehydrogenase defekt, fehlt der Oxidationsschutz des Erythrozyten und er wird frühzeitig abgebaut.

Klinik
Es kommt zu akuten hämolytischen Krisen als Reaktion auf oxidativen Stress bei Infektionen, durch den Genuss von Saubohnen (Favabohnen) oder durch die Einnahme von Medikamenten (Malariamedikamente, Sulfonamide, Chloramphenicol, hohe Dosen ASS, Vitamin-K-Analoga). Die Patienten leiden unter starken Schmerzkrisen (z. B. Bauch-, Rückenschmerzen), Schüttelfrost und Fieber.

Diagnostik
Wegweisend sind die beschriebenen laborchemischen Anämie- und Hämolyseparameter sowie der Nachweis von Heinz-Innenkörperchen, die oxygeniertes denaturiertes Hämoglobin darstellen (s. Bildanhang II, S. 150, Abb. 16), fragmentierte Zellen und Poikilozyten (abnorm geformte Erythrozyten, z. B. keulen-, sichel-, hantel-, birnenförmig) im Blutausstrich. Im Intervall zwischen zwei hämolytischen Krisen normalisiert sich das Blutbild wieder. Diagnostisch beweisend ist der Nachweis einer verminderten Glukose-6-Phosphat-Dehydrogenase-Aktivität im Erythrozyten.

Therapie
Eine kurative Therapie gibt es nicht. Betroffene sollten die auslösenden Noxen meiden, da eine Hämolyse im Allgemeinen nur bei Exposition oben genannter Auslöser erfolgt. Bei schweren Anämien können Bluttransfusionen verabreicht werden. Bei Säuglingen können eine Phototherapie und Austauschtransfusionen indiziert sein.

Pyruvatkinasemangel
Der Pyruvatkinasemangel ist ein relativ seltener Glykolysedefekt und wird autosomal-rezessiv vererbt. Gestört ist der letzte Schritt der aeroben Glykolyse, dessen Endprodukte Pyruvat und ATP sind. Durch die verringerte ATP-Synthese kommt es – nur bei homozygoten Merkmalsträgern – zur erhöhten Zellsteifigkeit der Erythrozyten mit hämolytischer Anämie und Splenomegalie.

Diagnostik
Der Blutausstrich zeigt Akanthozyten (geschrumpfte Erythrozyten mit typischer „Stechapfelform") und eine Retikulozytose. Beweisend ist der Nachweis einer verminderten Pyruvatkinase-Aktivität im Erythrozyten.

Therapie
Sie besteht aus Bluttransfusionen v. a. während Infektionen und Schwangerschaft. Eine Splenektomie kann die Transfusionshäufigkeit verringern. Eine kurative Therapie gibt es nicht.

Störungen der Hämoglobinsynthese

Zu Thalassämie und Sichelzellanämie siehe Seite 58/59 und 60/61.

Erworbene hämolytische Anämien

Immunologische Genese

Autoimmunhämolytische Anämie (AIHA)

Autoimmunhämolytische Anämien entstehen durch vorzeitige Erythrozytolyse infolge Autoantikörperbildung. Die Art der Hämolyse ist abhängig von der Klasse der Autoantikörper (IgM bzw. IgG). Die AIHA kann in jedem Alter unabhängig vom Geschlecht auftreten. 70 % der Patienten haben Wärmeautoantikörper, 15 % Kälteautoantikörper und 15 % beide.

Ätiologie

In etwa der Hälfte der Fälle tritt die AIHA primär bzw. idiopathisch auf. Sekundäre AIHA entstehen infolge von Infektionen, durch die Einnahme von Medikamenten oder im Zusammenhang mit malignen lymphoproliferativen oder rheumatischen Erkrankungen (Tab. 5).

Diagnostik

Im Labor finden sich Zeichen einer intra- und extravasalen hämolytischen Anämie. Alle AIHA sind durch einen positiven Coombs-Test (s. S. 8/9), dem wichtigsten Test bei Verdacht auf AIHA, gekennzeichnet. Er weist IgG (Wärmeautoantikörper) oder Komplement (Kälteautoantikörper) auf der Erythrozytenoberfläche nach.

Einteilung

Sie erfolgt nach der Aktivität der Autoantikörper in Abhängigkeit vom Temperaturoptimum:

▶ **AIHA durch Wärmeantikörper:** Sie gehören zur Klasse der IgG, ihr Temperaturoptimum liegt bei 37 °C. Die Wärmeantikörper binden an die Erythrozytenoberfläche. Die opsonierten Erythrozyten werden von den Makrophagen extravasal im MMS von Milz und Leber zerstört. Diese AIHA manifestiert sich als (chronische) hämolytische Anämie mit variablem Schweregrad. Meist kommt es zu unspezifischen Anämiesymptomen (Abgeschlagenheit, Müdigkeit, Kurzatmigkeit, Herzrasen). Bei der körperlichen Untersuchung zeigen sich Zeichen einer Anämie (Tachypnoe, Tachykardie, Schleimhautblässe) und Splenomegalie. Es kommt infolge verschiedenster Auslöser plötzlich zu schweren hämolytischen Krisen mit Fieber, Ikterus und „bierbraunem" Urin. Im Blutausstrich fällt bei vorliegenden Wärmeautoantikörpern eine Sphärozytose auf. An erster Stelle stehen therapeutisch die Behandlung der Grunderkrankung und die Immunsuppression (hochdosiert Kortikoide z. B. Prednisolon). Ist der Hauptabbauort der Erythrozyten die Milz (szintigraphischer Nachweis), ist eine Splenektomie zu diskutieren. Bei vital bedrohlicher Hämolyse sind Erythrozytenkonzentrate zu transfundieren.

▶ **AIHA durch Kälteantikörper:** Sie gehören zur Klasse der IgM, ihr Temperaturoptimum liegt bei 4 °C. Die Kälteautoantikörper (IgM) fixieren Komplement auf der Erythrozytenoberfläche, wodurch die Erythrozyten v. a. intravasal über den klassischen Komplementweg zerstört werden. Die **Klinik** gleicht der der AIHA durch Wärmeautoantikörper. Die Anämie verläuft meist milde und verschlechtert sich nach Kälteexposition. Hochtitrige Kälteagglutinine können bei Kälteexposition zu einer Agglutination von Erythrozyten in den Kapillaren führen und somit eine Akrozyanose (violette Hautfärbung an Fingern, Zehen, Nase und Ohren, Abb. 1) oder sogar akrale Ulzerationen verursachen. Die schmerzhafte Akrozyanose bei Kälte im Vergleich zur Beschwerdefreiheit in warmer Umgebungstemperatur ist ein wegweisendes Symptom. Im Blutausstrich fällt bei vorliegenden Kälteautoantikörpern eine starke Erythrozyten-Agglutination auf (s. Bildanhang II, S. 150, Abb. 14). **Therapie:** Da der Krankheitsverlauf meist milde ist, reicht es häufig aus, wenn die Patienten die Kälte meiden. Steroide und Splenektomie sind hier nicht wirksam! Zytostatika wie Chlorambucil oder Cyclophosphamid sind schweren Fällen vorbehalten.

▶ Abgegrenzt wird die paroxysmale Kältehämoglobinurie vom Typ Donath-Landsteiner (IgG), die nur bei Kindern und nach Virusinfektionen auftritt.

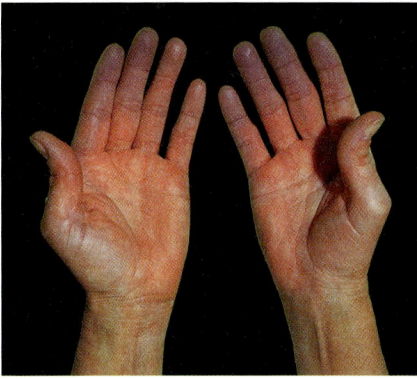

Abb. 1: Akrozyanose der Finger bei AIHA durch Kälteautoantikörper. [16b]

Alloimmunhämolytische Anämie

Bei der alloimmunhämolytischen Anämie reagieren Antikörper eines Organismus mit den antigenen Strukturen auf Erythrozyten eines anderen Organismus der gleichen Spezies. Die Erythrozyten werden also durch fremde, nicht körpereigene Antikörper (Allo-/Isoantikörper) zerstört. Diese Anämieform kommt vor bei Rhesus-Inkompatibilität des Neugeborenen und ABO-Inkompatibilität (Ak der Mutter gegen Erythrozyten des Kindes, s. S. 56/57). Weitere Auslöser für alloimmunogene Reaktionen sind Transfusionszwischenfälle und allogene Knochenmarktransplantationsreaktionen (s. S. 112/113 und 120/121).

Wärme-AIHA (IgG)	▶ Primär: idiopathisch ▶ Sekundär: lymphoproliferative Erkrankungen (maligne Lymphome) und andere Neoplasien, rheumatische Erkrankungen (z. B. rheumatoide Arthritis oder Kollagenosen wie systemischer Lupus erythematodes), Medikamente (Methyldopa, NSAR, Penicillin, Chinidin), Infektionen **(Viren)**.
Kälte-AIHA (IgM)	▶ Primär: idiopathisch ▶ Sekundär: lymphoproliferative Erkrankungen (maligne Lymphome), Infektionen **(Mykoplasmen, Mononukleose)**, monoklonale Gammopathie (z. B. M. Waldenström).

Tab. 5: Ätiologie der AIHA; häufige Ursachen fett ausgezeichnet.

Hämolytische Anämie III

Erworbene hämolytische Anämien

Immunologische Genese

Alloimmunhämolytische Anämie (Fortsetzung)
Rhesusinkompatibilität des Neugeborenen (M. haemolyticus neonatorum)
Sie beruht auf einer Rhesusinkompatibilität zwischen mütterlichem und fetalem Blut.

Pathogenese
Eine rh-D-negative Mutter, die bereits ein Rh-D-positives Kind geboren hat und dadurch Rh-D-sensibilisiert wurde (in der Regel während der Geburt), bildet Anti-D-Ak. Diese gehören der Klasse IgG an und sind somit plazentagängig. Sollte bei einer zweiten Schwangerschaft das Kind wiederum Rh-D-positiv sein, können diese mütterlichen Anti-D-Ak die Plazenta passieren und zur noch intrauterin einsetzenden Hämolyse fetaler Erythrozyten führen.

Klinik
Bei schwerer Ausprägung kommt es zum Tod des Fetus in utero (Hydrops fetalis). Ist das Krankheitsbild mäßig oder leicht ausgeprägt, wird der Fetus mit schwerer oder leichter hämolytischer Anämie mit Ikterus und Hepatosplenomegalie (Leitsymptome) geboren. Es besteht v. a. bei Frühgeborenen die Gefahr eines Kernikterus, der durch die Einlagerung von unkonjugiertem Bilirubin in die Stammganglien entsteht. Er kann eine Schädigung des zentralen Nervensystems mit Spastik, geistiger Behinderung, Taubheit und Epilepsie verursachen.

Diagnostik
Die Mutter ist rh-D-negativ, das Kind Rh-D-positiv und der direkte Coombs-Test positiv. Das Nabelvenenblut des Neugeborenen zeigt eine ausgeprägte Anämie mit erhöhter Retikulozytenzahl und erhöhtem Bilirubin.

Therapie
Die **Therapie** des Neugeborenen beinhaltet Austauschtransfusionen, um dessen Erythrozyten zu ersetzen und den Bilirubinanstieg zu verlangsamen. Eine Phototherapie vermindert das Risiko eines Kernikterus durch die Umwandlung des wasserunlöslichen, abgelagerten Bilirubins in wasserlösliche Isomere, die über die Nieren ausgeschieden werden.

Prophylaxe
Um einem M. haemolyticus neonatorum vorzubeugen, appliziert man allen rh-D-negativen Müttern in der 28. SSW und innerhalb 72 h postpartal Anti-D-Ak, um eine primäre Immunisierung zu verhindern. Da das fetale Rh-Antigen bereits zwischen 30. und 45. Tag der Schwangerschaft auf der Erythrozytenoberfäche ausgeprägt ist und ab der 6. Schwangerschaftswoche kleine Mengen von Erythrozyten vom Embryo transplazentar auf die Mutter übertragen werden, ist auch nach potentiell sensibilisierenden Episoden (Abort, Extrauteringravidität, Schwangerschaftsabbruch, Amniozentese etc.) eine Immunisierung wahrscheinlich und somit die Gabe von Anti-D-Ak notwendig.

AB0-Inkompatibilität (AB0-Erythroblastose)
In der Blutgruppenkonstellation Mutter 0 und Fetus A oder B kann die Mutter neben den regulären IgM-Ak (nicht plazentagängig) bei Immunisierung auch irreguläre IgG-Ak (plazentagängig) bilden, die beim Fetus zur Hämolyse führen. Die AB0-Erythroblastose ist meist milder ausgeprägt als die Rhesusinkompatibilität, da die Anti-A/B-IgG-Ak in der Regel nur eine geringe hämolytische Potenz besitzen. Es kommt nicht zu intrauterinen Schäden. Anders als bei der Rhesusinkompatibilität ist nur ein Kind, nicht die darauf folgenden betroffen. Der direkte Coombs-Test beim Kind ist negativ.

Medikamentös bedingte Immunhämolyse
Medikamente können Auto-Ak und/oder medikamenten- bzw. metabolitenabhängige Ak induzieren, die eine hämolytische Anämie auslösen. Der genaue Mechanismus der Immunisierung ist bisher ungeklärt. Die Hämolyse beginnt nach ca. 5 Tagen. Prinzipiell können alle Medikamente eine Hämolyse auslösen. Die häufigsten sind hier beispielhaft genannt.

▶ **Autoimmun-Typ:** Induktion von Auto-Ak (IgG), die kein Komplement aktivieren und nach Absetzen des Medikaments persistieren (Medikamenten-unabhängige Ak, echte AIHA). Auslösende Medikamente: α-Methyldopa

▶ **Immunkomplex-Typ:** Induktion von Ak (IgG und/oder IgM), die Komplement aktivieren und nach Absetzen des Medikaments verschwinden (Medikamenten-abhängige Ak). Auslösende Medikamente: NSAR, Cephalosporine, Tuberkulostatika

▶ **Hapten-Typ:** Induktion von Ak (IgG) gegen einen Medikament-Erythrozytenkomplex. Auslösende Medikamente: Penicillin, Cephalosporine.

Syndrome mit Erythrozytenzerfall

Durch künstliche Herzklappen oder Gefäßprothesen (z. B. Arterienimplantate) können Erythrozyten mechanisch geschädigt werden. Der mechanischen steht die mikroangiopathische Schädigung gegenüber, zu der es kommt, wenn Erythrozyten Fibrinstränge in den Kapillaren passieren. Diese können bei der thrombotisch-thrombozytopenischen Purpura (TTP), beim hämolytisch-urämischen Syndrom (HUS), bei einer disseminierten intravasalen Gerinnung (DIC), bei Präeklampsie oder Vaskulitiden entstehen. Im Differentialblutbild und Blutausstrich imponieren **Fragmentozyten**. Die TTP und das HUS beschreiben beide ein sehr ähnliches klinisches Bild. Sie sind durch eine klinische Trias aus hämolytischer Anämie, Thrombozytopenie und zerebraler Symptomatik (TTP) bzw. Nierenversagen (HUS) definiert. Das HUS tritt v. a. bei Kindern in Assoziation mit Enteritiden durch Verotoxin bildende enterohämorrhagische E. coli (EHEC, Serotyp 0157) auf, die TTP v. a. bei Erwachsenen (s. S. 94/95).

Marschhämoglobinurie

Bei längeren Fußmärschen, Langstreckenläufern, langem Handtrommeln oder anderen starken körperlichen Anstrengungen kann es zu einer mechanischen Erythrozytenschädigung intravasal (meist zwischen den kleinen Mittelfuß-/Handknochen) kommen. Etwa 3 h nach der Anstrengung wird freies Hämoglobin mit dem Urin ausgeschieden, weshalb dieser eine rote Farbe annimmt (**Cave:** keine Hämaturie!). Die Marschhämoglobinurie wurde erstmals bei Soldaten nach langen Fußmärschen beschrieben. Sie hat keinen Krankheitswert. Im Blutausstrich sind keine Erythrozytenfragmente zu sehen.

Infektionen

Bei einer Malariainfektion werden die mit Plasmodien befallenen Erythrozyten sowohl extravasal zerstört als auch direkt intravasal lysiert (Hämolyse). Eine Malaria-tropica-Infektion (Plasmodium falciparum) kann das sog. Schwarzwasserfieber zur Folge haben, bei dem die akute intravasale Hämolyse von einem akuten Nierenversagen begleitet wird. Bei vorbestehendem Glukose-6-Phosphat-Dehydrogenase-Mangel können Infektionen schwere hämolytische Krisen auslösen. Bei Meningokokken- oder Pneumokokkensepsis kann eine mikroangiopathische hämolytische Anämie auftreten.

Chemische und physikalische Einwirkungen

Durch Medikamente wie Primaquin, Sulfonamide u.v. a. kann beim Gesunden eine oxidative hämolytische Anämie (Heinz-Innenkörperchen im Blutausstrich, s. Bildanhang II, S. 150, ∎ Abb. 16) ausgelöst werden. Die starke Exposition mit z. B. Blei (s. Bildanhang II, S. 150, ∎ Abb. 15), Chlorat, Arsen, Nitriten, Benzol etc. oder die Inhalation von toxischen Gasen wie Phosgen, Schwefelwasserstoff etc. können ebenso zur akuten Hämolyse führen. Bei schweren Verbrennungen und Ertrinkungsunfällen werden die Erythrozyten durch osmotischen Einfluss geschädigt, wobei Akanthozyten und Sphärozyten im Blutausstrich imponieren. Hohe Kupferspiegel beim Morbus Wilson können die Erythrozyten ebenfalls zerstören.

Paroxysmale nächtliche Hämoglobinurie (PNH)

Die PNH (Syn. Marchiafava-Micheli-Anämie) ist die **einzige erworbene korpuskuläre** Anämie. Sie kommt sehr selten vor und entsteht durch eine klonale Erkrankung der myeloischen Stammzelle (betroffen sind Erythrozyten, Granulozyten und Thrombozyten).

Pathogenese
Zugrunde liegt eine erworbene Spontanmutation des X-chromosomalen „PIG-A"-Gens, die zur gestörten bzw. mangelnden Synthese der Glykosyl-Phosphatidyl-Inositol(GPI)-Ankerstruktur, einem wichtigen Oberflächenprotein der Erythrozyten, führt. Folglich können verschiedene komplementhemmende Membranfaktoren nicht mehr auf der Zelloberfläche verankert werden und die Empfindlichkeit der Zellen gegenüber komplementvermittelter Lyse ist erhöht. Es resultiert eine chronische **intravasale** Hämolyse der Erythrozyten (v. a. nachts) mit intermittierenden hämolytischen Krisen. Zusätzlich führt eine überschießende Aktivierung der Thrombozyten zu deren komplementvermittelter Aggregation mit konsekutiver Ausbildung von Thrombosen und Thromboembolien (Hyperkoagulabilität).

Klinik
Im Vordergrund stehen die Folgen einer intravasalen Hämolyse. Die klinische Symptomatik ist stark variabel und reicht von morgendlicher Hämoglobinurie (es fällt so viel freies Hämoglobin an, dass nicht alles von Haptoglobin gebunden werden kann) bis zu schweren akuten hämolytischen Krisen mit Schmerzattacken und lebensbedrohlichen Thrombosen und thromboembolischen Ereignissen. Auslöser der akuten Krisen sind z. B. Infektionen, Bluttransfusionen, Operationen, Menstruation oder Kälteexposition. In den Schmerzkrisen klagen die Patienten über starke Bauch-, Rücken- und Kopfschmerzen, die durch Thrombosen in Mesenterial- oder Lebervenen (Budd-Chiari-Syndrom) sowie Hirngefäßen verursacht werden. Schwerwiegende Komplikationen sind thromboembolische Ereignisse zerebraler Gefäße oder Infarkte in Herz (Myokardinfarkt), Leber (Pfortader), Milz und Haut (Hautulzera). Im körperlichen Befund zeigen sich eine mäßige Splenomegalie und zeitweise ein Ikterus. Durch chronischen Hämoglobinverlust kann ein Eisenmangel bestehen.

Diagnostik
In den Laboruntersuchungen findet man Hämolysezeichen (Hb↓, HK↓, LDH↑, Bili↑, Haptoglobin↓, Retikulozyten↑), evtl. eine Neutro- und Thrombozytopenie (Panzytopenie). Der Coombs-Test ist negativ. In der Urinanalyse lässt sich immer eine Hämoglobin- und Hämosiderinurie nachweisen (dunkler Morgenurin). Die Diagnosestellung erfolgt durch den direkten Nachweis der Genmutation mittels PCR oder des Membrandefekts mittels Flow-Zytometrie.

Therapie
Im hämolytischen Schub ist die Gabe von Schmerzmedikamenten indiziert, die Gabe von Steroiden zur Unterdrückung der komplementvermittelten Hämolyse ist umstritten. Thromboembolische Ereignisse werden leitliniengerecht wie bei Patienten ohne PNH behandelt. Eine Antikoagulationstherapie zur primären Thromboseprophylaxe muss diskutiert werden. Die einzige kurative Therapie ist die allogene Knochenmarkstransplantation. Allerdings treten in ca. 10% Spontanheilungen auf. **Cave:** keine Gabe von ungewaschenen, noch plasmahaltigen Erythrozytenkonzentraten! Durch die damit verbundene Komplementzufuhr kann die Hämolyse verstärkt werden.

Prognose
Aufgrund der Stammzellschädigung kann eine PNH in eine aplastische Anämie oder eine akute myeloische Leukämie übergehen. Die durchschnittliche Lebenszeit nach Diagnosestellung beträgt 10–15 Jahre.

Zusammenfassung

Angeborene hämolytische Anämien
- Membrandefekte: Sphärozytose: Mangel an Zytoskelett-Strukturproteinen Spektrin oder Ankyrin → kugelförmige Zellschwellung. Elliptozytose: defekte Zusammenlagerung von Spektrin-Heterodimeren zu -Heterotetrameren → ellipsenförmige Erythrozyten.
- Enzymdefekt: G-6-PDH-Mangel (defekter Oxidationsschutz → hämolytische Krisen durch Infektionen, Favabohnen, Medikamente). Pyruvatkinasemangel (verringerte ATP-Synthese → Hämolyse).
- Störungen der Hämoglobinsynthese: Thalassämie, Sichelzellanämie.

Erworbene hämolytische Anämien
- Immunhämolytische Anämien: autoimmunhämolytische Anämie (AIHA), iso-/alloimmunhämolytische Anämie (Rhesusinkompatibilität des Neugeborenen, ABO-Reaktion), medikamentös bedingte immunhämolytische Anämie.
- Erythrozytenzerfall: mechanisch (Herzklappen), mikroangiopathisch (TTP, HUS, DIC).
- Marschhämoglobinurie: Erythrozytenschädigung zwischen Mittelfußknochen bei langen Märschen.
- Infektionen: Malaria, massive hämolytische Krisen bei G-6-PDH-Mangel.
- Chemische und physikalische Einwirkungen.
- Paroxysmale nächtliche Hämoglobinurie (PNH): erworben, korpuskulär, intravasal.

Thalassämie

Definition und Einteilung
Die Thalassämie ist eine **quantitative Hämoglobinopathie**, die in der Regel rezessiv vererbt wird und zur hypochromen, mikrozytären Anämie führt. Aufgrund verschiedener Genmutationen der Globingene werden zu wenig Hämoglobinketten gebildet. Man differenziert verschiedene Thalassämie-Typen nach der Art der fehlenden Globinkette und der Anzahl der betroffenen Gene. Bei der **α-Thalassämie** ist die Synthese der α-Globinkette, bei der **β-Thalassämie** die der β-Globinkette vermindert. Bei der α-Thalassämie wird die $α^-$-Thalassämie (Verlust zweier Globingenloci) von der $α^+$-Thalassämie (Verlust nur eines Globingenlokus) unterschieden. Die β-Thalassämie, bei der nur ein Gen existiert, unterteilt man klinisch in Thalassaemia major und Thalassaemia minor, die weitgehend mit der Einteilung in homozygote und heterozygote Thalassämie übereinstimmt. Außerdem gibt es die β-Thalassaemia intermedia, die eine genetisch heterogene Zwischenform darstellt.

Epidemiologie
Die β-Thalassämie (v. a. im Mittelmeerraum) kommt deutlich häufiger vor als die α-Thalassämie (v. a. in Südostasien). In Deutschland trifft man v. a. auf die heterozygote β-Thalassämie oder die Thalassaemia minor.

Ätiologie und Pathogenese
Man unterscheidet quantitative und qualitative Hämoglobinopathien. Während bei der qualitativen Hämoglobinopathie die Synthese gewisser Globinketten des Hämoglobinmoleküls defekt ist (Sichelzellanämie, s. S. 60/61), ist bei der quantitativen Hämoglobinopathie die Synthese einer strukturell normalen Globinkette reduziert. Hierbei kommt es durch einen angeborenen Defekt des Globingens zur verminderten Produktion einzelner Globinketten. Bei der α-Thalassämie bestehen in der Regel Deletionen nur eines Genlokus ($α^+$-Thalassämie) oder beider Genloci ($α^-$-Thalassämie) auf Chromosom 16. Bei der β-Thalassämie führen meist strukturelle Gendefekte auf Chromosom 11, z. B. Punktmutationen, zur gestörten Expression der genetischen Information. Somit gerät die normalerweise 1:1 ablaufende Produktion der α- und β-Ketten aus der Balance. Die verminderte Synthese der Globinketten führt zur reduzierten Hämoglobinkonzentration in den Erythroblasten, die sich zu hypochromen Erythrozyten entwickeln. Pathophysiologisch wichtiger ist jedoch die Anhäufung der normal gebildeten Globinketten (bei β-Thalassämie die α-Ketten und bei α-Thalassämie die β-Ketten), die präzipitieren, sich der Zellmembran anlagern und die Apoptose der erythropoetischen Vorläuferzellen im Knochenmark auslösen. Es resultieren eine **ineffektive Hämatopoese** und eine **Hämolyse**. Die Hämolyse findet intravasal durch komplementvermittelte Erythrozytenlyse oder extravasal mittels Phagozytose durch Zellen des MMS statt. Anstelle der α-/β-Ketten werden kompensatorisch δ- und γ-Ketten gebildet, die teilweise die überzähligen α-/β-Ketten binden, abnorme Hämoglobine bilden und somit die Symptomatik etwas mildern. Die Thalassaemia major ist, wenn nicht homozygot vererbt, oft die Folge der Vererbung zweier unterschiedlicher Mutationen, die beide die β-Kette beeinträchtigen.

Klinik
Der Schweregrad der Störung und die sich daraus ergebende klinische Symptomatik hängen von der individuellen genetischen Konstellation ab (Tab. 1).

α-Thalassämie
Bei Verlust aller vier Gene können keine α-Ketten gebildet werden und die Bildung des Hämoglobins ist bereits in der Fetalperiode (HbF) nicht möglich. Dieser Zustand ist mit dem Leben nicht vereinbar und führt bereits in utero zum Tod. Sind drei α-Gene inaktiv, spricht man von einer HbH-Erkrankung, da beim Erwachsenen in der Hb-Elektrophorese Hämoglobin H ($β_4$) und beim Säugling das Bart-Hämoglobin ($γ_4$) nachgewiesen werden. Klinisch ist bei der HbH-Erkrankung neben einer mäßigen bis schwergradigen mikrozytären hypochromen Anämie eine Splenomegalie zu beobachten. Die heterozygoten α-Thalassämien (ein oder zwei Gene defekt) verursachen in der Regel keine Anämie und werden meist nicht diagnostiziert, da sie klinisch inapparent bleiben.

β-Thalassämie
Thalassaemia major
Diese homozygot vererbte Form geht fast immer mit einer schweren Anämie **(Cooley-Anämie)** einher, die sich erstmals ab dem 3.–6. Lebensmonat, zum Zeitpunkt der normalen Umstellung von der γ- zur β-Ketten-Bildung, manifestiert. Hepatomegalie und Splenomegalie entstehen infolge des vermehrten Erythrozytenabbaus und der extramedullären Blutbildung. Bedingt durch die ineffektive Hämatopoese und die

Thalassämieform	Gendefekt	Homo-/Heterozygot	Klinik
$α^0$-Thalassämie	Deletion aller vier α-Globin-Gene	Homozygot	Hydrops fetalis (Tod in utero)
Hb-H-Krankheit	Deletion von drei α-Globin-Genen	Heterozygot	Schwere mikrozytäre, hypochrome Anämie; Splenomegalie
α-Thalassämie ($α^-$-Form, $α^+$-Form)	Deletion von zwei ($α^-$-Thal.) oder einem ($α^+$-Thal.) α-Globin-Gen auf Chr. 16	Heterozygot	Milde Anämie, Mikrozytose
β-Thalassaemia major ($β^0$-Form, $β^+$-Form)	Punktmutationen auf Chr. 11. Keine ($β^0$) oder nur wenige β-Ketten ($β^+$) vorhanden	Homozygot	Schwere (Cooley-)Anämie, Hepatosplenomegalie ab 3.–6. Lebensmonat, transfusionsbedürftig
β-Thalassaemia minor	Verschiedene genetische Defekte möglich	Heterozygot	Milde Anämie, geringgradige Splenomegalie
αβ-Thalassämie	α- und β-Ketten-Bildung defekt	Homo-/heterozygot	Klinik wie Thalassaemia intermedia bzw. minor

Tab. 1: Die verschiedenen Thalassämietypen im Vergleich.

damit reaktiv einhergehende Knochenmarkhyperplasie, erweitern sich die Knochenmarkräume, und es können Knochendeformationen und Frakturen entstehen. Aufgrund der Knochenveränderungen am Schädel (Abb. 1) entsteht eine charakteristische Fazies (Gesichtsform und -ausdruck). Durch die anämiebedingte chronische Hypoxie können bei Kindern Wachstumsstörungen und trophische Hautschäden wie Ulcera cruris an den Unterschenkeln auftreten. Infolge von rezidivierenden Bluttransfusionen entwickelt sich eine sekundäre Hämosiderose mit charakteristischer Pigmentierung der Haut und Funktionsstörungen innerer Organe (Leber, Milz, Pankreas, Schilddrüse, Nebenschilddrüse, Herz), die bei myokardialer Beteiligung im schlimmsten Fall zur Kardiomyopathie führt.

Thalassaemia intermedia
Sie ist charakterisiert durch eine mittelgradige Anämie, gering ausgeprägten Ikterus und Splenomegalie und bedarf meist keiner Transfusionstherapie. Eingeschränkte Leistungsfähigkeit und Bilirubingallensteine können auftreten.

Thalassaemia minor
Die heterozygot vererbte Form verläuft klinisch meist stumm und verursacht, wenn überhaupt, nur leichte Beschwerden (z. B. Schwindel).

Diagnostik
Ethnische Zugehörigkeit, Familienanamnese und angegebene Beschwerden deuten auf eine hereditäre Erkrankung des Bluts hin. Blutbild und Blutausstrich zeigen eine hypochrome, mikrozytäre Anämie (MCV ↓, MCH ↓) mit erhöhter Retikulozytenzahl, Normoblasten, Target-Zellen und Erythrozyten mit basophiler Tüpfelung (persistierende RNA-Zellbestandteile, als Ausdruck einer ungenügenden Zellreifung, s. Bildanhang II, S. 150, Abb. 17). Bei signifikanter Hämolyse sind LDH sowie Bilirubin erhöht und Haptoglobin erniedrigt. Der Goldstandard ist die **Hb-Elektrophorese,** die je nach Thalassämieform das typische Bandenmuster zeigt und die Klassifikation ermöglicht. Die Polymerasekettenreaktion (PCR) hat für die pränatale Genomanalyse an Bedeutung gewonnen.

Therapie und Prognose
Bei der Thalassaemia minor ist in der Regel keine Therapie erforderlich. Die einzige kausale Therapie der Thalassaemia major (und heute Therapie der Wahl) ist die allogene Knochenmarkstransplantation. Besteht dafür eine Kontraindikation, werden symptomatische Therapien wie regelmäßige Gaben von Erythrozytenkonzentraten, Folsäure und Hormonsubstitutionen eingesetzt. Um bei regelmäßigen Erythrozytentransfusionen eine sekundäre Hämosiderose zu verhindern, ist eine Therapie mit Eisenchelatbildnern (z. B. Deferoxamin i. v.) erforderlich. Zur Verringerung der Hämolyse und der Transfusionshäufigkeit ist eine Splenektomie zu diskutieren. Die Prognose wird heutzutage v. a. durch die Hämosiderose-induzierte Kardiomyopathie und durch vermehrt auftretende Infektionen aufgrund der Splenektomie und transfusionsbedingter Virusinfektionen bestimmt.

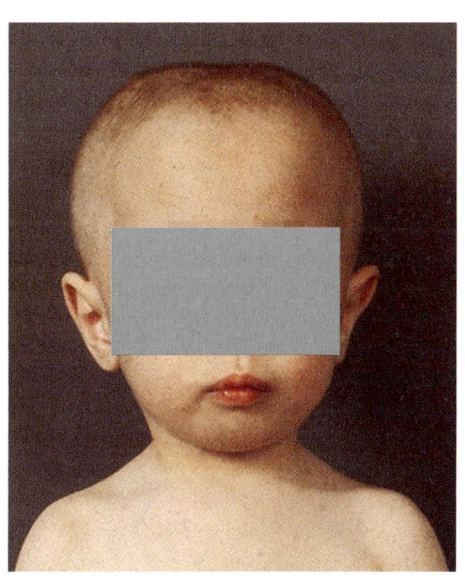

Abb. 1: Typische Schädeldeformierung bei einem Kind mit homozygoter β-Thalassämie. Es fällt ein aufgetriebener Schädel mit vorspringenden Stirn- und Parietalknochen auf. Der Oberkiefer ist vergrößert. Die Knochendeformitäten sind auf eine Erweiterung der Knochenmarksräume zurückzuführen. [20]

Zusammenfassung
- **Def:** quantitative Hämoglobinopathie; reduzierte Synthese strukturell normaler Globinketten.
- **Ep:** β-Thalassämie (Mittelmeerraum) häufig, α-Thalassämie (Südostasien) selten. In Deutschland heterozygote β-Thalassämie bei Immigranten.
- **Pg:** α-Thalassämie: Deletionen Chromosom 16, β-Thalassämie Punktmutationen auf Chromosom 11. Ineffektive Hämatopoese und Hämolyse intra- und extravasal durch Bildung von Präzipitaten überschüssiger normaler Hämoglobinketten.
- **Kl:** Anämie, Hepatosplenomegalie, Knochendeformationen, Frakturen, Wachstumsstörungen, Bilirubin-Gallensteine, sekundäre Hämosiderose.
- **Di:** Familienanamnese, Blutbild: hypochrome, mikrozytäre Anämie (MCV ↓, MCH ↓), Retikulozyten, LDH und Bilirubin ↑, Blutausstrich: Target-Zellen, Erythrozyten mit basophiler Tüpfelung, Hb-Elektrophorese, PCR.
- **Th:** allogene Knochenmarktransplantation, Erythrozytentransfusionen, Eisenchelatbildner, Splenektomie.

Sichelzellkrankheit

Definition
Die Sichelzellkrankheit ist eine autosomal-kodominant vererbte **qualitative Hämoglobinopathie.** Es wird ein Hämoglobinmolekül gebildet, das unter bestimmten Bedingungen (s. u.) zur Sichelbildung der Erythrozyten führt.

Epidemiologie
Es handelt sich um die häufigste Hämoglobinopathie weltweit. Betroffen sind Menschen aus Afrika, Amerika, dem Mittelmeerraum und Vorderen Orient. Die Erkrankung gewinnt in Deutschland aufgrund der zunehmenden Immigration an Bedeutung. 20–40 % der Bevölkerung im tropischen Afrika und 5–10 % der schwarzen Bevölkerung Amerikas sind heterozygote Anlageträger.

Ätiologie und Pathogenese
Man unterscheidet quantitative und qualitative Hämoglobinopathien. Während bei der quantitativen Hämoglobinopathie die Synthese gewisser Globinketten des Hämoglobinmoleküls vermindert ist oder fehlt (Thalassämie, s. S. 58/59), ist bei der qualitativen Hämoglobinopathie die Synthese einer Globinkette fehlerhaft. Eine Punktmutation im β-Globin-Lokus auf Chromosom 11 führt zur Produktion eines abnormen Hämoglobins, dem sog. **HbS.** Beim HbS ist auf Position 6 der β-Kette statt der Glutaminsäure die Aminosäure Valin gesetzt. Im desoxygenierten Zustand ändert sich die Raumstruktur des unlöslichen HbS und einzelne Hämoglobinmoleküle lagern sich zu Dimeren oder sogar zu Molekülketten – sog. Parakristallen – zusammen. Durch diese Präzipitation der HbS-Moleküle verliert der Erythrozyt seine Struktur und notwendige Verformbarkeit zur Kapillarpassage, nimmt eine Sichelzellform an und verlegt die Kapillaren. Folglich kommt es zur Behinderung der Mikrozirkulation mit Mikroinfarkten und Organschädigungen. Zusätzlich haben die Erythrozyten mit HbS eine verkürzte Überlebenszeit, da sie frühzeitig zugrunde gehen (hämolytische Anämie). Neben der homozygoten Form der Sichelzellkrankheit (HbSS, frühe Sichelzellanämie) wurden weitere Compound-Formen (doppelte Heterozygotie mit z. B. Thalassämie) definiert. Die heterozygote HbS-Anlage hat keinen Krankheitswert.

> Heterozygote HbS-Anlageträger sind gegenüber Malariaplasmodien aufgrund des desoxygenierten Zustands des Hämoglobins resistenter als die übrige Bevölkerung, was zu einem gewissen Selektionsvorteil führt. Somit bleibt die Prävalenz der Heterozygoten unverändert hoch.

Klinik
Heterozygote Anlageträger sind meist asymptomatisch, da das HbS nur 25–45 % des gesamten Hämoglobins ausmacht. Die Erythrozyten im Blutausstrich sind morphologisch unauffällig. Allerdings können diese Menschen in sauerstoffarmen Zuständen wie bei Aufenthalt in großen Höhen, während einer Narkose oder Schwangerschaft symptomatisch (z. B. Hämaturie durch Infarkte in den Nierenpapillen) werden.

Bei **Homozygoten** und einigen Compund-Formen ist der Hämatokrit häufig vermindert (zwischen 18 und 39 %) und die Erythrozytenüberlebenszeit auf 10–15 Tage verkürzt. Das klinische Bild ist durch eine schwere, mit intermittierenden Krisen verbundene hämolytische Anämie geprägt. Die hämolytische Anämie ist unter Alltagsbedingungen meist klinisch nicht relevant, da die Sauerstoffabgabe von HbS im Vergleich zu HbA (dem normalen Hämoglobin des Erwachsenen) relativ leicht erfolgt und Zelluntergang und -neubildung im Gleichgewicht stehen. Kommt es jedoch durch Hypoxie (körperliche Belastung, Durchblutungsstörungen, Geburt, große Höhen), Azidose, Infektionen, Dehydratation oder Kälte zu einer Milieuänderung im Blut, kann daraus eine Sichelzellkrise resultieren.

> Sichelzellkrisen sind schmerzhafte vasookklusive Krisen mit Organinfarkten in Milz, Nieren, Gehirn, Lunge oder Knochen. Eingeteilt werden die Sichelzellkrisen nach dem klinischen Bild in hämolytische, aplastische und viszerale Krisen.

Hämolytische und aplastische Sichelzellkrisen
Hämolytische Krisen gehen mit einem rapiden Abfall des Hämoglobins bei reaktiv ansteigender Retikulozytenzahl einher. Im Gegensatz dazu fällt bei einer aplastischen Krise die Retikulozytenzahl ab. Aplastische Krisen werden ausgelöst durch eine Infektion mit Parvoviren oder durch Folsäuremangel. Erste Symptome der hämolytischen und aplastischen Krise sind häufig Knochenschmerzen (Hüfte, Schulter, Wirbelsäule) oder das Hand-Fuß-Syndrom. Darunter versteht man eine schmerzhafte Daktylitis infolge von Infarkten in den kleinen Hand- und Fußknochen mit Schwellung von Händen und Füßen. Eine dauerhafte Verkürzung der Finger und Zehen kann Folge sein. Weitere klinische Symptome sind akute Thorax- und Pleuraschmerzen, z. T. mit respiratorischer Insuffizienz durch (Mikro-)Infarkte der Lunge (häufigste Todesursache bei Erwachsenen), ein Schlaganfall mit neurologischen Ausfällen und Bauchschmerzen bis hin zum akuten Abdomen (s. u.). Aus rezidivierenden Sichelzellkrisen resultieren Langzeitschäden bzw. chronische Organinsuffizienzen wie aseptische Knochennekrosen, trophische Störungen an der Haut (Ulzera), Erblindung durch proliferative Retinopathie und Netzhautablösung, chronische Niereninsuffizienz, Leberinsuffizienz etc.

Viszerale Krisen
Sie entstehen durch Mikroinfarkte in viszeralen Organen. Durch venöse Sequestrierungen können ein akutes Abdomen mit Volumenmangelschock (Blutpooling und Blutung durch Organperforation, z. B. der Milz), Nekrosen und Infektionen resultieren, die zu lebensbedrohlichen **Sequestrationskrisen** führen können. Besonders bedrohlich sind rezidivierende Milzinfarkte, die zu einem funktionellen Hypo- bzw. Asplenismus mit konsekutiver Infektanfälligkeit gegenüber bekapselten Bakterien wie Streptococcus pneumoniae, Meningokokken und Haemophilus influenzae führen. Deswegen ist eine

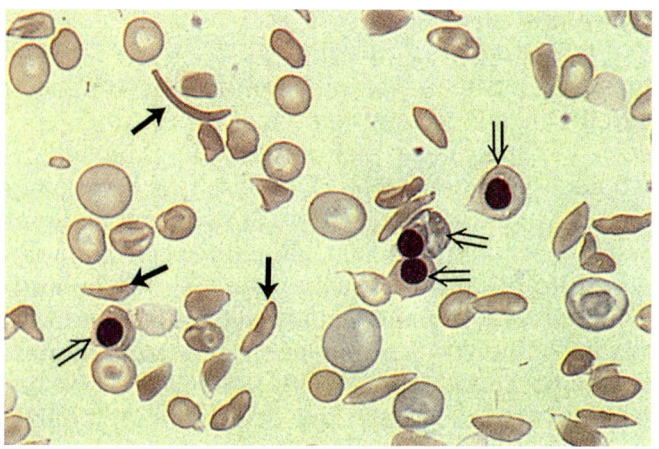

Abb. 1: Sichelzellen im peripheren Blutausstrich (Pfeile). Neben den Sichelzellen finden sich viele Normoblasten (Doppelpfeile) als Zeichen der gesteigerten Blutneubildung. [4g]

Schutzimpfung gegen Pneumokokken, Meningokokken und Hämophilus zwingend erforderlich.
Abschließend ist zu sagen, dass die Klinik der Sichelzellanämie sehr variabel ist. Es gibt Patienten, die ein relativ symptomfreies Leben ohne hämolytische Krisen führen können, während andere schon früh im Säuglingsalter an schweren Krankheitssymptomen leiden und an deren Folgen versterben. Allerdings beginnen die Symptome erst ab dem 6. Lebensmonat, da das fetale Hämoglobin HbF erst dann vom erwachsenen Hämoglobin HbS – dem fehlerhaften HbA – abgelöst wird.

Diagnostik
Bei Homozygoten zeigt das Blutbild eine Verminderung von Erythrozytenzahl, Hämatokrit und Hämoglobin (normochrome, normozytäre Anämie) und eine erhöhte Retikulozytenzahl (> 100 ‰). LDH und indirektes Bilirubin sind als Zeichen des Zellzerfalls erhöht, während Haptoglobin erniedrigt ist, was auf eine intravasale Hämolyse hinweist. Im Blutausstrich sind Sichelzellen sichtbar (Abb. 1). Der definitive Nachweis erfolgt durch die Hb-Elektrophorese (gelelektrophoretische Auftrennung der Moleküle nach Gewicht), in der bei Homozygoten typischerweise 80–95 % HbS (bei Heterozygoten 35–45 %) und 2–20 % HbF gefunden werden.

Therapie
Prophylaxe
Grundsätzlich sollten auslösende Faktoren vermieden werden, z. B. Sauerstoffmangelzustände (wie in 2000 m Höhe oder bei Flügen) und Exsikkose. Folsäure sollte bei einer insgesamt ausgewogenen, vitaminreichen Ernährung substituiert werden, um eine aplastische Krise zu vermeiden. Vom 3. Lebensmonat bis zum 5. Lebensjahr sollte Penicillin zur Prophylaxe bakterieller Infektionen gegeben und eine Schutzimpfung gegen Pneumokokken, Meningokokken und Haemophilus influenzae durchgeführt werden.

Akuttherapie
In der akuten Sichelzellkrise muss eine kristalloide isotone Lösung zur Verbesserung der Durchblutung infundiert werden. Zur Schmerzlinderung werden Analgetika (meist NSAR und Opioide notwendig) verabreicht. In lebensbedrohlichen Situationen, wie einer symptomatischen Anämie mit respiratorischer Insuffizienz, einem Schlaganfall, vor Operationen oder während der Schwangerschaft, müssen sichelzellnegative Erythrozytenkonzentrate transfundiert werden, um den HbS-Anteil zu senken. Die zytostatische Therapie mit dem Pyrimidin-Antagonisten Hydroxyurea wird bei häufigen Krisen begonnen. Die einzige kurative Therapie stellt die allogene Knochenmarkstransplantation dar, die bis heute nur in wenigen experimentellen Fällen versucht wird.

Zusammenfassung
- **Def:** autosomal-kodominant vererbte qualitative Hämoglobinopathie. Erythrozyten nehmen (unter bestimmten Bedingungen) eine Sichelzellform an.
- **Ep:** häufigste Hämoglobinopathie weltweit. 20–40 % der Bevölkerung im tropischen Afrika und 5–10 % der schwarzen Bevölkerung Amerikas sind heterozygote Anlageträger.
- **Pg:** Punktmutation im β-Globin-Lokus auf Chromosom 11 führt zur Produktion eines abnormen Hämoglobins (HbS, Valin statt Glutamin in der β-Kette).
- **Kl:** schmerzhafte hämolytische, aplastische, viszerale Krisen, trophische Störungen, akute und chronische Organinsuffizienzen.
- **Di:** Anämie (Hb ↓, Erythrozyten ↓, HK ↓), Hämolyse (LDH ↑, indir. Bilirubin ↑, Haptoglobin ↓), Sichelzellen im Blutausstrich, definitiver Nachweis durch HbS in Hb-Elektrophorese.
- **Th:** Flüssigkeit, Sauerstoff, Analgetika, Antibiotika (evtl. schon als Prophylaxe), HbS-negative Bluttransfusionen, Hydroxyurea.

Anämie bei chronischer Erkrankung

Bei chronisch-entzündlichen, infektiösen oder neoplastischen Erkrankungen (Tab. 1), die länger als 4 Wochen anhalten, entwickeln viele Patienten eine normochrome, normozytäre Anämie. Es entsteht vorwiegend eine milde und nicht progrediente Anämie. Der Hämoglobinwert fällt meist nicht unter 9 g/dl ab, wobei das Ausmaß der Anämie durchaus mit der Dauer und Schwere der Grunderkrankung korreliert.

Epidemiologie

Die Anämie bei chronischen Erkrankungen ist nach der Eisenmangelanämie die zweithäufigste Anämieform (ca. 20 % aller Anämien). Sie umfasst beinahe die Hälfte aller Anämien, die nicht durch Blutverlust zu erklären sind.

Pathogenese

Infektionen, Malignome oder entzündliche Systemerkrankungen führen durch die Freisetzung von Entzündungsmediatoren (Zytokinen) nicht nur zu einer lokalen, sondern auch zur systemischen Entzündungsreaktion. Von Bedeutung sind hier Zytokine wie Interleukin-1 (IL-1), IL-6 und Tumor-Nekrose-Faktor (TNF). Es bestehen kontroverse Theorien über die Entstehung einer Anämie bei chronischer Erkrankung. Nicht erklärbar ist deren Genese durch Knochenmarkinfiltration, Blutung, Hämolyse, Niereninsuffizienz (Erythropoetin ↓ → renale Anämie) oder endokrine Störungen. Grundsätzlich geht man von folgenden Pathomechanismen aus:

Unterdrückte Erythropoese durch gestörte Eisenhomöostase und verminderte Erythropoetin-Ansprechbarkeit

Im Knochenmark werden unter dem Einfluss von Zytokinen die Knochenmark-Makrophagen, die als Zellen des MMS physiologische Speicher von Eisen im Knochenmark darstellen, mit Eisen überladen. Zusätzlich wird zu wenig Eisen wieder aus ihnen freigesetzt. Wegen exzessiver Eisenretention wird die Eisenretention aus dem Darm ebenfalls gedrosselt. Somit besteht trotz voller Eisenspeicher aufgrund der verminderten Eisenabgabe durch die Makrophagen ein relativer Eisenmangel und der Eiseneinbau in das Häm-Molekül ist gestört. Es entwickelt sich eine Anämie. Meist liegt ein für eine Anämie inadäquat niedriger Erythropoetinspiegel vor, da die Zytokine vermutlich die Erythropoetinsynthese unterdrücken (relativer Erythropoetinmangel). Des Weiteren wird jedoch auch Zytokin-vermittelt die Empfindlichkeit der erythroiden Progenitorzellen gegenüber Erythropoetin gesenkt.

Frühzeitiger Erythrozytenabbau

Durch die Überaktivität des MMS unter dem Zytokineinfluss bei chronischer Entzündung ist die Erythrozytenüberlebenszeit auf ca. 80–90 Tage verkürzt.

Klinik

Im Vordergrund stehen Symptome und Zeichen einer Anämie. Die Patienten klagen über Abgeschlagenheit, körperliche Schwäche, Kurzatmigkeit, Herzrasen, Kopfschmerzen oder Sehstörungen. Bei der körperlichen Untersuchung zeigen sich Dyspnoe, Tachykardie, funktionelle Herzgeräusche und evtl. Schleimhautblässe. Die Grunderkrankung kann Allgemeinsymptome wie Fieber, Gewichtsverlust und andere erkrankungsspezifische Symptome mit sich bringen. Die Anämie kann durch zusätzliche Blutverluste, Mangelernährung, Chemo- oder Strahlentherapie verstärkt werden.

Diagnostik

Die Verdachtsdiagnose kann meist schon durch die Erhebung der Anamnese gestellt werden, da die zugrunde liegende Erkrankung oft bereits bekannt ist. Sollte dies nicht der Fall sein, sind wie bei jeder unklaren Anämie weitere diagnostische Schritte zur Abklärung der Ursache zwingend erforderlich.

In der **Labordiagnostik** zeigen sich folgende Ergebnisse:

▶ Hyporegenerative normochrome, normozytäre (bei langem Verlauf hypochrome, mikrozytäre) Anämie: Hämoglobin, Hämatokrit, Erythro- und Retikulozytenzahl sind erniedrigt bei erhöhtem Ferritin. Die Anämie zeigt stets eine geringe Ausprägung, wobei das Hämoglobin typischerweise konstant bei einem Wert von 9,0 g/dl liegt und nur selten unter diesen abfällt (Abb. 1).

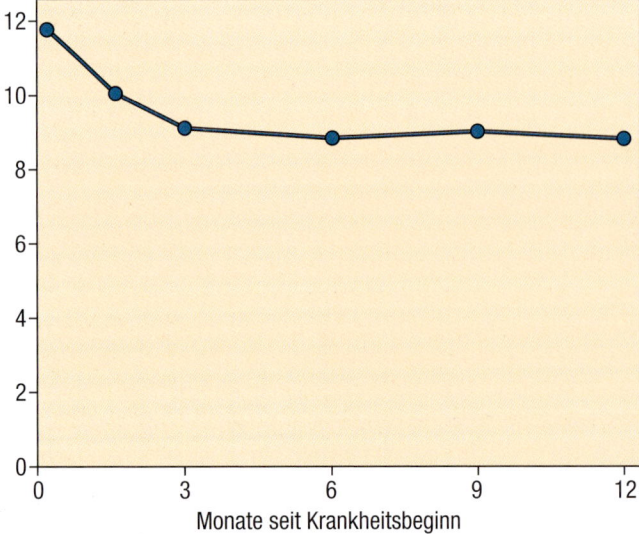

Abb. 1: Anämieentwicklung bei chronisch kranken Patienten. Hämoglobinwert fällt in den ersten Monaten nach Erkrankungsbeginn leicht ab und bleibt dann bei einem Wert > 9,0 g/dl konstant. [8]

Anämie bei	Beispiele für chronische Erkrankungen
Chronisch-entzündlichen (nicht-infektiösen) Erkrankungen	Rheumatoide Arthritis, systemischer Lupus erythematodes, Vaskulitiden, Sarkoidose, chronisch-entzündliche Darmerkrankungen (M. Crohn, Colitis ulcerosa)
Chronisch-infektiösen Erkrankungen	Lungenabszess, Tuberkulose, Osteomyelitis, Pneumonie, Endocarditis lenta
Malignen Erkrankungen	Karzinome, Lymphome, Multiples Myelom

Tab. 1: Anämie bei chronischen Erkrankungen.

Anämien

▶ Zeichen einer Entzündung: Sowohl die Blutsenkungsgeschwindigkeit (BSG) als auch das C-reaktive Protein (CRP) sind in der Regel erhöht.
▶ Zeichen der Grunderkrankung.

> Die Retikulozytenzahl ist aufgrund der fehlenden Stimulation durch Erythropoetin erniedrigt. Die Ferritinspiegel (Eisenspeicher) sind erhöht, was den Ausschluss einer Eisenmangelanämie ermöglicht.

Bei einer **Knochenmarkuntersuchung** zeigen sich normale bis erhöhte Eisenspeicher (Abb. 2).

> Nicht bei jedem chronisch kranken Patienten ist die Ursache der Anämie in der Grunderkrankung zu suchen. Die Anämie kann auch multifaktoriell (Blutung, Hämolyse, Knochenmarkinfiltration etc.) bedingt sein. Daher ist die Anämie bei chronischer Erkrankung eine Ausschlussdiagnose.

Zur Differentialdiagnose von chronisch-entzündlicher Anämie und Eisenmangelanämie siehe Tab. 2.

Therapie

Die Therapie der Grunderkrankung(en) steht im Vordergrund und reicht meist aus. Gegebenenfalls kann eine Erythropoetinsubstitution vorteilhaft sein. Liegen mehrere Anämieursachen gleichzeitig vor, muss nach ausgedehnter Diagnostik eine spezifische Therapie eingeleitet werden (s. dort).
Bei Verstärkung der Anämie z. B. durch Zytostatikagabe sind Erythrozytenkonzentrate zu transfundieren.

> Eine Eisensubstitution ist bei erhöhtem Ferritinwert kontraindiziert, da es zu einer weiteren Eisenüberladung des Organismus kommt. Bei normalem bis niedrig-normalem Ferritinspiegel kann durch die Bestimmung des löslichen Transferrin-Rezeptors ein Eisenmangel ausgeschlossen werden.

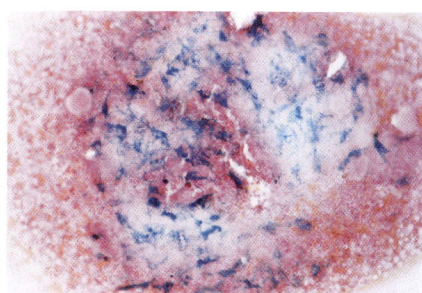

Abb. 2: Knochenmarksaspirat mit vermehrten Eisenablagerungen (blau) im MMS. Färbung Berliner Blau. [8]

Parameter der Anämie	Anämie bei chronischer Erkrankung	Eisenmangelanämie
Schweregrad	Hb gewöhnlich ≥ 9,0 g/dl	Sehr variabel
Symptomatik	Mild ausgeprägt	Mild bis schwerwiegend
Begleiterkrankung	Vorhanden	Evtl. vorhanden
Erythrozytenindizes	Normochrom, normozytär	Hypochrom, mikrozytär
Blutausstrich	Oft normal oder verändert in Abhängigkeit von der Grunderkrankung	Hypochrome, mikrozytäre Erythrozyten, Poikilozyten, Target-Zellen
Retikulozytenzahl	↓	↓
Transferrinkonzentration	↓ oder →	↑
Ferritinkonzentration	→ oder ↑	↓ (bei gleichzeitig bestehender Entzündung evtl. normal)
Erythrozytenüberlebenszeit	↓	→
Löslicher Transferrin-Rezeptor	→ oder ↓	↑
Erythropoese im Knochenmark	→ oder ↑	↓
Totale Eisenbindungskapazität (TEBK)	↓	↑

Tab. 2: Vergleich der klinischen und laborchemischen Zeichen von chronisch-entzündlicher Anämie und Eisenmangelanämie.

Zusammenfassung

✱ **Def:** Anämie bei chronisch-entzündlichen, infektiösen oder neoplastischen Erkrankungen.

✱ **Ep:** mit ca. 20 % aller Anämien zweithäufigste Anämieform nach Eisenmangelanämie.

✱ **Pg:** Zytokin-vermittelte generalisierte Entzündungsreaktion → Unterdrückung der Erythropoese durch Eisenmobilisierungsstörung, verkürzte Erythrozytenüberlebenszeit, Hemmung der Erythropoetinsythese und Verminderung der Erythropoetinansprechbarkeit.

✱ **Kl:** Anämiesymptome (Abgeschlagenheit, Kurzatmigkeit, Herzrasen, Kopfschmerzen, Sehstörungen) und -zeichen (Dyspnoe, Tachykardie, funktionelle Herzgeräusche, Schleimhautblässe), zusätzlich Symptome der Grunderkrankung.

✱ **Di:** Labor: meist normochrome, normozytäre Anämie, Hb ↓ (meist > 9,0 g/dl), HK ↓, Erythrozyten- und Retikulozytenzahl ↓, Ferritin ↑, löslicher Transferrin-Rezeptor normal bis ↓, BSG und CRP ↑.

✱ **Th:** Behandlung der Grunderkrankung. Eisensubstitution kontraindiziert. Erythropoetinsubstitution versuchen.

Aplastische Anämie (AA)

Definition
Unter dem Begriff aplastische Anämie wird eine Gruppe pathogenetisch uneinheitlicher Knochenmarkinsuffizienzen zusammengefasst. Per Definition liegt eine aplastische Anämie vor, wenn der Zellgehalt im Knochenmark auf < 25 % reduziert ist (Hypo- oder Aplasie des Knochenmarks). Im peripheren Blut imponiert meist eine **Panzytopenie** (Verminderung von Erythrozyten, Leukozyten und Thrombozyten). Die Erythro-, Leuko- und Thrombozytopenie können jedoch auch in anderen Kombinationen auftreten (Bizytopenie: zwei Zelllinien erniedrigt, isolierte Zytopenie). Die Einteilung erfolgt nach dem Schweregrad der Zytopenie im peripheren Blut (Tab. 1). Die Inzidenz ist selten und beträgt 2/1 Mio. Einwohner/Jahr. Es gibt zwei Altersgipfel (15–25 Jahre und > 60 Jahre).

Ätiologie und Pathogenese
Die Pathophysiologie der aplastischen Anämie mit verminderter Hämatopoese und Reifungsstörung der pluripotenten hämatopoetischen Stammzellen ist bisher nicht vollständig geklärt. Diskutiert wurde eine Schädigung des Knochenmarkmikromilieus durch insuffiziente Stromazellen. Laboruntersuchungen ergaben jedoch eine normale Funktion der Knochenmarkstromazellen und normwertige Plasmaspiegel hämatopoetischer Wachstumsfaktoren. Die allogene Stammzelltransplantation als erfolgreiche Therapie, bei der sich die transplantierten Zellen in der Markhöhle einnisten, proliferieren und ausdifferenzieren, spricht ebenfalls gegen diese Theorie. Derzeit geht man davon aus, dass es sich um eine Autoimmunreaktion handelt, bei der sich T-Lymphozyten gegen hämatopoetische Stammzellen richten. Durch die vermehrte Bildung zytotoxischer Substanzen wie Interferon-γ und TNF-α kommt es zur Zytolyse der Stammzellen.

Die aplastische Anämie kann **angeboren** (seltene kongenitale Aplasiesyndrome wie die Fanconi-Anämie, das Blackfan-Diamond- oder Shwachman-Diamond-Syndrom etc.) oder **erworben** sein. Die Fanconi-Anämie ist eine heterogene (mindestens sieben verschiedene Subtypen) autosomal-rezessiv vererbte aplastische Anämie, die durch ein defektes DNA-Reparatursystem zur gesteigerten Häufigkeit spontaner Chromosomenbrüche führt. Die erworbene aplastische Anämie entsteht u. a. durch exogene Schädigung des Knochenmarks:

- **Medikamente:** Zytostatika, Sulfonamide, Chloramphenicol, NSAR (nichtsteroidale Antiphlogistika) wie Phenylbutazon, Goldpräparate, Kolchizin
- **Chemikalien:** Benzol, Haarfärbemittel, Insektizide
- **Ionisierende Strahlen:** Strahlentherapie, radiologische Diagnostik
- **Virale Infektionen:** Parvovirus B19, Hepatitisviren A und C, EBV, CMV, HIV
- **Autoimmunerkrankungen:** SLE, GvHD.

Theorie ist, dass bei Individuen mit bestimmter, bisher unbekannter genetischer Prädisposition nicht die exogene Noxe selbst die aplastische Anämie auslöst, sondern die Autoimmunreaktion, die durch die Noxe verursacht wird.
In ca. 70 % der Fälle ist die aplastische Anämie jedoch idiopathisch, d. h., die Anamnese bzgl. Risikofaktoren ist leer und die Ursache unbekannt.

Klinik
Das Krankheitsbild ist klinisch gekennzeichnet durch folgende Symptome, deren Ausprägungsgrad wiederum vom Schweregrad der Panzytopenie abhängig ist:

- **Anämie:** Müdigkeit, Leistungsminderung, Schleimhautblässe, Tachykardie, funktionelles Herzgeräusch, Dyspnoe
- **Neutropenie:** fieberhafte Infektionen durch Bakterien mit Fokus im Mund-, Rachen- oder Halsbereich, Pneumonien, Harnwegsinfekte, Hautinfektionen, Mykosen
- **Thrombopenie:** Petechien, Zahnfleischbluten, Nasenbluten, verstärkte und verlängerte Menstruationsblutung (Menorrhagie), Hämatome.

> Lymphknotenvergrößerungen und Hepatosplenomegalie sprechen gegen das Vorliegen einer aplastischen Anämie.

Das klinische Erscheinungsbild der kindlichen Aplasiesyndrome ist sehr variabel. So reicht es bei der Fanconi-Anämie von einer akuten myeloischen Leukämie bis zu Wachstumsstörungen des Skeletts (beidseits fehlender Radius oder Daumen). Hier wird auf Fachbücher der Kinderheilkunde verwiesen.

Diagnostik
Nach gründlicher Anamnese (Medikamenten-, Berufs- und Familienanamnese, Virusinfektionen?) und körperlicher Untersuchung müssen Laboruntersuchungen durchgeführt werden. Das **Blutbild** zeigt eine Panzytopenie mit einer hyporegenerativen (Retikulozyten ↓), normochromen (MCH →), normo- oder makrozytären (MCV → oder ↑) Anämie. Weiterhin empfohlen werden **serologische Untersuchungen** auf Parvovirus B19, Hepatitis-, Epstein-Barr- und Zytomegalieviren und HIV.
Die wichtigste Maßnahme ist die **Knochenmarkpunktion und -stanze.** Aus dem Beckenkamm werden Knochenmarkzellen aspiriert und ein Knochenmarkzylinder gewonnen. Die Proben werden zytologisch auf morphologische Veränderungen wie Reifungsstörungen und histologisch auf Zellularität, Art und Ausmaß der hämatopoetischen Störungen untersucht. Die Knochenmarkhistologie zeigt typischerweise eine Hypo- oder Aplasie des blutbildenden Marks

Schweregrad	Retikulozyten	Granulozyten	Thrombozyten	Knochenmark
Nicht (non) schwere AA (nSAA)	< 20 000/µl	> 500/µl	< 20 000/µl	> 25 % hämatopoetische Zellen
Schwere AA (SAA)	< 20 000/µl	< 500/µl	< 20 000/µl	< 25 % hämatopoetische Zellen oder 25–50 % hämatopoetische Zellen und < 30 % Zellularität
Sehr (very) schwere AA (vSAA)	< 20 000/µl	< 200/µl (obligat)	< 20 000/µl	< 25 % hämatopoetische Zellen oder 25–50 % hämatopoetische Zellen und < 30 % Zellularität

Tab. 1: Einteilung der aplastischen Anämien. Zwei von drei Kriterien im peripheren Blut müssen erfüllt sein.

("leeres Knochenmark", **Hämopoese auf < 25 % reduziert**) und den Ersatz durch **Fettmark.** Während man hauptsächlich Lymphozyten, Plasmazellen und Retikulumzellen (heterogene Gruppe von Zellen, die dem Monozyten-Makrophagen-System angehören) vorfindet, fehlen Vorläuferzellen und reife Zellen der anderen Zelllinien. Dysplastische Veränderungen der einzelnen Zellreihen sprechen gegen das Vorliegen einer aplastischen Anämie. Eine Infiltration von neoplastischen Zellen muss ausgeschlossen werden. Die differentialdiagnostische Abgrenzung zu anderen hämatologischen Erkrankungen stellt sich oft nicht ganz einfach dar (s. u.).

> Die Knochenmarkuntersuchung ist zur Diagnosestellung zwingend erforderlich.

Differentialdiagnose

Die aplastische Anämie muss von folgenden anderen Ursachen einer Panzytopenie abgegrenzt werden:

▶ **Paroxysmale nächtliche Hämoglobinurie (PNH):** gesteigerte Retikulozytenzahl, Urinuntersuchung auf Hämosiderin positiv, Nachweis der Genmutation mittels PCR oder des Membrandefekts mittels Flow-Zytometrie
▶ **Myelodysplastische Syndrome (MDS):** dysplastische Veränderungen der Hämatopoese, zytogenetische Aberrationen (AA meist normaler Karyotyp)
▶ **Akute myeloische Leukämie (AML):** Blasten im Blut- und Knochenmarkausstrich
▶ **Knochenmarkinfiltration:** durch Lymphome, Karzinome → maligne Zellen
▶ **Schwere megaloblastäre Anämie:** Synthese- bzw. Reifungsstörung durch Vitamin-B$_{12}$- oder Folsäuremangel, megaloblastäre Erythrozyten
▶ **Transitorische Panzytopenien:** nach Virusinfektionen z. B. EBV, Parvovirus B19.

Therapie

Der Auslöser der aplastischen Anämie muss – falls bekannt – beseitigt werden (z. B. Absetzen bestimmter Medikamente, Beendigung der Bestrahlung). Eine Therapieindikation besteht grundsätzlich bei SAA und vSAA, aber auch bei progredienter nSAA oder symptomatischer isolierter Zytopenie. Die **allogene SCT** stellt die einzige zur Heilung führende Therapie dar. Die besten Ergebnisse liegen für junge Patienten vor, die Knochenmark (nicht peripher gewonnene Stammzellen!) von einem HLA-identischen Geschwisterspender erhalten haben und rasch nach Diagnosestellung transplantiert wurden (keine oder nur wenige Transfusionen vor Transplantation!). Dabei werden Heilungsraten bis 70 % erreicht. Deutlich schlechtere Ergebnisse werden mit HLA-identischen Fremdspendern und nicht HLA-identischen Fremdspendern erreicht. Daher muss bei Fehlen eines HLA-identischen Geschwisterspenders oder bei älteren Patienten (> 60 Jahre) mit multiplen Komorbiditäten das Transplantationsrisiko individuell abgeschätzt und evtl. von einer allogenen SCT Abstand genommen werden. Dann wird eine kombinierte **immunsuppressive Therapie**, bestehend aus Antilymphozyten-/-thymozytenglobulin (ALG/ATG), Ciclosporin A und Steroiden eingeleitet. So können zugrunde liegende Autoimmunprozesse unterdrückt und bei ca. 50–70 % der Patienten ein Ansprechen mit Transfusionsunabhängigkeit erreicht werden. Im Rezidiv sollte die allogene Stammzelltransplantation erneut diskutiert werden.

Bei akuten Beschwerden müssen **supportive Maßnahmen** veranlasst werden. Erythrozyten- und Thrombozytentransfusionen sowie eine antiinfektiöse Therapie (Gabe von Antibiotika und Antimykotika). Die Blutprodukte sollten bestrahlt werden, um die Leukozyten zu depletieren. Dadurch kann das Risiko einer Alloimmunisierung gegenüber dem HLA-System des Empfängers gesenkt werden.

> Jede Transfusion stellt eine Alloimmunisierung des Patienten dar. Man weiß, dass bei der aplastischen Anämie das Abstoßungsrisiko nach allogener SCT mit der Anzahl der Transfusionen vor Transplantation korreliert. Daher muss ab Diagnosestellung bei geplanter SCT äußerst zurückhaltend transfundiert werden.

Prognose

Die Prognose der Erkrankung ist bei sachgerechter Therapie heute gut. Nach allogener SCT besteht ein geringes Rezidivrisiko, während nach immunsuppressiver Therapie ein Drittel aller Patienten Rezidive bekommt. Außerdem kann eine aplastische Anämie in den Folgejahren in ein MDS, eine AML oder eine PNH übergehen. Somit gehört die aplastische Anämie zu den „prämalignen" Bluterkrankungen. Wichtigster prognostischer Parameter ist die Granulozytenzahl. Unbehandelt sterben 75 % aller Patienten.

Zusammenfassung

✱ **Def:** hämatopoetische Insuffizienz des Knochenmarks, ausgelöst durch autoimmunologische Prozesse mit peripherer Panzytopenie.
✱ **Ep:** 2/1 Mio. Einwohner/Jahr.
✱ **Pg:** primär angeboren (z. B. Fanconi-Anämie) vs. sekundär erworbene Knochenmarkschädigung durch Medikamente, Chemikalien, ionisierende Strahlen oder Virusinfektionen, idiopathisch ca. 70 % aller AA.
✱ **Kl:** Symptome der Anämie (Schleimhautblässe, Leistungsminderung), Neutropenie (Infektionen) und Thrombopenie (Blutungen).
✱ **Di:** Labor: Erythrozyten, Granulozyten, Thrombozyten u. Retikulozyten ↓, MCV u. MCH →, Knochenmark: Aplasie/Hypoplasie der Hämatopoese (deutlich verringerte Zellularität, Ersatz durch Fettgewebe).
✱ **Th:** Auslöser beseitigen; allogene Knochenmarktransplantation (so wenig Transfusionen wie möglich), immunsuppressive Therapie.
✱ **Prg:** abhängig vom Schweregrad der Erkrankung. Übergang in MDS oder AML möglich.

Akute myeloische Leukämie (AML)

Definition
Definitionsgemäß liegt eine AML vor, wenn mehr als 20 % myeloische Blasten im peripheren Blut oder im Knochenmark nachweisbar sind. Die AML entsteht durch eine maligne Transformation und klonale Expansion einer frühen myeloischen Vorläuferzelle.

Epidemiologie
Die Inzidenz der AML ist bei Kindern gering und steigt mit zunehmendem Alter an. Mit 2–3 Neuerkrankungen/100 000/Jahr stellt sie die häufigste Form (80 %) aller akuten Leukämien bei Erwachsenen dar. Der Altersgipfel liegt in der 7. Lebensdekade.

Pathogenese
Genetische oder molekulare Mutationen in frühen hämatopoetischen Vorläuferzellen führen zur veränderten Funktion von Schlüsselgenen, die Zellwachstum, -reifung und -differenzierung steuern. Es resultiert eine gestörte bzw. fehlerhafte Expression von Transkriptions- und Wachstumsfaktoren und die Zelle verliert die Fähigkeit zur Reifung und Differenzierung zur funktionsfähigen Blutzelle. Man geht davon aus, dass die AML in einem mehrstufigen Prozess entsteht (1. klonale Expansion, 2. Verlust der hämatopoetischen Differenzierbarkeit, 3. Proliferationsvorteil) und dass mind. zwei kritische genetische Veränderungen gleichzeitig eintreten müssen. Häufig sind Chromosomenaberrationen (Translokationen, Deletionen, Inversionen) und Genmutationen (NPM-Gen, FLT3-Mutation) nachweisbar. Art und Ausmaß der genetischen und molekularen Veränderungen beeinflussen den klinischen Verlauf der AML und haben aufgrund ihrer prognostischen Bedeutung Relevanz bei der Wahl des Therapieregimes. Die malignen Zellklone verdrängen die übrige Hämatopoese, was zu Anämie, Granulozytopenie und Thrombozytopenie führt. Verlieren die leukämischen Blasten ihre Adhäsionsmoleküle für das Knochenmarksstroma, so werden sie aus dem Knochenmark ins periphere Blut ausgeschwemmt. Eine AML kann de novo, d. h. ohne vorausgegangene Bluterkrankung (**primäre AML**), oder aus einem langjährigen myelodysplastischen Syndrom (s. S. 74/75), anderen hämatologischen Erkrankungen oder nach einer zytostatischen Chemotherapie entstehen (**sekundäre AML**).

Klassifikation
Die **FAB-Klassifikation** (engl. French-American-British working group of leukaemia) unterteilt die AML nach zytomorphologischen und zytochemischen Kriterien. Man unterscheidet elf Gruppen von M0 bis M7 (Tab. 1).
Die neuere **WHO-Klassifikation** kombiniert die FAB-Klassifikation mit immunologischen, zyto- und molekulargenetischen Veränderungen. Die Einteilung erfolgt in vier Gruppen, wobei die vierte Gruppe die FAB-Klassifikation beinhaltet (Tab. 2).

Klinik
Das klinische Bild der einzelnen AML-Subtypen ist aufgrund der Knochenmarkinsuffizienz sehr ähnlich. In Abhängigkeit davon, wie stark einzelne Blutzelllinien verringert sind, kommt es zu unterschiedlichen Symptomen. Aufgrund der raschen Dynamik der Erkrankung vergeht zwischen Auftreten der ersten Symptome und Diagnosestellung oft nur weniger als ein Monat. Häufig berichten die Patienten über unspezifische Allgemeinsymptome wie Abgeschlagenheit, Leistungsknick, Appetitlosigkeit, Nachtschweiß, Fieber und Gewichtsverlust (die drei Letztgenannten = B-Symptome). Bei **Anämie** sind die Patienten blass, müde, leistungsschwach, tachykard (evtl. Systolikum auskultierbar) und dyspnoeisch. Eine meist bei Diagnosestellung vorliegende **Granulozytopenie** bedingt die Abwehrschwäche mit Anfälligkeit für v. a. bakterielle und mykotische Infektionen (Pneumonie, Mundsoor etc.). Die **Thrombozytopenie** führt häufig zu Petechien (punktförmige Haut- und Schleimhautblutungen), Nasen- und Zahnfleischbluten oder spontanen Hämatomen. Seltener werden große Massenblutungen, Knochenschmerzen, extramedulläre Organmanifestationen (Hepatosplenomegalie, Lymphknotenschwellungen, Chlorome), Meningeosis leucaemica (Kopfschmerzen, Übelkeit, Erbrechen, Sehstörungen) oder Gingivahyperplasie (AML M5) beobachtet. Eine Verbrauchskoagulopathie (DIC) mit schwerwiegenden plasmatischen Gerinnungsstörungen tritt häufig bei der Promyelozytenleukämie (AML M3) auf.

Diagnostik
Nach Erhebung von Anamnese und körperlicher Untersuchung muss das **Blutbild** mit Differenzierung bestimmt werden. Die Leukozytenzahl ist stark variabel und kann erhöht (die Blasten wurden ins periphere Blut ausgeschwemmt und werden dort als Leukozyten mitgezählt), normal oder erniedrigt sein. Mithilfe des Differential-BB sollte der Blastenanteil bestimmt und die absolute Neutrophilenzahl errechnet werden. Meist sind Thrombozyten- und Hb-Wert stark vermindert. Im **Blutausstrich** zeigen sich lichtmikroskopisch viele

FAB	Morphologischer Subtyp	Immunphänotyp	Zytogenetik	Molekulargenetik
M0	Myeloblastäre Leukämie mit minimaler Differenzierung	Myeloisch pos. Lymphatisch neg.		
M1	Myeloblastäre Leukämie ohne Ausreifung		t(8;21)	AML1/ETO
M2	Myeloblastäre Leukämie mit Ausreifung		t(8;21)	AML1/ETO
M3	Promyelozytäre Leukämie (hypergranulär)		t(15;17)	PML/RARα
M3v	Promyelozytäre Leukämie (mikrogranulär)		t(15;17)	PML/RARα
M4	Myelomonozytäre Leukämie			
M4eo	Myelomonozytäre Leukämie mit Eosinophilie		Inv(16)/ t(16;16)	CBFβ/MYH11
M5a	Monozytäre Leukämie ohne Ausreifung (Monoblasten)		11q23-Aberration	MLL-Aberration
M5b	Monozytäre Leukämie mit Ausreifung zu Monozyten		11q23-Aberration	MLL-Aberration
M6	Erythroleukämie			
M7	Megakaryozytäre Lekämie	CD41+, CD61+		

Tab. 1: FAB-Klassifikation der AML-Subgruppen mit assoziierten immunologischen, zyto- und molekulargenetischen Veränderungen.

1	AML mit rekurrenten zytogenetischen Aberrationen (z. B. t(8; 21) → AML1/ETO, t(15; 17) → PML/RARα)
2	AML mit multilineärer Dysplasie (mit oder ohne vorangegangenes MDS in der Vorgeschichte)
3	Therapieassoziierte AML und MDS, z. B. durch Alkylanzien
4	AML ohne anderweitige Klassifikation (wie FAB-Klassifikation: M0–M7)

Tab. 2: WHO-Klassifikation der AML.

Myeloblasten (leukämische Blasten, s. Bildanhang II, S. 150, ▌Abb. 18), wenig reife Granulozyten und fehlende Zellen auf den dazwischen liegenden Entwicklungsstufen (Linksverschiebung oder Hiatus leucaemicus). In der Serumchemie stehen erhöhte LDH- und Harnsäurewerte für einen gesteigerten Zellumsatz bzw. -zerfall (**Cave:** Crush-Niere → Nierenretentionsparameter bestimmen). Der Gerinnungsstatus (Quick, aPTT, Fibrinogen, D-Dimere) wird zum Ausschluss einer DIC bestimmt. Ein erhöhter CRP-Wert kann auf eine Infektion hinweisen, aber auch im Rahmen der AML erhöht sein. Die **Knochenmarkuntersuchung** beinhaltet:

▶ **Zytomorphologische Untersuchung:** Der Knochenmarkausstrich zeigt in der Pappenheim-Färbung viele Blasten mit großen Nukleolen und kleinem Zytoplasmasaum, teilweise mit Granulation (bei ALL ohne Granulation). In 25 % der Fälle sind Auer-Stäbchen vorhanden, die die Diagnose einer AML sichern (s. Bildanhang II, S. 150, ▌Abb. 19).
▶ **Zytochemische Färbung:** Differenzierung der Blasten nach myeloischer und lymphatischer Abstammung. Myeloische Blasten sind MPO+, monozytäre Blasten Naphthyl-Acetat-(= unspezifische)Esterase +, myelomonozytäre Blasten für beide Enzyme +.
▶ **Immunphänotypisierung:** Mit Hilfe monoklonaler Antikörper weist man bestimmte Oberflächenantigene auf Blasten nach (myeloische Marker: CD13, CD33; monozytär differenzierte Zellen: CD11, CD14, unreife Zellen: CD34). So gelingt die Abgrenzung unreifer Leukämien (z. B. DD der AML M0 vs. M1), die Diagnose von biphänotypischen bzw. biklonalen Leukämien oder die Erkennung eines Leukämie-assoziierten Immunphänotyps (LAIP), der zur MRD (engl. minimal residual disease)-Diagnostik eingesetzt werden kann.
▶ **Zytogenetische und molekulargenetische Untersuchung:** Sie ermöglichen den Nachweis und die Typisierung von chromosomalen (numerisch vs. strukturell) und molekulargenetischen (Punktmutationen, Genumlagerungen, -amplifikationen etc.) Veränderungen. Eingesetzt werden Chromosomenanalyse und FISH (→ Zytogenetik) sowie PCR und Southern Blot (→ Molekulargenetik). Da zytogenetische Veränderungen sehr wichtige prognostische Bedeutung haben, unterteilt man in prognostisch günstige, intermediäre und ungünstige Karyotypen.

Therapie und Prognose

Grundsätzlich sollte die Therapie im Rahmen von kontrollierten Studien in spezialisierten Zentren durchgeführt werden. Trotz ähnlicher klinischer Symptomatik variieren die AML-Subtypen stark in Therapieansprechen und Prognose. Die wichtigsten unabhängigen Prognosefaktoren sind der Karyotyp der Leukämiezellen und das Alter des Patienten. Die **Therapie** gliedert sich in folgende Schritte:

▶ Als **Induktionstherapie** werden ein bis zwei Zyklen einer Polychemotherapie mit Cytarabin (Ara-C) und einem Anthrazyklin (Daunorubicin, Idarubicin, Mitoxantron) verabreicht. In Abhängigkeit vom Zentrum sind verschiedene Therapieprotokolle möglich. Ziel ist eine komplette zytomorphologische Remission (Normalisierung von Blutbild und Reduktion der Blasten im Knochenmark um mindestens drei Zehnerpotenzen bzw. < 5 % Blasten), die in 60–80 % erreicht wird. Die Induktionstherapie wird unabhängig vom individuellen Risikoprofil gewählt (Ausnahme AML M3). Die Postremissionstherapie hingegen richtet sich nach der vorliegenden Risikokonstellation.
▶ Die **Postremissionstherapie** soll die Remission stabilisieren, da es ohne sie in fast 100 % zu einem Rezidiv kommt. In Abhängigkeit des Risikoprofils werden folgende Maßnahmen durchgeführt:
– Niedriges Risikoprofil: **Konsolidierungstherapie** (gleiche Chemoprotokolle wie bei der Induktionstherapie), gefolgt von der **Erhaltungstherapie** (Cytarabin-basierte Chemoprotokolle in 4- bis 6-wöchigen Abständen über 2–3 Jahre).
– Intermediäres oder hohes Risikoprofil: **allogene Stammzelltransplantation.** Die allogene Stammzelltransplantation von HLA-identischen bzw. -kompatiblen Familienmitgliedern oder Fremdspendern stellt bei hohem Risikoprofil einen kurativen Therapieansatz dar. Transplantiert werden v. a. jüngere Patienten (≤ 60–70 Jahre) in gutem Allgemeinzustand bei ungünstigem Risikoprofil (z. B. komplex-aberranter Karyotyp). Die autologe Stammzelltransplantation hat in der Therapie der AML aufgrund fehlender Datenlage keinen Stellenwert.

Im Rezidiv werden Cytarabin-basierte Salvage-Protokolle eingesetzt. Eine allogene Stammzelltransplantation muss diskutiert werden.

> Bei jedem Patienten muss der HLA-Typ bereits bei Diagnosestellung bestimmt werden, da dies in Aplasie nach einer Chemotherapie nicht mehr möglich ist. Ebenfalls frühzeitig sollte die HLA-Typisierung der blutsverwandten Geschwister erfolgen.

Infolge der therapieinduzierten Knochenmarksinsuffizienz müssen **supportive Maßnahmen** eingesetzt werden: keimarme Umgebung, Substitution von Erythrozyten- und Thrombozytenkonzentraten, antimykotische Infektprophylaxe, empirische bzw. resistenzgerechte antiinfektiöse Therapie bei Fieber oder Infekten, ggf. Einsatz hämatopoetischer Wachstumsfaktoren (G-CSF). Die AML ist nicht mehr, wie noch vor 20 Jahren, unheilbar. Bei günstigem Karyotyp bzw. Behandlung entsprechend des Risikoprofils werden derzeit bei ca. 40 % der Patienten Langzeitremissionen erreicht.

Zusammenfassung

✹ **Def:** maligne Transformation einer frühen myeloischen Vorläuferzelle.
✹ **Ep:** häufigste Form (80 %) aller akuten Leukämien bei Erwachsenen. Altersgipfel 7. Lebensdekade.
✹ **Pg:** genetische Mutationen, sekundär nach MDS oder Zytostatika-Therapie.
✹ **Et:** FAB-Klassifikation (Zytomorphologie/-chemie), WHO-Klassifikation (Zyto-/Molekulargenetik).
✹ **Kl:** verdrängte Hämatopoese: Anämie (Müdigkeit, Leistungsschwäche), Granulozytopenie (Infektionen), Thrombozytopenie (Petechien, Blutungen).
✹ **Di:** BB, Differential-BB, Blutausstrich, Knochenmarkpunktion mit Zytomorphologie, Immunphänotypisierung, Zytochemie, -genetik, Molekulargenetik.
✹ **Th:** Chemotherapie (Induktions-, Konsolidierungs-, Erhaltungstherapie), allogene Stammzelltransplantation, supportive Therapie.

Akute lymphatische Leukämie (ALL)

Definition
Die ALL ist eine maligne klonale Neoplasie der frühen lymphatischen Vorläuferzelle der B- oder T-Zell-Reihe. Der Nachweis von mehr als 25 % Blasten im Knochenmark grenzt die ALL vom lymphoblastischen Lymphom ab (< 25 % Blasten im Knochenmark, s. S. 82/83).

Epidemiologie
Die ALL ist mit einer Inzidenz von 1/100 000 Einwohner eine seltene Leukämieform. Sie ist die häufigste Leukämieform bei Kindern, wohingegen sie bei den Erwachsenen nur etwa 20 % aller akuten Leukämien ausmacht (Altersgipfel 60. Lebensjahr).

Klassifikation
Die ALL wird neben morphologischen, immunologischen und zytogenetischen Kriterien auch nach Zelldifferenzierung und Reifegrad klassifiziert (**MIC-Klassifikation,** MIC = engl. morphologic, immunologic, cytogenetic, ▪ Tab. 1). Die FAB-Klassifikation (French-American-British working group of leukaemia), die drei morphologische Untergruppen (L1 – L3) definierte, hat keine therapeutische oder prognostische Relevanz und wird von der WHO nicht mehr empfohlen.

Ätiologie und Pathogenese
Die ALL entsteht durch eine Transformation einer lymphatischen Vorläuferzelle in einer ihrer frühen Entwicklungsstufen (Lymphoblasten). Sie verliert daraufhin ihre Fähigkeit zur weiteren Differenzierung und Apoptose. Dies führt zur klonalen Expansion dieser einen malignen Stammzelllinie, wodurch Wachstum und Proliferation der anderen im Knochenmark heranreifenden Zelllinien verdrängt werden. Als Risikofaktoren gelten, ähnlich wie bei der AML, der Kontakt zu toxischen Substanzen wie Benzol, die Exposition von ionisierenden Strahlen, wie eine vorangegangene Strahlentherapie, und eine vorangegangene zytostatische Chemotherapie (Alkylanzien, Doxorubicin, Etoposid). Neben einer Reihe von hereditären Erkrankungen (Down-Syndrom, Klinefelter-Syndrom, Fanconi-Anämie, Osteogenesis imperfecta) müssen auch erworbene Virusinfektionen mit HTLV-1 und -2 (T-ALL) oder Epstein-Barr-Virus (B-ALL) zu den prädisponierenden Faktoren gezählt werden.

Chromosomale Aberrationen haben mit einer Nachweisrate von 70 % bei allen erwachsenen ALL-Patienten eine zentrale Bedeutung. Die am häufigsten nachgewiesene Chromosomenanomalie ist das sog. **Philadelphia-Chromosom.** Es entsteht bei der Translokation t(9;22) durch die Fusion des c-abl-Protoonkogens (Chromosom 9) mit dem bcr-Gen (Chromosom 22) und kommt bei 25 – 30 % aller erwachsenen ALL-Patienten vor (bei Kindern nur in 4 %). Das neu entstandene Fusionsgen führt zur Expression eines aberranten Fusionsproteins BCR-ABL mit erhöhter Tyrosinkinaseaktivität, die eine erhöhte Proliferation des malignen Klons auslöst. Im Gegensatz zur CML, bei der das Philadelphia-Chromosom bei fast 100 % der Patienten nachweisbar und mit einer guten Prognose vergesellschaftet ist, geht diese Translokation bei der ALL mit einer schlechten Prognose einher.

Klinik
Die Beschwerden können sehr unterschiedlich sein. Die Patienten suchen den Arzt meist wegen unspezifischer Allgemeinsymptome wie Leistungsminderung, Appetitlosigkeit, Knochenschmerzen, B-Symptomatik (Gewichtsverlust, Nachtschweiß, Fieber), Petechien, Nasen- und Schleimhautbluten, Hämatomen oder Infektionen auf. Die klinische Symptomatik resultiert, wie bei der AML, aus der fortschreitenden Knochenmarkinsuffizienz bei verdrängter Hämatopoese (Anämie, Thrombozytopenie, Granulozytopenie). In 50 % aller Fälle tritt eine Hepatosplenomegalie auf. Im Gegensatz zur AML ist bei der ALL bereits bei Diagnosestellung in 60 – 70 % eine periphere Lymphknotenschwellung und in 10 % eine ZNS-Beteiligung (Meningeosis leucaemica) mit neurologischer Symptomatik wie Kopfschmerzen, Hirnnervenausfällen und Paresen zu beobachten. In 30 % finden sich Organinfiltrationen (z. B. Lunge, Pleura, Haut, Hoden). Typisch für die T-ALL ist ein begleitender Mediastinaltumor mit retrosternalem Druckgefühl, Atemnot und oberer Einflussstauung (▪ Abb. 1).

Diagnostik
Das diagnostische Vorgehen gleicht dem der AML. **Blutbild, Blutausstrich** und **Knochenmarkuntersuchung** zeigen

Klassifikation (nach Differenzierungsrichtung und Reifegrad)	Oberflächenmarker (Auswahl)	Assoziierter Karyotyp	Häufigkeit
B-Linien-ALL	CD19⁺, CD79a⁺, CD22⁺	t(8;14) (q24;q32)	76 %, davon
▶ Pro-B-ALL	CD19⁺, CD79a⁺, CD22	t(4;11) und t(9;22) Ph	11 %
▶ Common(c)-ALL	CD19⁺, CD79a⁺, CD22, CD10⁺	t(9;22) Ph, Hyperdiploidie	52 %
▶ Prä-B-ALL	CD19⁺, CD79a⁺, CD22, cy-Igμ⁻	t(4;11) und t(1;19)	9 %
▶ Mature-B-ALL	CD19⁺, CD79a⁺, CD22, s-IgM, s-/cy-kappa, s-lambda	t(8;14) und t(8;22)	4 %
T-Linien-ALL	cy-/s-CD3⁺	t(8;14) (q24;q11)	24 %, davon
▶ Pro-T-ALL	cy-/s-CD3⁺, CD7⁺		6 %
▶ Prä-T-ALL	cy-/s-CD3⁺, CD2⁺, CD5⁺, CD8⁺		
▶ Thymische-T-ALL	cy-/s-CD3⁺, CD1a⁺		12 %
▶ Mature-T-ALL	cy-/s-CD3⁺, CD1a⁻		6 %

▪ Tab. 1: MIC-Klassifikation der ALL.

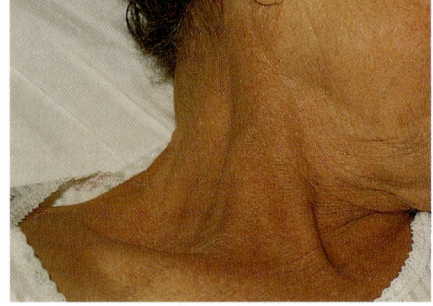

▪ Abb. 1: Obere Einflussstauung. [18]

blastäre Zellen, ein ähnliches Bild wie bei der AML (s. S. 66/67). Im Gegensatz zur AML muss bei der ALL auch bei fehlender neurologischer Symptomatik eine **Liquorpunktion** zum Blastennachweis durchgeführt und bei Positivität (> 5 Zellen/µl) behandelt werden. Bei deutlich vergrößerten Lymphknoten, Hepatosplenomegalie oder Organinfiltration sind **bildgebende Verfahren** wie Sonographie, Röntgen und CT einzusetzen. Die Blasten werden nach morphologischen, zytochemischen, immunphänotypischen, zytogenetischen und molekularbiologischen Kriterien charakterisiert und können erst dann von anderen blastären Zellen differenziert werden.

▶ Bei der **zytomorphologischen Untersuchung** zeigt der Knochenmarkausstrich Blasten ohne Auer-Stäbchen.
▶ In einer **zytochemischen Färbung** (PAS, Myeloperoxidase [MPO], unspezifische Esterase) ist die MPO-Reaktion immer negativ und die unspezifische Esterase negativ oder schwach positiv. Im Zytoplasma zeigen sich oft grobkörnige Ablagerungen PAS-positiver Strukturen. Eine positive saure Phosphatase weist auf eine T-Linien-ALL hin (s. Bildanhang II, S. 150, ■ Abb. 20).
▶ Die **Immunphänotypisierung** weist mit monoklonalen Antikörpern bestimmte Oberflächenantigene auf Blasten nach und ermöglicht sowohl die Abgrenzung der lymphatischen von den myeloischen Blasten (CD13, 33) als auch die Unterteilung in B- (CD19, 20, 79, 22, 10) und T-Zell-Linien (CD3, 5, 2, 7) in Abhängigkeit von der Zellreife.
▶ Die **zytogenetische und molekularbiologische Untersuchung** macht Aussagen über das Vorhandensein und die Art von Chromosomenaberrationen, die bei 70 % aller erwachsenen ALL-Patienten vorzufinden sind. Die wichtigsten Chromosomenaberrationen sind t(4;11), t(8;14), t(1;19) und t(9;22) = Philadelphia-Chromosom. Ein zytogenetischer Befund allein kann für die Klassifikation nicht verwendet werden, da häufig Überschneidungen vorliegen. Die Zytogenetik hat prognostischen Aussagewert.

> Der Übergang zwischen T-Zell-NHL und ALL ist fließend und erfolgt anhand des Ausmaßes der Knochenmarkinfiltration. Die Grenze wurde bei 25 % Blasteninfiltration festgelegt.

Therapie und Prognose

Die Therapie sollte im Rahmen von Studien der Deutschen Multizentrischen ALL-Studiengruppe (GMALL) in speziellen Zentren durchgeführt werden, in denen ausreichend Behandlungserfahrung mit intensivierter Chemotherapie vorliegt. In Deutschland wird seit 1980 das „**Hoelzer-Protokoll**" (nach dem Verfasser Prof. Hoelzer, Frankfurt) verwendet (auch GMALL-Protokolle). Diese Therapieprotokolle sind alle in eine **Vorphase, Induktions-, Konsolidierungs-** und **Erhaltungstherapie** gegliedert. In Abhängigkeit des Risikoprofils erfolgt entsprechend eine konventionelle oder intensivierte Chemotherapie, autologe oder allogene Stammzelltransplantation. Bei Hochrisikopatienten ist die allogene der autologen Stammzelltransplantation überlegen. Als prognostisch ungünstige Faktoren (Hochrisikopatienten) gelten eine pro-B-ALL, mature-T-ALL, Ph+-ALL, eine initiale Leukozytenzahl > 30 000/µl und ein spätes Therapieansprechen (CR erst nach 4 Wochen). Weitere prognostische Faktoren sind das Patientenalter, der immunologisch bestimmte Subtyp und der Nachweis zytogenetischer Aberrationen wie t(9;22) und t(4;11). Aufgrund hoher ZNS-Rezidivraten (20–50 %) muss obligatorisch eine **ZNS-Prophylaxe** (Chemotherapie intrathekal und Schädelbestrahlung) durchgeführt werden. Neuere Medikamente, wie der Tyrosinkinaseinhibitor Imatinib als spezifischer Inhibitor der BCR-ABL-Tyrosinkinase und der monoklonale Antikörper Rituximab (Anti-CD20-Ak), der gegen ein B-Zell-typisches Epitop gerichtet ist (nur bei B-ALL wirksam), sind vielversprechende Therapieansätze. Das Therapieansprechen der ALL-Subtypen variiert stark. Mit Hilfe risikoadaptierter Therapieschemata ist es jedoch gelungen, das Gesamtüberleben bei ALL-Patienten von < 10 % auf 30–40 % zu erhöhen (besser als bei der AML). Die initiale Ansprechrate beträgt sogar ca. 60–80 %. Rezidive treten v. a. in den ersten 3 Jahren häufig auf. Supportive Maßnahmen (Erythrozyten- und Thrombozytenkonzentrate, hämatopoetische Wachstumsfaktoren wie G-CSF, Infektprophylaxe/-therapie mit Antibiotika und Antimykotika) werden bei hämatopoetischer Insuffizienz eingesetzt.

Zusammenfassung

✱ **Def:** maligne Transformation einer lymphatischen Vorläuferzelle meist aufgrund einer Chromosomenaberration.

✱ **Ep:** 20 % der akuten Leukämien bei Erwachsenen, häufigste Leukämie der Kinder.

✱ **Ät:** Chromosomenaberrationen (Philadelphia-Chromosom etc.), Zytostatika, Virusinfektionen (HTLV I und II; EBV), hereditäre Erkrankungen.

✱ **Et:** FAB- (Morphologie) u. MIC-Klassifikation (Differenzierungs- und Reifegrad).

✱ **Kl:** Anämie (Leistungsschwäche, Dyspnoe, Tachykardie), Granulozytopenie (Infektionen), Thrombozytopenie (Petechien, Hämatome).

✱ **Di:** Blutbild, Blutausstrich, Knochenmarkpunktion mit Zytomorphologie, Immunphänotypisierung, Zytogenetik, Molekularbiologie.

✱ **Th:** zytostatische Chemotherapie (Induktions-, Konsolidierungstherapie, danach Risikostratifizierung), allogene/autologe Stammzelltransplantation, ZNS-Prophylaxe, Supportivtherapie.

Chronische myeloische Leukämie (CML)

Die CML wird zu den myeloproliferativen Syndromen gezählt. Sie ist eine monoklonale Stammzellerkrankung, d. h., alle Leukämiezellen stammen von einer transformierten Stammzelle ab, die trotz genetischer Veränderung ihre Fähigkeit zur Differenzierung behält. Typisch ist die exzessive Synthese von funktionstüchtigen reifen neutrophilen Granulozyten und deren Vorstufen. Die Erkrankung wird in drei Phasen eingeteilt: die relativ asymptomatisch verlaufende chronische Phase, die bedrohliche akzelerierte Phase und die meist zum Tode führende Blastenkrise.

Epidemiologie
Die Inzidenz der CML beträgt 1/100 000 pro Jahr. Der Altersgipfel liegt zwischen der 5. und 6. Lebensdekade. Männer sind häufiger betroffen als Frauen.

Pathogenese
1960 wurde in Philadelphia bei CML-Patienten eine Chromosomenanomalie, die reziproke Translokation t(9;22), entdeckt. Dabei transloziert ein Teil des langen Arms von Chromosom 9 auf das Chromosom 22. Das veränderte Chromosom 22 wurde nach dem Entdeckungsort **Philadelphia-Chromosom** genannt. Die **Translokation t(9;22)** führt zur Expression des **onkogenen Fusionsproteins BCR-ABL**, das eine Tyrosinkinaseaktivität besitzt (Abb. 1). Untersuchungen haben gezeigt, dass bei CML-Zellen diese Tyrosinkinase ständig aktiviert, unreguliert oder sogar gesteigert ist. Die Folge sind eine gestörte Regulation von Proliferation und Differenzierung sowie eine Hemmung der Apoptose der Leukämiezellen. Diese Störung im Genom führt bei der CML allerdings erst nach Jahren zu einer Unterdrückung der normalen Hämatopoese. Bis dahin lässt der maligne Klon alle Reifungsstufen expandieren und es kommt zur Ausschwemmung von Granulozyten und ihrer vorangehenden Reifungsstufen ins periphere Blut.

Da sich bei der CML verschiedene Blutzellen aus der transformierten Stammzelle entwickeln, kann man das Philadelphia-Chromosom in Granulozyten, Monozyten/Makrophagen, Erythrozyten und Megakaryozyten finden. Heutzutage lässt sich mit molekularbiologischen Methoden bei der CML in 90 % der Fälle das Philadelphia-Chromosom nachweisen (beweisend für eine CML). Bei der Philadelphia-Chromosom-positiven ALL (Ph+ in 25 %) ist ebenfalls eine Translokation t(9;22) nachweisbar. Anders als bei der CML liegen die Orte der Bruchstellen des c-abl-Protoonkogens von Chromosom 9 und des bcr-Gens von Chromosom 22 auf anderer Höhe. Somit entsteht bei der ALL ein Fusionsprodukt von nur 185 kD, während es bei der CML 210 kD groß ist.

Klinik
Chronische Phase
Meist zufällig erfolgt in dieser Phase die Diagnosestellung durch Blutbildkontrollen vor Operationen oder bei routinemäßigem Arztbesuch. Die Patienten sind meist asymptomatisch oder klagen über unspezifische Allgemeinsymptome wie Müdigkeit, Leistungsabfall, Gewichtsverlust, Fieber oder Nachtschweiß (drei letztgenannten = B-Symptome). Die CML verursacht die höchsten Leukozytenzahlen aller Leukämien (bis 500 000/μl), wobei es durch die Viskositätserhöhung des Blutes zu leukämischen Thromben – nicht zu verwechseln mit der Thrombenbildung aufgrund einer Thrombozytose – kommen kann (**Leukostasesyndrom:** Milzinfarkte, Sehstörungen durch Zentralvenenthrombosen der Retina, neurologische Ausfälle, Angina pectoris, Atemnot etc.). Bei ZNS-Symptomen müssen extramedulläre Manifestationen (Meningeosis leucaemica, Chlorome) ausgeschlossen werden. Eine hämatopoetische Insuffizienz findet sich in dieser Phase selten. Die chronische Initialphase beginnt schleichend und dauert im Mittel 5 Jahre.

Akzelerationsphase
Die Akzelerations- oder Übergangsphase bildet für wenige Monate den Übergang zwischen chronischer Phase und Blastenschub, allerdings kann eine chronische Phase auch direkt in einen Blastenschub übergehen. Im Vordergrund stehen die B-Symptomatik und abdominelle Beschwerden durch eine zunehmende Hepatosplenomegalie.

Blastenschub bzw. Blastenkrise
Der Verlauf ähnelt einer akuten Leukämie. Das allgemeine Krankheitsgefühl und die B-Symptomatik nehmen deutlich zu. Die Milz kann bis ins kleine Becken vergrößert sein. Dabei können schmerzhafte Milzinfarkte entstehen. Die Knochenmarksinsuffizienz nimmt zu und verursacht Blutungen und Infektionen, die rasch zum Tod führen.

Diagnostik
Blutbild, Differentialblutbild und Blutausstrich sind obligat. Im Blutbild imponiert eine Leukozytose mit Leukozytenzahlen von 10 000/μl bis 500 000/μl (abhängig vom Stadium) mit kontinuierlicher Linksverschiebung bis zum Promyelozyten oder Myeloblasten. Typisch sind auch eine Basophilie und Eosinophilie (Abb. 2 und Bildanhang II, S. 151, Abb. 21a–c). Thrombozytose oder Thrombozytopenie sowie Anämie können vorliegen. LDH und Harnsäure (beide ↑; **Cave:** bei hohem Zellumsatz oder Tumorlyse → Nierenretentionsparameter) sowie Leberparameter (↑ bei Hepatomegalie) müssen bestimmt werden. Eine Knochenmarkdiagnostik mit Zytomorphologie, Histologie (Markfibrose?), Zytochemie (ALP ↓ im Gegensatz zur OMF oder PV) und Zyto- und Molekulargenetik (Ph+ vs. Ph−) wird durchgeführt. Die Stadieneinteilung erfolgt nach dem Anteil der Promyelozyten und Blasten bzw. der Basophilen und Eosinophilen in Blut und Knochen-

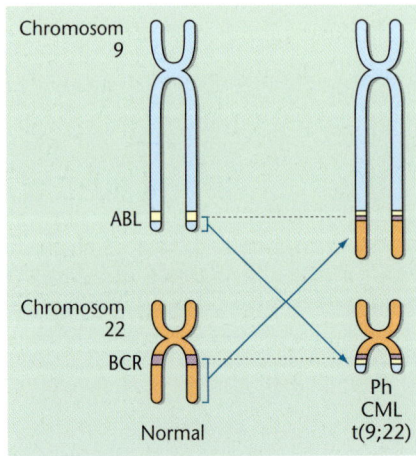

Abb. 1: Translokation von einem Teil des langen Arms von Chromosom 22 auf den langen Arm des Chromosoms 9 und umgekehrt. [2]

mark. Der Ausprägungsgrad der genannten Symptome und Befunde ist phasenabhängig.

Chronische Phase
Der Anteil von Promyelozyten und Blasten sowie Eosinophilen und Basophilen im Blut beträgt in der chronischen Phase < 10 %. Das hyperzelluläre Knochenmark imponiert bei Hyperplasie der Granulopoese ohne Reifungsstörungen (DD zu MDS). Der zytogenetische Nachweis des Philadelphia-Chromosoms (Goldstandard!) und der molekularbiologische Nachweis des BCR-ABL-Fusionsgens mittels FISH bzw. PCR sind fester Bestandteil in der Diagnostik der CML.

Akzelerationsphase
Bei einem Promyelozyten- und Blastenanteil von 10–20 % im Knochenmark bzw. Eosinophilen- und Blastenanteil > 20 % im peripheren Blut besteht V. a. Akzeleration (s. Bildanhang II, S. 151, ■ Abb. 21d). Weitere Chromosomenanomalien können zytogenetisch nachweisbar sein.

Blastenschub bzw. Blastenkrise
Im Blutausstrich zeigt sich typischerweise ein Hiatus leucaemicus (Fehlen der mittleren Entwicklungsstufen innerhalb der Granulopoese) mit > 30 % Promyelozyten und Blasten und/oder 20 % Basophilen. Die Knochenmarkinfiltration der Blasten und Promyelozyten beträgt > 50 %. In zwei Drittel aller Fälle kommt es zum myeloischen, in einem Drittel zu einem lymphatischen Blastenschub.

Therapie und Prognose
Die Therapie sollte in Abhängigkeit von der vorliegenden Phase nach Protokollen der Deutschen CML-Studiengruppe erfolgen. Entscheidend für Therapie und Prognose ist, ob ein BCR-ABL-Fusionsprotein mit Tyrosinkinaseaktivität vorliegt oder nicht (■ Tab. 1), da die CML mit BCR-ABL-Fusionsprotein besser therapierbar ist. Therapieziel ist es, eine hämatologische (Normalisierung des Blutbilds) und zytogenetische (fehlender Nachweis von Philadelphia-Chromosom) Remission zu erreichen. Letztere korreliert mit einer verbesserten Überlebenszeit.
Früher wurde die CML vorwiegend mit **Interferon-α** behandelt. Liegt ein BCR-ABL-Fusionsprotein vor, stellt heute jedoch der **Tyrosinkinase-Inhibitor Imatinib (Glivec®)** die Therapie der ersten Wahl dar, da länger anhaltende komplette hämatologische und zytogenetische Remissionen erreicht werden. Die Tyrosinkinase-Inhibitoren, die spezifisch die BCR-ABL-Tyrosinkinase hemmen, werden seit 2001 anstelle von **Interferon-α** standardmäßig eingesetzt. In Abhängigkeit der Krankheitsphase variieren Dosierung und Therapieerfolg. Da es inzwischen Resistenzen auf Imatinib gibt, kommen neuere Tyrosinkinase-Inhibitoren wie Nilotinib und Dasatinib (in Studien) zum Einsatz. Bei hohen Leukozyten- (> 100 000/μl) oder Thrombozytenzahlen (> 1 Mio./μl) wird initial **Hydroxyurea (Litalir®)** zur schnellen Zytoreduktion eingesetzt,

Typische CML	Philadephia-negative CML	Atypische CML
Ph⁺, BCR-ABL⁺	Ph⁻, BCR-ABL⁺	Ph⁻, BCR-ABL⁻
90 %	5 %	5 %

■ Tab. 1: WHO-Klassifikation der CML und Häufigkeitsverteilung.

um ein Leukostasesyndrom oder Thrombosen zu verhindern. Eventuell ist eine Leukapherese (selektive Entfernung von Leukozyten durch Filtration des Bluts) nötig. Der kombinierte Einsatz von **Interferon-α** mit niedrig dosiertem **Cytosin-Arabinosid (Ara-C)** wird derzeit in Studien getestet. Die **allogene Stammzelltransplantation** ist die derzeit einzige potentiell kurative Therapie, die v. a. bei jüngeren Patienten und in den ersten 2 Jahren nach Diagnosestellung durchgeführt werden sollte. Die Mortalität ist jedoch mit 20–40 % hoch und die Komplikationsrate steigt in fortgeschrittenen Stadien an. Bei fehlendem Spender und Nicht-Ansprechen auf eine medikamentöse Therapie stellt die **autologe Stammzelltransplantation** eine Therapieoption dar, deren Wirksamkeit nicht eindeutig belegt ist. In der Blastenkrise richtet sich die Therapie nach der immunologischen Typisierung der Leukämiezellen. Im **myeloischen Blastenschub** (Prognose schlechter) wird wie bei der AML, im **lymphatischen Blastenschub** (Prognose besser) wie bei der ALL behandelt.

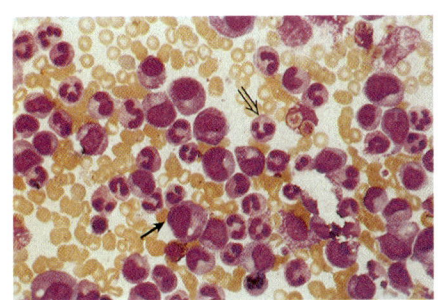

■ Abb. 2: Peripherer Blutausstrich bei CML, chronische Phase. Bunte Zellzusammensetzung, Leukozytose mit kontinuierlicher Linksverschiebung. Vom Promyelozyten mit deutlicher zytoplasmatischer Granulation (Pfeil) bis zum Segmentkernigen (Doppelpfeil) kommen alle Reifungsstufen vor. [4h]

Zusammenfassung
- **Def:** klonale myeloproliferative Erkrankung der pluripotenten Stammzelle, die ihre Fähigkeit zur Differenzierung behält. Chronische Phase (Blastenanteil < 10 %), Akzelerationsphase (> 20 %), Blastenkrise/-schub (> 30 %).
- **Ep:** 1/100 000 pro Jahr, Altersgipfel in der 5.–6. Lebensdekade.
- **Pg:** Translokation t(9;22) = Philadelphia-Chromosom mit BCR-ABL-Fusionsprotein.
- **Kl:** chronische Phase: meist asymptomatisch; Akzelerationsphase: B-Symptomatik; Blastenschub: ausgeprägte Zeichen der Knochenmarksinsuffizienz: Anämie (→ Müdigkeit), Thrombozytopenie (→ Blutungen).
- **Di:** Leukozytose, Promyelozyten u. Blasten, Eosinophile u. Basophile.
- **Th:** Imatinib (spezifischer BCR-ABL-Tyrosinkinase-Inhibitor), Interferon-α, Hydroxyurea, Ara-C, allogene Stammzelltransplantation.

Chronische lymphatische Leukämie (CLL)

Definition
Die chronische lymphatische Leukämie entsteht infolge einer klonalen Expansion von malignen B-Lymphozyten (95 % der Fälle → B-CLL) oder T-Lymphozyten (5 % der Fälle, heißt dann T-prolymphozytische Leukämie, T-PLL, s. S. 82/83). Die Tumorzellen erscheinen morphologisch reif, befinden sich aber in einem frühen Entwicklungsstadium. Sie besitzen eine deutlich verlängerte Überlebenszeit. Die CLL entsteht als einzige Leukämie nicht im Knochenmark. Deshalb wird sie als niedrigmalignes Non-Hodgkin-Lymphom (NHL) klassifiziert und auch lymphozytisches Lymphom (WHO) genannt. Die malignen Lymphozyten finden sich in Blut, Milz, Lymphknoten und Knochenmark. Man könnte sagen, dass die CLL ein leukämisch verlaufendes Lymphom von niedrigem Malignitätsgrad ist, das in das Knochenmark metastasiert.

Epidemiologie
Die CLL ist in der westlichen Welt mit 30 % die häufigste Leukämieform. Der Altersgipfel liegt zwischen 60 und 80 Jahren. Männer sind doppelt so häufig betroffen wie Frauen. Die Inzidenz der CLL liegt im Durchschnitt bei 3/100 000/Jahr und steigt im Alter (8. Lebensjahrzehnt) auf bis zu 30/100 000/Jahr an.

Klassifikation
Eine Stadieneinteilung ist unverzichtbar für Therapieentscheidung und Abschätzung des mittleren Überlebens. In Europa hat sich die Einteilung nach Binet gegenüber Rai durchgesetzt (Tab. 1).

Ätiologie und Pathogenese
Eine familiäre Häufung ist gesichert. In über 90 % der Fälle zeigen sich chromosomale Aberrationen (am häufigsten del(13q), del(17p), Trisomie 12) und in ca. 50 % somatische Hypermutationen in den rearrangierten variablen Regionen der schweren Ketten der Immunglobuline (IgVH). Die Ursache für die Akkumulation reif erscheinender neoplastischer Lymphozyten liegt vermutlich in der Hemmung des programmierten Zelltods (Apoptose). Warum und wie diese gehemmt wird, ist bis heute unklar. Unklar ist auch, warum es zum Antikörpermangelsyndrom kommt. Vermutlich entstehen in den frühen Entwicklungsstufen der B-Lymphozyten Genomschäden, die sich in den daraus entwickelnden Plasmazellen fortsetzen und so zur insuffizienten Antikörperproduktion führen. Im Vergleich zu den normalen B-Lymphozyten zeigen die CLL-Lymphozyten sehr wenige membranständige Immunglobuline.

Klinik
Die CLL wird bei 25 % der Patienten als Zufallsbefund erhoben, da die Erkrankung meist über Jahre asymptomatisch verläuft. Etwa 20 % geben bei Diagnosestellung eine B-Symptomatik an. Das häufigste initiale klinische Zeichen ist eine symmetrische Vergrößerung oberflächlicher Lymphknoten am Hals (Abb. 1), in der Leiste oder Axilla. Später kommen Beschwerden durch die hämatopoetische Insuffizienz (Anämie, Thrombozytopenie) und Immunschwäche (Antikörpermangel mit Infektionsgefahr) hinzu. Weitere Komplikationen sind Autoimmunzytopenien (autoimmunhämolytische Anämien durch IgG-Wärmeantikörper, Autoimmunthrombozytopenie), Transformationen in hochmaligne Non-Hodgkin-Lymphome („Richter-Syndrom") oder eine ALL, die trotz Therapie rasch zum Tode führen. Zusätzlich besteht ein erhöhtes Risiko für nicht-hämatologische Zweitmalignome.

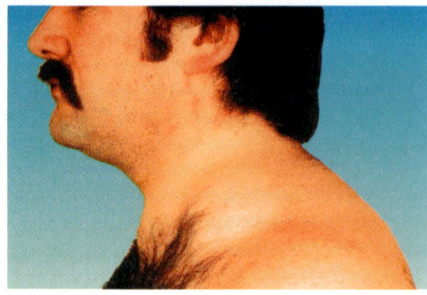

Abb. 1: Vergrößerung der Halslymphknoten bei einem Mann mit chronischer lymphatischer Leukämie. [17]

> Bei einer CLL treten immer Lymphknotenvergrößerungen auf – anfangs nur bei 50 % der Patienten, später bei allen.

Diagnostik
Nach Anamnese und körperlicher Untersuchung ist das Blutbild zu bestimmen, wobei im Differentialblutbild > 5000/μl Lymphozyten (absoluter Wert!) vorliegen müssen. Die Diagnose wird in der Regel durch eine Immunphänotypisierung der Lymphozyten gestellt, wobei die Charakterisierung durch den Nachweis u. a. spezifischer Oberflächenantigene reifer B-Lymphozyten (CD5+, CD19+, CD20+, CD23+, FMC7−, CD79β−) bewiesen wird. Im Blutausstrich zeigt sich eine massive Vermehrung kleiner Lymphozyten und Gumprecht-Kernschatten („Zelltrümmer", Abb. 2 und Bildanhang III, S. 152, Abb. 22 und 24). Es sollten Hämolyseparameter (Bilirubin, LDH, Haptoglobin, Retikulozyten) bestimmt und ein Coombs-Test zum Ausschluss antierythrozytärer Antikörper durchgeführt werden. Im Serum sind die quantitativen Immunglobuline zu prüfen, um einen Antikörpermangel zu erkennen. Eine Serum-Proteinelektrophorese ist zur Abschätzung einer Paraproteinämie hilfreich. Eine **Knochenmarkuntersuchung** ist zur Diagnosesicherung **nicht notwendig.** Das Infiltrationsmuster (nicht infiltriert, diffus oder nodulär) stellt nicht mehr, wie früher angenommen, einen Prognosefaktor dar. Sie wird jedoch zur Abklärung einer Anämie oder Zytopenie (aplastisches KM, AIHA etc.) und Bestätigung einer Remission nach Therapie empfohlen. Bildanhang III, Seite 152, Abb. 23 zeigt die Verdrängung der

Binet-Stadium	Organvergrößerung	Hämoglobin	Thrombozyten	Medianes Überleben
A (50 – 60 %) – niedriges Risiko	< 3 LK-Stationen*	> 10 g/dl	Normal	> 10 J.
B (30 %) – intermediäres Risiko	≥ 3 LK-Stationen*	> 10 g/dl	Normal	7 J.
C (< 20 %) – hohes Risiko	Nicht bewertet	< 10 g/dl	< 100 000/μl	2 – 3,5 J.

* Leber und Milz gelten als jeweils eine LK-Station

Tab. 1: Stadieneinteilung der CLL nach Binet (hat sich im europäischen Sprachraum gegenüber der Einteilung nach Rai durchgesetzt).

normalen Hämatopoese durch einen hohen Anteil an reifen Lymphozyten (> 30 %). In unklaren Fällen ist die histologische Untersuchung eines Lymphknotens indiziert.

Therapie und Prognose

Der Therapiebeginn hängt von Binet-Stadium, klinischer Symptomatik, Blutbild und Serumwerten ab. Eine Heilung ist bisher durch konventionelle Chemotherapie nicht möglich, da trotz initialen Ansprechens fast alle Patienten rezidivieren. Allgemein besteht eine Indikation zur zytostatischen Therapie im Stadium Binet C und im Stadium Binet B mit Beschwerden, z. B. dem Vorliegen von B-Symtomatik, einer symptomatischen Lymphknoten- oder Milzvergrößerung (Schmerzen, venöse Kompression) und gesteigerter Leukozytose mit Gefahr eines Hyperviskositätssyndroms (Mikrozirkulationsstörungen). Bei den Stadien Binet A und B ohne klinische Symptomatik ist das Prozedere „Watch and wait". In der Primärtherapie werden Purinanaloga- (Fludarabin-)haltige Chemotherapieschemata eingesetzt, mit denen gute Ansprechraten erreicht werden. Sehr wirksam ist die Kombination aus Fludarabin und Cyclophosphamid. Neu zugelassen für die Erstlinientherapie der B-CLL ist der monoklonale CD20-Antikörper Rituximab. Für ältere, komorbide Patienten in der palliativen Situation ist der Goldstandard nach wie vor das Alkylans Chlorambucil als Monotherapie. Als Therapieziel steht die Verbesserung der Lebensqualität im Vordergrund. In der Rezidivtherapie finden oben genannte Zytostatika in wechselnden Schemata oder Substanzen wie Bendamustin Einsatz. Der monoklonale Antikörper Alemtuzumab (Anti-CD52) wird derzeit in Studien geprüft. Bei jüngeren Patienten sollte bei schlechter prognostischer Konstellation und Nichtansprechen auf vorherige Therapien eine allogene Stammzelltransplantation diskutiert werden, da es die einzige kurative Therapieoption darstellt. Transformiert die CLL in ein „Richter-Syndrom", wird dieses wie ein aggressives NHL oder eine ALL behandelt. Durch eine Strahlentherapie können Beschwerden infolge vergrößerter Milz und Lymphknoten reduziert werden. Eine Splenektomie ist bei medikamentös nicht therapierbarer Splenomegalie oder autoimmuninduzierter Zytopenie indiziert. Bei rezidivierenden Infektionen aufgrund eines Antikörpermangels sollten Immunglobuline intravenös substituiert werden.

Die Prognose der CLL ist sehr variabel und abhängig von Binet-Stadium, chromosomalen Aberrationen, IgVH-Mutationsstatus und individuellen Prognosefaktoren (Tab. 2). Im Allgemeinen hat sie jedoch den günstigsten Verlauf aller Leukämien.

> **Differentialdiagnostik:**
> Bei der CML ist eine Lymphknotenschwellung selten, dafür besteht aber regelmäßig eine ausgeprägte Splenomegalie. CLL → Lymphknotenschwellung, CML → Milzschwellung.

Prognostischer Faktor	Gute Prognose/ günstiger Verlauf	Schlechte Prognose/ ungünstiger Verlauf
Lymphozytenmorphologie	Typisch	> 10 % Prolymphozyten im peripheren Blut
Lymphozytenverdopplungszeit	Lang (> 12 Monate)	Kurz (< 12 Monate)
Immunphänotyp	FMC7⁻, CD38⁻	FMC7⁺, CD38⁺
LDH, α-Mikroglobulin, Thymidinkinase	Niedrig	Hoch
p53-Expression	Nein	Ja
IgVH-Mutationsstatus	Mutiert	Unmutiert
Zytogenetik	Normaler Karyotyp, isolierte del(13q)	Trisomie 12, del(11), del(17)

Tab. 2: Weitere, neben dem Binet-Stadium wichtige prognostische Faktoren.

> ## Zusammenfassung
> * **Def:** klonale Expansion reif erscheinender, aber maligner, immuninkompetenter B- (95 %) oder T- (5 %)Lymphozyten. Entsteht als einzige Leukämie nicht im Knochenmark. Stadieneinteilung nach Binet.
> * **Ep:** häufigste Leukämieform der westl. Welt, 30/100 000/Jahr > 80 J., Altersgipfel 60 – 80 J.
> * **Pg:** familiäre Häufung, in 80 % chromosomale Auffälligkeiten, Hemmung der Apoptose.
> * **Kl:** lange asymptomatisch. B-Symptomatik (Fieber, Nachtschweiß, Gewichtsverlust), Lymphknotenschwellungen, Infektionen, (Hepato-)Splenomegalie.
> * **Di:** Lymphozytose > 5000/μl im Blut, Gumprecht-Kernschatten, Immunphänotypisierung, keine Knochenmarkuntersuchung notwendig.
> * **Th:** „Watch and wait" (Binet A und B ohne Symptome), ab Stadium Binet B mit Symptomen Chlorambucil (ältere Patienten) oder Fludarabin-haltige Chemotherapieschemata mit Rituximab, Strahlentherapie bei großen Organinfiltrationen, allogene Stamzelltransplantation bei jungen therapierefraktären Patienten.

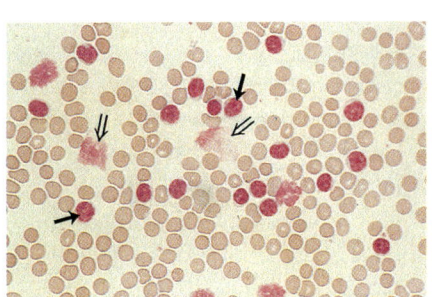

Abb. 2: Blutausstrich: CLL mit starker Lymphozytose (Pfeile) und Gumprecht-Kernschatten (Doppelpfeile). [4i]

Myelodysplastische Syndrome (MDS)

Definition
Unter myelodysplastischen Syndromen fasst man eine Gruppe von malignen Knochenmarkerkrankungen zusammen, bei denen durch die Entartung einer frühen hämatopoetischen Vorläuferzelle die normale Blutbildung ineffizient ist. Die Entartung führt zu Reifungsstörungen aller Zellreihen (quantitative und qualitative Veränderungen). Charakteristischerweise finden sich ein zellreiches, dysplastisches Knochenmark mit vermehrt Vorläuferzellen (Blastenanteil ↑) und im peripheren Blut eine Panzytopenie mit dysplastischer Zellmorphologie. Da bei den MDS die Tendenz zum Übergang in eine sekundäre AML (akute myeloische Anämie) besteht (> 50 % aller Fälle), spricht man auch von „Präleukämie".

Epidemiologie
Die Inzidenz der MDS beträgt 4/100 000/Jahr und steigt bei über 70-Jährigen auf bis zu 40/100 000/Jahr. Männer sind häufiger betroffen als Frauen.

Klassifikation
Die MDS stellen eine morphologisch, zellbiologisch und prognostisch heterogene Krankheitsgruppe dar, die klinisch von der asymptomatischen Anämie bis zur Leukämie reichen. Die früher gültige FAB (French-American-British)-Klassifikation wurde von der WHO-Klassifikation abgelöst. Sie unterteilt die MDS nach morphologischen und zytogenetischen Kriterien in acht Untergruppen (Tab. 1). Die Einteilung erfolgt nach folgenden Merkmalen:

- Blasten im peripheren Blut und im Knochenmark
- Ringsideroblasten (> 15 % Erythroblasten mit im Zytoplasma ringförmig um den Kern angeordneten Eisenniederschlägen) im Knochenmark
- Dysplastische Zelllinien.

Die **RA** und die **RARS,** die sich nur durch das Fehlen bzw. Vorhandensein von Ringsideroblasten unterscheiden, kennzeichnen frühe Stadien von MDS mit niedrigem Blastenanteil in Blut und Knochenmark. Der Begriff „refraktär" bezieht sich auf die mangelnde therapeutische Beeinflussbarkeit der Anämie durch Eisen, Folsäure oder Vitamin B_{12}. Bei **RCDM** und **RCDM-RS** sind mindestens zwei Zelllinien dysplastisch und, obwohl der Blastenanteil immer noch niedrig ist, das Risiko für den Übergang in eine AML höher als bei RA und RARS. Die **RAEB-1 und -2** sind fortgeschrittene Stadien der MDS mit erhöhtem Blastenanteil. Ab einem Blastenanteil ≥ 20 % liegt per Definition eine AML vor. Die **CMML** beschreibt eine RAEB mit erhöhter Monozytenzahl.

Ätiologie und Pathogenese
Man geht davon aus, dass am Anfang der MDS eine Instabilität im Genom der myeloischen hämatopoetischen Stammzelle steht. Diese kann angeboren oder durch Umwelteinflüsse erworben sein. Kommt es im Laufe des Lebens zu weiteren genetischen Ereignissen, z. B. zum Verlust von Tumorsuppressormechanismen, DNA-Reparaturdefekten oder zu Chromosomenaberrationen, entstehen MDS. Somit erfolgt die maligne Entartung stufenweise. Zusätzlich bildet sich eine Differenzierungsstörung heraus, deren Grad im Krankheitsverlauf zunehmen kann. Da sich im Laufe des Lebens die Schäden am Genom häufen, steigt die Inzidenz der MDS mit dem Lebensalter. Die Art der Stammzellschädigung erklärt, warum Expansion und Entdifferenzierung langsamer ablaufen als bei einer AML. Bei den AML wird die Zytopenie im peripheren Blut fast ausschließlich durch die Verdrängung der Hämatopoese durch Blasten verursacht. Bei den MDS hingegen ist die bei Entdifferenzierung der Zellen einsetzende Apoptose (programmierter Zelltod) für die typische periphere Zytopenie mitverantwortlich. Mit Übergang des MDS in eine AML nimmt das Ausmaß der Apoptose wieder ab.

Man unterscheidet primäre MDS (90 %) von sekundären MDS (10 %). Die **primären MDS (De-novo-MDS)** entstehen durch Langzeitschäden des Knochenmarks durch unbekannte mutagene Noxen und treten im fortgeschrittenen Alter auf. Die **sekundären MDS** werden durch Zytostatika (v. a. Alkylanzien, Cisplatin), Strahlentherapie oder organische Lösungsmittel wie Benzol ausgelöst. Typisch für sekundäre MDS ist, dass im Vergleich zu primären MDS die betroffenen Patienten jünger, die peripheren Blutzellveränderungen stärker ausgeprägt und alle drei Zelllinien betroffen sind. Zusätzlich verläuft sie aggressiver und geht infolge häufiger Chromosomenaberrationen mit hoher Wahrscheinlich-

Subtyp	Blastenanteil im Blut	Blastenanteil im Knochenmark	Charakteristika	Progression in AML	Mittlere Überlebenszeit
Refraktäre Anämie (RA)	≤ 1 %	< 5 %	Einlinien-MDS (dysplastische Erythropoese)	10 %	4 Jahre
Refraktäre Anämie mit Ringsideroblasten (RARS)	≤ 1 %	< 5 %	Wie RA mit > 15 % Ringsideroblasten im KM	10 %	4 Jahre
Refraktäre Zytopenie mit multilineärer Dysplasie (RCDM)	≤ 1 %	< 5 %	Mindestens bilineäre Dysplasie		
Refraktäre Zytopenie mit multilineärer Dysplasie und Ringsideroblasten (RCDM-RS)	≤ 1 %	< 5 %	Mindestens bilineäre Dysplasie mit > 15 % Ringsideroblasten im KM		
Refraktäre Anämie mit Blastenüberschuss 1 (RAEB-1)	< 5 %	5 – 9 %	Einlinien- oder Mehrlinien-MDS, keine Auer-Stäbchen	40 %	1 Jahr
Refraktäre Anämie mit Blastenüberschuss 2 (RAEB-2)	≥ 5 %	10 – 19 %	Einlinien- oder Mehrlinien-MDS, fakultativ Auer-Stäbchen	60 %	5 Monate
5q⁻-Syndrom	< 5 %	< 5 %	Isolierter 5q-Defekt	10 – 25 %	
MDS, unklassifiziert	≤ 1 %	< 5 %	Passt nicht in andere Kategorien		

Entitäten der früher gültigen FAB-Klassifikation waren RAEB-T (wie RAEB mit > 20 % Blasten) und CMML (chronische myelomonozytäre Leukämie, < 12 000/μl Leukozyten im PB mit > 1000/μl Monozyten). RAEB-T gibt es nicht mehr, da nach neuer WHO-Klassifikation ab einem Blastenanteil von ≥ 20 % eine AML vorliegt. CMML wurde der von der WHO neu konfigurierten Gruppe „myelodysplastische Syndrome/myeloproliferative Erkrankungen" zugeordnet. Dieser Entität gehören neben der CMML die atypische CML und die juvenile myelomonozytäre Leukämie an.

Tab. 1: WHO-Klassifikation der myelodysplastischen Syndrome nach zunehmender Malignität.

keit rasch in eine AML über, die meist resistent gegenüber Zytostatika ist.

Klinik
Häufig handelt es sich um einen Zufallsbefund. In 80 % der Fälle entstehen Symptome infolge der Panzytopenie (Erythropenie, Neutropenie, Thrombopenie), am ehesten durch die Anämie. Seltener manifestiert sich die Erkrankung mit Infekten oder Blutungen:

▶ Anämie: Leistungsknick, Müdigkeit, Belastungsdyspnoe, Tachykardie, Angina pectoris
▶ Neutropenie: Infekte, v. a. des Respirationstrakts, superinfizierte Hautverletzungen
▶ Thrombozytopenie: Blutungen, Petechien, Hämatome.

Seltener sind B-Symptome, Hepatosplenomegalie (bei CMML in 50 % der Fälle) und Knochenschmerzen.

Diagnostik
Wegweisend für die Diagnose von MDS ist die morphologische Untersuchung von peripherem Blut und Knochenmark (s. Bildanhang III, S. 152, ■ Abb. 25). Leitbefund im peripheren Blut ist die Zytopenie (Erythrozyten, Leukozyten und/oder Thrombozyten ↓, wobei in Abhängigkeit vom MDS-Subtyp und Stadium auch nur einzelne Zellreihen erniedrigt sein können). Die Retikulozytenzahl ist vermindert. Ein erhöhter LDH-Spiegel weist auf einen vermehrten Zellzerfall bei erhöhtem Zellumsatz hin. Typischerweise zeigen sich im **peripheren Blutausstrich**:

▶ Anisozytose (ungleich große Erythrozyten), Makroovalozyten, Akanthozyten, Hypochromasie/Mikrozytose
▶ Dysplastische Granulozyten mit verminderter Granulation, Pseudo-Pelger-Zellen (einzelne oder zwei Kernsegmente)
▶ Riesenthrombozyten, Mikromegakaryozyten.

Typischerweise liegen im **Knochenmark** eine normale oder erhöhte Zellularität sowie Reifungsdefekte aller drei Zellreihen vor:

▶ Dyserythropoese: Ringsideroblasten, megaloblastäre Transformation, Kernfragmentierungen, Mehrkernigkeit, Kernentrundungen
▶ Dysgranulopoese: vermehrt Blasten (Linksverschiebung), mangelnde Granulation, Auer-Stäbchen, Pseudo-Pelger-Zellen, hypersegmentierte Neutrophile
▶ Dysmegakaryopoese: Mikromegakaryozyten, Kernreifungsstörung.

Zytogenetische Untersuchungen der Knochenmarkzellen, wie die Chromosomenanalyse, weisen bei MDS-Patienten Chromosomenaberrationen nach. Differentialdiagnostisch müssen toxische Knochenmarkschäden, z. B. durch Medikamente (Veränderungen reversibel!), eine aplastische Anämie (keine Dysplasien!), eine meglobastäre Anämie (Vitamin-B$_{12}$- und Folsäure-Spiegel!), eine Infektion, z. B. HIV (HIV-Serologie!), und eine OMF (Kollagen-Spezialfärbungen!) abgegrenzt werden.

> Das Vorliegen einer Thrombozytose (bei 5q$^-$-Syndrom) oder einer Leukozytose (z. B. bei CMML mit Monozytose) schließt ein myelodysplastisches Syndrom nicht aus.

Therapie und Prognose
Die derzeit einzige kurative Therapiemöglichkeit stellt die **allogene Stammzelltransplantation** dar. Daher muss diese Therapieoption bei Diagnosestellung evaluiert werden. Da jedoch die meisten Patienten bei Diagnosestellung > 60 Jahre sind, ist diese Therapie nur Wenigen vorbehalten. Vor Therapieeinleitung findet eine **Risikostratifizierung** des MDS statt, in die der Blastenanteil im Knochenmark, der Karyotyp und die Anzahl der Zytopenien einfließen (wichtigste prognostische Faktoren). Bei **Niedrigrisiko**-MDS werden neben einer „best supportive care" Therapien zu Hemmung der Apoptose (Immunsuppression, Anti-Zytokin-Therapie) verfolgt. Bei supportiver Therapie sollten Erythrozytenkonzentrate (Hb < 10 g/dl), Thrombozytenkonzentrate (Thrombos < 10 000/µl) und frühzeitig Antiinfektiosa (Antibiotika, Antimykotika, Virostatika) verabreicht werden. Bei **Hochrisiko**-MDS ist die Chemotherapie die Therapie der Wahl. Ältere Patienten erhalten Cytosinarabinosid (Ara-C) in niedriger Dosierung. Wenn aufgrund von Begleiterkrankungen keine Chemotherapie mehr möglich ist, kann durch den Einsatz von hämatopoetischen Wachstumsfaktoren (G-CSF, Erythropoetin) die Transfusionshäufigkeit gesenkt und das Infektionsrisiko vermindert werden. Hochrisiko-MDS bei jüngeren Patienten werden wie eine AML behandelt, sprechen jedoch schlechter an.

Zusammenfassung
✖ **Def:** Gruppe von malignen Knochenmarkerkrankungen mit peripherer Zytopenie und zellreichem dysplastischem Knochenmark. In 50 % der Fälle Übergang in AML.
✖ **Ep:** 4/100 000 Einwohner/Jahr, > 70 Jahre 40/100 000 Einwohner/Jahr
✖ **Et:** WHO-Klassifikation: RA, RARS, RCDM, RCDM-RS, RAEB-1 und -2, 5q$^-$-Syndrom, MDS unklassifiziert.
✖ **Pg:** primär de novo (90 %) und sekundär durch RTx/CTx, Benzol etc. (10 %). Mutagene Schädigung der hämatopoetischen Stammzellen mit stufenweise ablaufender maligner Entartung.
✖ **Kl:** Symptome der Anämie (Blässe, Leistungsminderung), Neutropenie (Infektionen) und Thrombopenie (Blutungen).
✖ **Di:** Zytopenie in PB, Retikulozyten ↓, Blastenanteil ↑, morphologische Zellveränderungen: Dyserythropoese, Dysgranulopoese, Dysmegakaryopoese.
✖ **Th:** supportive Therapie, Chemotherapie (Ara-C), allogene Stammzelltransplantation.

Hodgkin-Lymphom

Definition
Das Hodgkin-Lymphom (Synonyme: Lymphogranulomatose, Morbus Hodgkin) wird nach seinem Erstbeschreiber Thomas Hodgkin benannt und ist eine maligne Erkrankung des lymphatischen Systems. Die malignen Neoplasien des lymphatischen Systems werden in zwei Gruppen eingeteilt, nämlich Hodgkin-Lymphome und Non-Hodgkin-Lymphome (NHL, s. S. 78/79 ff.). Dabei beruht die Unterscheidung auf dem histologischen Nachweis von Hodgkin- und Sternberg-Reed-Zellen, die nur bei den Hodgkin-Lymphomen und nicht bei den NHL nachweisbar sind. Sonderformen sind das multiple Myelom (s. S. 84/85) und die CLL (s. S. 72/73).

Das Hodgkin-Lymphom geht von den B-Lymphozyten aus und entsteht in den Lymphknoten (Unterschied zu den Leukämien). Es ist somit ein monoklonales B-Zell-Lymphom. Im Frühstadium handelt es sich um eine lokalisierte Lymphknotenerkrankung, in fortgeschrittenen Stadien jedoch um eine Systemerkrankung mit hämatologischer Streuung und Manifestation in Knochenmark sowie extralymphatischen Geweben (z.B. Leber). Typisch ist der histologische Nachweis von malignen Riesenzellen, den **einkernigen Hodgkin-** und **mehrkernigen Sternberg-Reed-Zellen**, die die Tumorzellen darstellen.

Epidemiologie
Hodgkin-Lymphome machen ca. 30% aller Lymphome aus. Die Prävalenz liegt bei 2–4/100000/Jahr, wobei die Häufigkeitsgipfel um das 30. und um das 60. Lebensjahr auftreten. Männer sind häufiger betroffen als Frauen.

Klassifikation
Die Hodgkin-Lymphome werden nach morphologischen, zytochemischen und immunologischen Kriterien nach der **WHO-Klassifikation** unterteilt:

▶ Klassische Hodgkin-Lymphome (95%)
– Lymphozytenreiches klassisches Hodgkin-Lymphom (4%)
– Noduläre Sklerose (60%)
– Mischtyp (30%)
– Lymphozytenarmer Typ (1%)
▶ Noduläre Lymphozyten-prädominante Hodgkin-Lymphome (noduläres Paragranulom, 5%)

Ätiologie und Pathogenese
Die Ätiologie des M. Hodgkin ist bis heute unklar. Eine Auslösung durch onkogene Viren wie Epstein-Barr-Viren liegt nahe, da bei der Hälfte aller Patienten EBV-Virus-DNA in den Hodgkin- und Sternberg-Reed-Zellen gefunden wird. Ihre pathogenetische Bedeutung ist allerdings ungeklärt. Aus dem Nachweis von klonalen Immunglobulin-Rearrangements in einzelnen Hodgkin- und Sternberg-Reed-Zellen und der hohen Rate von somatischen Mutationen in der Gensequenzanalyse kann man schließen, dass die Tumorzellen von B-Lymphozyten der Keimzentrumsregion abstammen. In einigen Fällen wurden Mutationen in Onkogenen oder Tumorsuppressorgenen beschrieben, die die Apoptose der neoplastischen Zellen hemmen.

Klinik
Klinisch manifestiert sich die Erkrankung meist mit Lymphknotenschwellungen am Hals (60%, Abb. 1), in den Axillen, im Inguinalbereich, im Mediastinum und im Abdomen. Diese sind in der Regel nicht schmerzhaft und von fester, gummiartiger Konsistenz. Hinzu kommen häufig eine B-Symptomatik (Fieber > 38 °C [bei abdominellem Befall häufiger], Nachtschweiß, Gewichtsverlust von > 10% des Körpergewichts in 6 Monaten) und ein allgemeines Krankheitsgefühl mit Leistungsknick. Typisch, aber nicht häufig ist ein wellenförmiger Fieberverlauf mit einer Periodik von wenigen Tagen bis einigen Wochen und anschließender Fieberpause (Pel-Ebstein-Fieber).

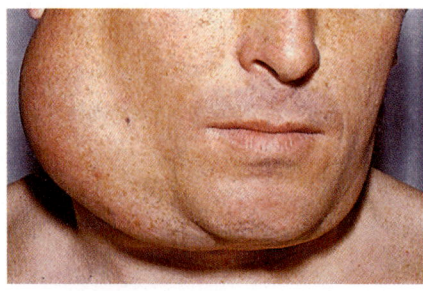

Abb. 1: Zervikale Lymphadenopathie bei einem Patienten mit Morbus Hodgkin. [15]

Ebenfalls selten ist ein sog. Alkoholschmerz, wobei Patienten einen Schmerz in den betroffenen Lymphknoten unmittelbar nach Alkoholgenuss beschreiben. Die Patienten verspüren teilweise einen quälenden Juckreiz (paraneoplastisches Phänomen). In späteren Stadien können auch Knochenmark, Leber und Milz (Hepatosplenomegalie) sowie andere nicht-lymphatische Gewebe (Lunge, Haut, Gastrointestinaltrakt) befallen sein und entsprechende Symptome bereiten.

Diagnostik
Die Diagnosesicherung erfolgt durch die **histologische Lymphknotenuntersuchung.** Dazu muss immer ein ganzer Lymphknoten entnommen werden, da eine Lymphknotenpunktion oder Aspirationszytologie nicht genügend Material liefert. Diagnostisch wegweisend ist der histologische Nachweis von einkernigen Hodgkin- und mehrkernigen (bis fünf Kerne) Sternberg-Reed-Zellen. Dies sind Riesenzellen mit sehr prominenten eosinophilen Nukleolen und blasiger Chromatinstruktur (s. Bildanhang III, S. 152, Abb. 26). Sie liegen nur in geringer Anzahl vor (< 1%). Viele nichtmaligne Lymphozyten, Monozyten, Eosinophile und Fibroblasten umgeben diese Riesenzellen als reaktives „entzündliches" Infiltrat (Abb. 2). Es wird vermutet, dass es sich hierbei um eine vergebliche entzündliche Immunreaktion gegen ein bisher unbekanntes Antigen der Hodgkin- und Sternberg-Reed-Zellen handelt. Anschließend wird der Ausbreitungsgrad bzw. das Krankheitsstadium ermittelt. Dabei werden **sonographisch, röntgenologisch** und **computertomographisch** Hals, Thorax, Abdomen und Becken untersucht (Staging). Der vermutlich prognostisch relevante Stellenwert der **PET-CT** wird derzeit in Studien geprüft. Obligat ist ebenso eine **Knochenmarkuntersuchung** zum Nachweis bzw. Ausschluss einer Knochenmarkinfiltration. Das klinische Stadium wird nach der **Ann-Arbor-Klassifikation** eingeteilt (s. S. 78/79, Tab. 2 und S. 80/81, Abb. 2), in die die Anzahl und die Lokalisation der befallenen Lymphknotenstationen, das Vorliegen extranodaler Herde, der diffuse Befall von extralymphatischen Organen und

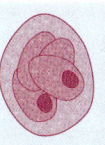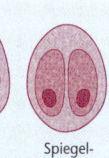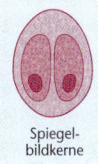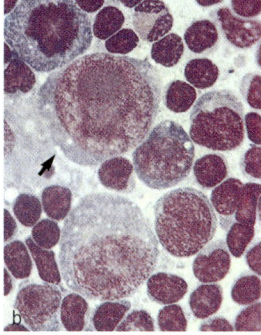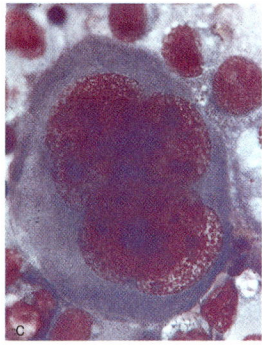

Abb. 2: Morbus Hodgkin. a) Schematische Darstellung einer Hodgkin-Zelle und zwei Sternberg-Reed-Zellen (mehrkernig, spiegelbildliche Anordnung der Kerne). [20] b) Histologischer Schnitt durch einen Lymphknoten (Abtupfpräparat) bei Morbus Hodgkin, hier abgebildet eine einkernige Hodgkin-Zelle neben vielen reaktiven Lymphozyten. c) Histologischer Schnitt durch einen Lymphknoten bei Morbus Hodgkin, hier abgebildet mehrkernige Sternberg-Reed-Zelle. [2, 5]

Lokalisierte Stadien: Stadium I und II ohne Risikofaktoren	2 Zyklen ABVD und 30 Gy Involved-Field-Bestrahlung
Intermediäre Stadien: Stadium I und IIA mit Risikofaktoren	4 Zyklen ABVD und 30 Gy Involved-Field-Bestrahlung
Fortgeschrittene Stadien: Stadium IIB mit mediastinalem Bulk u. extranodalem Befall, Stadium III und IV	8 Zyklen BEACOPP eskaliert und Bestrahlung von Bulk- und/oder Resttumoren

Tab. 1: Standardtherapie bei Hodgkin-Lymphomen. Die Stadieneinteilung mit römischen Ziffern erfolgt nach der Ann-Arbor-Klassifikation. ABVD = Adriamycin, Bleomycin, Vinblastin, Dacarbacin (DTIC). BEACOPP = Bleomycin, Etoposid, Cyclophosphamid, Vincristin, Procarbacin, Prednison.

das Vorhandensein von B-Symptomen mit eingehen. Das Blutbild ist oft normal. Selten besteht eine normochrome, normozytäre Anämie. Im Differentialblutbild fällt oft eine relative Lymphopenie (durch Neutrophilie und Eosinophilie relative Abnahme der Lymphozytenzahl) auf. BSG, CRP und LDH können normal oder erhöht sein. Erhöhte Transaminasen weisen auf eine Leberbeteiligung hin. In fortgeschritteneren Stadien kann eine periphere Panzytopenie auf einen Knochenmarkbefall mit Knochenmarkinsuffizienz hindeuten.

> Jede ungeklärte Lymphknotenschwellung, die länger als 2–3 Wochen persistiert, muss durch histologische Untersuchung abgeklärt werden.

Therapie und Prognose

Zur Abschätzung der Organfunktionen und der Therapiefähigkeit müssen vor Therapiebeginn unbedingt Herz- (EKG, Echokardiographie), Lungen- (Lungenfunktionsprüfung), Leber- (Transaminasen, Cholestasezeichen) und Nierenfunktion (Kreatininclearance) überprüft werden. Die Patienten werden in drei prognostische und therapeutische Gruppen, nämlich **frühes, intermediäres und fortgeschrittenes Krankheitsstadium** (Tab. 1) eingeteilt, in die neben dem Stadium folgende Risikofaktoren einfließen: großer Mediastinaltumor ($> 1/3$ des Thoraxdurchmessers), extranodaler Befall, BSG-Wert stark erhöht, drei oder mehr Lymphknotenareale befallen. Die Standardtherapie für lokalisierte und intermediäre Stadien ist eine kombinierte Chemo- und Strahlentherapie (Tab. 1). Fortgeschrittene Stadien werden mit intensivierter Chemotherapie ohne Strahlentherapie behandelt, wobei jedoch initiale Bulk-Tumoren (große, lokale Tumormasse) und/oder Resttumoren nach Chemotherapie schon bestrahlt werden.
In allen drei Gruppen erreicht man in über 90 % eine komplette Remission und sogar über 80 % der Patienten können langfristig geheilt werden. Patienten > 60 Jahre haben u. a. aufgrund stärkerer Zytostatika-Toxizitäten eine deutlich schlechtere Prognose. Daher muss das Therapiekonzept bei jedem Patienten individuell überdacht werden. Das Hodgkin-Lymphom gehört zu den malignen Erkrankungen, die die höchste Heilungsquote haben. Sollte dennoch ein Rezidiv auftreten, ist die Prognose schlecht und es bleiben nur noch intensivierte Polychemotherapie oder Hochdosis-Chemotherapie mit nachfolgender autologer Stammzelltransplantation. Alle Patienten sollten in laufende Therapiestudien der Deutschen Hodgkin-Studiengruppe eingebracht werden, um die vorhandenen Therapiemöglichkeiten weiterhin zu verbessern.

Zusammenfassung

- **Def:** malignes B-Zell-Lymphom, Entstehung im Lymphknoten.
- **Ep:** Prävalenz 2–4/100 000/Jahr, Männer > Frauen, zwei Häufigkeitsgipfel (30. und 60. Lj.).
- **Et:** nach WHO in klassische Hodgkin-Lymphome mit Untergruppen (95 %) und noduläre Lymphozyten-prädominante Hodgkin-Lymphome (5 %).
- **Pg:** unbekannt. Evtl. EBV-Virus-assoziiert, Mutationen in Onkogenen oder Tumorsuppressorgenen. Maligne Hodgkin- und Sternberg-Reed-Zellen entstehen aus Keimzentrums-B-Lymphozyten.
- **Kl:** Lymphknotenschwellungen, B-Symptomatik, Pel-Ebstein-Fieber, Alkoholschmerz, Juckreiz.
- **Di:** Lymphknotenexstirpation und histologische Untersuchung: wenige Hodgkin- und Sternberg-Reed-Zellen, viele Entzündungszellen; klinische Stadieneinteilung nach Ann-Arbor.
- **Th:** kombinierte Chemo- und Strahlentherapie entsprechend Stadium, im Rezidiv Hochdosis-Chemotherapie mit autologer Stammzelltransplantation.

Non-Hodgkin-Lymphome (NHL) I

Die NHL sind – wie das Hodgkin-Lymphom – maligne klonale Neoplasien des lymphatischen Gewebes. Unter dem Oberbegriff NHL wird eine heterogene Gruppe maligner Lymphome zusammengefasst, die häufiger (80 %) von den B- und seltener (20 %) von den T-Lymphozyten oder NK-Zellen ausgehen. Der maligne Klon entwickelt sich aus korrespondierenden Zellen der normalen Lymphopoese und entsteht in den verschiedenen Kompartimenten des Lymphknotens oder anderer lymphatischer Organe (Abb. 1). Das multiple Myelom, das ebenso zu den NHL gezählt wird, nimmt eine Sonderstellung ein, da es sich primär im Knochenmark manifestiert (s. S. 84/85).

Epidemiologie

Die Inzidenz beträgt 12–15/100 000/Jahr mit steigender Tendenz. Der Häufigkeitsgipfel liegt im höheren Lebensalter (50.–70. Lebensjahr, Ausnahme: lymphoblastische NHL haben zwei Häufigkeitsgipfel im 10.–20. und > 40. Lebensjahr). Männer sind etwas häufiger betroffen als Frauen (Verhältnis 1,2 : 1). Patienten mit einer HIV-Infektion haben im Vergleich zur Normalbevölkerung ein bis zu 1000-fach erhöhtes Risiko, an NHL zu erkranken. Die zunehmende Inzidenz der NHL in den letzten Jahren kann jedoch nur unzureichend auf die zunehmenden HIV-Infektionsraten zurückgeführt werden und bleibt unklar.

Ätiologie und Pathogenese

Die Ätiologie der NHL ist weitestgehend unbekannt. Als gesichert gilt der Zusammenhang zwischen einer Infektion mit EBV (Burkitt-Lymphom), HTLV-1 (T-Zell-Leukämie/-Lymphome) oder Helicobacter pylori (MALT-Lymphom) mit der Entstehung von NHL. Des Weiteren erhöht die Exposition mit ionisierenden Strahlen (Z. n. Radiotherapie), eine aggressive Chemotherapie (z. B. Therapie akuter Leukämien) oder eine Immunsuppression nach Organtransplantation (Posttransplantationslymphom, PTLD) das Risiko, an einem NHL zu erkranken. Zustände einer Immundefizienz (HIV-Infektion, genetische Immundefekte, medikamentöse Immunsuppression) und Autoimmunerkrankungen (rheumatoide Arthritis, SLE) fördern vermutlich ebenfalls die Lymphomgenese. Umweltnoxen wie vermehrte Nitrataufnahme, Rauchen oder UV-Strahlung werden als Risikofaktoren diskutiert. Bei vielen NHL-Patienten lassen sich Chromosomenaberrationen, z. B. verschiedene Translokationen, nachweisen, die zur Expression von Onkogenen (c-myc, bcl-1, bcl-2) führen und eine wichtige Bedeutung in der Entstehung maligner Lymphome zu haben scheinen (t[8;14] → Burkitt-Lymphom, t[14;18] → follikuläres Lymphom, t[11;14] → Mantelzelllymphom, t[2;5] → großzelliges anaplastisches Lymphom). Eine maligne Entartung ist auf jeder Entwicklungsstufe der B- und T-Lymphozyten möglich (unreife vs. reife NHL).

Klassifikation und Einteilung

Heute ist weltweit die **WHO-Klassifikation** gültig (Tab. 1), die die Kiel- und REAL-Klassifikation abgelöst hat. Sie unterteilt die B- und T-Zell-Neoplasien in unreife und reife Neoplasien und definiert die Lymphomentitäten unter Berücksichti-

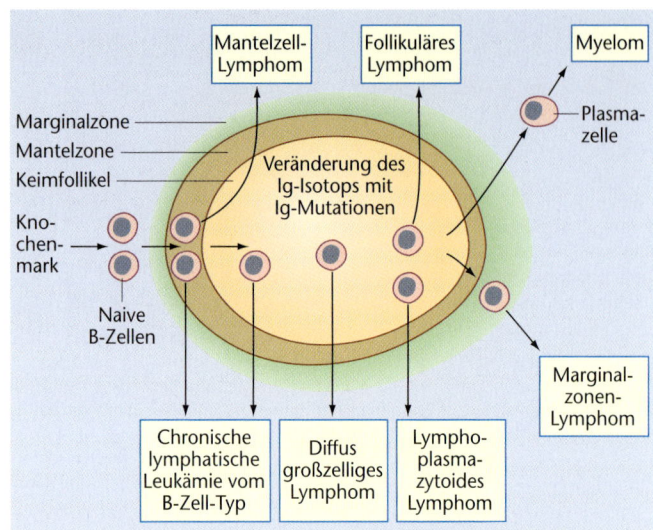

Abb. 1: Schematische Darstellung des zellulären Ursprungs B-lymphatischer Neoplasien in Lymphknoten und ihre entsprechende Benennung (s. S. 18/19, Abb. 1b). [2]

gung klinischer, morphologischer, immunphänotypischer sowie zyto- und molekularbiologischer Befunde. In der klinischen Praxis wird aufgrund der therapeutischen Relevanz die Unterteilung in **„indolent"** (langsam progredient, oft „watch and wait") und **„aggressiv"** (schnell progredient, meist Therapie notwendig) verwendet. Die Einteilung in klinische Stadien erfolgt nach der Ann-Arbor-Klassifikation (Tab. 2 und S. 80/81 Abb. 2). Nach der Lokalisation werden bei den B-NHL außerdem primär nodale und extranodale maligne Lymphome unterschieden.

Klinik

Das klinische Erscheinungsbild der NHL ist vielfältiger als beim Hodgkin-Lymphom. Eine B-Symptomatik (Fieber, Gewichtverlust ≥ 10 % des Körpergewichts in 6 Monaten, Nachschweiß) besteht dagegen seltener. Leitsymptom ist die generalisierte periphere, schmerzlose Lymphadenopathie, die i. d. R. asymmetrisch lokalisiert ist. Von dort erfolgt die Tumorausbreitung zunächst nur innerhalb des lymphatischen Gewebes und anschließend in extralymphatische Gewebe. In 40–50 % der Fälle kommt es zur Knochenmarkinfiltration und davon entwickeln wiederum 80 % der Patienten eine hämatopoetische Insuffizienz, die zu fieberhaften Infektionen, Blutungen oder Anämiesymptomen führen kann. Primäre extranodale Manifestationen sind bei den NHL häufiger als beim M. Hodgkin. Betroffen sind v. a. der Nasennebenhöhlenbereich und der Gastrointestinaltrakt, seltener Lunge, ZNS, Haut (Mycosis fungoides, Sézary-Syndrom, s. S. 82/83, Abb. 5), Knochen und Hoden. Klinisch auffällig werden die extranodal gelegenen NHL meist durch Schmerzen, lokale Schwellungen, Blutungen, Entzündungen etc. Die Vorläufer-NHL zeigen einen aggressiven klinischen Verlauf, wobei innerhalb weniger Tage Beschwerden auftreten. NHL können maligne Zellen in die Blutbahn ausschwemmen und leukämisch verlaufen. Das Krankheitsbild ähnelt dann einer akuten Leukämie.

B-Zell-Reihe (80–85%)	T- und NK-Zell-Reihe (15–20%)
Vorläufer-B-Zell-Neoplasien	**Vorläufer-T-Zell-Neoplasien**
▶ B-lymphoblastische Lymphome/Leukämie	▶ T-lymphoblastische Lymphome/Leukämie
Reifzellige (periphere) B-Zell-Neoplasien	**Reifzellige (periphere) T-Zell-Neoplasien**
▶ *Chronische lymphatische Leukämie vom B-Zell-Typ/ lymphozytisches Lymphom* (s. S. 72/73), (Variante: mit monoklonaler Gammopathie, mit plasmozytischer Differenzierung)	▶ Prolymphozytenleukämie vom T-Zell-Typ (s. S. 82/83)
▶ Prolymphozytenleukämie von B-Zell-Typ	▶ T-Zell-Leukämie vom azurgranulierten Typ
▶ Splenisches Marginalzonen-Lymphom	▶ Aggressive NK-Zell-Leukämie
▶ Haarzellleukämie (s. S. 80/81)	▶ Fulminante kindliche EBV-positive T-Zell-Lymphoproliferation
▶ Lymphoplasmozytisches Lymphom	▶ Adulte T-Zell-Lymphome/Leukämie (HTLV-1+) (s. S. 82/83)
▶ *Mantelzell-Lymphom* (s. S. 80/81)	▶ Extranodales T-/NK-Zell-Lymphom
▶ *Follikuläres Lymphom* (s. S. 80/81)	▶ Enteropathie-assoziiertes T-Zell-Lymphom (s. S. 82/83)
▶ Primäres kutanes Follikelzentrumslymphom	▶ Hepatosplenisches T-Zell-Lymphom
▶ *Extranodales Marginalzonen-Lymphom vom Typ des mukosaassoziierten lymphatischen Gewebes (MALT-Lymphom)* (s. S. 82/83)	▶ Subkutanes Pannikulitis-artiges T-Zell-Lymphom
▶ Nodales Marginalzonen-Lymphom	▶ Mycosis fungoides (s. S. 82/83)
▶ *Diffus großzelliges B-Zell-Lymphom (Varianten: zentroblastisch, immunoblastisch, anaplastisch, T-Zell- oder histiozytenreich, plasmoblastisch)* (s. S. 80/81)	▶ Sézary-Syndrom (s. S. 82/83)
	▶ Kutanes Gamma-Delta-T-NHL
Subtypen:	▶ Primär kutanes, aggressives zytotoxisches T-NHL
▶ T-Zell/Histiozyten-reiches großzelliges B-NHL	▶ Peripheres T-Zell-Lymphom, nicht subspezifiziert (s. S. 82/83)
▶ Mediastinales diffus großzelliges B-NHL	▶ Angioimmunoblastisches T-Zell-Lymphom
▶ Intravaskuläres diffus großzelliges B-NHL	▶ Anaplastisch-großzelliges T-Zell-Lymphom (ALK-positiv)
▶ Primäres großzelliges B-NHL des ZNS	
▶ Plasmablastisches Lymphom	▶ Anaplastisch-großzelliges T-Zell-Lymphom (ALK-negativ)
▶ Primäres Ergusslymphom (HHV8 positiv)	
▶ Burkitt-Lymphom	
▶ *Plasmozytom (solitär ossär, primär extraossär)*	
▶ Multiples Myelom (s. S. 84/85)	
▶ B-Zell-Lymphoproliferationen mit variablem malignem Potenzial	▶ T-Zell-Lymphoproliferationen mit variablem malignem Potenzial
▶ Lymphomatoide Granulomatose	▶ Kutane CD30⁺-Lymphoproliferationen (lymphomatoide Papulose und primär kutanes großzellig anaplastisches T-NHL)
▶ B-Zell Post-Transplant-Lymphoproliferationen	
Viele NHL können auch leukämisch verlaufen.	

Tab. 1: WHO-Klassifikation der Non-Hodgkin-Lymphome (letzte Modifikation 2008). Kursiv die am häufigsten vorkommenden Lymphome.

Stadium I	Befall 1 Lymphknotenregion (I/N) o. Vorliegen 1 extranodalen Herds (I/E)
Stadium II	Befall ≥ 2 Lymphknotenregionen auf einer Seite des Zwerchfells (II/N) o. Vorliegen lokalisierter extranodaler Herde mit Befall ≥ 1 Lymphknotenregion auf einer Seite des Zwerchfells (II/E)
Stadium III	▶ Befall ≥ 2 Lymphknotenregionen beidseits des Zwerchfells (III/N) o. Befall lokalisierter extranodaler Herde u. LK bds. des Zwerchfells (III/E)
	▶ III$_1$ Befall oberhalb des Truncus coeliacus (Milz, zöliakale u. portale LK)
	▶ III$_2$ Befall unterhalb des Truncus coeliacus (paraaortale, iliakale, mesenteriale u. inguinale LK)
Stadium IV	Disseminierter Befall ≥ 1 extralymphatische Organe mit o. ohne Lymphknotenbefall (Organsymbole: D = Haut, H = Leber, L = Lunge, M = Knochenmark, N = Lymphknoten, O = Knochen, P = Pleura, S = Milz)

A: ohne B-Symptomatik, B: mit B-Symptomatik.
E: extranodaler Befall.

Tab. 2: Stadieneinteilung der Lymphome nach Ann Arbor. Entscheidend für die Stadieneinteilung ist der Befall der Lymphknotenstationen.

Diagnostik

Anamnestisch muss nach dem Auftreten von Fieber, Gewichtsverlust und Nachtschweiß (B-Symptome) und nach dem Vorliegen einer HIV-Infektion gefragt werden. Bei der körperlichen Untersuchung sollte besonders auf die Lymphknotenstationen (z. B. zervikal, axillär, inguinal) sowie Leber- und Milzgröße geachtet werden. Im **Labor** können Blutbildveränderungen (Anämie, Neutropenie, Thrombozytopenie, evtl. Panzytopenie) vorliegen. Erhöhte LDH- und Harnsäure-Werte deuten auf eine hohe Tumormasse bzw. einen raschen Tumorzellumsatz hin. In der Lymphozytensubpopulation zeigt sich ggf. eine Monoklonalität. Die wichtigste diagnostische Maßnahme ist die operative Entnahme eines Lymphknotens (**Lymphknotenexstirpation**) bzw. die Biopsie einer unklaren Raumforderung zur histologischen Untersuchung. Die Lymphknoten sollten stets in toto entnommen werden, da die Zytologiegewinnung mittels Feinnadelpunktion meist keine eindeutige Klassifizierung ermöglicht. Die **Immunphänotypisierung** hat die größte diagnostische Bedeutung, da sie die Unterscheidung der Tumorzellen nach ihrem Ursprung (B- vs. T-Lymphozyten) und deren Reifezustand (Vorläuferzellen vs. reife Zellen) ermöglicht. An einem mittels **Beckenkammbiopsie** gewonnenen Knochenmarkzylinder lässt sich histologisch eine Infiltration des Knochenmarks erfassen. Eine **diagnostische Liquorpunktion** ist bei primären ZNS-Lymphomen, Lymphomen des Gesichtsschädels, lymphoblastischen Lymphomen und Burkitt-Lymphomen indiziert. Zum **Staging** (Untersuchungen, die eine Stadieneinteilung ermöglichen) müssen bildgebende Verfahren wie Sonographie (Abdomen, Lymphknotenstationen), Röntgen (Thorax), CT (Hals, Thorax, Abdomen) und je nach klinischer Symptomatik eine Gastroskopie, Koloskopie und ein HNO-ärztliches Konsil (in 5–10% oropharyngeale Mitbeteiligung lymphatischer Strukturen im Mund-Rachen-Raum [Waldeyer-Rachenring]) durchgeführt werden. Zur kurzfristigen Verlaufsbeurteilung der Lymphadenopathie oder Milzgröße während der Therapie werden Röntgen-Thorax und Abdomen-Sonographie eingesetzt.

Non-Hodgkin-Lymphome (NHL) II

Therapie und Prognose

Man unterteilt die NHL nach dem Zelltyp in B-NHL und T-NHL. Für die Therapieentscheidung wichtig ist die Unterteilung in indolente und aggressive NHL. Zusätzlich wurde zur Risikostratifizierung der NHL ein international gültiger Prognoseindex (International Prognostic Index, **IPI**) etabliert, der die Patienten vier Risikogruppen zuordnet. Die prognostisch ungünstigen Faktoren sind in Tab. 3 angegeben. Die **indolenten B-NHL** (z. B. follikuläres Lymphom), die **langsam progredient** sind, werden in der Regel zunächst beobachtet („watch and wait"). Eine Behandlungsindikation besteht erst bei deutlicher Progression (Verdoppelung der Lymphome in den letzten 6 Monaten, hämatopoetische Insuffizienz, B-Symptome, lokale Organkompression). Die Therapie der ersten Wahl ist eine Immunochemotherapie, z. B. mit R-CHOP (monoklonaler Anti-CD20-Antikörper Rituximab, Cyclophosphamid, Doxorubicin, Vincristin, Prednisolon). Bei den fortgeschrittenen indolenten B-NHL (Stadien III und IV, Abb. 2) gibt es **keinen kurativen**

	Günstig	Ungünstig
Alter	< 60 Jahre	≥ 60 Jahre
Allgemeinzustand	Normal	Reduziert (Karnofsky-Index < 80 %)*
Stadium (nach Ann-Arbor)	I oder II	III oder IV
Zahl der extranodalen Lokalisationen	0 oder 1	≥ 2
Serum-LDH	Normal	Erhöht

* Mittels des Karnofsky-Index beurteilt man den Allgemeinzustand von Tumorpatienten. Er schließt Parameter wie die Aktivität, Belastbarkeit, Selbstständigkeit des Patienten, Bettlägerigkeit, Beschwerden, Hinweise auf ein Tumorleiden ein (80 % entspricht z. B. verminderter Aktivität und Belastbarkeit).

Tab. 3: Internationaler prognostischer Index (IPI) für maligne NHL.

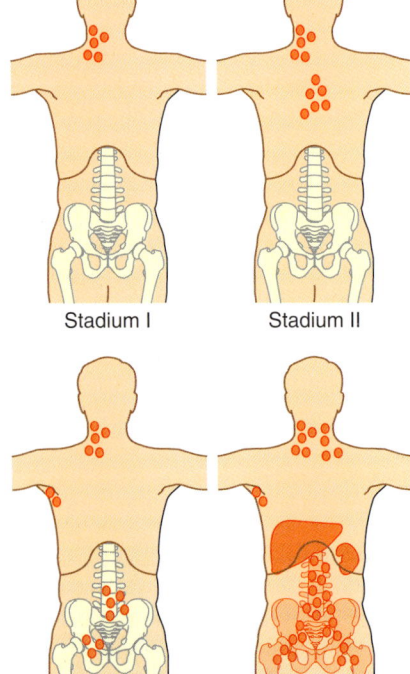

Abb. 2: Verdeutlichung der Stadieneinteilung nach Ann Arbor (s. S. 78/79, Tab. 2). [11]

Therapieansatz und es lässt sich nur selten eine komplette Remission erzielen. Der Stellenwert einer Hochdosis-Chemotherapie mit autologer Stammzelltransplantation wird derzeit in Studien geprüft. Patienten mit lokalisierten Stadien (Stadien I und II, Abb. 2) werden hingegen gleich nach Diagnosestellung mit alleiniger Strahlentherapie (30–40 Gray) behandelt und sind so heilbar. Bei den indolenten B-NHL liegt die mittlere Überlebensrate bei 9–10 Jahren.

Bei den **aggressiven B-NHL** (z. B. diffus großzelliges B-Zell-Lymphom), die **schnell progredient** sind, muss nach Diagnosestellung eine Therapie eingeleitet werden. Der **Therapieansatz** ist **kurativ**. Auch hier stellt, wie bei den indolenten B-NHL, die Immunchemotherapie (R-CHOP) die Therapie der Wahl dar. Eine komplette Remission wird in Abhängigkeit von der Risikogruppe in 45–85 % erreicht. Die Langzeitremissionen (Heilungen) liegen allerdings nur bei 25–40 %. Eine Involved-Field-Bestrahlung ist nur bei initial großem Tumor (≥ 7,5 cm, „Bulky disease"), Organkomplikationen (z. B. obere Einflussstauung), Extranodalbefall oder residualem Tumor indiziert. Ansonsten ist der Stellenwert der Strahlentherapie bei aggressiven NHL nicht gesichert. Die aggressiven NHL führen unbehandelt innerhalb von wenigen Monaten zum Tod. In Abhängigkeit von den Risikofaktoren liegt unter der Therapie das 5-Jahres-Überleben bei 25–85 %. Zur Remissionserhaltung kann bei CD20$^+$-B-NHL Rituximab verabreicht werden. Eine **ZNS-Prophylaxe** (Methotrexat intrathekal) muss bei Lymphombefall von Knochenmark, Hoden, Gesichtsschädel und hochzervikalem Befall durchgeführt werden. Bei nachgewiesenem ZNS-Befall (Liquordiagnostik) wird eine ZNS-Therapie (Methotrexat, Ara-C und Dexamethason intrathekal) verabreicht. Bei Auftreten eines Rezidivs (25–40 %) kommen bei den indolenten B-NHL Purinanaloga (Fludarabin etc.) und Rituximab und bei den aggressiven B-NHL eine Hochdosis-Chemotherapie (z. B. BEAM = Carmustin, Etoposid, Ara-C, Melphalan) mit anschließender autologer Stammzelltransplantation zum Einsatz. Die allogene Stammzelltransplantation wird nur in seltenen Fällen bei kurzen Remissionsdauern oder fehlendem Ansprechen auf die Chemotherapien durchgeführt. Grundsätzlich sollte versucht werden, die Patienten in speziellen Therapiezentren in passende Therapiestudien einzuschließen.

> Die indolenten NHL haben einen langsam progredienten Verlauf. Sie können zunächst beobachtet und müssen nicht sofort therapiert werden. Sie sind i. d. R. nicht kurativ therapierbar. Die aggressiven NHL verlaufen schnell progredient und müssen dringend behandelt werden. Sie sind oft heilbar.

Spezielle Typen der Non-Hodgkin-Lymphome

Im Folgenden sollen einzelne häufig vorkommende NHL kurz charakterisiert werden. Die B-NHL werden hier zusätzlich nach der primären Lokalisation in nodale und extranodale B-NHL unterteilt. Das Wachstumsmuster ist im Laufe der Erkrankung häufig ineinander fließend.

Primär nodale B-NHL

Diffus großzellige B-NHL (diffuse large B-cell lymphoma, DLBCL)
Diese heterogene Gruppe von morphologisch diffus proliferierenden, großen blastären B-Zellen macht mit 30–40% den größten Anteil aller aggressiven NHL aus. Zytologisch charakteristisch sind große Lymphozyten mit blastischem Zellkern (Chromatin fein retikulär und nicht kondensiert) (s. Bildanhang III, S. 153, ■ Abb. 28). Charakteristisch ist das aggressive Wachstum mit hoher Zellproliferationsrate (Proliferationsindex Ki67 50–90%). Sie liegen bei Diagnosestellung meist in fortgeschrittenen Stadien, u. a. auch mit extranodalem Befall, vor. Primär nodale DLBCL treten in 60%, primär extranodale DLBCL in 40% auf. Sie können sich auch sekundär aus indolenten NHL (z. B. aus CLL: wird als „Richter-Syndrom" bezeichnet) entwickeln.

Burkitt-Lymphom
Das Burkitt-Lymphom ist ein hochaggressives NHL und häufig bei Diagnosestellung schon generalisiert, jedoch sehr Chemotherapie-sensitiv. Da es häufig extranodal (Knochenmark, ZNS) lokalisiert ist, muss eine ZNS-Prophylaxe verabreicht werden. Gelegentlich tritt es leukämisch auf (lymphomatöses Korrelat der ALL Subtyp L3). Es manifestiert sich in drei klinischen Varianten. Das **endemische,** mit einer **EBV-Infektion** assoziierte Burkitt-Lymphom kommt überwiegend bei Kindern in Zentralafrika vor und äußert sich mit einer massiven Lymphadenopathie im Kieferbereich. Es spricht anfangs gut auf Zytostatika an, eine Langzeitremission ist allerdings selten. Das **sporadische** Burkitt-Lymphom kommt ubiquitär vor und ist nur selten (zu ca. 30%) mit einer EBV-Infektion assoziiert. Klinisch zeigt es sich v. a. bei Kindern häufig mit „Bulky disease" im Ileozökalbereich. Durch neue Therapieansätze mit Immuno-Chemotherapie können die meisten Patienten geheilt werden. Bei **HIV-Infizierten** Patienten liegt das **immundefizienzassoziierte** Burkitt-Lymphom vor. Aufgrund der hohen Proliferationsrate (Ki67 fast 100%) werden Patienten mit Burkitt-Lymphom häufig wie mit B-ALL behandelt.

Follikuläres Lymphom
Das follikuläre Lymphom ist das häufigste indolente nodale B-NHL. Betroffen sind Patienten mittleren oder höheren Alters. Im Keimzentrum des Lymphknotens entwickelt sich eine Mischung von Zentroblasten und Zentrozyten in follikulärer Anordnung (s. S. 78/79, ■ Abb. 1 und Bildanhang III, S. 153, ■ Abb. 29). Fast immer lässt sich die Translokation t(14;18) nachweisen, die mit einer Überexpression von **BCL-2** einhergeht (Folge: Apoptoseresistenz). In der WHO-Klassifikation erfolgt eine Graduierung der follikulären Lymphome in Stadium I, II und III, wobei Stadium III als aggressives B-NHL angesehen und auch so behandelt werden muss. Frühe Stadien können über einige Jahre asymptomatisch verlaufen. Bei Diagnosestellung liegt bereits in 50% eine Knochenmarkbeteiligung vor. Es zeigt sich in der Regel zunächst ein gutes Therapieansprechen, Rezidive sind jedoch häufig.

Mantelzelllymphom
Das Mantelzelllymphom nimmt als indolentes NHL mit aggressivem klinischem Verlauf eine Sonderstellung ein. Es wird daher auch wie ein aggressives NHL behandelt. Bei Diagnosestellung liegt meist eine generalisierte Erkrankung mit Knochenmarkbeteiligung vor. Es hat seinen Ursprung in naiven Zellen des Primärfollikels oder den Zellen der Mantelregion sekundärer Follikel, die nicht in das Keimzentrum eingetreten sind (s. S. 78/79, ■ Abb. 1). Charakteristisch sind die konstante Expression von **Cyclin D1** (in fast 100%) und **CD5$^+$** in der Immunphänotypisierung. Auffällig ist die geschlechterspezifische Prävalenz ♂:♀ = 5:1. Die Prognose ist trotz Therapie schlecht (5-Jahres-Überlebensrate 10%).

Marginalzonenlymphom
Die Marginalzonenlymphome lassen sich wie folgt einteilen:

▶ **Nodales Marginalzonenlymphom:** Befall von peripheren Lymphknoten
▶ **Extranodales Marginalzonenlymphom** vom MALT (Mucosa-associated lymphatic tissue)-Typ (s. S. 82): häufigste Lokalisation im Gastrointestinaltrakt, zu ca. 20% Knochenmarkbeteiligung
▶ **Splenisches Marginalzonenlymphom:** Neben Milz (Splenomegalie!) sind Lymphknoten und Knochenmark befallen.

Die Therapie reicht von Immunochemotherapie (s. S. 80) bis zur Splenektomie.

Haarzellleukämie
Die Haarzellleukämie zählt wie die CLL zu den lymphozytischen B-Zell-Lymphomen. Sie stellt als eine reifzellige lymphozytäre Leukämie eine Sonderform dar und tritt nur selten auf (2–4% der Leukämien). Männer sind häufiger betroffen, ♂:♀ = 5:1. Klinisch imponieren eine Panzytopenie und eine Splenomegalie. In der Zytologie fallen haarförmige, pseudopodienartige Zytoplasmaausziehungen auf (Haarzellen, ■ Abb. 3). Die Zellen sind immunphänotypisch CD103$^+$. Aufgrund der beträchtlichen retikulären Faservermehrung im Knochenmark ist eine Knochenmarkaspiration oft nicht erfolgreich (Punctio sicca). In der Knochenmarkhistologie zeigen sich zahlreiche Haarzellen und Faserreichtum (Silberfärbung). Die Therapie der ersten Wahl ist das Purinanalogon Cladribin, mit dem in bis zu 90% eine komplette Remission erreicht werden kann, die allerdings nur kurz anhält.

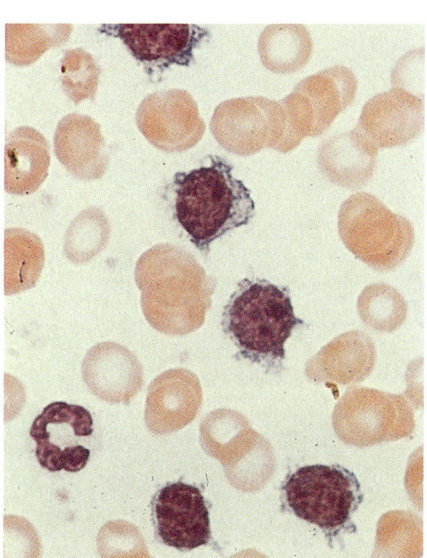

■ Abb. 3: Peripherer Blutausstrich bei Haarzellleukämie mit typischen haarförmigen Zytoplasmaausziehungen der Haarzellen. [5]

Non-Hodgkin-Lymphome III

Primär extranodale B-NHL

Gastrointestinale Lymphome und MALT-Lymphome anderer Lokalisation

Die Lymphome des Gastrointestinaltrakts sind mit 40 % die häufigsten primär extranodalen B-NHL. Sie entstehen im schleimhautassoziierten Lymphgewebe (*engl.* Mucosa-associated lymphatic tissue) und werden daher MALT-Lymphome (Maltome) genannt. Am häufigsten treten sie im Magen (ca. 50 %) auf, weniger häufig im Dünndarm (10 %) sowie in der Ileozökalregion (10 %) und nur selten im Kolon. Weitere 30 % finden sich in Speicheldrüsen, Orbita, Schilddrüse und Lunge. Die MALT-Lymphome zählen zu den niedrigmalignen, indolenten B-NHL. Dem gegenüber stehen die hochmalignen, aggressiven B-NHL wie die DLBCL und Mantelzelllymphome, die auch primär extranodal entstehen können.

MALT-Lymphom des Magens

Dieses niedrigmaligne Lymphom entsteht in 90 % auf dem Boden einer chronischen **Helicobacter-pylori-Infektion**. **Klinisch** verläuft das MALT-Lymphom im Frühstadium oft asymptomatisch, später können Inappetenz, Schmerzen, Fieber, Nachtschweiß und Gewichtsverlust auftreten. Nur die endoskopische Entnahme von Biopsien und eine anschließende histologische Untersuchung sichern die Diagnose. **Therapeutisch** führt im Frühstadium eine Eradikation des Helicobacter pylori (z. B. French-Tripeltherapie: Omeprazol, Clarithromycin, Amoxicillin) in 80 % zur Heilung. In den Stadien I und II sollte eine Bestrahlung und ab Stadium III eine Immunchemotherapie (R-CHOP) durchgeführt werden. Bei der Hälfte aller MALT-Lymphome lassen sich Translokationen wie t(11;18), t(q21;q21) nachweisen. Diese sprechen nicht auf eine Helicobacter-pylori-Eradikation an. Bei hochmalignen MALT-Lymphomen werden im Stadium I–IV eine Immunchemotherapie und eine Involved-field-Bestrahlung durchgeführt. **Komplikationen** wie Blutungen, Ileus, Perforation oder Malabsorptionssyndrom verschlechtern die Prognose.

Besondere extranodale B-NHL

▶ Marginalzonenlymphom vom MALT-Typ außerhalb des Magens, z. B. Speicheldrüsen, Orbita, Schilddrüse etc.
▶ Primäre ZNS-Lymphome (meist hochmaligne)
▶ Lymphome des Gesichtsschädels und der Nasennebenhöhlen
▶ Primäre Hodenlymphome
▶ Lymphome des Knochens
▶ Weitere Organmanifestationen: Mamma, Lunge, Leber, Niere etc.

T-NHL

Sie stellen 20 % aller NHL dar. Die Unterteilung erfolgt in nodale und extranodale T-NHL sowie in Vorläufer-T- und periphere T/NK-Zell-Neoplasien. Eine Sonderstellung nehmen die kutanen T-NHL ein. Die T-NHL zählen mit Ausnahme der kutanen T-NHL zu den aggressiven Lymphomen. Therapiert wird entsprechend mit Chemotherapieprotokollen der aggressiven NHL bzw. der ALL (inkl. ZNS-Prophylaxe). Die Prognose ist ungünstiger als bei den entsprechenden B-NHL.

▶ Zu den Vorläufer-T-Zell-Lymphomen zählt das T-lymphoblastische Lymphom (nodaler Befall), das bei Knochenmarkinfiltration durch > 25 % Blasten als T-ALL bezeichnet wird.
▶ Zu den peripheren T-Zell-Lymphomen zählen:
1. Prolymphozytenleukämie vom T-Zell-Typ (T-PLL, entspricht T-CLL)
2. Die **chronische T-Zell-Leukämie vom Typ der „large granular lymphocytes"** (LGL) erhielt ihren Namen aufgrund des Auftretens von zirkulierenden Lymphozyten mit großen, azurophilen Granula (▌ Abb. 4).
3. Das/die **adulte T-Zell-Lymphom/Leukämie** wird durch eine **HTLV-1**(humanes T-Zell-Leukämie/Lymphom-Virus)-Infektion verursacht und kommt v. a. endemisch in Japan und der Karibik vor. Zytologisch charakteristisch sind Lymphozyten mit irregulären Zellkernen, z. T. in Blüten- und Kleeblattform („flower cells").

▌ Abb. 4: LGL-Zelle. Große Lymphozyten mit deutlicher azurophiler Granulation, funktionell T-Helfer-Lymphozyten oder NK-Lymphozyten entsprechend. [5]

▶ Zu den nodalen T-NHL zählen das angioimmunoblastische T-Zell-Lymphom, das periphere, nicht weiter spezifizierte T-Zell-Lymphom und das anaplastische großzellige Lymphom vom T/MK-Zell-Typ
▶ Zu den extranodalen T-NHL zählt z. B. das Enteropathie-assoziierte T-Zell-Lymphom, das sich bei bestehender glutensensitiver Enteropathie (Zöliakie bei Kindern, Sprue bei Erwachsenen) entwickeln kann.

Kutane T-NHL

65 % der Hautlymphome sind kutane T-Zell-Lymphome und davon über 90 % T-Helferzell-Lymphome (CD4$^+$). Sie gehören zu den indolenten Lymphomen. Hauptvertreter sind die Mycosis fungoides (primärer Hautbefall und sekundärer Lymphknotenbefall) und das Sézary-Syndrom (generalisierte Form mit leukämischer Aussaat der neoplastischen Zellen ins periphere Blut, ▌ Abb. 5 und Bildanhang III, S. 153, ▌ Abb. 27). 5 % der Mycosis fungoides gehen in ein Sézary-Syndrom über. Beide treten v. a. in höherem Lebensalter auf. Primär kutane Lymphome sind die zweithäufigsten extranodalen NHL, aber weitaus seltener als primär extranodale Lymphome des Gastrointestinaltrakts.

Mycosis fungoides

Sie wird **klinisch** in drei Stadien unterteilt: Im prämykosiden Stadium (St. I) ist noch nicht das gesamte Integument befallen. Es finden sich ekzemartige Hautveränderungen. Dieses Stadium kann oft über Jahrzehnte anhalten und erinnert an die Psoriasis. Im infiltrativen Stadium (St. II) infiltriert der Tumor plattenartig die Haut und es fallen reaktive Lymphknotenvergrößerungen auf, die histologisch noch nicht von Tumorzellen infiltriert sind. Es kann bereits das gesamte Integument betroffen sein. In beiden Stadien tritt meist starker Juckreiz auf. Im mykosiden, fungoiden (schwammartigen) Stadium (St. III) bilden sich kugelige Tumormassen, die ulzerieren können. In diesem Stadium verläuft die Mycosis fungoides schnell progredient mit schlechter Prognose. Im Stadium III kann es zur systemischen Ausbreitung (St. IV) mit histologischem Befall von Lymphknoten, Milz, Leber und anderen Organen kommen. **Therapiert** wird in Stadium I und II mit PUVA (Gabe von Psoralen und Bestrahlung der Haut mit UVA-Licht) oder Strahlentherapie. Extrakorporale Photopherese (Bestrahlung von Leukozyten mit UVA-Licht), Interferon-α, Ganzkörper-Elektronenbestrahlung (spezialisierte Zentren) und Chemotherapie werden in den Stadien III und IV palliativ eingesetzt.

Sézary-Syndrom

Dieses imponiert **klinisch** mit der Trias aus generalisiertem Hautbefall, Lymphknotenschwellung und leukämischem Blutbild. Die Patienten klagen über starken Juckreiz, stark gerötetes Integument (Erythrodermie), Haarausfall (Alopezie), starke Verhornungen an den Handflächen (palmoplantare Hyperkeratose) und gestörtes Nagelwachstum (Onychodystrophie). Die **Therapie** gleicht der der Mycosis fungoides. Eine Chemotherapie analog einer NHL-Therapie kann indiziert sein. Einem über mehrere Jahre günstig verlaufenden Prozess folgt meist eine akute Dekompensation mit Tumorbildung an der Haut und letalem Ausgang.

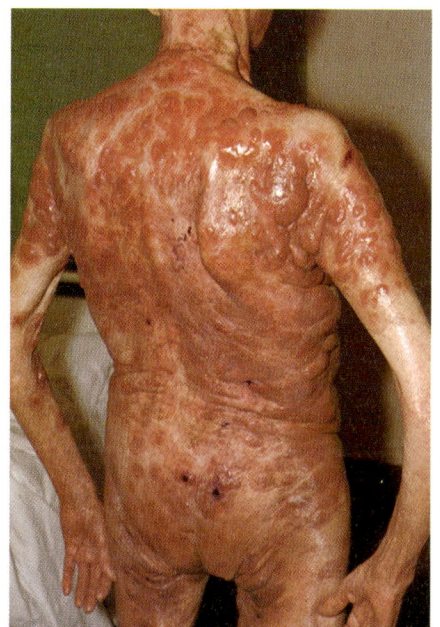

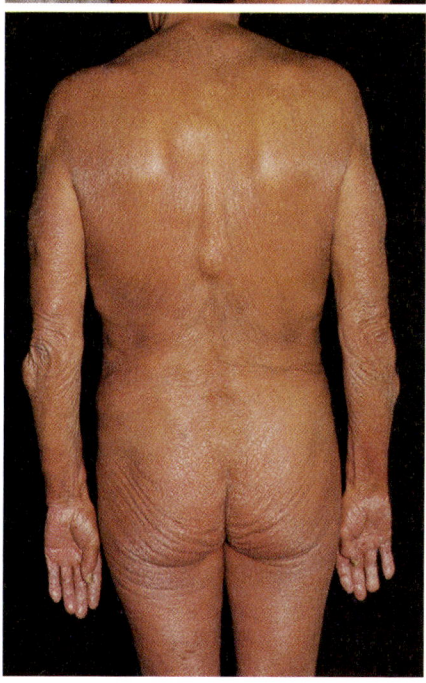

Abb. 5: Mycosis fungoides (a) und Sézary-Syndrom (b). [16b, 16a]

Zusammenfassung

- **Def:** NHL sind maligne klonale Neoplasien des lymphatischen Gewebes, häufiger B-, seltener T-/NK-Zell-Neoplasie. Heterogene Gruppe maligner Lymphome/Leukämien, keine Hodgkin- und Sternberg-Reed-Zellen nachweisbar.
- **Ep:** Prävalenz 12 – 15/100 000/Jahr, Häufigkeitsgipfel 50. – 70. Lebensjahr, Männer > Frauen.
- **Ät/Pg:** HIV-Infektion (1000-fach erhöhtes Risiko), jegliche Art der Immunsuppression, Infektionen (EBV, HTLV-1, HCV), exogene Stoffe, Chromosomenaberrationen.
- **Et:** WHO-Klassifikation (B- vs. T-Zell-Reihe, reifzellige vs. Vorläuferzell-Neoplasien), klinische Stadieneinteilung nach Ann-Arbor-Klassifkation.
- **Kl:** B-Symptome, asymmetrische, generalisierte schmerzlose Lymphadenopathie, bei Knochenmarkbefall Infektionen und Blutung, organspezifische Symptome bei diffusem Organbefall.
- **Di:** Lymphknotenexstirpation zur histologischen Untersuchung. Blutbild, Lymphozytensubpopulation (leukämischer Verlauf?), Knochenmarkuntersuchung (Knochenmarkbeteiligung?), Liquorpunktion (ZNS-Beteiligung?), bildgebende Verfahren (Staging?).
- **Th:** Stadienabhängig: Strahlentherapie, Immunchemotherapie, autologe und allogene Stammzelltransplantation.

Nodale B-NHL

- Diffus großzellige B-NHL: heterogene Gruppe aggressiver NHL.
- Burkitt-Lymphom: endemisch (EBV-assoziiert), sporadisch und Immundefizienz-assoziiert (HIV?).
- Follikuläres Lymphom: häufigstes indolentes NHL, entsteht im Keimzentrum.
- Mantelzelllymphom: entsteht in Primärfollikeln oder Mantelregion von Sekundärfollikeln.
- Marginalzonenlymphom: nodale, extranodale und splenische Form.
- Haarzellleukämie: haarförmige Zytoplasmaauszeihungen der Tumorzellen.
- Prolymphozytenleukämie: Lymphozyten mit großem, prominentem Nukleolus.

Extranodale B-NHL

- Extranodale gastrointestinale Lymphome: MALT-Lymphom des Magens. In 90 % vorausgehende chronische H. p.-Infektion. Diagnosesicherung durch endoskopische Entnahme von Biopsien. Th: H. p.-Eradikation, Strahlentherapie, Immunchemotherapie.
- Weitere: Marginalzonenlymphom vom MALT-Typ außerhalb des Magens, primäre ZNS-Lymphome, Lymphome des Gesichtsschädels und der Nasennebenhöhlen, primäre Hodenlymphome, Lymphome des Knochens, weitere Organmanifestationen: Mamma, Lunge etc.

T-NHL

- Vorläufer- und reifzellige, nodale und extranodale T-NHL/-Leukämien (aggressiv).
- Kutane, indolente T-NHL (Mycosis fungoides als kutane Form und Sézary-Syndrom als generalisierte Form), Th: PUVA-Therapie, extrakorporale Phototherapie, Interferon-α, Ganzkörper-Elektronenbestrahlung, evtl. Chemotherapie.

Multiples Myelom

Dem multiplen Myelom (MM, Syn.: Plasmozytom, M. Kahler, monoklonale Gammopathie) liegt eine B-Zell-Neoplasie zugrunde, die einen malignen Klon von Plasmazellen hervorbringt. Daher zählt das MM nach der WHO-Klassifikation zu den aggressiven B-NHL. Die Entartung der Plasmazellen findet entweder primär im Knochenmark statt oder aber in den Keimzentren peripherer Lymphknoten, die dann sekundär das Knochenmark infiltrieren. Die Plasmazellen synthetisieren und sezernieren nicht-funktionsfähige monoklonale Immunglobuline, Immunglobulin-Leichtketten (κ oder λ-Leichtketten) oder Bruchstücke davon. In ca. 50 % der Fälle werden IgG, in ca. 25 % IgA, in ca. 1 % IgD und in ca. 20 % inkomplette Immunglobuline sezerniert. Funktionslose Antikörper oder Teile davon werden auch **Paraproteine** genannt und können allen genannten Immunglobulinklassen angehören. Freie Leichtketten-Paraproteine werden **Bence-Jones-Proteine** genannt. Treten maligne Zellklone solitär im Knochen(mark) (medullär) oder außerhalb des Knochen(marks) (extramedullär) auf, spricht man von einem Plasmozytom. Kommt es zu einer leukämischen Aussaat ins periphere Blut, spricht man von einer Plasmazellleukämie. Eine Art Vorstufe des MM stellt das MGUS (monoklonale Gammopathie unklarer Signifikanz) dar.

Epidemiologie und Ätiologie

Die Inzidenz beträgt 4/100 000/Jahr. Betroffen sind v. a. ältere Patienten (60. bis 70. Lj., selten < 40. Lj.). Männer erkranken doppelt so häufig wie Frauen. Ionisierende Strahlung und eine genetische Prädisposition (z. B. Translokationen, Mutationen in Onkogenen) sind die einzigen bisher bekannten Faktoren, die das Risiko für ein multiples Myelom erhöhen.

Klinik

Fieber, Nachtschweiß und Gewichtsverlust von 10 % in < 6 Monaten (B-Symptome) können die ersten Symptome darstellen. Die Aktivierung von Zytokinen (IL-1 und IL-6 sowie TNF-α) durch die entarteten Plasmazellen stimuliert die Osteoklasten zur Knochenresorption und es entstehen Osteolysen. Klinisch manifestieren sich diese entweder in einer diffusen generalisierten Osteoporose oder in lokalisierten osteolytischen Defekten (z. B. „Schrotschussschädel"). Häufig klagen die Patienten über Knochen- und Rückenschmerzen, die bei Bewegung stärker werden. Nicht selten treten pathologische Frakturen an diesen osteolytischen Knochenstellen auf (meist Wirbelkörper und lange Röhrenknochen). Eine **Hyperkalzämie** im Serum kann die Folge der Knochenresorption sein und zu einem Hyperkalzämiesyndrom führen, das klinisch durch zunehmende Müdigkeit bis hin zur Bewusstseinseintrübung, Agitationen oder akuten Psychose apparent wird. Die meisten Patienten entwickeln außerdem eine **Niereninsuffizienz,** da das Nierenparenchym durch Leichtkettenpräzipitationen in den Tubuli, Leichtkettenablagerungen periglomerulär bzw. peritubulär, eine AL-Amyloidose, eine Hyperkalzämie und/oder eine Plasmazellinfiltration geschädigt wird. Diese zeigt sich klinisch in der Retention von Wasser, dem Anstieg von harnpflichtigen Substanzen (Kreatinin, Harnstoff) und Elektrolytstörungen. Gleichzeitig entsteht aufgrund der Knochenmarkinfiltration eine **hämatopoetische Insuffizienz** mit Panzytopenie und verminderter Produktion funktionsfähiger Plasmazellen. Somit kommt es zum sekundären **Antikörpermangelsyndrom** mit ausgeprägter Infektneigung v. a. für bakterielle Infektionen. Bedingt durch die massiv vermehrte Produktion monoklonaler Immunglobuline erhöht sich die Blutviskosität, was zu Störungen der Mikrozirkulation führen kann (Kopfschmerzen, Somnolenz, Seh- und Hörstörungen oder sogar Krampfanfälle, Myokardinfarkte etc.).

> Das klinische Bild des multiplen Myeloms ist geprägt von Abgeschlagenheit, starker Infektanfälligkeit, Knochenschmerzen und pathologischen Frakturen.

Diagnostik

Im **Labor** werden Blutbild inkl. Differentialblutbild, BSG, Elektrolyte einschließlich Kalzium, Kreatinin (und -Clearance), LDH, Gesamteiweiß, Albumin sowie β_2-Mikroglobulin u. v. a. bestimmt. Eine Hyperkalzämie weist auf Osteolysen hin, eine hohe LDH auf erhöhten Tumorzellumsatz. Ein erhöhter Serumspiegel des β_2-Mikroglobulins korreliert gut mit der Tumorzellmasse, falls keine Niereninsuffizienz vorliegt (Akkumulation durch verminderte Ausscheidung möglich). Die quantitative Bestimmung der freien Leichtketten sowie der Immunglobuline im Serum und im Urin mittels Elektrophorese sowie eine Immunfixation aus Serum und Urin sind obligat. Typischerweise zeigt sich in der Serumelektrophorese der sog. M-Gradient (M = monoklonal, Anstieg einer Proteinklasse durch Paraproteine in Form einer schmalen Zacke, ▌Abb. 1). Falls das Bence-Jones-Protein im Urin positiv ist, sind die Leichtketten im 24-h-Urin zu quantifizieren. In 60 % der IgG- und IgA-bildenden Plasmozytome lassen sich Leichtketten im Urin nachweisen (Bence-Jones-Proteinurie). Eine Urin-Immunelektrophorese ist v. a. beim Leichtketten-Typ immer indiziert, da die Leichtketten in der Serum-Elektrophorese keinen M-Gradienten zeigen. Ein Urin-Stix ist nicht ausreichend, da er die Bence-Jones-Proteine nicht detektiert. Bei klinischem V. a. Hyperviskositätssyndrom muss die Plasmaviskosität bestimmt werden.
Der **Blutausstrich** zeigt entdifferenzierte Plasmazellen (Plasmozytomzellen, s. Bildanhang III, S. 153, ▌Abb. 30) und die **Knochenmarkzytologie** und **-histologie** eine Infiltration von teilweise mehrkernigen Plasmazellen. Mittels bildgebender Diagnostik sind **Röntgen- oder CT-Aufnahmen** von den bevorzugt befallenen Regionen anzufertigen (Schädel, Wirbelsäule, Oberarme und

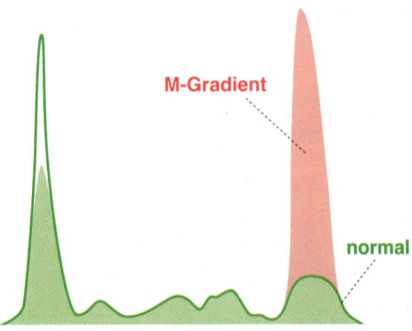

▌ Abb. 1: Serumelektrophorese eines Patienten mit IgG-Plasmozytom und großem M-Gradienten. [4a]

Oberschenkel beidseits sowie Becken). Die sensitivste Methode zum Nachweis von extramedullären Myelomherden ist die **MRT,** die jedoch nicht zur Stadieneinteilung herangezogen werden darf. Eine Skelettszintigraphie, die die Osteoblastenaktivität wiedergibt, ermöglicht keine Beurteilung der Tumorinfiltration (multiples Myelom → Osteoklastenaktivität gesteigert!).

Stadium	Kriterien	Prognose (unbehandelt)
I	Hb > 10 g/dl, Serum-Kalzium normal, unauffällige Knochenstruktur oder max. ein solitäres Plasmozytom, geringe Konzentration monoklonaler Immunglobuline (IgG < 5 g/dl, IgA < 3 g/dl), Leichtketten im Urin < 4 g/24 h	4 J.
II	Weder Stadium I noch III	2,5 – 3 J.
III	Hb < 8,5 g/dl, Serum-Kalzium erhöht, multiple Osteolysen, hohe Konzentration monoklonaler Immunglobuline (IgG > 7 g/dl, IgA > 5 g/dl), Leichtketten im Urin > 12 g/24 h	< 2 J.

Zusätzlich Unterteilung in „A" = „normale" Nierenfunktion (Crea < 2 mg/dl) und „B" = eingeschränkte Nierenfunktion (Crea > 2 mg/dl). Die Beurteilung der Nierenfunktion wird in der Stadieneinteilung berücksichtigt und besitzt prognostische Relevanz, da ihre Einschränkung mit einer schlechten Gesamtprognose assoziiert ist.

Tab. 1: Stadieneinteilung des Plasmozytoms (nach Durie und Salmon).

> Beim multiplen Myelom sollte auf Kontrastmitteluntersuchungen verzichtet werden (Herzkatheter, i. v. Urogramm etc.), da jede Kontrastmittelgabe die Nierenfunktion verschlechtern kann.

Klassifikation

Die Einteilung des multiplen Myeloms erfolgt nach Durie und Salmon. Beurteilt werden das Ausmaß der Anämie und der Hyperkalzämie, die Anzahl der Osteolysen sowie die Konzentration der monoklonalen Immunglobuline in Serum und Urin. Zur Diagnosestellung eines multiplen Myeloms müssen nach Salmon und Durie mindestens ein Major- und ein Minor-Kriterium oder drei Minor-Kriterien vorliegen.

▶ **Minor-Kriterien:**
- 10 – 30 % Plasmazellen im Knochenmark
- Osteolysen
- Wenig M-Protein in Serumelektrophorese
- Polyklonales IgM < 500 mg/l, IgA < 1 g/l oder IgG < 6 g/l.

▶ **Major-Kriterien:**
- > 30 % Plasmazellen im Knochenmark
- Plasmozytom
- M-Protein in der Serumelektrophorese (IgG >35 g/l, IgA >20 g/l)
- Leichtketten in der Urinelektrophorese > 1 g/24 h.

Therapie und Prognose

Die Therapieindikation ist vom Stadium und von den CRAB-Kriterien (Kalzium↑, Niereninsuffizienz mit Kreatinin↑, Anämie > 2 g/dl unter Normwert, starke Knochendestruktion) abhängig. Patienten, die im **Stadium I** diagnostiziert werden, benötigen noch keine Therapie, sondern engmaschige Verlaufskontrollen. Bestehen jedoch ein Bence-Jones-Plasmozytom, eine Niereninsuffizienz, Neuropathie, AL-Amyloidose, ausgeprägte Symptome, positive CRAB-Kriterien oder ein rasch progredienter Verlauf, ist eine Therapie einzuleiten. Im **Stadium II** besteht eine relative und im **Stadium III** eine absolute Therapieindikation. In jungem Alter (v. a. Patienten < 60 – 65 Jahre) und bei wenig Begleiterkrankungen ist die Therapie der ersten Wahl eine **Tandem-Transplantation,** d. h. zwei aufeinanderfolgende Hochdosis-Chemotherapiezyklen mit autologer Stammzelltransplantation im Abstand von 3 – 4 Monaten. Der Stellenwert der allogenen Stammzelltransplantation anstelle der zweiten autologen Transplantation wird derzeit in Studien geprüft. Sind Patienten aufgrund des hohen Alters oder von Komorbiditäten nicht für derartig intensive Therapieschemata geeignet, werden konventionelle Chemotherapiekombinationen mit neuen Substanzen verabreicht (z. B. Alexanian-Schema: Mephalan, Prednisolon mit Thalidomid). Im Rezidiv werden neuere Substanzen wie Bortezomib, Lenalidomid etc. verabreicht. Schmerzhafte Osteolysen oder pathologische Frakturen werden bestrahlt oder operativ bzw. mechanisch (Stützkorsett) versorgt. Begleitend werden Bisphosphonate (Osteoklastenhemmer) verabreicht, die auch bei der Therapie einer Hyperkalzämie indiziert sind. Weiterhin sind supportive Maßnahmen wie die Gabe von Antiinfektiosa bei Infekten, von Erythrozytenkonzentraten bei Anämie, von Immunglobulinen bei Antikörpermangel sowie eine Plasmapherese bei Hyperviskosität einzuleiten. Mit konventioneller Chemotherapie beträgt das Überleben ca. 3 Jahre. Nur etwa 5 % der Patienten leben länger als 10 Jahre. Nach Tandem-Hochdosis-Chemotherapie und Reinfusion autologer Blutstammzellen zeigt sich ein medianes Überleben von 5 – 6 Jahren, wobei 10 % der Patienten eine langjährige Remission aufweisen.

Zusammenfassung

✖ **Def:** klonale B-Zell-Neoplasie (Plasmazelle) mit Bildung nicht-funktionsfähiger monoklonaler Immunglobuline und Bruchstücken davon.

✖ **Ep/Ät:** 4 / 100 000 / Jahr, v. a. ältere Patienten, Männer > Frauen.

✖ **Kl:** B-Symptome, Knochenschmerzen, pathologische Frakturen, Hyperkalzämie, Niereninsuffizienz, sek. Antikörpermangelsyndrom, Hyperviskositätssyndrom.

✖ **Di:** BB, Differential-BB, BSG, Gesamteiweiß, Kalzium, Kreatinin, Serum-/Urin-Elektrophorese (M-Gradient, Bence-Jones-Proteine), Ganzkörper-Röntgen oder -CT.

✖ **Th:** St. I: keine, St. II relativ und III absolut: Tandem-Hochdosis-Chemotherapie mit autologer Stammzelltransplantation, konventionelle Chemotherapie, Strahlentherapie, supportive Therapie.

Polycythaemia vera (PV)

Chronisch-myeloproliferative Erkrankungen (CMPE) entstehen durch klonale Proliferation der veränderten pluripotenten hämatopoetischen Stammzelle. In diesen Formenkreis gehören neben der Polycythaemia vera (PV, Proliferation der erythrozytären Stammzelle) die CML (Proliferation der myeloischen Stammzelle, s. S. 70/71), die essentielle Thrombozythämie (ET, Proliferation der thrombozytären/megaloblastären Stammzelle, s. S. 88) und die Osteomyelofibrose (OMF, Proliferation des Megakaryozyten mit der Eigenschaft der Fibroblastenstimulation, s. S. 89). Die CMPE können ineinander übergehen und sind manchmal aufgrund überlappender Merkmale nicht voneinander abgrenzbar.
Bei der Polycythaemia vera steht die gesteigerte Erythropoese im Vordergrund. Die Erythrozytose (Vermehrung der Erythrozytenmasse) erfolgt unabhängig von Erythropoetinspiegel oder Gewebehypoxie. In 20 % der Fälle geht die PV in eine Osteomyelofibrose über.

Epidemiologie
Die Erkrankung kommt mit einer Inzidenz von 2–3/100 000/Jahr sehr selten vor. Der Häufigkeitsgipfel liegt bei ca. 60 Jahren. Frauen sind häufiger betroffen als Männer.

Ätiologie und Pathogenese
Die Ätiologie der Polycythaemia vera **(primäre Polyzythämie)** ist unbekannt. Sie ist häufig erworben und selten angeboren. Davon abzugrenzen sind Krankheitsbilder oder Zustände, die mit einer Polyzythämie (Polyglobulie, Erythrozytose) einhergehen:

▶ Die **sekundäre Polyzythämie** ist immer erworben und entsteht als physiologische Antwort auf eine Hypoxie (Rauchen, Aufenthalt in großen Höhen, Lungen- und Herzerkrankungen wie COPD etc.), eine inadäquate Erythropoetinsekretion (z. B. paraneoplastisch bei Nierenerkrankungen) oder bei Sportlern durch Doping (EPO, Androgene, Hypertransfusion etc.).
▶ Die **relative Polyzythämie** (Pseudopolyzythämie) entsteht durch die Verminderung des Plasmavolumens. Bei normalem Erythrozytenvolumen ist durch den Plasmaverlust der Hämatokrit relativ erhöht (z. B. bei Dehydratation).
▶ Die **familiäre oder angeborene Polyzythämie** entsteht bei Hämoglobinopathien oder Störungen im Erythrozytenstoffwechsel.

Die häufigste Ursache für eine sekundäre Polyzythämie ist Rauchen. Bei Nikotinabstinenz normalisiert sich der Hämatokritwert innerhalb von 3–4 Monaten. Bei einem Hämatokritwert > 60 % ♂ bzw. 55 % ♀ muss jedoch bis zum Beweis des Gegenteils von einer PV ausgegangen werden.

Klinik
Klinisch im Vordergrund stehen die Zeichen der Polyglobulie mit Viskositäts- und Volumenzunahme des Bluts. Ab einem Hämatokriten > 60 % steigt die Blutviskosität deutlich an. Dieser Zustand ist wegen thromboembolischer Komplikationen sehr gefürchtet. Zerebrovaskuläre (Kopfschmerzen, Schwindel, Somnolenz, Seh- und Hörstörungen oder sogar Krampfanfälle und Hirninfarkte) und kardiovaskuläre (Hypertonie, Herzinsuffizienz durch Volumen- und Druckbelastung, Angina pectoris, Myokardinfarkt) sowie thrombotische Komplikationen (tiefe Beinvenen-, Lebervenen- und Pfortaderthrombosen) können die Folge sein. Neben einer Thromboseneigung besteht gleichzeitig eine Blutungsneigung, die zu Hb-relevanten Blutungen führen kann. Eine dunkelrote Färbung von Haut und Schleimhäuten (Plethora, ▎Abb. 1), die oft zu einem „hochroten Kopf"(Facies rubra) führt, verleiht dem Patienten ein „blühendes Aussehen". Gelegentlich klagen die Patienten über Erythromelalgie (Rötung und Brennen in Fingern und Zehen) oder Juckreiz, der verstärkt nach dem Baden auftritt (aquagener Juckreiz). Bei den meisten Patienten besteht eine Splenomegalie, die zu Oberbauchbeschwerden führen kann. Seltener treten Gichtanfälle aufgrund des erhöhten Zellumsatzes auf.

> Bei einer PV können sowohl Thrombosen als auch Blutungen auftreten.

> Ab einem Hämatokriten > 60 % besteht ein massiv erhöhtes Thromboserisiko.

Diagnostik
Die Diagnose wird meist zufällig infolge eines erhöhten Hämoglobin- und Hämatokritwerts im **Blutbild** gestellt (MCH und MCV erniedrigt wegen relativen Eisenmangels). Normale Werte schließen eine PV jedoch nicht aus (Hb wegen Hb-wirksamer Blutung normal?). Relevant ist eine Hämatokriterhöhung auf > 50 %. Eine Erythrozytose ist definiert als Hämoglobin > 15 g/dl ♀ bzw. > 17 g/dl ♂, Erythrozytenzahl > 5,5 Mio./µl ♀ bzw. > 6 Mio./µl ♂ und Hämatokrit > 47 % ♀ bzw. > 55 % ♂. Da die Erythropoetinbildung unterdrückt wird, sind die Erythropoetinspiegel erniedrigt (DD: erhöhte Erythropoetinspiegel bei sekundärer Polyzythämie). Häufig sind auch die Leukozyten- und die Thrombozytenzahl erhöht. Die alkalische Leukozytenphosphatase als Aktivitätsmarker der stab-

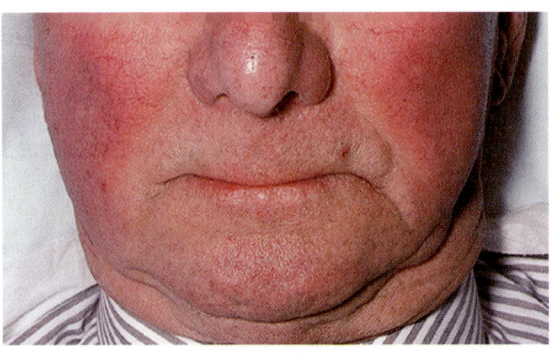

▎Abb. 1: Hautrötung der Wangen (Plethora). [8]

und segmentkernigen Leukozyten ist erhöht (DD: erniedrigte alkalische Leukozytenphosphatase bei CML). Im **peripheren Blutausstrich** zeigen sich eine Mikrozytose, Anisozytose und Poikilozytose. Die Untersuchung des **Knochenmarks** ermöglicht oft erst die Abgrenzung einer PV von einer sekundären Polyzythämie. Es ist hyperzellulär und hyperplastisch v. a. hinsichtlich der Erythropoese und Megakaryopoese. In der Eisenfärbung zeigt sich eine ausgeprägte Eisenverarmung im Markretikulum (Abb. 2). Molekulargenetisch lässt sich bei 90 % aller Patienten die Mutation V617F der Januskinase-2 feststellen **(JAK2-Mutation)**. In der **Abdomen-Sonographie** muss die meist vergrößerte Milz ausgemessen werden. Die diagnostische Sicherung der Polycythaemia vera erfolgt nach den Diagnosekriterien der WHO (Tab. 1).

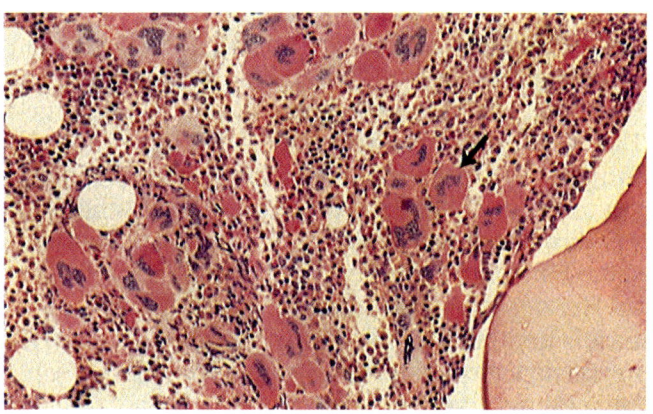

Abb. 2: Knochenmarkhistologie bei Polycythaemia vera. Das Fettmark ist völlig reduziert. Erythropoese, Granulopoese und Megakaryopoese sind gesteigert (Pfeil zeigt auf einen Riesenmegakaryozyten). [4e]

> Die Beckenkammbiopsie ist für die Diagnosesicherung nicht erforderlich, aber für den Ausschluss einer CML bei gleichzeitig bestehender Leukozytose wichtig.

Therapie und Prognose

Eine kurative Therapie existiert nicht. Die Therapieansätze sind alle symptomatisch ausgerichtet. Sie beinhalten Aderlässe, die Gabe von Thrombozytenaggregationshemmern und eine zytoreduktive Therapie. Ein Aderlass ist ab einem Hämatokriten > 45 % indiziert und soll die Blutviskosität vermindern. Anfangs werden die Aderlässe mehrfach pro Woche durchgeführt. Andernfalls kann es zu Blutdruckabfall, Durchblutungsstörungen etc. kommen. Im Falle der Polycythaemia vera wird der durch häufige Aderlässe verursachte Eisenmangel nicht therapiert, da sonst die Erythropoese weiterhin gesteigert würde. Jeder Patient sollte prophylaktisch einen Thrombozytenaggregationshemmer (ASS 100 mg tgl.) erhalten. Bei Thrombozytenzahlen > 1 Mio./µl sollte kein ASS gegeben werden, da das Blutungsrisiko stark erhöht ist, und zunächst eine zytoreduktive Therapie mit Hydroxyurea (Mittel der Wahl) oder Interferon-α durchgeführt werden, bis ein Wert < 600 000/µl erreicht ist. Komplikationen sind thromboembolische Ereignisse und in späterem Stadium der Übergang in eine Osteomyelofibrose (in 25 %) oder akute Leukämie (in 10 %). Die mittlere Überlebenszeit unter Therapie beträgt 10–15, unbehandelt nur 2 Jahre.

Zusammenfassung

- **Def:** klonale Erkrankung der hämatopoetischen Stammzelle mit Proliferation aller drei Blutzelllinien (v. a. Erythropoese). Proliferation unabhängig von externen Faktoren wie Erythropoetinspiegel, Hypoxie etc. DD: sek. und relative Polyzythämien.
- **Ep:** Inzidenz 2–3/100 000/Jahr, Erkrankungsgipfel ca. 60 Jahre.
- **Kl:** Hypervolämie u. Viskositätssteigerung des Bluts → Hypertonie, Plethora, Facies rubra, aquagener Juckreiz. Hyperviskositätssyndrom → Thromboembolien (v. a. ab HK > 60 %), thromboembolische zerebrale (Kopfschmerzen, Schwindel, Somnolenz, Seh- und Hörstörungen) u. kardiovaskuläre Komplikationen (Angina pectoris, Myokardinfarkte). Blutungsneigung.
- **Di:** Erhöhung einer oder aller drei Zellreihen: Erythrozytose, Leukozytose mit relativer Lymphopenie, Thrombozytose. Hb u. HK ↑, Erythropoetin ↓, ALP ↑. Hyperzelluläres Knochenmark mit Riesenmegakaryozyten. Di nach WHO-Kriterien.
- **Th:** Aderlässe (ab HK > 45 %), Thrombozytenaggregationshemmer (ASS), zytoreduktive Therapie (Hydroxyurea, Interferon-α, Anagrelide).

Kategorie A	▶ A1: Erythrozytose > 5,5 Mio/µl ♂ bzw. > 5,0 Mio/µl ♀ oder Hb >18 g/dl ♂ bzw. > 16,5 g/dl ♀ oder Hk > 52 % ♂ bzw. > 49 % ♀
	▶ A2: Ausschluss sekundäre Erythrozytose
	▶ A3: Splenomegalie
	▶ A4: JAK2-Mutation oder PRV1-Expression oder klonale zytogenetische Aberration in Knochenmarkzellen außer Ph-Chromosom
	▶ A5: endogene Bildung erythropoetischer Kolonien ohne Erythropoetin in vitro
Kategorie B	▶ B1: Thrombozytose > 400 000/µl
	▶ B2: Leukozytose > 12 000/µl (kein Fieber oder Infekt)
	▶ B3: typischer Knochenmarkbefund für PV (Erythroblasten, Megakaryozyten)
	▶ B4: erniedrigte Erythropoetinwerte im Serum

* Die Sauerstoffsättigung grenzt die Polycythaemia vera von den sekundären, hypoxiebedingten Polyglobulien ab. Bei Rauchern sollte der Gehalt an CO-Hb bestimmt werden, der bei einer Raucherpolyglobulie > 5 %, bei der PV < 2 % liegt.

Tab. 1: Diagnosekriterien der WHO. Die Diagnose der PV ist gesichert, wenn A1 und A2 und ein weiteres A-Kriterium vorliegen oder wenn A1 und A2 und zwei B-Kriterien vorliegen.

Essentielle Thrombozythämie (ET)

Die essentielle Thrombozythämie ist die häufigste chronische myeloproliferative Erkrankung **(CMPE)**. Aufgrund einer klonalen Veränderung einer hämatopoetischen Stammzelle kommt es zu einer krankhaft gesteigerten Megakaryopoese mit stark erhöhten Thrombozytenzahlen im peripheren Blut. Meist weisen die Thrombozyten Funktionsdefekte auf (Thrombopathie).

Epidemiologie
Die Inzidenz liegt bei 2,5/100 000/Jahr. Frauen sind etwas häufiger betroffen als Männer. Die Altersverteilung ist zweigipflig (20.–40. Lj. und 60.–70. Lj.).

Ätiologie
Unbekannt.

Klinik
Es kommt einerseits vermehrt zu thromboembolischen Ereignissen, da die Thrombozyten eine erhöhte Spontanaggregation zeigen, andererseits zu einer hämorrhagischen Diathese mit Blutungsneigung aufgrund der Thrombopathie. Thromboembolien an typischen (tiefe Beinvenenthrombose, Lungenembolie) und untypischen Lokalisationen (Pfortaderthrombose, arterielle Thromboembolien) stellen die häufigsten und gefährlichsten Komplikationen dar. Störungen der Mikrozirkulation finden sich in Form von kardialen (AP-typische Beschwerden) oder zerebralen Symptomen (Schwindel, vorübergehende Seh-, Sprech- oder Gangstörungen, Hemiparesen). Blutungen kommen paradoxerweise vermehrt bei sehr hohen Thrombozytenzahlen (> 1–1,5 Mio./µl) vor. Die klinische Symptomatik korreliert allerdings nicht mit der Höhe der Thrombozytenzahl.

Diagnostik
Signifikant ist die über mehrere Monate anhaltende erhöhte Thrombozytenzahl von oft > 1 Mio./µl (normalerweise 150 000–450 000/µl). Thrombozytenfunktionstests sind bei ca. 20 % der Patienten pathologisch. Im peripheren Blutausstrich können Thrombozytenaggregate, Riesenthrombozyten und/oder Fragmente von Megakaryozyten (isolierte Megakaryozytenkerne) auffallen. In der Knochenmarkuntersuchung zeigt sich ein hyperzelluläres Mark mit dominierender Megakaryopoese. Typisch sind unterschiedlich große Megakaryozyten mit hyperlobulierten Kernen, die in Haufen zusammenliegen (▌Abb. 1).

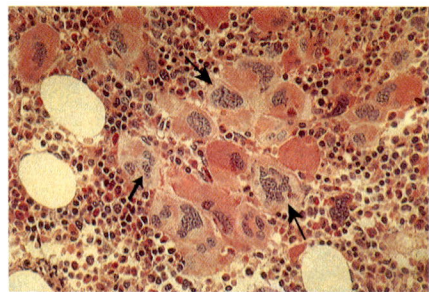

▌Abb. 1: Knochenmarkhistologie bei essentieller Thrombozytopenie mit Ansammlungen von Megakaryozyten (Pfeile). Das Fettmark ist weitgehend erhalten und Erythro- und Granulopoese präsentieren sich überwiegend unverändert. [4e]

Wichtig ist auch, kardiovaskuläre Risikofaktoren (Rauchen, Diabetes mellitus, hohe Cholesterin- oder Blutdruckwerte) zu erfragen und einen Gefäßstatus (Gefäßdoppler der Karotiden, Belastungs-EKG) zu erheben, um das Risiko für thromboembolische Ereignisse abschätzen zu können.

Differentialdiagnose
Eine sekundäre, reaktive Thrombozytose und andere CMPE müssen ausgeschlossen werden. Sekundäre oder reaktive Thrombozytosen entstehen z. B. bei chronischen Erkrankungen (M. Crohn, Colitis ulcerosa etc.), bei Malignomen (v. a. Bronchialkarzinom, Lymphome), bei chronischem Blutverlust (z. B. Magenulkus) und nach Splenektomie.

Therapie
Da weder die Höhe der Thrombozytenzahl noch der Plättchenfunktionstest als prognostische Parameter für das Auftreten von Thromboembolien verwendet werden können, gibt es bisher keine klare Richtlinie, ab welchem Thrombozytenwert eine Therapie begonnen werden sollte. Daher richtet sich die Therapieentscheidung nach dem individuellen Thromboembolierisiko. In die Risikostratifizierung fließen Alter, kardiovaskuläre Risikofaktoren (s. o.), Thromboembolien oder Blutungen in der Vorgeschichte und der molekulare Subtyp der ET ein. Eine **absolute** Therapieindikation besteht bei einem Alter > 60 J., bei stattgehabten thromboembolischen Komplikationen und bei einer Thrombozytenzahl > 1,5 Mio./µl, eine **relative** bei asymptomatischer Thrombozytose > 600 000/µl. Eingesetzt werden Thrombozytenaggregationshemmer (ASS). Bei Thrombozytenzahlen von > 1 Mio./µl ist aufgrund eines erhöhten Blutungsrisikos die Indikation für eine ASS-Therapie besonders zu prüfen. Als zytoreduktive Substanzen finden Hydroxyurea (Mittel der Wahl), Anagrelide oder Interferon-α Einsatz. Die medikamentöse Therapie ist meist jahrelang durchzuführen.

Prognose
Die Lebenserwartung ist unter adäquater Therapie nicht wesentlich eingeschränkt. Gefäßkomplikationen können jedoch die Lebensqualität beeinträchtigen. Nach vielen Jahren kann die essentielle Thrombozythämie in eine Osteomyelofibrose oder in eine akute Leukämie übergehen.

> Eine wichtige Differentialdiagnose der essentiellen Thrombozythämie sind die viel häufiger vorkommenden reaktiven Thrombozytosen, z. B. bei Entzündung, Blutung, Eisenmangel, Malignomen oder nach Splenektomie.

Zusammenfassung
- **Ep:** Inzidenz: 2,5/100 000/Jahr.
- **Pg/Kl/Di:** monoklonale Proliferation der Megakaryozyten → Thrombozytose und Thrombopathie → Blutungen und thromboembolische Ereignisse. Blut: Thrombozytenzahl oft > 600 000/µl; KM: Riesenmegakaryozyten; Splenomegalie, Ausschluss sek. Thrombozythämien.
- **Th:** Thrombozytenaggregationshemmer (ASS), Hydroxyurea, Interferon-α, Anagrelide.

Osteomyelofibrose (OMF)

Myeloproliferative Erkrankungen

Die Osteomyelofibrose (Syn.: idiopathische Myelofibrose [IMF]) ist charakterisiert durch zunehmende Fibrosierung des Knochenmarks, die später in eine Sklerosierung übergehen kann. Es kommt zur Knochenmarkinsuffizienz, die zur frühzeitigen extramedullären Blutbildung mit massiver Splenomegalie führt.

Epidemiologie
Sie ist mit einer Inzidenz von 0,4–0,6/100 000/Jahr sehr selten und hat ihr mittleres Erkrankungsalter im 60.–65. Lebensjahr.

Ätiologie
Bisher ungeklärt. Man geht davon aus, dass atypische Megakaryozyten verschiedene Zytokine sezernieren, die Fibroblasten im Markraum stimulieren. Zudem vermutet man eine Beteiligung zirkulierender Immunkomplexe, die eine chronische Entzündungsreaktion mit Aktivierung von Fibroblasten hervorrufen.

Klinik
Die Symptome beginnen meist schleichend. Aufgrund der teils monströsen Milz- und meist auch Lebervergrößerung klagen die Patienten über ein abdominelles Druckgefühl. B-Symptome, anämiespezifische Symptome (Leistungsminderung, Abgeschlagenheit etc.) und unspezifische Allgemeinsymptome wie Appetitlosigkeit oder Knochenschmerzen sind häufig.

Diagnostik
Bei der körperlichen Untersuchung ist eine riesige Milz tastbar, die bis ins kleine Becken reichen kann. Die Knochenmarkdiagnostik gelingt oft nur am Stanzpräparat, da bei Knochenmarkaspiration häufig kein Material abgezogen werden kann („trockene Punktion", „Punctio sicca"). Die Knochenmarkhistologie zeigt im Frühstadium ein faserarmes Mark, später eine zunehmende Markfibrose oder -sklerose (▌ Abb. 1 und Bildanhang III, S. 153, ▌ Abb. 32). Das Blutbild variiert in Abhängigkeit der Krankheitsphase. In der hyperplastischen Frühphase fällt eine Leukozytose und Thrombozytose bei nur leichter Anämie auf, in der Spätphase eine Panzytopenie, wobei die Anämie im Vordergrund steht. Der periphere Blutausstrich zeigt ein leukoerythroblastisches Blutbild, d. h., man sieht Vorstufen weißer (Myeloblasten, Lymphoblasten) und roter (Normoblasten) Blutzellen. Der Nachweis dieser Vorstufen im peripheren Blutausstrich und „Tränentropfen-Erythrozyten" (Dakryozyten) sind typisch für eine extramedulläre Blutbildung. Der fehlende Nachweis eines Philadelphia-Chromosoms bzw. bcr/abl-Rearrangements bei erhöhter alkalischer Phosphatase (bei CML erniedrigt) weist auf eine OMF hin und schließt eine CML weitestgehend aus.

Therapie
In der frühen hyperproliferativen Phase mit Leukozytose und Thrombozytose und auch bei Organomegalie (Milz, Leber) stellt Hydroxyurea die Standardtherapie dar. Als weitere zytoreduktive Substanz wird Interferon-α eingesetzt. Die vergrößerte Milz – Folge der notwendigen extramedullären Blutbildung – darf nur im äußersten Notfall bei Verdrängungserscheinungen oder Hypersplenismus operativ entfernt werden, wobei mit zunehmender Milzgröße das Operationsrisiko steigt. Alternativ kann eine Milzbestrahlung durchgeführt werden, die gefährliche Panzytopenien mit sich bringen kann. Der einzige kurative Therapieansatz besteht in einer allogenen Knochenmarktransplantation, die jedoch aufgrund des meist hohen Alters der Patienten selten in Betracht kommt. Bei palliativem Therapieansatz stehen supportive Maßnahmen im Vordergrund (Transfusion von Erythrozytenkonzentraten bei symptomatischer Anämie und von Thrombozytenkonzentraten bei Blutungen, Antikoagulation bei thromboembolischen Komplikationen, Gabe von Steroiden bei Autoimmunhämolyse als paraneoplastisches Phänomen etc.).

Prognose
Die mittlere Überlebenszeit beträgt ca. 5 Jahre ab Diagnosestellung. Ungünstige Faktoren sind hohes Alter, Anämie und Thrombozytopenie. Der Übergang in eine akute Leukämie ist nicht selten.

> Bei Diagnose einer CMPE muss immer eine CML ausgeschlossen werden.

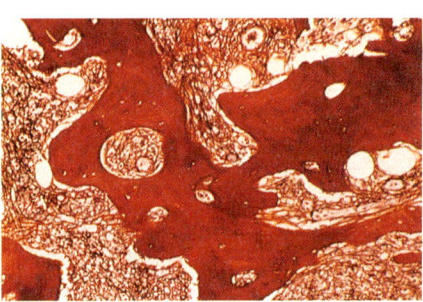

▌ Abb. 1: Knochenmarkhistologie bei Osteomyelofibrose. Vollständige Verdrängung des blutbildenden Knochenmarks durch Markfibrose im späten, fibro-osteosklerotischen Stadium. [4e]

Zusammenfassung
- **Ep:** Inzidenz: 0,4–0,6/100 000/Jahr.
- **Pg:** Erkrankung der hämatopoetischen Stammzelle mit Fibrosierung/Sklerosierung des blutbildenden Knochenmarks → Knochenmarkinsuffizienz.
- **Kl/Di:** hyperplastische Frühphase: Leukozytose, Thrombozytose. Spätphase: Markfibrose mit Panzytopenie (v. a. Anämie), extramedulläre Blutbildung in Milz u. Leber → Hepatosplenomegalie mit leukoerythroblastischem BB, Dakryozyten.
- **Th:** zytoreduktiv: Hydroxyurea, Interferon-α; kurativ: allogene Stammzelltransplantation; supportiv: Erythrozyten-/Thrombozytentransfusionen.

Hämorrhagische Diathese

Definition
Unter dem Oberbegriff hämorrhagische Diathesen werden alle Gerinnungsstörungen jeglicher Ätiologie zusammengefasst, die mit einer erhöhten Blutungsbereitschaft einhergehen (Abb. 1). Davon abzugrenzen sind Gerinnungsstörungen, die mit einer erhöhten Thrombosebereitschaft einhergehen (thrombophile Diathesen, s. S. 106/107 ff.).

Einteilung und Pathogenese
Zugrunde liegen den hämorrhagischen Diathesen hereditäre oder erworbene Störungen der Thrombozyten, der plasmatischen Gerinnung und der Gefäßwand. Dementsprechend werden sie folgendermaßen unterteilt (Tab. 1):

▶ **Thrombozytopenien:** Verminderung der Thrombozytenzahl
▶ **Thrombozytopathien:** Thrombozytenfunktionsstörungen
▶ **Koagulopathien:** Störungen der plasmatischen Gerinnung
▶ **Vasopathien:** Erkrankungen oder Anomalien der Gefäße.

Klinik
Klinisches Korrelat hämorrhagischer Diathesen sind zu lange, zu starke und spontane Blutungen. Art und Lokalisation der Blutung sind oft ungewöhnlich und lassen häufig auf den Typ der hämorrhagischen Diathese schließen.

▶ **Petechien:** flohstichartige bis linsengroße Einblutungen in Haut und Schleimhäute. Sie sind pathognomonisch für eine thrombozytäre oder vaskuläre Hämostasestörung. Meist liegt eine Thrombozytopenie zugrunde. Prädilektionsstellen sind die Unterschenkel, an denen der orthostatische Druck hoch ist und zum Blutaustritt aus den Kapillaren führt. Konfluierende Petechien werden als **Purpura** bezeichnet (s. S. 94/95, Abb. 4).

▶ **Hauthämatome** (kleinflächig: **Ekchymosen**, großflächig: **Sugillationen**): Sie erscheinen typischerweise bei Störungen der plasmatischen Gerinnung (Hämophilie A und B, schweres Willebrand-Jürgens-Syndrom, Marcumar®) bereits nach kleinen Bagatelltraumen oder auch spontan. Die Patienten können sich oft an kein Trauma erinnern. Charakteristisch für Koagulopathien sind u. a. Weichteilhämatome (Abb. 2) oder Gelenkseinblutungen.

▶ **Nasenbluten (Epistaxis), Zahnfleischbluten:** Sie treten häufig bei thrombozytärer Hämostasestörung, beim Willebrand-Jürgens-Syndrom oder unter Antikoagulanzientherapie auf. Bei Epistaxis als einzigem Symptom sollte man jedoch zunächst eine mechanische Läsion der Nasenschleimhaut oder eine arterielle Hypertonie ausschließen. Bei häufigem Nasenbluten ist an Morbus Osler-Weber-Rendu zu denken.

▶ **Starke Blutungen und/oder Nachblutungen bei Operationen:** Bei Auftreten nach Tonsillektomie, Adenotomie

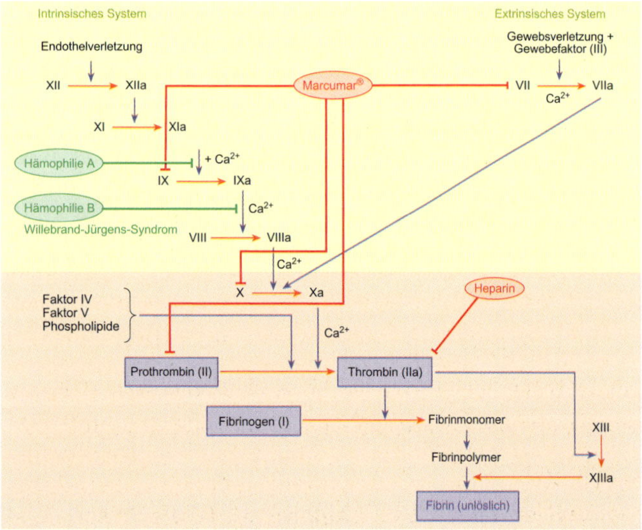

Abb. 1: Schematische Darstellung der Blutgerinnungskaskade mit Defekten bei den verschiedenen Erkrankungen. [6]

Thrombozytopenien (s. S. 92/93 ff.)	**Hereditär:** Meist assoziiert mit Thrombozytopathien, Störungen anderer Zellsysteme oder anatomischen Anomalien bzw. Fehlbildungen **Erworben:** ▶ Pseudothrombozytopenie ▶ Arzneimittelbedingte thrombozytopenische Purpura ▶ Posttransfusionspurpura (PTP) ▶ Idiopathische thrombozytopenische Purpura (ITP) ▶ Thrombotisch-thrombozytopenische Purpura (TTP), hämolytisch-urämisches Syndrom (HUS) ▶ Thrombozytopenien während der Schwangerschaft. **Einteilung nach der Pathogenese:** ▶ Bildungsstörung ▶ Umsatzstörung ▶ Verteilungsstörung ▶ Verdünnungsstörung.
Thrombozytopathien (s. S. 96)	**Hereditär:** ▶ Bernard-Soulier-Syndrom ▶ Thrombasthenie M. Glanzmann ▶ Störungen der Freisetzungsreaktion ▶ Willebrand-Jürgens-Syndrom. **Erworben:** ▶ Medikamentös induziert ▶ Assoziiert mit anderen Grunderkrankungen.
Koagulopathien (s. S. 98/99 ff.)	**Hereditär:** ▶ Hämophilie A und B ▶ Willebrand-Jürgens-Syndrom ▶ Mangel anderer Gerinnungsfaktoren. **Erworben:** ▶ Vitamin-K-Mangel ▶ Lebererkrankungen ▶ Disseminierte intravasale Gerinnung ▶ Autoantikörper gegen Gerinnungsfaktoren ▶ Hyperfibrinolyse.
Vasopathien (s. S. 97)	**Hereditär:** ▶ Morbus Osler-Weber-Rendu (hämorrhagische Teleangiektasie) ▶ Hereditäre Bindegewebserkrankungen. **Erworben:** ▶ Purpura simplex ▶ Purpura senilis ▶ Purpura nach Infektionen ▶ Purpura Schoenlein-Henoch (vaskulär-allergisch) ▶ Paroxysmales Haut- oder Fingerhämatom ▶ Bei anderen Grunderkrankungen ▶ Thrombotische Mikroangiopathien (thrombotisch-thrombozytopenische Purpura, hämolytisch-urämisches Syndrom).

Tab. 1: Einteilung der hämorrhagischen Diathesen.

Störungen der Hämostase

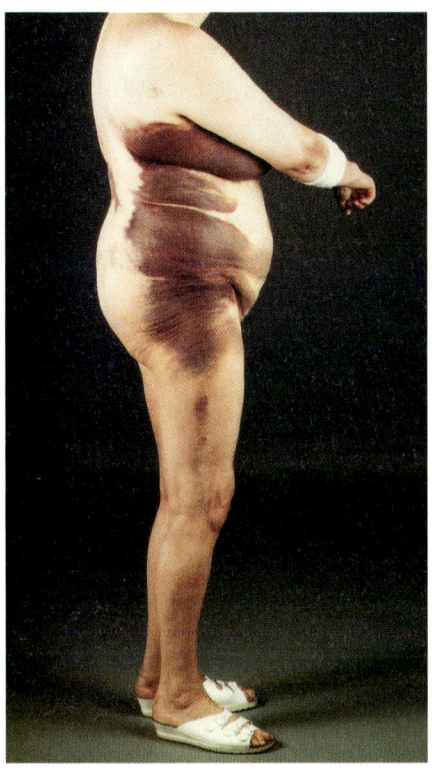

Abb. 2: 67-jährige Patientin mit ausgedehnten flächenhaften subkutanen Blutungen am seitlichen Stamm und an den Extremitäten sowie Einblutungen in die Muskulatur nach Sturz unter Marcumar®-Therapie. [4f]

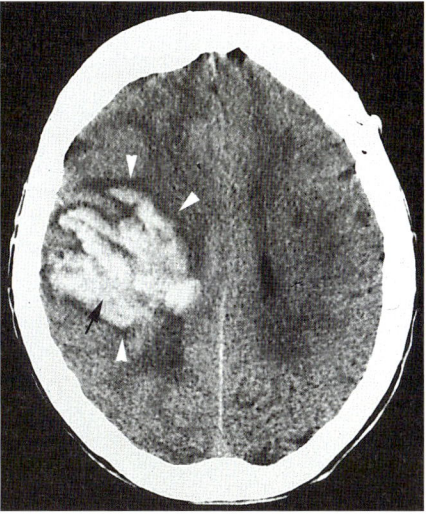

Abb. 3: Intrazerebrale Blutung in der rechten Hemisphäre. Hyperdenses Areal mit hypodensem Randsaum entsprechend einem Ödem, native CT-Aufnahme. [19]

oder Zahnextraktion immer an thrombozytäre oder plasmatische Gerinnungsstörungen denken.

▶ **Blutiger Auswurf (Hämoptoe), Blut im Urin (Hämaturie) oder Stuhl (Meläna), Blutungen im Gastrointestinaltrakt, zerebrale Blutungen (❙ Abb. 3), verstärkte und/oder verlängerte Regelblutungen (Menorrhagien):** Häufiger als aufgrund einer Hämostasestörung treten diese Symptome infolge lokaler Ursachen auf. Aus diesem Grund sollten bei Vorliegen einer Blutung gleichzeitig die Organmorphologie und -funktion untersucht und interdisziplinär differentialdiagnostisch vorgegangen werden (z. B. bei Hämaturie: Nierensteine, Neoplasie).

> **DD Störungen der primären und sekundären Hämostase:**
> ▶ Bei **Gefäßerkrankungen** und **Störungen der Thrombozytenfunktion** ist die primäre Hämostase defekt und es kommt typischerweise zu oberflächlichen Haut- und Schleimhautblutungen **(Petechien)** und frühen Nachblutungen nach operativen Eingriffen oder Traumen.
> ▶ Bei **Gerinnungsstörungen** ist die sekundäre Hämostase defekt und es kommt typischerweise zu großflächigen Einblutungen (große Hämatome) in (tiefe) Weichteile und Gelenke sowie zu späten Nachblutungen nach operativen Eingriffen oder Traumen.

Diagnostik

Von zentraler Bedeutung ist die Medikamentenanamnese. Man muss gezielt nach der Einnahme von Acetylsalicylsäure (ASS, Aspirin®), das von Patienten oft nicht als Medikament angesehen wird, von nichtsteroidalen Antiphlogistika/Antirheumatika (NSAR), Clopidogrel, Ticlopidin, Cumarinen (Marcumar®) und Heparin fragen. Eine positive Familienanamnese erhärtet den Verdacht auf eine hereditäre Hämostasestörung. Die initiale laborchemische Basisdiagnostik besteht in der Bestimmung von Thrombozytenzahl, Quick-Wert und pTT. In der Zusammenschau von Medikamenten- und Familienanamnese und Basislabor müssen dann entsprechend der Verdachtsdiagnose weitere spezifischere Laborparameter bestimmt und Funktionstests durchgeführt werden (s. S. 38/39).

Therapie

Siehe im Folgenden bei den einzelnen Kapiteln.

> **Zusammenfassung**
> ✖ **Di:** Gerinnungsstörungen jeglicher Ätiologie mit erhöhter Blutungsbereitschaft.
> ✖ **Et:** hereditäre vs. erworbene Thrombozytopenien/Thrombozytopathien, Koagulopathien und Vasopathien.
> ✖ **Kl:** Petechien v. a. bei thrombozytären und vaskulären Ursachen, Hauthämatome (Ekchymosen = kleinflächig, Sugillationen = großflächig) v. a. bei Koagulopathien, Nasenbluten (Epistaxis), starke Blutungen und/oder Nachblutungen bei Operationen, Hämoptoe, Hämaturie, Meläna, GI-Blutungen, zerebrale Blutungen.
> ✖ **Di:** Medikamentenanamnese (ASS, Aspirin®, Marcumar®, NSAR etc.), positive Familienanamnese.

Thrombozytopenie I

Definition
Als Thrombozytopenie wird eine Verminderung der Thrombozytenzahl unter 150 000/μl bezeichnet. In Abhängigkeit vom Schweregrad geht sie mit einer erhöhten Blutungsneigung einher. Bei noch normaler Thrombozytenfunktion muss erst bei einer Thrombozytenzahl < 50 000/μl mit einer verlängerten Blutungszeit (Störung der primären Hämostase) gerechnet werden. Typisch für Thrombozytopenien ist der spontane Blutaustritt aus den kleinen Gefäßen (Petechien). Erst bei Thrombozytenzahlen < 10 000/μl besteht die Gefahr lebensbedrohlicher Spontanblutungen.

Epidemiologie
Eine erworbene Thrombozytopenie ist die häufigste Ursache einer hämorrhagische Diathese. Der häufigste Grund für eine Thrombozytopenie ist bei gleichzeitigem Auftreten von anderen Blutbildveränderungen eine insuffiziente Thrombopoese (z. B. Leukämie, Z. n. Chemotherapie), bei isoliertem Auftreten die Immunthrombozytopenie (ITP, s. S. 94/95).

Ätiologie und Pathogenese
Eine Thrombozytopenie kann auf verschiedenen Wegen entstehen (Tab. 1):

▶ **Bildungsstörung:** verminderte oder ineffiziente Thrombopoese, z. B. bei Knochenmarksinsuffizienz durch Leukämien oder nach Chemotherapie
▶ **Umsatzstörung:** vermehrter Verbrauch oder Abbau von Thrombozyten, z. B. immunologischer Ätiologie wie bei Immunthrombozytopenie (ITP)
▶ **Verteilungsstörung:** Thrombozytenpooling bei Splenomegalie bzw. Hypersplenismus (Abb. 1)
▶ **Verdünnung:** Thrombozytenabfall bei Massentransfusionen (z. B. fallen bei Transfusion von elf Erythrozytenkonzentraten bei einem 75 kg schweren Mann die Thrombozyten von 250 000/μl auf 80 000/μl ab).

Zusätzlich unterscheidet man **hereditäre** von **erworbenen** Thrombozytopenien. Hereditäre Thrombozytopenien kommen nur sehr selten vor. Ihnen liegen Störungen der Megakaryopoese zugrunde. Meist sind sie mit Thrombozytopathien, Störungen der Hämatopoese oder anatomischen Anomalien bzw. Fehlbildungen assoziiert. Viel häufiger sind die Thrombozytopenien erworben.

Klinik
Klinische Symptome treten, bei intakter Thrombozytenfunktion, nach Traumata oder Operationen erst ab einer Thrombozytenzahl < 50 000/μl auf. Zu spontanen Blutungen kommt es in der Regel erst bei < 10 000/μl. Erstes Symptom der Thrombozytopenie sind meist Petechien an Haut und Schleimhäuten (Prädilektionsstelle Unterschenkel, s. S. 94/95 Abb. 4). Bei stärkerer Ausprägung kann es zu Hämatomen nach Bagatelltraumen, zu Nasen- und Zahnfleischbluten, zu frühen Nachblutungen bei Operationen und bei Frauen zu Menorrhagien kommen. Sehr selten treten intrakranielle Blutungen auf. Bei Vorliegen von weiteren Blutbildveränderungen, Splenomegalie oder vergrößerten Lymphknoten müssen Leukämien und Lymphome ausgeschlossen werden.

Bildungsstörung	**Nur Megakaryopoese defekt** ▶ Hereditär: Willebrand-Jürgens-Syndrom, Fanconi-Anämie ▶ Erworben: Medikamente, Chemikalien, Virusinfektionen. **Megakaryopoese defekt bei Knochenmarksinsuffizienz** ▶ Iatrogen: Zytostatika, Strahlentherapie ▶ Erkrankungen des Knochenmarks: myelodysplastische Syndrome, aplastische Anämie, multiples Myelom ▶ Verdrängung der Hämatopoese: Leukämien, maligne Lymphome, Knochenmarkinfiltration bei Malignom, Osteomyelofibrose ▶ Insuffiziente Hämatopoese: Vitamin-B_{12}- oder Folsäuremangel.
Umsatzstörung	**Immunologisch** ▶ Autoantikörperbildung: postinfektiös, akute Immunthrombozytopenie (ITP) und chronische ITP (M. Werlhof) ▶ Kollagenosen (systemischer Lupus erythematodes), chronische lymphatische Leukämie, Infektionen (HIV, Viren, Malaria), Medikamente, Posttransfusionspurpura (PTP, nach Thrombozytentransfusionen). **Nicht-immunologisch** ▶ Disseminierte intravasale Gerinnung (DIC) ▶ Thrombotisch-thrombozytopenische Purpura (TTP), hämolytisch urämisches Syndrom (HUS) ▶ Schwangerschaft (Präeklampsie/Eklampsie, Gestationszytopenie).
Verteilungsstörung	▶ Splenomegalie ▶ Hypersplenismus.
Verdünnung	▶ Massive Erythrozytentransfusionen.

Tab. 1: Ursachen von Thrombozytopenien.

Diagnostik
Bei jeder erstmals festgestellten Thrombozytopenie muss eine Pseudothrombozytopenie ausgeschlossen werden. Diese entsteht durch eine im EDTA-Blut EDTA-induzierte Freilegung von Glykoproteinen der Thrombozytenmembran. Durch die Bindung präformierter Antikörper an die Glykoproteine kommt es zur Thrombozytenaggregation und fälschlicherweise wird bei Maschinenzählung eine Thrombozytopenie festgestellt. Zum Ausschluss einer Pseudothrombozytopenie sollte als Antikoagulans anstelle von EDTA Citrat oder Heparin verwendet oder ein Blutausstrich (Thrombozytenaggregate sichtbar) angefertigt werden.
Zur Diagnosestellung sind Anamnese, peripheres Blutbild, Blutausstrich und evtl. eine Knochenmarkuntersuchung (nicht bei V. a. ITP) unerlässlich. Die **Anamnese** sollte neben Fragen nach vorbestehenden Grunderkrankungen und durchgemachten Infektionen eine ausführliche Medikamentenana-

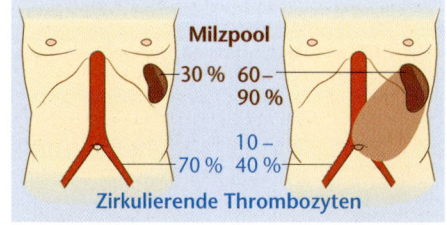

Abb. 1: Verteilung der Thrombozyten zwischen Blutkreislauf und Milz bei normal großer Milz (links) und bei Hypersplenismus (rechts). [2]

Störungen der Hämostase

mnese beinhalten. Im **peripheren Blutausstrich** kann die Morphologie der Thrombozyten (z. B. Riesenthrombozyten) und anderer Zellreihen beurteilt werden. Liegen gleichzeitig Veränderungen der Erythrozyten und Leukozyten vor, so besteht der Verdacht auf eine Knochenmarkschädigung. Die **Knochenmarkuntersuchung** ermöglicht eine Differenzierung in Umsatz- (Megakaryopoese gesteigert), Bildungs- und Reifungsstörung (Megakaryopoese defekt). Zeigt die Knochenmarkuntersuchung eine Reifungsstörung, sollten Vitamin B_{12} und Folsäure bestimmt werden. Die vorhandenen Methoden zum Nachweis von Thrombozytenantikörpern sind wegen geringer Sensitivität oft negativ. Sie haben nur bei Positivität Aussagekraft.

Thrombozytenfunktionstests wie eine verlängerte Blutungszeit deuten bei normaler Thrombozytenzahl auf eine Thrombozytenfunktionsstörung hin.

Klinische thrombozytopenische Syndrome

Arzneimittelbedingte thrombozytopenische Purpura

Pathogenese
Bei dieser Form wird durch die Einnahme bestimmter Medikamente (❙ Tab. 2) eine Immunreaktion ausgelöst, die zu einer Thrombozytopenie führt. Es werden drei verschiedene Immunmechanismen unterschieden:

▶ **Haptentyp:** Das Medikament bindet an die Thrombozytenoberfläche und induziert somit die Bildung von zytotoxischen Antikörpern. Nach Bindung der Antikörper an die Thrombozyten werden diese frühzeitig im MMS abgebaut. Die Antikörper binden nur in Anwesenheit des Medikaments an die Thrombozyten, d. h., die Immunreaktion endet nach Absetzen des Medikaments.
▶ **Immunkomplextyp:** Medikament und Antikörper bilden Immunkomplexe aus, bevor sie sich an die Thrombozyten anlagern und diese mit oder ohne Komplement lysieren (❙ Abb. 2).
▶ **Autoantikörpertyp:** Das Medikament induziert die Bildung von Autoantikörpern gegen Oberflächenantigene auf den Thrombozyten. Die Autoantikörper können dann unabhängig vom Medikament an die Thrombozyten binden und deren Abbau einleiten. Diese Form der arzneimittelbedingten Thrombozytopenie kann nach Absetzen des Medikaments weiterhin persistieren.

Diagnostik und Klinik
Diagnostisch kann der immunologische Nachweis Medikamenten-induzierter antithrombozytärer Antikörper gelingen, ist jedoch in seiner Aussagekraft eingeschränkt. Das Knochenmark zeigt eine regelrechte oder kompensatorisch gesteigerte Megakaryopoese.
Es zeigt sich in Abhängigkeit vom Schweregrad eine Blutungsneigung mit oben genannten Symptomen.

Therapie
Die Therapie besteht im sofortigen Absetzen aller verdächtigen Medikamente. Die Gabe von Glukokortikoiden oder Immunglobulinen kann eine Blutung verhindern. Bei Blutungen sollten Thrombozytenkonzentrate transfundiert werden. Abgegrenzt werden müssen medikamentenassoziierte Thrombozytopenien durch Knochenmarksuppression oder Thrombozytenaggregation.

Periphere Immunreaktion	▶ Analgetika, Entzündungshemmer: Goldsalze* ▶ Antibiotika: Penicilline, Cephalosporine, Sulfonamide, Trimethoprim, Rifampicin ▶ Sedativa, Antikonvulsiva: Diazepam, Carbamazepin, Valproinsäure ▶ Diuretika: Chlorthiazide, Furosemid, Acetazolamid ▶ Antidiabetika: Chlorpropamid, Tolbutamid ▶ Andere: Heparin**, Chinin, Chinidin, Methyldopa, Digitoxin, Oxiprenolol.
Knochenmarkdepression	▶ Sicher: Zytostatika, ionisierende Strahlung, Ethanol ▶ Möglich: Chloramphenicol, Co-trimoxazol, Idoxuridin, Penicillamin, organische Arsenverbindungen, Benzen u. a.
Thrombozytenaggregation	▶ Ristocetin, Heparin**.

* Häufigste auslösende Substanzen.
** Bei der heparininduzierten (unfraktioniertes > fraktioniertes Heparin) Thrombozytopenie (HIT) werden zwei Formen unterschieden:
▶ **HIT Typ 1:** häufigere Form. Dabei kommt es innerhalb der ersten Tage nach Heparingabe zu einer milden Thrombozytopenie (> 100 000/µl). Ursache ist die direkte Wechselwirkung zwischen Heparin und den Thrombozyten und somit nicht immunologischer Natur. Das Heparin muss nicht abgesetzt bzw. die antikoagulatorische Therapie nicht umgestellt werden, da sich die Thrombozytopenie nach wenigen Tagen zurückbildet und keine erhöhte Thromboembolie- oder Blutungsgefahr besteht.
▶ **HIT Typ 2:** seltenere Form. Dabei kommt es erst nach 5 – 15 Tagen zu einer ausgeprägten Thrombozytopenie (< 50 000/µl). Ursache ist die Bildung eines Plättchenfaktor-4-Heparin-Komplexes, gegen den Autoantikörper gebildet werden, die mit ihrem Fc-Teil an die Thrombozyten binden. Folge ist eine Thrombozytenaggregation mit der Gefahr von arteriellen und/oder venösen Thrombosen und Embolien. Die Diagnose wird durch den HIPA-Test (heparininduzierte Plättchenaktivierung) oder den Nachweis der Antikörper mittels ELISA gesichert. Bereits bei Verdacht auf HIT Typ 2 sollte aufgrund der Gefahr thromboembolischer Ereignisse Heparin sofort abgesetzt und alternativ mit Hirudin (keine Kreuzreaktion mit Heparin) antikoaguliert werden.

❙ Tab. 2: Wichtigste auslösende Medikamente einer Thrombozytopenie.

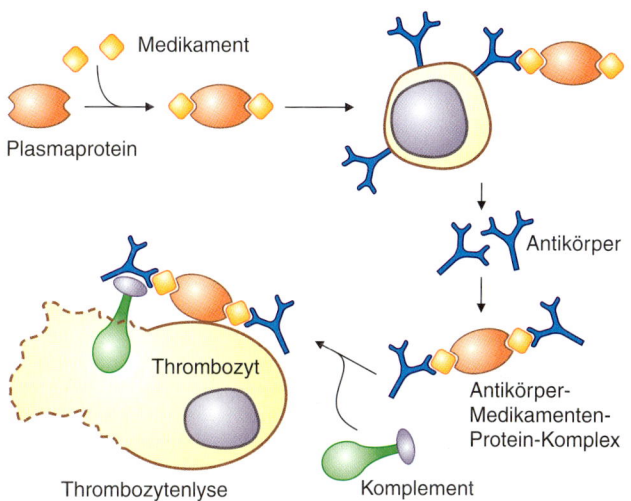

❙ Abb. 2: Schematische Darstellung des medikamentenassoziierten verfrühten Abbaus der Thrombozyten. [11]

Thrombozytopenie II

Klinische thrombozytopenische Syndrome (Fortsetzung)

Posttransfusionspurpura (PTP)

Bei der PTP liegen beim Empfänger Antikörper gegen ein Oberflächenantigen der Spender-Thrombozyten. Nach Transfusion von Thrombozytenkonzentraten gehen transfundierte und körpereigene Thrombozyten zugrunde. Wieso die körpereigenen Thrombozyten zerstört werden, ist nicht bekannt. Die Thrombozytopenie entwickelt sich ca. 2–10 Tage nach Transfusion. Es können schwere Blutungen auftreten, die behandlungsbedürftig sind. Therapie der ersten Wahl sind Immunglobuline intravenös. In > 90 % der Fälle kommt es innerhalb von 2 Monaten zu Spontanremissionen.

Immunthrombozytopenie (ITP)

Definition

Bei der ITP (Synonym: idiopathische thrombozytopenische Purpura) bildet der Körper Autoantikörper (meist IgG) gegen körpereigene Thrombozyten, die von diesen gebunden werden (Abb. 3). Meist sind die Autoantikörper gegen Oberflächenantigene wie das Glykoprotein GP IIb/IIIa, das häufigste Oberflächenglykoprotein auf Thrombozyten, gerichtet. Dies führt zu einem frühzeitigen Abbau der opsonisierten Thrombozyten im MMS von Milz, Leber und Knochenmark.

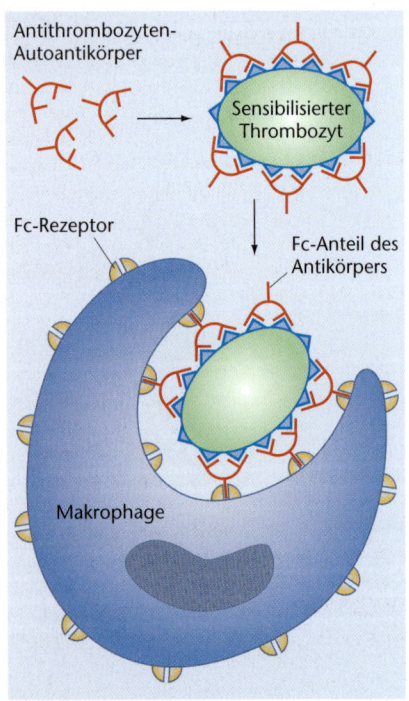

Abb. 3: Schematische Darstellung der Pathogenese der Thrombozytopenie bei idiopathischer thrombozytopenischer Purpura. [2]

Die Thrombozyten überleben nur wenige Stunden. Im Blutbild liegt eine **isolierte Thrombozytopenie** vor.

Formen

Man unterteilt die ITP je nach Klinik in eine **akute** und eine **chronische Form**. Mit einer Inzidenz von 7/100 000/Jahr ist sie die häufigste immunologisch bedingte Thrombozytopenie.

Akute ITP

Sie tritt bevorzugt im Kindes- und Jugendalter infolge eines viralen Infekts (z. B. Windpocken, Masern, Röteln) auf. Mädchen und Jungen sind gleich häufig betroffen. Die gegen die Infektionserreger gerichteten Antikörper kreuzreagieren mit den Oberflächenantigenen der Thrombozyten und führen zu deren Abbau im MMS. Zunächst werden Glukokortikoide gegeben. Steigen die Thrombozyten nicht an, werden Immunglobuline verabreicht. Die Morbidität und Mortalität der akuten ITP ist sehr gering. Treten Blutungen auf, sind Thrombozytenkonzentrate indiziert. Lebensbedrohliche Blutungen sind äußerst selten. Die akute ITP zeigt hohe Spontanremissionsraten (80 %) nach 3–6 Monaten, bei ca. 20 % nimmt sie einen chronischen Verlauf (> 6 Monate).

Chronische ITP (Morbus Werlhof)

Hält eine ITP > 6 Monate an, spricht man von einer chronischen ITP. Als Auslöser für die Autoantikörperbildung werden virale Infektionen vermutet. Sie tritt bevorzugt im Erwachsenenalter auf. Frauen sind häufiger betroffen als Männer. Lebensbedrohliche Blutungen treten selbst bei Thrombozytenzahlen < 10 000/µl selten auf. Man vermutet, dass die Thrombozyten bei ITP im peripheren Blut überwiegend jung und daher äußerst funktionstüchtig sind.

Diagnostik

Die Diagnose einer ITP ist immer eine Ausschlussdiagnose. Zunächst müssen andere Auslöser einer Antikörperbildung (Medikamente, Transfusionen) und Thrombozytopenien nicht-immunologischer Genese (Hämoblastosen, DIC, TTP, HUS) ausgeschlossen werden (s. S. 92/93, Tab. 1). Eine Knochenmarkuntersuchung ist bei typischer Anamnese zur Diagnosestellung nicht notwendig und sollte nur in unklaren Fällen zum Ausschluss anderer Differentialdiagnosen durchgeführt werden. Bei ITP ist die Megakaryopoese in der Regel kompensatorisch gesteigert (s. Bildanhang III, S. 152, Abb. 31).

Therapie und Komplikationen

In Abhängigkeit vom Lebensalter und von weiteren bestehenden Risikofaktoren (z. B. Hypertonie, hohes Verletzungsrisiko im Beruf, bevorstehende Operationen) werden Thrombozytenzahlen > 30 000–50 000/µl angestrebt. Die Primärtherapie erfolgt mit hochdosierten Glukokortikoiden. Eine weitere Therapiemöglichkeit stellen Immunglobuline dar. Bei Kindern haben sich Immunglobuline durchgesetzt, da mit Glukokortikoiden nur in 20 % der Fälle eine anhaltende Remission erreicht wurde. Eine Immunglobulintherapie ist sehr teuer, jedoch in 90 % wirksam. Sie blockiert die Fc-Rezeptoren der Makrophagen und vermindert somit den Thrombozytenabbau im MMS. Versagt die konservative Therapie, muss eine Splenektomie diskutiert werden. Dadurch wird der Hauptabbauort der Thrombozyten entfernt und vermutlich die Produktion der Autoantikörper (großer B-Zell-Pool in der Milz) verringert. Durch die Splenektomie kommt es in ca. 35 % der Fälle zur anhaltenden kompletten Remission, in ca. 65 % zur Besserung. Einen Monat vor Splenektomie muss gegen Pneumokokken, Haemophilus influenzae und Meningokokken geimpft werden!
Bei Nichtansprechen oder Rezidiv nach Splenektomie werden immunsuppressive Zytostatika versucht, die die Antikörperbildung stoppen sollen (Cyclophosphamid). In experimentellen Therapieansätzen werden der B-Zell-Antikörper Rituximab und die Gabe von Vincristin-beladenen Thrombozytenkonzentraten getestet. Bei schweren Blutungen oder vor Operationen werden hochdosierte Immunglobuline und/oder ein Steroidbolus (Prednisolon i. v.) sowie Thrombozytenkonzentrate gegeben. Da die zugeführten Thrombozyten schon innerhalb weniger Stunden abgebaut werden und der Autoimmunprozess durch die Zufuhr von Fremdantigenen noch angeheizt wird, sollte dies auf Notfallsituationen beschränkt bleiben. Die häufigste krankheitsassoziierte

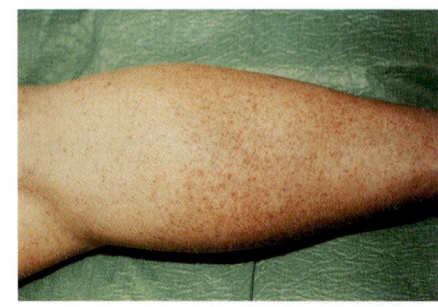

Abb. 4: Petechien am Unterschenkel einer 24 Jahre alten Frau mit idiopathischer thrombozytopenischer Purpura. [4f]

Todesursache ist die intrakranielle Blutung, die glücklicherweise sehr selten vorkommt.

Thrombotische Mikroangiopathien

Dazu gehören die thrombotisch-thrombozytopenische Purpura (TTP) und das hämolytisch-urämische Syndrom (HUS). Beide sind sehr selten.

Klinik
Bei beiden Erkrankungen liegt eine akute **Thrombozytopenie und Hämolyse** vor, bei der **TTP** zusätzlich **neurologische Symptome** und beim **HUS** eine **akute Nierenfunktionseinschränkung**.

Diagnostik
Diagnostisch zeigt sich im Blutbild eine Thrombozytopenie (häufig < 30 000/l) und Anämie mit dem Nachweis von > 2 % Fragmentozyten. Die Hämolyseparameter Bilirubin und LDH sind erhöht, das Haptoglobin erniedrigt. Der Coombs-Test ist negativ. Sowohl bei der TTP als auch beim HUS gibt es eine angeborene und eine erworbene Form. Unbehandelt ist die Letalität extrem hoch und liegt trotz Therapie bei ca. 10–20 %.

Formen
TTP (Synonym: Morbus Moschcowitz)
Ein angeborener Mangel des Enzyms **vWF-Cleaving protease (ADAMTS 13)** steht den erworbenen Antikörpern gegen vWF-Cleaving protease (Schwangerschaft, Malignome, Z. n. Organ- oder Knochenmarktransplantation, Z. n. Ganzkörperbestrahlung, Medikamenten-/Chemotherapie-induziert) gegenüber. ADAMTS 13 spaltet normalerweise die Multimere des Willebrand-Faktors (vWF) und nimmt ihm somit die Fähigkeit, Thrombozyten direkt zu aktivieren. Der im Blut zirkulierende vWF induziert daher als Multimer direkt die **Thrombozytenaggregation**. Dies führt zur Bildung von **plättchenreichen Mikrothromben** in den kleinen Gefäßen. Die Therapie besteht aus der sofortigen Plasmapherese gegen Fresh-frozen-Plasma (FFP) oder der alleinigen Gabe von FFP, um den Willebrand-Faktor und die Antikörper zu beseitigen. Glukokortikoide werden von medikamentöser Seite her eingesetzt.

HUS
Dieses Syndrom tritt typischerweise bei Kindern nach einer Infektion mit Verotoxin-bildenden enterohämorrhagischen E. coli (EHEC, Serotyp 0157) oder Shigellen auf. Meist in den Sommermonaten kommt es bei 1/100 000 Kindern 4 Tage nach blutigen Diarrhöen zum HUS. Es besteht Meldepflicht. Selten entsteht das HUS aufgrund eines angeborenen **Faktor-H**-Mangels/-Defekts (Faktor H = Inhibitor der Komplementaktivierung). Bei beiden Formen resultiert eine anhaltende **Komplementaktivierung** mit Ausbildung von **fibrinreichen, plättchenarmen Mikrothromben**. Die Therapie besteht aus Plasmapherese und ggf. Dialyse sowie Steroiden. Antibiotika, Heparin oder Thrombozytenkonzentrate sind zu vermeiden.

> Thrombozytentransfusionen sind bei TTP und HUS kontraindiziert.

Thrombozytopenien während der Schwangerschaft

In 5–15 % aller Schwangerschaften treten milde Thrombozytopenien (75 000–150 000/µl) ohne klinische Relevanz auf. Wichtig ist es, eine ITP, eine beginnende Präeklampsie, Eklampsie oder ein HELLP-Syndrom auszuschließen (s. S. 124/125).

Zusammenfassung

- **Def:** Thrombozytenzahl < 150 000/µl; häufigste Ursache für hämorrhagische Diathese.
- **Pg:** Bildungs-, Umsatz-, Verteilungsstörung o. Verdünnung. Hereditär vs. erworben.
- **Kl:** prim. Hämostase gestört, Blutungsneigung ab < 50 000/µl: Petechien, Ekchymosen, frühe (Nach-)Blutungen postop. o. nach Trauma. Gefährl. Blutungen ab < 10 000/µl.
- **Di:** Ausschluss Pseudothrombozytopenie, Blutausstrich, Knochenmarkanalyse (Megakaryopoese), evtl. Thrombozytenfunktionstests, Blutungszeit.

Klinische thrombozytopenische Syndrome

- **Arzneimittelbedingte thrombozytopenische Purpura:** ausgeprägte Thrombozytopenie durch immunologische Reaktion nach Medikamenteneinnahme. Haptentyp, Immunkomplextyp, Autoantikörpertyp. Heparininduziert: HIT-1, HIT-2.
- **PTP:** Thrombozytopenie durch Antikörperbildung nach Transfusion von Thrombozyten.
- **ITP:** Autoantikörper gegen Thrombozyten, isolierte Thrombozytopenie, gesteigerte Megakaryopoese möglich. **Akute ITP:** v. a. Kinder nach viralem Infekt, hohe Spontanremissionsrate innerhalb von 3–6 Monaten. **Chronische ITP:** Erwachsene (w > m), Dauer > 6 Monate, niedrige Spontanremissionsrate, Th: Glukokortikoide, Immunglobuline, Splenektomie, immunsuppressive Zytostatika.
- **TTP:** Thrombozytopenie, Hämolyse, neurologische Symptomatik. Enzymdefekt ADAMTS 13 → verminderte Inaktivierung des Willebrand-Faktors → Mikrothromben.
- **HUS:** Thrombozytopenie, Hämolyse, akute Niereninsuffizienz; bei Kindern nach Infektion mit EHEC (Serotyp 0157) o. Shigellen.

Thrombozytopathien

Es handelt sich um eine heterogene Gruppe von Krankheiten mit gestörter Thrombozytenfunktion. Typischerweise treten trotz normaler Thrombozytenzahl und plasmatischer Gerinnung verlängerte oder spontane Blutungen auf. Man unterscheidet hereditäre und erworbene Formen (❚ Tab. 1).

Ätiologie
Die hereditären Thrombozytopathien sind meist autosomal-rezessiv vererbt und sehr selten. Sie bedingen eine gestörte Thrombozytenadhäsion, Freisetzungsreaktion (Ausschüttung des Granulainhalts) und/oder Thrombozytenaggregation. Die häufigeren erworbenen Thrombozytopathien sind in der Mehrzahl medikamentös induziert und seltener mit anderen Grunderkrankungen (myelodysplastische und myeloproliferative Syndrome, DIC, Leberzirrhose, Urämie etc.) assoziiert.

Klinik
Entsprechend der Pathogenese ist bei einer Thrombozytenfunktionsstörung die primäre Hämostase gestört. Abhängig von Genese und Schweregrad kommt es typischerweise zu petechialen Blutungen in Haut und Schleimhäuten, zu Ekchymosen oder zu frühen Nachblutungen bei operativen Eingriffen. Gelegentlich treten Nasen-, Zahnfleischbluten oder Blutungen nach Bagatelltraumen und auch spontane Blutungen auf.

Diagnostik
Zuerst müssen ein Blutbild und ein Blutausstrich angefertigt werden. Sind Thrombozytenzahl und -morphologie normal, werden spezielle Funktionstests durchgeführt, mit denen in vitro die Thrombozytenaggregation und -aktivierung nachgeahmt werden kann. Die Blutungszeit wird heutzutage in der Praxis nur noch selten gemessen. Ist diese jedoch verlängert, liegt meist ein erworbener Thrombozytenfunktionsdefekt bei ASS-Einnahme oder anderer Grunderkrankung vor. Hinweise erhält man aus der Medikamentenanamnese und Krankengeschichte. Die plasmatische Gerinnung ist normal. Zeigen Blutbild und Blutausstrich eine verminderte Thrombozytenzahl und evtl. eine veränderte Morphologie, ist eine Knochenmarkuntersuchung indiziert.

Therapie
Bei den erworbenen Thrombozytopathien besteht die Therapie im Absetzen des auslösenden Medikaments bzw. in der Behandlung der Grunderkrankung. Bei Blutungen oder Operationen werden Thrombozytenkonzentrate verabreicht.

Thrombasthenie (Morbus Glanzmann, Glanzmann-Naegeli-Syndrom)

Ätiologie und Pathogenese
Der M. Glanzmann wird autosomal-rezessiv vererbt und manifestiert sich in der Regel bereits im Neugeborenenalter. Hier ist der Glykoprotein(GP)-IIb/IIIa-Komplex auf der Thrombozytenmembran defekt. Da dieses Glykoprotein die Bindungsstelle für Fibrinogen darstellt, das zur Quervernetzung der Thrombozyten dient, ist die Thrombozytenaggregation gestört. Die Blutungszeit ist verlängert. In vitro kommt es bei Stimulation mit Kollagen, ADP, Thrombin oder Adrenalin zu keiner Thrombozytenaggregation. Die Thrombozytenaggregation nach Ristocetinzugabe ist jedoch regelrecht. Thrombozytenzahl und -morphologie sind unauffällig.

Hereditär (selten)	▶ Bernard-Soulier-Syndrom (defekte Adhäsion) ▶ Thrombasthenie (Morbus Glanzmann, defekte Aggregation) ▶ Störungen der Freisetzungsreaktion aus Granula („Storage pool disease") ▶ Willebrand-Jürgens-Syndrom (s. S. 104/105).
Erworben (häufiger)	▶ Medikamentös induziert: ASS, NSAR, Antibiotika, Plasmaexpander ▶ Assoziiert mit anderen Grunderkrankungen: myeloproliferative Erkrankungen und myelodysplastische Syndrome, Paraproteinämien, Urämie, Leberzirrhose, disseminierte intravasale Gerinnung (DIC).

❚ Tab. 1: Einteilung und Ätiologie der Thrombozytopathien.

Medikamentös induzierte Thrombozytopathie

Pathogenese
Die Therapie mit Thrombozytenaggregationshemmern wie **Acetylsalicylsäure (ASS), Clopidogrel,** Ticlopidin, Dipyridamol, Abciximab, Eptifibatid, Tirofiban etc. ist die häufigste Ursache für eine Störung der Thrombozytenfunktion. Bei Atherosklerose, Myokardinfarkt etc. ist der plättcheninhibierende Effekt von Thrombozytenaggregationshemmern erwünscht, um die Bildung von Plättchenthromben zu verhindern. ASS hemmt ab einer Konzentration von 30 mg/Tag den Arachidonsäurezyklus bzw. die Cyclooxygenase irreversibel und stört dadurch die Prostaglandin- bzw. Thromboxan-A_2-Synthese. Die Freisetzungsreaktion und die Thrombozytenaggregation sind gehemmt. Nach Absetzen von ASS erholt sich die Thrombozytenfunktion entsprechend der Thrombozytennachbildung frühestens nach 5–7 Tagen. Da **nichtsteroidale Antiphlogistika und Antirheumatika (NSAR)** die Cyclooxygenase reversibel hemmen, ist die Hämostase nicht so lange beeinträchtigt wie nach ASS. **Antibiotika** (β-Laktam-Antibiotika, Penicillin G, einige Cephalosporine) und **Plasmaexpander** können bei hochdosierter parenteraler Gabe die Thrombozytenfunktion durch „Coating" (Ummantelung) stören.

Zusammenfassung
✱ **Def:** gestörte Thrombozytenfunktion.
✱ **Pg:** hereditär (selten; Bernard-Soulier-Syndrom, Thrombasthenie Glanzmann) vs. erworben (häufig; Medikamente, v. a. ASS, Thrombozytenaggregationshemmer).
✱ **Kl:** Blutungsneigung, verlängerte Blutungszeit.
✱ **Di:** Thrombozytenzahl, Funktionstests in vitro.
✱ **Th:** bei Blutungen oder vor Operationen Medikamente absetzen, ggf. Thrombozytentransfusion.

Vaskuläre hämorrhagische Diathesen

Lokale Strukturveränderungen oder eine generell erhöhte Fragilität der Gefäßwandschichten bzw. des Endothels erhöhen die Tendenz zur Blutung. Da v. a. die kleinen Gefäße betroffen sind, kommt es meist zu Petechien und selten zu lebensbedrohlichen Blutungen. Klinisch liegen die gleichen Symptome wie bei Thrombozytopathien vor, jedoch meist in abgeschwächter Form. Thrombozytenzahl und -funktion sowie plasmatische Gerinnung sind bei fakultativ verlängerter Blutungszeit normal. Ursachen siehe Tab. 1.

Morbus Osler-Rendu (hereditäre hämorrhagische Teleangiektasie)

Ätiologie und Pathogenese
Es handelt sich um eine autosomal-dominant vererbte Erkrankung des Gefäßbindegewebes. Durch den Verlust kontraktiler Strukturen der Gefäßwand kommt es zu Gefäßerweiterungen und -brüchen. Teleangiektasien der Haut und Schleimhäute v. a. im Gesichtsbereich und an Handflächen und Fußsohlen sind die Folge (Abb. 1).

Diagnostik und Klinik
Die punktförmigen Blutungen sind mit dem Glasspatel wegdrückbar (intravasal) und so von Petechien (extravasal, nicht wegdrückbar) abzugrenzen. Klinisch dominieren Schleimhautblutungen (Epistaxis in 90 % der Fälle) nach Bagatelltrauma oder spontan, gastrointestinale (Meläna, Teerstuhl) und urogenitale (Hämaturie) Blutungen. Teleangiektasien oder Gefäßmalformationen in Organen wie Leber, Lunge, Gehirn etc. verursachen Blutungen oder arteriovenöse Shuntbildung (Lunge → Hypoxämie).

Therapie
Symptomatisch (Nasentamponade, Embolisierung, Verödung der Gefäßerweiterungen mittels Lasertherapie) je nach Schwere der Erkrankung. Eine Heilung ist nicht möglich.

Purpura simplex und senilis

Die Purpura simplex betrifft v. a. Frauen und ist gekennzeichnet durch kurz vor der Menstruation auftretende schmerzhafte Petechien und Ekchymosen („Teufelsflecken") an den Beinen. Die Purpura senilis entsteht bei älteren Menschen durch altersbedingte Atrophie des Gefäßstützgewebes und ist durch Petechien und Ekchymosen im Gesicht, auf dem Handrücken, an Unterarmen und Beinen gekennzeichnet. Als Residuen können braune Pigmentflecken bleiben. Der Krankheitswert beider Formen ist gering. Eine **Therapie** ist nicht notwendig.

Purpura Schoenlein-Henoch (Vasculitis allergica)

Ätiologie und Pathogenese
Es handelt sich um eine immunologisch vermittelte Vaskulitis der kleinen Blutgefäße (Typ-III-Immunreaktion, Arthus-Typ), die 2–3 Wochen nach Infekten der oberen Atemwege oder nach Medikamenteneinnahme auftritt. Sie betrifft v. a. Kinder im Schulalter (Inzidenz in der kalten Jahreszeit 15–25/100 000/Jahr).

Diagnostik
In den Gefäßwänden lassen sich subendothelial Immunkomplex- (IgA) und Komplementablagerungen sowie perivaskuläre Leukozyteninfiltrate nachweisen.

Hereditär	▶ M. Osler-Rendu (hereditäre hämorrhagische Teleangiektasie)
	▶ Hereditäre Bindegewebserkrankungen (Ehlers-Danlos-, Marfan-Syndrom, Pseudoxanthoma elasticum, Osteogenesis imperfecta).
Erworben	▶ Purpura simplex
	▶ Purpura senilis
	▶ Purpura Schoenlein-Henoch
	▶ Purpura bei Infektionen (Masern, Meningokokkensepsis, Dengue-Fieber → direkte Schädigung oder Immunkomplexablagerungen in Gefäßwand)
	▶ Paroxysmales Haut- und Fingerhämatom (unklare schmerzhafte Fingerhämatome nach mechanischer Belastung oder spontan)
	▶ Vaskuläre hämorrhagische Diathese bei anderen Grunderkrankungen (M. Cushing, Langzeitbehandlung mit Kortikosteroiden, Amyloidose, Skorbut).

Tab. 1: Einteilung und Ätiologie der vaskulären hämorrhagischen Diathesen.

Klinik
Juckreiz und Einblutungen urtikarieller Hautquaddeln (zusammenfließende Petechien, Ekchymosen) treten v. a. an den Streckseiten der Beine und am Gesäß auf. Da evtl. alle kapillären Gefäße betroffen sind (Multisystemerkrankung), können Gelenke (schmerzhafte Gelenkschwellung), GI-Trakt (kolikartige Bauchschmerzen, gastrointestinale Blutungen), die Niere (IgA-Nephritis, Hämaturie, evtl. Proteinurie) und das ZNS (Kopfschmerzen) erkranken. Oft kommt es in 4–6 Wochen zur spontanen, folgenlosen Ausheilung.

Therapie
Symptomatisch werden Schmerzmittel (NSAR) gegeben. Bei Nieren- oder Darmbeteiligung ist die Gabe von Kortikosteroiden bzw. Immunsuppressiva indiziert.

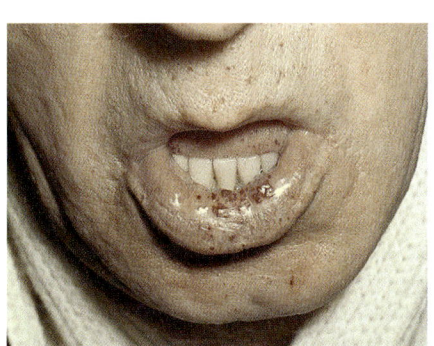

Abb. 1: Teleangiektasien an Lippen und Zunge bei M. Osler-Rendu. [15]

Zusammenfassung
- **Def:** Strukturveränderungen von Gefäßwandschichten oder des Endothels.
- **Pg:** hereditär (M. Osler-Rendu, Bindegewebserkrankungen wie Ehler-Danlos- o. Marfan-Syndrom), erworben (Purpura simplex u. senilis, Purpura Schoenlein-Henoch, Purpura bei Infektionen, paroxysmales Haut- und Fingerhämatom).
- **KI:** erhöhte Blutungsneigung, Petechien, Teleangiektasien, arteriovenöse Shuntbildung.
- **Di:** klinisch, Ausschluss anderer hämorrhagischer Diathesen.
- **Th:** bei harmlosen Formen keine Therapie, sonst lokale Blutstillung, Schmerzmittel, Steroide bei Immunkomplexreaktion.

Koagulopathien I

Die Koagulopathien beschreiben eine heterogene Gruppe von plasmatischen Gerinnungsstörungen, bei denen ein oder mehrere Gerinnungsfaktoren nicht vorhanden, vermindert oder qualitativ defekt sind. Es resultiert eine gestörte plasmatische Gerinnungskaskade mit Blutungsneigung. Abhängig vom Ausmaß der Aktivitätsminderung der betroffenen Faktoren besteht eine unterschiedlich starke Blutungstendenz, die sich in Form von Hämatomen, Schleimhautblutungen, gastrointestinalen Blutungen, Hämaturie und selten intrazerebralen Blutungen äußert.

Ätiologie und Pathogenese
Man unterscheidet hereditäre und erworbene Koagulopathien (Tab. 1 und 2), wobei die erworbenen Formen häufiger vorkommen.

Differentialdiagnostik
Labordiagnostische Parameter zur Unterscheidung von Gerinnungsstörungen zeigt Seite 100/101, Tab. 5. Der **Koller-Test** ermöglicht die Abgrenzung eines Vitamin-K-Mangels aufgrund eines Leberparenchymschadens von einem Vitamin-K-Mangel durch Resorptionsstörung. Dabei wird der Quick-Wert vor und 12–24 h nach intravenöser Applikation von Vitamin K bestimmt. Bleibt der Quick-Wert weiterhin erniedrigt, spricht dieser Befund für einen Leberschaden. Steigt der Quick-Wert um > 30 % an, erklärt man sich den Vitamin-K-Mangel durch Malabsorption, gestörte Darmflora oder Cholestase.

Therapie
Die Behandlung der Koagulopathien besteht bei Faktormangel nach Analyse der Faktorrestaktivität in der möglichst gezielten Substitution des fehlenden Gerinnungsfaktors. Bei bereits eingetretenen Blutungen sind so früh wie möglich Faktorkonzentrate zu geben. Da die applizierten Faktoren nur eine kurze Halbwertszeit haben (ca. 8 h), müssen sie dementsprechend dreimal tgl. verabreicht werden. **Faustregel:** 1 E/kg KG hebt den Faktorspiegel im Blut um 1,5 %.

Hereditäre Koagulopathien

Die Hämophilie A und B und das Willebrand-Jürgens-Syndrom (s. S. 102/103 bzw. 104/105) machen 95 % aller hereditären Koagulopathien aus, während hereditäre Mangelzustände der Gerinnungsfaktoren I, II, V, VII, X, XI und XII äußerst selten sind. Letztere werden in der Regel autosomal-rezessiv vererbt (Tab. 2). Ein **Faktorenmangel des intrinsischen Systems** (Faktor XI, XII) verlängert isoliert die pTT. Nur der **Faktor-XI-Mangel** führt zu einer klinisch relevanten Blutungsneigung. Der Faktor-XII-Mangel bedingt trotz Verlängerung der pTT keine Blutungsneigung und führt sogar durch mangelnde Aktivierung der endogenen Fibrinolyse bei Kontaktaktivierung zu thromboembolischen Ereignissen, was evtl. eine venöse Thromboembolieprophylaxe erforderlich macht. Ein **Faktorenmangel des extrinsischen Systems** (Faktor-VII-Mangel) ist durch eine isolierte Erniedrigung des Quick-Werts (INR-Verlängerung) gekennzeichnet und verursacht eine leichte Blutungsneigung. Ein **Faktorenmangel der gemeinsamen Endstrecke** (Faktor X, V, II) führt zu einem niedrigen Quick-Wert und einer verlängerten pTT. Homozygote Mangelzustände dieser Faktoren rufen eine Blutungsneigung wie bei Hämophilie hervor. Ein Faktor-II-/-VII-/-X-Mangel wird mit **PPSB**, ein Faktor-V-/-XI-Mangel mit Frischplasma **(FFP)** behandelt.

Afibrinogenämie, Hypofibrinogenämie und Dysfibrinogenämie beschreiben einen quantitativen bzw. qualitativen Defekt des Fibrinogens. Sie können symptomlos bleiben (Hypofibrinogenämie), aber auch zu leichten oder bedrohlichen Blutungen führen. Therapeutisch wird Fibrinogenkonzentrat substituiert. **Cave:** Bei 25 % der Patienten mit Dysfibrinogenämie erhöhte Thromboseneigung! Ein **Faktor-XIII-Mangel** verursacht bei einer Aktivität < 1 % eine schwere Blutungsneigung. Es kommt typischerweise schon bei der Geburt zu starken Blutungen aus dem Nabelschnurstumpf. Quick-Wert und aPTT sind normal. Das quantitative Ausmaß des Faktormangels bestimmt die Blutungsneigung, wobei die hämostatische Mindestaktivität für jeden Faktor unterschiedlich ist. Eine kausale Therapie gibt es nicht. So wird entweder bereits prophylaktisch (z. B. vor OP) oder symptomatisch (z. B. bei Blutung) der fehlende Faktor substituiert.

Erworbene Koagulopathien

Disseminierte intravasale Gerinnung (DIC, Verbrauchskoagulopathie)

Ätiologie
Die DIC ist eine komplexe Störung des Gerinnungssystems. Durch eine übermäßige, ungerichtete, generalisierte Gerinnungsaktivierung im gesamten Blutgefäßsystem kommt es zum Verbrauch der Gerinnungsfaktoren, woraus schließlich eine Blutungsneigung resultiert. Die DIC ist kein eigenständiges Krankheitsbild, sondern eine Komplikation vieler verschiedener Krankheiten oder Situationen, die mit der Freisetzung bzw. dem Eintritt gerinnungsfördernder Substanzen in die Blutbahn einhergehen. Auch ausgedehnte Endothelschädigungen, Kollagenfreilegungen oder Thrombozytenaggregationsvorgänge können zu einer DIC führen (Tab. 3).

Pathogenese
In Abhängigkeit vom jeweiligen Auslöser variiert der Pathomechanismus. Eingeleitet wird die DIC durch die Aktivierung der extrinsischen oder intrinsischen Gerinnungskaskade (auf jeder Höhe möglich) oder der Thrombozyten, ohne dass eine mechanische Gefäßverletzung

Hereditär	▶ Hämophilie A und B (s. S. 102/103)
	▶ Willebrand-Jürgens-Syndrom (s. S. 104/105)
	▶ Mangel anderer Gerinnungsfaktoren, z. B. V, VII, X, II.
Erworben	▶ Vitamin-K-Mangel
	▶ Lebererkrankungen
	▶ Disseminierte intravasale Gerinnung (Verbrauchskoagulopathie)
	▶ Autoantikörper gegen Faktoren (Immunkoagulopathie)
	▶ Hyperfibrinolyse.

Tab. 1: Übersicht über hereditäre und erworbene Koagulopathien.

X-chromosomal-rezessiv	Hämophilie A (Faktor-VIII-Mangel) und B (Faktor-IX-Mangel)
Autosomal-dominant	Willebrand-Jürgens-Syndrom
Autosomal-rezessiv	Mangel an Faktor I, II, V, VII, X, XI, XII und XIII
	Mangel an hochmolekularem Kininogen und (Prä-)Kallikrein

Tab. 2: Vererbungsmodus der hereditären Koagulopathien.

Störungen der Hämostase

Erkrankung	Beispiele
Infektionen	Sepsis durch gramnegative Bakterien (E. coli), Meningokokken (Purpura fulminans bei Waterhouse-Friderichsen-Syndrom), Pneumokokken, Staphylococcus aureus (Toxic-Shock-Syndrom) oder andere grampositive Bakterien, Rickettsien, Viren, Malaria etc.
Geburtshilfliche Komplikationen	Fruchtwasserembolie, vorzeitige Plazentalösung, verhaltener oder septischer Abort, (Prä-)Eklampsie etc.
Malignome	Karzinome von Pankreas, Kolon, Magen, Prostata, Promyelozytenleukämie (AML FAB-Typ M3)
Immunologisch bedingte Hämolyse	Transfusionszwischenfall, autoimmunhämolytische Anämie (im schweren Schub), AB0-Inkompatibilität, Anaphylaxie
Organnekrosen, Gewebeschädigung	Operationen an Thrombokinase-reichen Organen (4-P-Regel: Pulmo, Pankreas, Prostata, Plazenta), Traumata v. a. bei Schädel-Hirn-Trauma und schweren Verbrennungen
Vaskuläre Anomalien	Kasabach-Merritt-Syndrom, Klippel-Trenaunay-Syndrom, Bypass-Operation, insuffiziente Herzklappenprothesen
Verschiedene	Schlangenbiss, Insektengifte, akutes Leberversagen, dekompensierte Leberzirrhose, Hitzschlag, Hypothermie, Schockzustand

Tab. 3: DIC-assoziierte Erkrankungen.

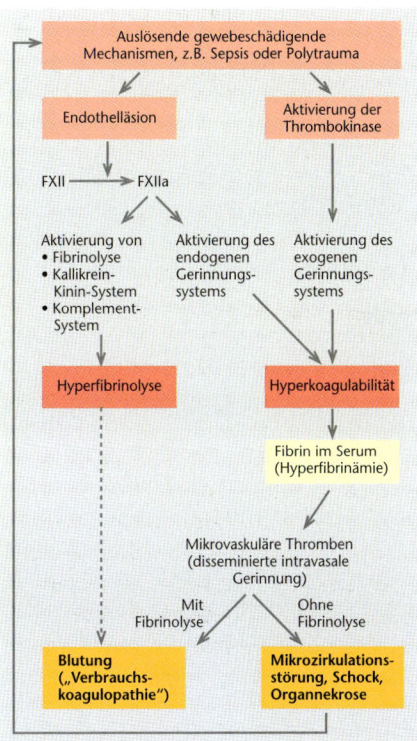

Abb. 1: Pathogenese der DIC wie im Text beschrieben. [1c]

– der normale, sinnvolle Auslöser der Blutgerinnung – vorliegt. Bei bakterieller Sepsis kommt es beispielsweise durch die Freisetzung bakterieller Endotoxine zur massiven Expression bzw. Freisetzung von Gewebefaktor aus Monozyten und Endothelzellen (extrinsische Kaskade). Eine Gefäßverletzung (Endothelläsion) z. B. bei Polytrauma kann die Gerinnungskaskade aktivieren (intrinsisch). Karzinomzellen produzieren Cancer-Procoagulant, das den Faktor X (Prothrombin → Thrombin) aktiviert. Am Ende der Aktivierungskaskade steht immer eine disseminierte intravasale Bildung von Mikrothromben. Kompensatorisch folgt die Aktivierung der endogenen Gerinnungsinhibitoren (Antithrombin III). Zusätzlich stimuliert die Ablagerung von Thromben an den Gefäßwänden die Fibrinolyse (Abb. 1). Somit werden Gerinnungsfaktoren, Thrombozyten und Gerinnungsinhibitoren verbraucht. Hinzu kommt die verminderte Clearance der aktivierten Gerinnungsfaktoren durch das MMS der Leber, dessen Aktivität z. B. bei Sepsis oder Hämolyse herabgesetzt ist. Die DIC hat zwei gefährliche Folgen. Erstens kommt es durch die ausgebildeten Mikrothromben zu Verstopfung der Gefäße und gestörter Durchblutung der Organe mit konsekutiver Organschädigung. Zweitens ist der Körper durch den Verbrauch der Gerinnungsfaktoren und Thrombozyten nicht mehr fähig, beschädigte Blutgefäße zu verschließen, und es besteht die Gefahr lebensbedrohlicher Blutungen. Man unterscheidet eine akute und chronische DIC. Die akute DIC unterteilt man in drei Phasen (Tab. 4).

Klinik

Durch die disseminierte Verstopfung der Mikrozirkulation durch kleine Thromben kommt es zu Organischämien, aus denen letztendlich ein Multiorganversagen werden kann. Außerdem ist der Patient durch eine hämorrhagische Diathese gefährdet, die aus dem gerinnungsinduzierten Verbrauch von Thrombozyten und Gerinnungsfaktoren hervorgeht und zu Blutungen führt. Die oft lebensbedrohliche DIC zeigt Blutungen vom thrombozytären und plasmatischen Typ mit multiplen Haut- und Schleimhautblutungen, Petechien, Sugillationen, Ekchymosen, Hämatomen, Organblutungen und nekrotisierenden Hämorrhagien an Akren und Druckstellen (Abb. 2). Die disseminierte Thrombusbildung in den Kapillaren ist oft erst post mortem autoptisch nachweisbar.

Stadium	Klinik	Diagnostik	Therapie
Stadium I und II (Aktivierungsphase, kompensiert)	Keine Symptome	Globale Gerinnungsparameter (Quick-Wert) noch normwertig, Thrombozyten und Antithrombin III noch normal bis leicht erniedrigt	Heparin 5–10 IE/kg KG/d Dauerinfusion
Stadium III (frühe Verbrauchsphase, dekompensiert)	Blutungen, gestörte Organleistungen	Quick↓, pTT↑, Fibrinogen↓, Thrombozyten↓, Gerinnungsfaktoren↓, Antithrombin III↓, D-Dimer und Fibrinspaltprodukte↑	Antithrombinersatz durch Antithrombinkonzentrat oder Fresh-frozen-Plasma
Stadium IV (späte Verbrauchsphase und reaktive Fibrinolyse, Vollbild)	Schwere Blutungen, schwere Organstörungen	Quick↓↓, pTT↑↑, Fibrinogen↓↓, Thrombozyten↓↓, Fibrinspaltprodukte und D-Dimere↑↑	**Kein Heparin!!!** Substitution von Antithrombin, FFP und Thrombozyten

Tab. 4: Stadien der akuten DIC.

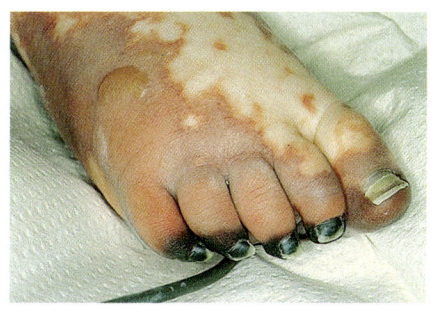

Abb. 2: Periphere Gangrän bzw. Nekrosen im Bereich der Zehenspitzen bei schwerer DIC. [20]

Koagulopathien II

Erworbene Koagulopathien

Disseminierte intravasale Gerinnung (DIC, Verbrauchskoagulopathie) Gerinnung (Fortsetzung)

Diagnostik
Zunächst ist das Vorliegen einer prädisponierenden Erkrankung zu prüfen (s. S. 98/99, ▮ Tab. 3). Die Laborbasisdiagnostik umfasst die Bestimmung von Thrombozytenzahl, pTT, Quick-Wert, Fibrinogen, Antithrombin-III, D-Dimeren, Fibrinmonomeren und -spaltprodukten (▮ Tab. 5).

Therapie
Die Behandlung der Grunderkrankung steht im Vordergrund (z. B. Antibiotika bei Sepsis durch Bakterien), worunter sich die DIC bei Therapieansprechen zurückbildet. Aufgrund der Komplexität der Gerinnungsstörungen bei DIC und den zugrunde liegenden Krankheitsbildern ist die hämostaseologische Behandlung der DIC nicht standardisierbar und muss individuell in Abhängigkeit von Klinik und Laborparametern entschieden werden. Im Einzelnen werden Fresh-frozen-Plasma, das Gerinnungs- **und** Fibrinolyseinhibitoren enthält, Antithrombin-, Thrombozyten- und Erythrozytenkonzentrate verabreicht. Der Einsatz von Konzentraten von Fibrinogen, einzelnen Gerinnungsfaktoren oder PPSB ist nur selten indiziert. Zu Beginn einer DIC kann bei thromboembolischen Komplikationen niedrig dosiertes Heparin verabreicht werden. Die Indikationsstellung ist jedoch sehr schwierig und umstritten und muss immer individuell diskutiert werden.

Vitamin-K-Mangel

Die Synthese der Faktoren II, VII, IX, X (Prothrombinkomplex, Merke: „1972") sowie der Proteine C und S ist Vitamin-K-abhängig. Vitamin K, ein fettlösliches Vitamin, wird entweder mit pflanzlichen Nahrungsmitteln zugeführt oder in der Darmflora durch Darmbakterien gebildet. Seine Resorption ist nur in Anwesenheit von Fett und Gallensäuren möglich. Vitamin K dient als Cofaktor bei der posttranslationalen γ-Carboxylierung N-terminaler Glutaminsäurereste an Gerinnungsproteinen. Diese Carboxylierung ist essentiell für die Ca^{2+}-vermittelte Bindung der Gerinnungsfaktoren an die Phospholipidoberflächen der Thrombozyten und somit unerlässlich für eine intakte Hämostasereaktion.

Gerinnungsstörung	Blutungszeit	Quick-Wert	aPTT	Thrombinzeit	Fibrinogen	Sonstiges
Hämophilie	→	→	↑↑	→	→	Faktor VIII ↓ oder Faktor IX ↓
Willebrand-Jürgens-Syndrom	↑↑	→	↑	→	→	Ristocetin-Kofaktor-Aktivität ↓ Faktor VIII↓
Vitamin-K-Mangel	→	↓↓	(↑)	→	→	Faktor II, VII, IX und X ↓
Leberschädigung	→ o. ↑	↓↓	↑	→ o. ↑	↓	Antithrombin III ↓ Pseudocholinesterase ↓ Albumin ↓
Disseminierte intravasale Gerinnung	→ o. ↑	↓↓	↑↑	↑↑	↓↓	Thrombozyten ↓↓ Fibrinspaltprodukte↑ D-Dimere ↑↑ Antithrombin III ↓↓ Fibrinmonomere ↑

▮ Tab. 5: Laborkonstellationen bei klinisch wichtigen Gerinnungsstörungen.

Ätiologie
Ein Vitamin-K-Mangel resultiert aus folgenden Faktoren:

▶ Unzureichende Ernährung (längere parenterale Ernährung ohne Vitamin-K-Zusatz etc.)
▶ Malabsorptionssyndrome (Z. n. Darmresektion, Pankreasinsuffizienz etc.)
▶ Leberzellschädigung mit gestörter Vitamin-K-Verwertung
▶ Therapie mit Vitamin-K-Antagonisten (Cumarine wie Marcumar®).

Während bei Mangelernährung und Malabsorption die Plasmaspiegel der Faktoren II, VII, IX, X, der Proteine C und S aufgrund eines absoluten Vitamin-K-Mangels erniedrigt sind, führt Marcumar® zum funktionellen Vitamin-K-Mangel. Da es die Reduktion von Vitamin-K-Epoxid zu Vitamin K stört, ist die biologische Aktivität der Vitamin-K-abhängigen Prothrombinkomplex-Proteine reduziert. Eine verlangsamte Thrombinproduktion und Gerinnselbildung sind die Folge.

Diagnostik
Wegweisend ist der verminderte Quick-Wert bei nur wenig verlängerter partieller Thromboplastinzeit (pTT). Die Plasmaspiegel der Vitamin-K-abhängigen Faktoren II, VII, IX und X können vermindert sein, die der Vitamin-K-unabhängigen Gerinnungsfaktoren sind normal. Thrombozytenzahl und -funktion befinden sich im Normbereich.

Therapie
Bei Marcumar®-Überdosierung werden täglich 5 mg Vitamin K oral (bei Resorptionsstörung parenteral) gegeben, bei aktiver Blutung oder geplantem operativem Eingriff 10–20 mg i. v. an 3 aufeinander folgenden Tagen. Eine Normalisierung der Vitamin-K-abhängigen Faktoraktivitäten kann so innerhalb von 2–3 Tagen erreicht werden. Bei bedrohlicher Blutung müssen zusätzlich die fehlenden Gerinnungsfaktoren des Prothrombinkomplexes (PPSB, s. S. 112/113) substituiert werden. Bei Leberparenchymschädigung und zusätzlicher Erniedrigung anderer Gerinnungsfaktoren ist die Gabe von Freshfrozen-Plasma am wirkungsvollsten.

> Bei der intravenösen Applikation von Vitamin K besteht die Gefahr einer anaphylaktischen Reaktion.

Da bei Neugeborenen der Darm noch nicht richtig mit Bakterien besiedelt ist, die Leberzellen noch unreif sind und die Muttermilch einen niedrigen Vitamin-K-Gehalt hat, können in den ersten Lebenstagen (oder innerhalb der ersten 2 Lebensmonate) Blutungskomplikationen auftreten (**neonatale Koagulopathie**). Die Plasmaspiegel der Vitamin-K-abhängigen Gerinnungsfaktoren sind schon bei der Geburt erniedrigt und sinken bei gestillten Neugeborenen in den ersten Lebenstagen weiter ab. Als Prophylaxe werden daher jedem Säugling 3 × 2 mg Vitamin K p.o. im Alter von 0, 1 und 4 Wochen appliziert.

Lebererkrankungen

Da die Synthese fast aller Gerinnungsfaktoren in der Leber stattfindet, ist für eine funktionierende Hämostase eine intakte Leberfunktion essentiell. Die Leber entfernt außerdem Hämostaseprodukte wie aktivierte Gerinnungsfaktoren und Fibrinspaltprodukte aus der Blutbahn.

Pathogenese

Bei fortgeschrittenen Lebererkrankungen führen Gallengangsverschlüsse zur gestörten Resorption von Vitamin K. Dies resultiert in einer verminderten Synthese der Vitamin-K-abhängigen Gerinnungsfaktoren. Liegt eine Splenomegalie mit Hypersplenismus vor, kommt es durch vermehrtes Pooling zur Thrombozytopenie. Diese wird durch die verminderte Thrombopoetinbildung noch verstärkt. Auch eine qualitative Dysfibrinogenämie und eine verminderte α_2-Antiplasmin-Produktion mit konsekutiver Hyperfibrinolyse werden beobachtet. Neben der verminderten Synthese der prokoagulatorischen Proteine bestehen ebenfalls eine verminderte Synthese von Gerinnungsinhibitoren und eine unzureichende Clearance von aktivierten Gerinnungsfaktoren, die eine Verbrauchskoagulopathie (DIC) zur Folge haben kann (s. S. 98/99).

Klinik und Therapie

Es resultiert eine verstärkte Blutungsneigung in Abhängigkeit der Gerinnungsfaktorkonzentration. Bei Blutungen richtet sich die Therapie in erster Linie nach den Blutungskomplikationen. Die parenterale Applikation von Vitamin K oder die Gabe von Fresh-frozen-Plasma (FFP), von PPSB oder Thrombozytenkonzentraten stellen Therapieoptionen dar. Grundsätzlich ist die Behandlung der Grunderkrankung anzustreben.

Immunkoagulopathien

Man findet zirkulierende Antikörper (IgG, Hemmkörper) gegen einzelne Gerinnungsfaktoren, deren Aktivität durch die Antikörperbindung reduziert ist. Obwohl Antikörper gegen jeden Gerinnungsfaktor bekannt sind, treten am häufigsten **Allo-** (z. B. bei 5–10 % der Hämophiliekranken Hemmkörperhämophilie, s. S. 102/103) oder **Autoantikörper** gegen **Faktor VIII** auf.

Klinik und Therapie

Es resultiert eine schwere, lebensbedrohliche Blutungsneigung vom hämophilen Blutungstyp. Therapeutisch werden die entsprechenden Faktoren substituiert, bis die Antikörper neutralisiert sind und gute Faktorspiegel im Plasma erreicht sind. Bei hohen Inhibitoraktivitäten ist dies durch die alleinige Faktorsubstitution nicht möglich und es müssen Kortikosteroide mit PPSB gegeben werden.

Hyperfibrinolyse

Ätiologie und Pathogenese

Bei der Hyperfibrinolyse überwiegen durch die gesteigerte Aktivierung von Plasminogen die Aktivatoren über die Inhibitoren der Fibrinolyse. Man unterscheidet eine lokale und eine systemische Hyperfibrinolyse. Erstere tritt nach Operationen in Plasminogenaktivator-reichen Organen wie Lunge, Uterus oder Prostata auf. Die Fibringerinnsel werden vorzeitig aufgelöst und führen zu verstärkten Blutungen aus den Wundflächen. Die systemische Hyperfibrinolyse besteht meist sekundär-reaktiv bei disseminierter intravasaler Gerinnung, fortgeschrittener Leberzirrhose, Promyelozytenleukämie (AML M3), metastasierten Karzinomen oder Thrombolysetherapie. Es kommt zur ausgeprägten Plasminbildung, wodurch Fibrin, Fibrinogen, Gerinnungsfaktoren und Glykoproteine der Thrombozytenmembran proteolytisch gespalten werden. Die Fibrinpolymerisation wird gehemmt.

Klinik und Diagnostik

Klinisch resultiert eine generalisierte Blutungsneigung. Diagnostisch lassen sich vermehrt Fibrin(ogen)spaltprodukte, D-Dimere und eine verlängerte Thrombinzeit nachweisen. Die Fibrinogen-, Plasminogen- und α_2-Antiplasmin-Spiegel im Plasma sind erniedrigt.

Therapie

Therapeutisch steht die Behandlung der Grunderkrankung im Vordergrund. Antifibrinolytika können bei primärer Hyperfibrinolyse oder bei Blutungen unter fibrinolytischer Therapie gegeben werden, sind jedoch bei sekundärer Hyperfibrinolyse (reaktiv bei DIC) aufgrund der Thrombosegefahr mit äußerster Vorsicht anzuwenden (**Cave:** Aprotinin = Trasylol® wurde aufgrund vermehrter Todesfälle vom Markt genommen!). Bei Bedarf werden Faktoren mit FFP oder Fibrinogenkonzentrate substituiert.

Zusammenfassung

- **Def:** plasmatische Gerinnungsstörung verschiedenster Genese mit Blutungsneigung.
- **Hereditär:** Hämophilie A/B, Willebrand-Jürgens-Syndrom, Mangel anderer Gerinnungsfaktoren.
- **Erworben:**
  - **DIC:** diffuse Aktivierung der intrinsischen und/oder extrinsischen Gerinnungskaskade und der Thrombozyten → überschießende unkontrollierte Thrombenbildung in Mikrozirkulation → Aktivierung von Gerinnungsinhibitoren und Fibrinolyse → Multiorganversagen durch mikrovaskuläre Thromben und hämorrhagische Diathese mit lebensbedrohlichen Blutungen
  - **Vitamin-K-Mangel:** schlechte Ernährung, Malabsorptionssyndrom, Leberfunktionsstörung, medikamentöse Vitamin-K-Antagonisten → gestörte γ-Carboxylierung der Faktoren II, VII, IX, X, der Proteine C und S
  - **Neonatale Koagulopathie:** unreife Leberzellen, mangelnde Vitamin-K-Synthese durch Darmbakterien, niedriger Vitamin-K-Gehalt der Muttermilch. **Th:** Vitamin K als Prophylaxe
  - **Lebererkrankungen:** Leberzellschaden, gestörte Vitamin-K-Resorption durch Gallengangverschlüsse → verminderte Synthese der Gerinnungsfaktoren, Thromboyztopenie bei Hypersplenismus und durch verminderte Thrombopoetinbildung
  - **Immunkoagulopathien:** Antikörper gegen Gerinnungsfaktoren, am häufigsten gegen Faktor VIII → lebensbedrohliche Blutungen vom Hämophilietyp
  - **Hyperfibrinolyse:** gesteigerte Freisetzung von Plasminogenaktivatoren (Operationen, Thrombolysetherapie, sekundär-reaktiv bei DIC, fortgeschrittene Leberzirrhose, Promyelozytenleukämie, metastasierte Karzinome → Fibrin(ogen)spaltprodukte und Thrombinzeit ↑).

Hämophilie

Bei Hämophilie (Synonym: Bluterkrankheit) besteht ein angeborener Mangel (seltener ein erworbener Defekt) eines Gerinnungsfaktors. Entsprechend dem fehlenden Faktor unterscheidet man zwei Formen: Der **Hämophilie A** liegt ein Mangel oder Defekt des **Faktors VIII**, der **Hämophilie B** ein Mangel oder Defekt des **Faktors IX** zugrunde.

Epidemiologie
Mit einer Inzidenz von ca. 1 : 10 000 ist die Hämophilie die zweithäufigste hereditäre Koagulopathie nach dem Willebrand-Jürgens-Syndrom. In 85 % der Fälle liegt eine Hämophilie A, in 15 % der Fälle eine Hämophilie B vor.

Ätiologie und Pathogenese
Die Gene für die Faktoren VIII und IX liegen am distalen Ende des langen X-Chromosom-Arms. Eine Vielzahl möglicher Mutationen, Deletionen oder Inversionen führen zur fehlenden, verminderten oder defekten Synthese von Faktor VIII bzw. IX. Da die Erkrankung in 70 % der Fälle X-chromosomal-rezessiv vererbt wird, manifestiert sie sich fast nur bei Männern. Etwa 30 % der Erkrankungen sind auf spontane Neumutationen zurückzuführen. Folglich ist der **intrinsische Weg** der Gerinnungsaktivierung unterbrochen (PTT↑). Die Thrombin- und Fibrinbildung sind z. B. bei Gefäßläsion vermindert und der „weiße Thrombus", welcher bei der primären Hämostase entstanden ist, kann nicht stabilisiert werden. Die Gefäßläsion wird undicht oder der Thrombus löst sich wieder von der Gefäßwand ab. Bei der Hämophilie A wird neben dem Faktor-VIII-Mangel/-Defekt zusätzlich eine gesteigerte Fibrinolyse diskutiert.

Klinik
Entsprechend der Faktor-VIII/IX-Restaktivität wird die klinische Symptomatik in drei Schweregrade eingeteilt (Tab. 1). Der Schweregrad bleibt während des gesamten Lebens konstant. Klinisch kommt es zu Nabelschnurblutungen, großflächigen Hämatomen, Sugillationen und rezidivierenden Nachblutungen nach operativen Eingriffen und Traumen. Spontane tiefe Muskelblutungen (v. a. M. psoas und Glutealmuskeln) z. B. nach Bagatelltrauma können ein Kompartmentsyndrom verursachen. Chronisch-rezidivierende Gelenkseinblutungen (Hämarthrosen, v. a. in große Gelenke, typischerweise ins Kniegelenk) führen aufgrund permanenter entzündlicher Veränderungen und nachfolgender Reparaturprozesse zu einer destruierenden Arthropathie mit Gelenksdeformierungen bis zur Kontraktur (Abb. 1, 2). Des Weiteren sind Schleimhaut-, Weichteil- und Organblutungen mit sekundären Organschäden möglich. Lang anhaltende Hämaturie kann eine Anämie und durch Verlegung der ableitenden Harnwege ein postrenales Nierenversagen verursachen. Bei Blutungen im Mundbodenbereich besteht die Gefahr der Aspiration. Hb-wirksame, gastrointestinale Blutungen können unstillbar sein und tödlich verlaufen. Bei schwerer Hämophilie ist die intrakranielle Blutung eine häufige Todesursache. Heterozygot betroffene Frauen (Konduktorinnen) haben meist eine Faktor-VIII/IX-Restaktivität über 50 %. Trotz möglicherweise verstärkter Monatsblutungen oder Neigung zur Ausbildung von Hämatomen besteht kein Krankheitswert.

> Bei Hämophilie ist die primäre Hämostase intakt, die sekundäre Hämostase defekt. Betroffen sind aufgrund des meist X-chromosomal-rezessiven Vererbungsmodus fast ausschließlich Männer.

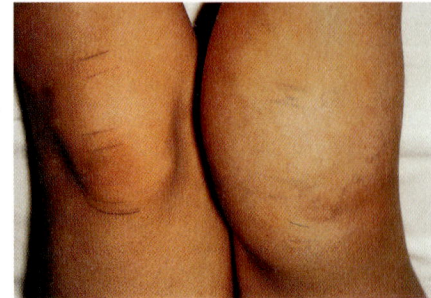

Abb. 1: Akute Einblutung in das linke Kniegelenk bei einem 12 Jahre alten Jungen mit Hämophilie A. [4f]

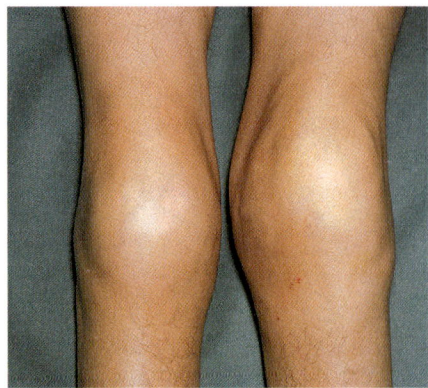

Abb. 2: Schwere Kontraktur des Kniegelenks aufgrund chronisch-rezidivierender Gelenkseinblutungen bei Hämophilie A. [8]

Diagnostik
Familienanamnese und klinischer Blutungstyp sind richtungsweisend. Im Labor fällt eine isoliert verlängerte PTT (ab einer Faktorenaktivität < 40 %) bei normalem Quick-Wert und normaler Blutungszeit auf. Die Aktivität von Faktor VIII und IX ist zu bestimmen. Differentialdiagnostisch müssen ein Willebrand-Jürgens-Syndrom und der Mangel anderer Gerinnungsfaktoren ausgeschlossen werden. Eine genetische Familienuntersuchung bzw. bei Schwangerschaft eine pränatale Diagnostik ist einzuleiten, um weitere Merkmalsträger in der Familie zu identifizieren und eine genetische Beratung anzuschließen.

Therapie
Die Therapie sollte grundsätzlich in einem spezialisierten Hämophiliezentrum durchgeführt werden. Man unterscheidet eine Bedarfsbehandlung, eine Dauerprophylaxe und eine Bedarfsprophylaxe. Die **Bedarfsbehandlung** meint die Akuttherapie bei spontan oder posttraumatisch auftretenden Blutun-

Schweregrad	Faktor-VIII/IX-Restaktivität	Symptomatik
Leicht	6 – 15 % (> 0,05 – 0,2 E/ml)	Hämatome nach schwerem Trauma, Nachblutungen nach OP
Mittelschwer	1 – 5 % (0,01 – 0,05 E/ml)	Hämatome nach leichtem Trauma, erhebliche Blutungsneigung nach OP, Spontanblutungen möglich
Schwer	≤ 1 % (≤ 0,01 E/ml)	Spontane Blutungen, rezidivierende Gelenk- und Weichteilblutungen

Tab. 1: Schweregrade der Hämophilie mit entsprechenden Symptomen.

gen. Die **Dauerprophylaxe** wird v. a. bei Kindern und Jugendlichen mit schwerer Hämophilie zur Verhinderung einer destruierenden Arthropathie eingesetzt. Gelenkfehlstellungen und -versteifungen können durch die rechtzeitige und konsequente Dauerprophylaxe und Bedarfsbehandlung limitiert werden. Zusätzlich wird z. B. bei bevorstehenden invasiven Eingriffen eine **Bedarfsprophylaxe** gegeben.

Therapie der Wahl ist die Gabe von Faktor-VIII/IX-Konzentrat. Da die Faktoren früher aus dem Blutplasma von nichthämophilen Spendern gewonnen wurden, kam es in den 1980er Jahren zu dramatischen Infektionen mit HIV, Hepatitis B und C. Inzwischen kann Faktor VIII gentechnisch hergestellt und Faktor IX aus hoch gereinigtem, virusinaktiviertem Human-Plasma gewonnen werden. Das Risiko der Virusübertragung (v. a. HIV, HBV, HCV) ist zu vernachlässigen. Dennoch sollten die Patienten frühzeitig gegen HBV immunisiert werden. Ein Risiko besteht hingegen nach wie vor gegenüber neuen und unbekannten Viren. Da im Blut die HWZ von Faktor VIII nur 12 h und von Faktor IX 20–24 h beträgt, müssen die Faktorkonzentrate im entsprechenden Rhythmus verabreicht werden. Die Dosis richtet sich nach der Schwere der Hämophilie. Der gewünschte Faktoranstieg variiert in Abhängigkeit von der Substitutionsindikation (Tab. 2). Zur Reduzierung von Mortalität und Morbidität ist es notwendig, die Faktorspiegel über 1 % zu halten. Als **Faustregel** gilt: 1 E/kg KG hebt den Faktorspiegel im Blut um 1,5 %.

Patienten mit schwerer Hämophilie und häufigen Blutungen werden regelmäßig (nach individuellem Schema) prophylaktisch substituiert. Patienten mit einer Faktor-VIII-Restaktivität > 15 % bzw. einer Faktor-IX-Restaktivität > 20–25 % benötigen dagegen keine Dauerprophylaxe, sondern erhalten nur eine Bedarfsbehandlung oder Bedarfsprophylaxe. Bei Patienten mit leichter Verlaufsform einer Hämophilie A lässt sich das synthetische ADH-Analogon DDAVP (Desmopressin) einsetzen. DDAVP (intravenös oder als Nasenspray) stimuliert das Gefäßendothel zur Ausschüttung des dort produzierten Faktors VIII und lässt dadurch die Faktor-VIII-Aktivität im Plasma um das Zwei- bis Dreifache ansteigen. Innerhalb weniger Tage ist das Endothel allerdings „ausgequetscht" und kann nach Gabe von DDAVP nur noch wenig Faktor VIII ausschütten.

> Bei Hämophiliepatienten sind intramuskuläre Injektionen absolut, die Gabe von Antikoagulanzien (z. B. ASS) relativ kontraindiziert!

Hauptkomplikation bei der Behandlung der Hämophilien mit von extern zugeführten Faktorkonzentraten ist die Produktion von neutralisierenden Antikörpern gegen den jeweils fehlenden Faktor. 10–20 % der Patienten mit schwerer Hämophilie A und 2–5 % mit Hämophilie B entwickeln IgG-Antikörper (inhibierende Antikörper = Hemmkörper) gegen Faktor VIII bzw. IX **(Hemmkörperhämophilie).** In dieser Situation verringern die Hemmkörper trotz substituierten Faktorkonzentrats die Faktoraktivität und es kommt zu Blutungen. Therapeutisch kann man versuchen, durch eine hochdosierte Gabe des Faktorkonzentrats eine Immuntoleranz zu erzielen. Die Gabe von aktivierten Prothrombinkomplex-Präparaten (FEIBA®, mit aktivierten Faktoren II, VII, IX und X) oder Faktor VII (extrinsische Gerinnungsaktivierung), Plasmapherese oder die Gabe von Faktorkonzentraten vom Schwein finden ebenfalls Einsatz.

Blutungstyp, Indikation	Initialdosis (E/kg KG)
Gelenk- oder Muskelblutung	20–40
Lebensbedrohliche Blutung	60–100
Weichteilblutungen (ausgedehnt/groß ↔ klein)	40–60 ↔ 15–30
Schleimhaut-, Urogenitalblutungen (Mundschleimhaut- und gastrointestinale Blutungen, Epistaxis)	30–60 ↔ 20–40
Hämaturie	20–40
Operationen (große Wundflächen oder hohe Blutungsgefahr, inkl. Tonsillektomie ↔ kleine Wundflächen)	50–80 ↔ 25–40

Tab. 2: Indikationen und Empfehlungen zur Substitutionstherapie. Die angegebenen Werte sind nur Richtwerte und variieren im Zweifel bei verschiedenen Faktorkonzentraten.

Zusammenfassung

- **Def:** Mangel oder Defekt von Faktor VIII (Hämophilie A) oder Faktor IX (Hämophilie B).
- **Ep:** zweithäufigste hereditäre Koagulopathie, 85 % Hämophilie A, 15 % Hämophilie B.
- **Pg:** defektes Hämophilie-Gen → intrinsische Aktivierung der Gerinnungskaskade defekt → gestörte sekundäre Hämostase → „Weißer Thrombus" kann nicht stabilisiert werden.
- **Kl:** Nabelschnurblutungen, große Hämatome, Muskel- und Gelenkblutungen (Kompartmentsyndrom, destruierende Arthropathie), späte Nachblutungen nach Operationen. Klinik abhängig vom Schweregrad (leicht, mittelschwer, schwer).
- **Di:** PTT ↑, Quick-Wert und Blutungszeit normal.
- **Th:** Substitution der Faktoren VIII bzw. IX mittels aus Plasma aufgereinigter oder rekombinanter Faktorkonzentrate, DDAVP (nur bei leichter Hämophilie A).
- **Kompl:** Hemmkörperhämophilie, Virusübertragung, Arthropathien.

Willebrand-Jürgens-Syndrom

Das Willebrand-Jürgens-Syndrom (vWS, *engl.* v. Willebrand's disease) wird in der Regel autosomal-dominant (seltener autosomal-rezessiv) vererbt und ist nur sehr selten erworben. Es liegen entweder ein erniedrigter Spiegel oder eine gestörte Funktion des Willebrand-Faktors (vWF) vor.

Epidemiologie

Das Willebrand-Jürgens-Syndrom ist die häufigste hereditäre Koagulopathie. Etwa 1 % der Gesamtbevölkerung besitzt einen geringen Defekt oder Mangel an Willebrand-Faktor, der jedoch klinisch in den meisten Fällen inapparent bleibt. Das klinisch signifikante Willebrand-Jürgens-Syndrom tritt nur mit einer Prävalenz von 1 : 10 000 der Betroffenen auf.

Ätiologie und Pathogenese

Der Willebrand-Faktor wird als kleines Molekül in den Megakaryozyten und Endothelzellen produziert und lagert sich dann zu großmolekularen multimeren Glykoproteinen (Multimeren) zusammen. Er findet sich daher in Thrombozyten, in Gefäßendothelzellen, im Plasma und unter dem Endothel in der subendothelialen Matrix. Er hat zwei wichtige Funktionen:

▶ Er vermittelt bei Gefäßverletzung die Thrombozytenadhäsion an die subendothelialen Strukturen und die konsekutive Thrombozytenaggregation. (▌ Abb. 1).

▶ Er ist das Träger- und Schutzprotein für den labilen Faktor VIII im Plasma, dessen frühzeitigen Abbau er verhindert (▌ Abb. 2).

(Sub) Typ	Defekt	Anteilige Häufigkeit	Schweregrad und Vererbung
1	Partieller quantitativer vWF-Mangel	60–80 %	Leichte bis mäßige Blutungsneigung, autosomal-dominant
2	Qualitativer Defekt des vWF	15–20 %	Meist asymptomatisch (normale bis geringgradig verminderte vWF-Spiegel), autosomal-dominant (Ausnahme Typ 2C: autosomal-rezessiv)
2A	Fehlen der großen vWF-Multimere	10–12 %	
2B	Struktureller Defekt des vWF mit erhöhter Affinität zum GP Ib auf der Thrombozytenoberfläche	3–5 %	
2M	Qualitativer Defekt des vWF-Multimers mit gestörter vWF-Thrombozyten-Interaktion	Selten	
2N	Qualitativer Defekt des vWF mit verminderter Affinität zu Faktor VIII	Selten	
3	Vollständiger quantitativer vWF-Mangel	1–3 %	Schwere Blutungen, autosomal-rezessiv

▌ Tab. 1: Klassifikation des Willebrand-Jürgens-Syndroms.

Wenn der Willebrand-Faktor fehlt oder defekt ist, kommt es zu folgenden Einschränkungen:

▶ Gestörte Thrombozyten-Gefäßwand-Interaktion und somit eine Störung der primären Hämostase. Daher handelt es sich beim Willebrand-Jürgens-Syndrom nicht um eine Koagulopathie im engeren Sinne.

▶ Mangelnde Stabilisierung des Faktors VIII, dessen Aktivität im Plasma frühzeitig (HWZ 2,5 h statt normalerweise 12–15 h) und stark reduziert wird, führt zur sekundären Hämostasestörung. Daher hat das vWS seine Zuordnung zu den Koagulopathien erhalten.

> Pathogenetisch und klinisch liegt beim vWS ein Mischtyp aus plasmatischer und thrombozytärer Gerinnungsstörung vor.

Je nach Ausprägung unterscheidet man drei Typen des Willebrand-Jürgens-Syndroms (▌ Tab. 1). Bei Typ 1 (60–80 % der Fälle, vWF partiell reduziert) und 3 (vWF fehlt vollständig) sind die vWF-Spiegel bei einem intakten vWF erniedrigt, bei Typ 2 ist die vWF-Struktur verändert. Sowohl die Heterogenität des zugrunde liegenden Gendefekts (Deletionen, Inversionen, Punktmutationen etc.) als auch die große Bandbreite der Typen und Subtypen begründen die große Variabilität der klinischen Ausprägung. Erworbene vWS entstehen durch Antikörperbildung gegen den vWF im Rahmen von malignen Lymphomen oder Autoimmunerkrankungen (Purpura Schoenlein-Henoch). Auch systemische Entzündungsaktivität, Schwangerschaft und Medikamente nehmen Einfluss auf die vWF-Plasmakonzentration.

Klinik

Die Manifestation ist sehr variabel und abhängig von Typ und Schweregrad des vWS. Es treten Blutungsstörungen vom Typ der **primären und sekundären Hämostase** auf. Es kommt sowohl zu

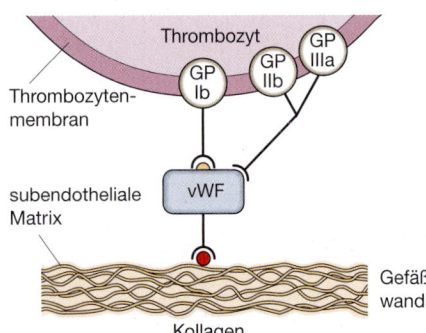

▌ Abb. 1: Die Rolle des vWF bei der Thrombozytenadhäsion. Siehe hierzu auch Seite 26/27, ▌ Abb. 2. [8]

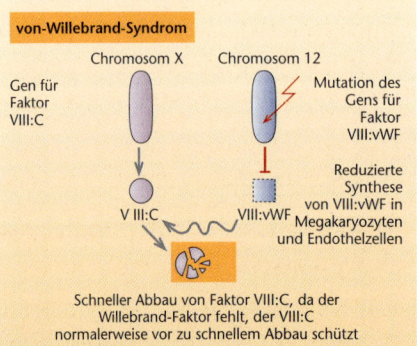

▌ Abb. 2: Faktor-VIII-Komplex-Störungen beim Willebrand-Jürgens-Syndrom. [1c]

oberflächlichen Haut- und Schleimhautblutungen (Petechien, Ekchymosen, rezidivierende Epistaxis, Menorrhagien, gastrointestinale Blutungen) als auch zu verstärkten Blutungen nach operativen Eingriffen oder (Bagatell-)Trauma. Spontane Weichteil- und Gelenkseinblutungen treten nur beim schweren vWS Typ 3 auf.

> Im Laufe des Lebens können sich die Klinik und der Schweregrad der Erkrankung, nicht aber der Typ oder Subtyp ändern.

Diagnostik

Eine positive Familienanamnese und der klinische Befund weisen schon auf eine angeborene Blutungs-/Gerinnungsstörung hin. Die Laboruntersuchungen ermöglichen eine Abgrenzung gegenüber anderen hämorrhagischen Diathesen. Die Blutungszeit ist durch die gestörte Thrombozytenadhäsion und die PTT durch die verminderte Faktor-VIII-Aktivität verlängert. Quick-Wert, Thrombozytenzahl und -funktion sind normal. Zum Ausschluss einer Hämophilie sollten differentialdiagnostisch die Plasmaspiegel der Faktoren VIII und IX bestimmt werden. Die spezielle Willebrand-Diagnostik beinhaltet die Bestimmung von **vWF-Menge** (vWF-Antigen, da immunologische Methode), die **vWF-Aktivität** (in der Regel erniedrigt) und die Ristocetin-Kofaktor-Aktivität. Ist das vWF-Antigen erniedrigt, liegt ein vWF-Mangel vor. Ist das vWF-Antigen normal, die vWF-Aktivität jedoch vermindert, handelt es sich um einen vWF-Defekt. Die Testung der **Ristocetin-Kofaktor-Aktivität** erfolgt durch die In-vitro-Zugabe des Antibiotikums Ristocetin, das die Bindung des Willebrand-Faktors an die Thrombozytenoberfläche fördert und deren Aggregation induziert. Findet keine Aggregation statt, ist der Mangel bzw. das Fehlen des vWF bewiesen. Diese Methode liefert jedoch gelegentlich schwankende und nicht reproduzierbare Ergebnisse. Eine Auftrennung der vWF-Multimere in der Elektrophorese ermöglicht die Differenzierung des vWS in Typen und Subtypen (Tab. 1 und Abb. 3).

Therapie

In Abhängigkeit vom Schweregrad der Blutungsneigung ist eine medikamentöse Therapie bei akuter Blutung und als Blutungsprophylaxe (z. B. perioperativ) indiziert. In Abhängigkeit von Typ und Schweregrad sind zwei Therapieformen möglich:

DDAVP (Desmopressin: 1-Desamino-8-D-Arginin-Vasopressin)

Das Vasopressinanalogon DDAVP „presst" aus den Speichern der Endothelzellen vWF-/Faktor-VIII-Komplexe. Dies bewirkt eine 2- bis 3-fach erhöhte Aktivität für Ristocetin-Kofaktor, vWF und Faktor VIII im Plasma. Der Nachteil dieser Therapie ist die Erschöpfbarkeit der endothelialen Speicher, weshalb der Effekt nach wiederholter Gabe von DDAVP deutlich abnimmt. DDAVP ist nur bei leichten Formen und nur bei vWS Typ 1 wirksam, da die Speicher z. B. bei vWS Typ 3 krankheitsbedingt leer sind.

vWF-haltige Faktor-VIII-Konzentrate

Man verwendet Faktor-VIII-Konzentrate mittlerer Reinheit, da diese im Gegensatz zu den hoch gereinigten Konzentraten noch ausreichend hochmolekulare vWF-Multimere enthalten. Die Gabe von vWF-haltigen Faktor-VIII-Konzentraten ist bei mittelschweren und schweren Formen und allen Typen des vWS geeignet.

> Die Gabe von ASS und anderen Thrombozytenaggregationshemmern ist kontraindiziert.

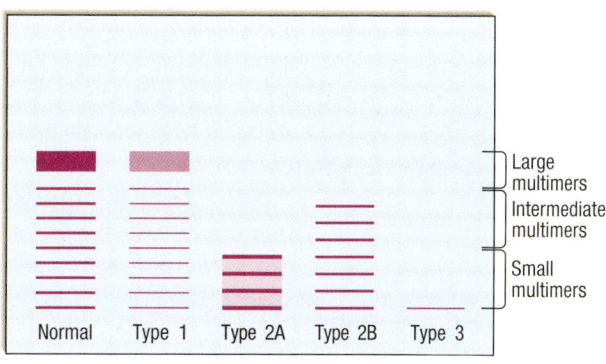

Abb. 3: Die vWF-Multimer-Analyse in der Gel-Elektrophorese ermöglicht die Differenzierung in Typen und Subtypen des vWS. [8]

Zusammenfassung

- **Def:** hereditärer (meist autosomal-dominant) oder erworbener Defekt.
- **Ep:** häufigste angeborene hämorrhagische Diathese, 1 % der Bevölkerung betroffen, aber oft klinisch inapparent.
- **Pg:** Störung der Thrombozyten-Gefäßwand-Interaktion (gestörte primäre Hämostase) und mangelnde Stabilisierung des Faktors VIII (gestörte sekundäre Hämostase). Einteilung in Typ 1 (partiell quantitativer Mangel), 2 (qualitativer Defekt), 3 (vollständiger quantitativer Mangel).
- **Kl:** Haut- und Schleimhautblutungen (Petechien, Ekchymosen, Epistaxis, Menorrhagien), (Nach-)Blutungen nach Operationen oder Traumen. Gelenk-/Weichteilblutungen selten.
- **Di:** Blutungszeit und PTT verlängert, Quick-Wert, Thrombozytenzahl und -funktion normal, vWF-Antigen, vWF-Aktivität, Faktor-VIII-Spiegel, Ristocetin-Kofaktor-Aktivität.
- **Th:** DDAVP (Desmopressin) nur bei leichten Formen bei vWS Typ 1, Faktor-VIII-Konzentrate mittlerer Reinheit (enthalten noch vWF-Multimere) bei schwereren Formen und allen Typen.

Thrombophile Diathesen I

Unter dem Oberbegriff thrombophile Diathesen (Synonym: Thrombophilie) werden alle Hämostasestörungen zusammengefasst, die mit einer **erhöhten Thrombosebereitschaft** und der Ausbildung venöser und/oder arterieller Thrombosen einhergehen. Nachfolgend wird der Begriff nur für solche Zustände verwendet, bei denen eine angeborene oder erworbene Störung im Gerinnungs- oder Fibrinolysesystem besteht, die allein oder in Kombination Hauptursache der Thromboseneigung ist. Ausgeschlossen sind Gerinnungsstörungen durch Gefäßveränderungen, auf die hier nicht eingegangen wird. Die thrombophilen Diathesen bilden das Gegenstück der hämorrhagischen Diathesen (s. S. 90/91), die mit einer erhöhten Blutungsbereitschaft einhergehen.

Epidemiologie

Thrombophile Diathesen sind ca. 5-mal häufiger als hämorrhagische Diathesen. Die hereditäre APC(**A**ktiviertes-**P**rotein-**C**)-Resistenz bei Faktor-V-Leiden-Mutation ist mit einer Prävalenz von 5–10 % die mit Abstand häufigste angeborene Thrombophilie in Mitteleuropa. Die zweithäufigste hereditäre Thrombophilie stellt mit einer Prävalenz von 2 % die Prothrombinmutation G20210A dar. Mangelzustände oder Funktionsdefekte der Gerinnungsinhibitoren Antithrombin III, Protein C und Protein S sind sehr selten (Prävalenz < 1 %). Bei Patienten mit venöser Thrombose ist in 20–30 % eine APC-Resistenz, in 6 % eine Prothrombinmutation G20210A und in 3 % ein Mangel oder Defekt von Antithrombin III, Protein C oder Protein S nachweisbar.

Ätiologie und Pathogenese

Physiologischerweise liegen die intravasalen Gerinnungs- und Fibrinolysefaktoren in einem ausgewogenen Verhältnis vor, sodass es weder zur spontanen Blutung noch zur Thrombosebildung kommt. Der Pathomechanismus der Thrombophilie beruht immer auf einer der folgenden Störungen:

▶ Gestörte Regulation der plasmatischen Gerinnung (Gerinnungsfaktoren ↑ oder Inhibitoren ↓)
▶ Gestörte Regulation der Thrombozyten (essentielle Thrombozythämie)
▶ Gestörte Regulation des Fibrinolysesystems (Aktivität vermindert).

Darüber hinaus führen exogene Faktoren wie die Einnahme von Kontrazeptiva, Rauchen, Traumata, Operationen und Malignome zu passageren Störungen des Gerinnungssystems mit Thromboseneigung. Man unterscheidet hereditäre von erworbenen Thrombophilien.

Hereditäre Thrombophilien

Die hereditären Formen sind autosomal-dominant (Ausnahme: Protein-C-Mangel autosomal-rezessiv) vererbt und werden folgendermaßen unterteilt:

Resistenz gegen aktiviertes Protein C (APC-Resistenz) bei Faktor-V-Leiden-Mutation

Ihren Namen hat diese Thrombophilieform, da in vitro, nach Zugabe von aktiviertem Protein C (APC), eine Verlängerung der Gerinnungszeit ausbleibt. In 90 % der Fälle ist eine APC-Resistenz Folge einer vererbten Punktmutation im Faktor-V-Gen, wobei in Position 506 die Aminosäure Arginin durch Glutamin ersetzt ist (kurz Faktor V:506). Es wird ein verändertes Faktor-V-Molekül produziert, das gegenüber der proteolytischen Fähigkeit von Protein C „resistent" (Empfindlichkeit um den Faktor 10 herabgesetzt) ist. Da die supprimierende Wirkung des Proteins C (und S) auf die plasmatische Gerinnungskaskade ausbleibt, kommt es zur gesteigerten Koagulation (Abb. 1). Diese Mutation wird u. a. nach dem Ort der Erstbeschreibung auch Faktor-V-Leiden genannt.

Prothrombin-Mutation G20210A

Durch eine Punktmutation im Prothrombin-Gen auf Chromosom 11 kommt es zur erhöhten Prothrombin-Aktivität im Blut (Prothrombin = Faktor II). Somit wird vermehrt Thrombin gebildet und die Gerinnungshomöostase zugunsten der prokoagulatorischen Seite verschoben.

Mangelzustände oder Funktionsdefekte der Gerinnnungsinhibitoren Antithrombin III, Protein C oder Protein S

Antithrombin III (AT III) ist der wichtigste Inhibitor der Blutgerinnung und hemmt normalerweise v. a. Thrombin und den aktivierten Faktor X, aber auch andere Gerinnungsfaktoren wie Faktor IX, XI und XII irreversibel (Abb. 2). Bereits eine geringe Verminderung des AT-III-Spiegels auf 40–70 % (nor-

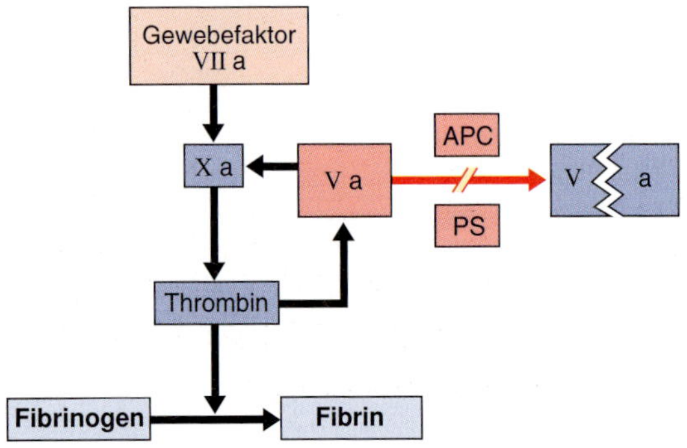

Abb. 1: Pathophysiologie der APC-Resistenz. APC = aktiviertes Protein C, PS = Protein S. [4a]

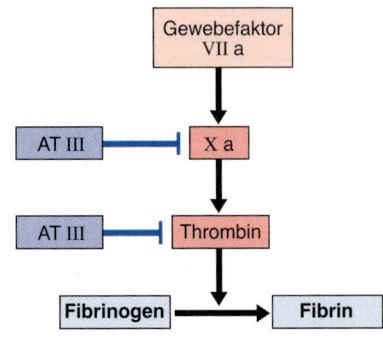

Abb. 2: Schematische Darstellung der Wirkung von Antithrombin III (AT III). [4a]

Störungen der Hämostase

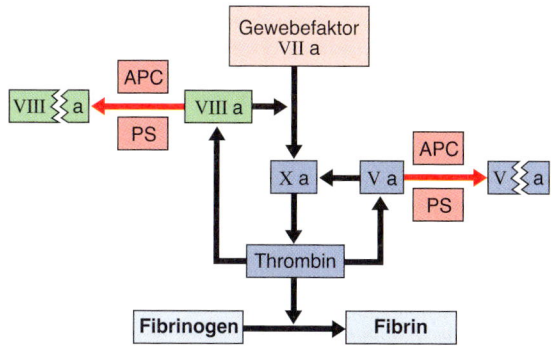

Abb. 3: Schematische Darstellung der Wirkung von Protein C und S. [4a]

malerweise 80–120%) führt zur erhöhten Gerinnungsneigung. Das Protein C spaltet mit Hilfe des Kofaktors Protein S die aktivierten Faktoren V und VIII in inaktive Fragmente (Abb. 3). Dadurch wird eine überschießende Thrombinsynthese verhindert. Sind die Proteine C oder S defekt oder vermindert, resultiert ein erhöhter Thrombinspiegel und somit eine verstärkte Gerinnungsneigung. Man unterscheidet rein quantitative Mangelzustände (Typ 1) von rein qualitativen Funktionsdefekten (Typ 2). Beim Protein-S-Mangel differenziert man noch einen Typ 3, bei dem das freie, ungebundene Protein S (mit Kofaktoraktivität) erniedrigt und das gebundene, nicht-aktive Protein S normal ist. Klinisch hat die Typeneinteilung aber keine Relevanz.

Verminderte Fibrinolyse
Bei Plasminogenmangel fehlt konsekutiv Plasmin zur Spaltung von Fibrin.

Dysfibrinogenämie
In 25% der Fälle besteht neben einer hämorrhagischen Diathese eine erhöhte Thromboseneigung.

Erworbene Thrombophilien
Erworbene thrombophile Diathesen entstehen im Rahmen von chronischen Erkrankungen (Malignome v. a. in Lunge, Prostata und Pankreas, chronisch myeloproliferative Erkrankungen) und Syndromen (Lupusantikoagulans/Antiphospholipid-Antikörper-Syndrom, nephrotisches Syndrom) oder unter Medikamenteneinfluss (Östrogentherapie oder orale Kontrazeptiva mit hohem Östrogenanteil). Ebenso steigt das Thromboserisiko bei physiologischen Zuständen (Schwangerschaft, hohes Alter) oder mangelnder körperlicher Bewegung (Immobilisation nach Operationen v. a. im Abdominal- und Hüftbereich). Pathogenetisch liegen entweder erhöhte Plasmaspiegel von Gerinnungsfaktoren oder erniedrigte Plasmaspiegel von Gerinnungsinhibitoren oder aber eine mechanische Stase (Virchow-Trias!) zugrunde.
Ein Mangel oder Funktionsdefekt der Gerinnungsinhibitoren kann durch Folgendes verursacht werden:

▶ Gestörte oder verminderte Synthese (Leberfunktionsstörungen)
▶ Gesteigerter Verbrauch (DIC, Sepsis, Polytrauma)
▶ Renaler oder enteraler Verlust (nephrotisches Syndrom, exsudative Enteropathie → Antithrombin III↓)
▶ Heparin (Antithrombin III↓), Cumarine (Protein C und Protein S) oder Asparaginase (Antithrombin III↓)
▶ Antiphospholipid-Antikörper-Syndrom (Lupusantikoagulans), das primär oder sekundär bei systemischem Lupus erythematodes und rheumatologischen Erkrankungen auftreten kann und zur Hyperkoagulabilität durch Antikörper gegen Phospholipide (Gerinnungsfaktoren, thrombozytäre Rezeptoren etc.) führt.

Allerdings können erworbene Thrombophilien auch entstehen durch

▶ Hypo- oder Dysplasminogenämie (→ Fibrinolysehemmung)
▶ Hyperhomozysteinämie (bei Vitamin B_6-, Vitamin-B_{12}- oder Folsäuremangel)
▶ Überschüssige Plättchenaktivierung (bei essentieller Thrombozythämie)
▶ Rheologische Störungen (bei Hyperviskositätssyndrom).

Klinik
Das individuelle Risiko für thromboembolische Ereignisse (Abb. 4) ist vom zugrunde liegenden Defekt und vom Vorliegen von Risikofaktoren abhängig und reicht klinisch von einer milden, asymptomatischen Thrombophilie ohne Krankheitswert bis zu schwersten, rezidivierenden arteriellen und venösen Thrombosen. Grundsätzlich unterscheiden sich Thrombosen, die auf dem Boden einer Thrombophilie entstanden sind, nicht von Thrombosen ohne bekannten Gerinnungsdefekt. Der Verdacht auf eine Gerinnungsstörung sollte jedoch beim Auftreten von Thrombosen ohne erkennbaren Anlass (idiopathisch, z. B. keine Kontrazeptiva, Nichtraucher, kein Trauma), beim Zweitereignis (rezidivierende Thrombosen), bei positiver Familienanamnese oder bei atypischen Lokalisationen (Pfortader, Sinusvenenthrombose) geäußert werden.

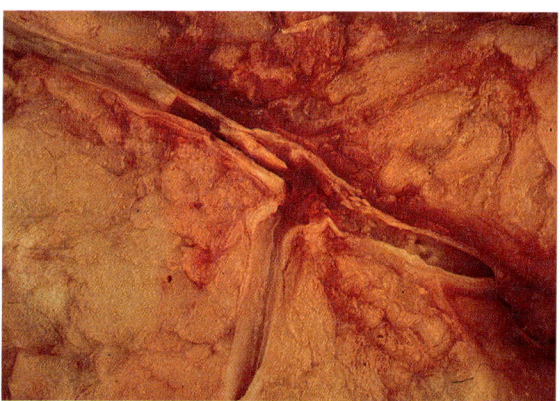

Abb. 4: Frischer Thrombus in Koronararterie. [21a]

Thrombophile Diathesen II

Klinik (Fortsetzung)

APC-Resistenz
Bei der heterozygoten Form ist das Thromboserisiko 5- bis 10-fach, bei der homozygoten Form bis 80-fach gegenüber Gesunden erhöht (Tab. 1). Nehmen Frauen mit Faktor-V-Leiden die Pille ein, erhöht sich das Thromboserisiko um den Faktor 30 (Heterozygote) bzw. 200 (Homozygote). Nur 20 % aller Patienten mit heterozygoter APC-Resistenz erleiden im Lauf ihres Lebens eine venöse Thrombose.

Prothrombin-Mutation G20210A
Bei der häufigeren heterozygoten Form und isoliertem Auftreten ist das Thromboserisiko nur gering um den Faktor 2–3 erhöht. Unter dem Einfluss von östrogenhaltigen Kontrazeptiva steigt das Risiko auf das 16-Fache an. Bei Vorliegen einer homozygoten Form und/oder hinzukommenden genetischen oder externen Risikofaktoren ist es jedoch erheblich erhöht (50–100-fach).

Gerinnungsstörung	Thromboserisiko	Arteriell	Venös	Prävalenz
Antithrombin-III-Mangel	He: Thromboembolie-Prävalenz 50%; Ho: nicht lebensfähig	–	+	< 0,1 %
Protein-C-Mangel	He: 5- bis 10-fach; Ho: nicht lebensfähig	–	+	< 0,1 %
Protein-S-Mangel	He: 5- bis 10-fach; Ho: nicht lebensfähig	–	+	< 0,1 %
APC-Resistenz	He: 5- bis 20-fach; Ho: 80-fach	–	+	5 – 10 %
Prothrombinmutation G20210A	He: 3-fach Ho: 50- bis 100-fach;	–	+	2 – 3 %
Hyperhomozysteinämie	2- bis 3-fach	+	+	10 – 20 %
Antiphospholipid-Antikörper-Syndrom		+	+	5 – 10 %

Tab. 1: Quantitativ erhöhtes Risiko für thrombotische Komplikationen, Thromboselokalisation und Prävalenz der verschiedenen Gerinnungsstörungen. He = heterozygot, Ho = homozygot.

Antithrombin-III-, Protein-C- und Protein-S-Mangel
Der heterozygote Antithrombin-III-Mangel besitzt von allen Einzeldefekten das höchste Thromboserisiko (Thromboembolie-Prävalenz 50 %!!!). Thrombotische Ereignisse treten beim heterozygoten Antithrombin-III-Mangel bereits im frühen Erwachsenenalter (15.–30. Lj.) auf. Homozygote Antithrombin-III-Mangelzustände sind nicht mit dem Leben vereinbar (Tod in utero). Beim heterozygoten Protein-C- und Protein-S-Mangel ist das Thromboserisiko um das 5- bis 10-Fache erhöht. Homozygote Protein-C- oder Protein-S-Mangelzustände führen in der Neonatalperiode zum klinischen Bild der Purpura fulminans mit letalem Ausgang (neonatale Verbrauchskoagulopathie, Abb. 5). Im Gegensatz zum AT-III-Mangel treten thrombotische Ereignisse bei heterozygotem Protein-C-Mangel erst im mittleren Erwachsenenalter auf. In den ersten 2 Tagen nach Beginn einer Therapie mit Cumarinderivaten besteht bei Protein-C- und Protein-S-Mangel die Gefahr von Hautnekrosen (Abb. 6), die durch eine Obstruktion von Hautvenen entstehen. Man nimmt ursächlich eine schnelle Abnahme der Protein-C/S-Spiegel vor dem Abfallen der Vitamin-K-abhängigen Gerinnungsfaktoren an.

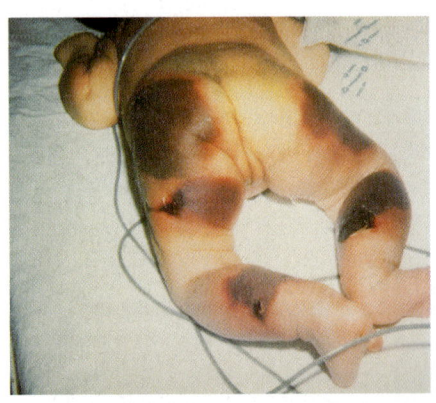

Abb. 5: Purpura fulminans und ausgedehnte Hautnekrosen bei einem 5 Tage altem Neugeborenen mit homozygotem Protein-C-Mangel. [4f]

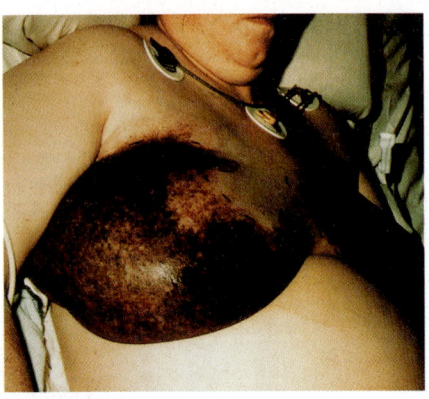

Abb. 6: Hautnekrose bei APC-Resistenz und Marcumar®-Therapie. [1e]

Antiphospholipid-Antikörper-Syndrom
Durch Autoantikörper gegen Phospholipid-Protein-Komplexe besteht eine klinisch ausgeprägte Thromboseneigung im venösen und arteriellen Gefäßsystem. Schwangerschaftsassoziierte Komplikationen (rezidivierende Aborte, später intrauteriner Kindstod) sind typische Präsentationsformen. Beim Antiphospholipid-Antikörper-Syndrom treten häufig zerebral-ischämische Ereignisse auf, die schwere neurologische Defekte hinterlassen können.

> Die meisten thrombophilen Diathesen erhöhen nur das venöse Thromboserisiko.

Diagnostik
Die Diagnose einer hämophilen Diathese erfolgt meist erst nach dem Auftreten einer manifesten Thrombose oder Thromboembolie sowie im Rahmen von Familienuntersuchungen. Eine thrombophile Diathese lässt sich nicht aus dem Messwert eines Parameters allein ableiten, sondern ergibt sich erst aus der Relation von pro- zu antikoagulatorischen Faktoren. Die **Basisdiagnostik** umfasst die Bestimmung von Thrombozytenzahl, Quick-Wert/INR, PTT, D-Dimer, Thrombinzeit und Fibrinogen. Mittels (Differential-)Blutbild sollte eine hämatologische Erkrankung ausgeschlossen werden. Eine Familienanamnese gibt möglicherweise die weitere diagnostische

Richtung vor (hereditäre vs. erworbene Thrombophilie). Beim Auftreten von Thrombosen ohne erkennbaren Anlass oder Risikofaktor, bei rezidivierenden Thrombosen (Zweitereignis), bei positiver Familienanamnese oder bei atypischen Lokalisationen ist ein sog. **Thrombophilie-Screening** indiziert. Es beinhaltet die Bestimmung der Antithrombin-III-, Protein-C- und -S-Konzentration und -Aktivität und sucht nach einer Faktor-V-Leiden-Mutation sowie einer Prothrombin-Genmutation. Bei Patienten mit venösen Thrombosen ohne prädisponierende Faktoren (Nikotin, Kontrazeptiva etc.), mit eindeutiger Familienanamnese, einer Manifestation im Alter < 30 Jahre und beim Auftreten von arteriellen Thrombosen sollte dieses Screening unbedingt bereits beim Erstereignis durchgeführt werden. Beim Antiphospholipid-Antikörper-Syndrom lassen sich Antiphospholipid-Antikörper (Antikardiolipin-Antikörper, Lupusantikoagulans) nachweisen. Da die PTT in Abhängigkeit von den verwendeten Reagenzien empfindlich auf diese Antikörper reagiert, ist sie häufig verlängert. Ein positives Lupusantikoagulans kommt allerdings auch bei Gesunden und anderen Erkrankungen (z. B. SLE) vor und ist daher nicht spezifisch für ein Antiphospholipid-Antikörper-Syndrom. Die Diagnose wird durch die Kombination aus klinischen Symptomen und oben genannten Laborveränderungen (positiv für mindestens 6 Wochen) gestellt. Optional können die Faktor-XII-Aktivität, das Plasminogen und das Homocystein bestimmt werden. Bei einer hereditären Thrombophilie sollte eine Familienuntersuchung angeschlossen werden.

> Bei der Diagnose jeder ungeklärten Venenthrombose muss ein Tumor ausgeschlossen werden, da Thrombosen häufig als paraneoplastisches Syndrom auf ein Tumorleiden hinweisen.

Therapie
Grundsätzlich benötigen die Patienten mit unterschiedlichen Defekten verschiedene Therapien entsprechend dem Thrombophilietyp. Die Therapie der Thrombosen und Thromboembolien entspricht jedoch bei Thrombophilie der Standardtherapie aller übrigen Thrombosen.

▶ Bei **venösen Thrombosen** muss eine Antikoagulationstherapie (erst bevorzugt niedermolekulares Heparin, dann Marcumar®) durchgeführt werden. Die Dauer der Therapie hängt von der Lokalisation der Thrombose ab (Beinvenenthrombose und Lungenembolie 6–12 Monate). Beim Auftreten einer erneuten Thrombose wird unabhängig von der Ätiologie in der Regel eine mehrjährige (bis lebenslängliche) Antikoagulation empfohlen. Bei länger andauernder Antikoagulation muss die Indikationsstellung jährlich überprüft werden. Bei angeborenem Antithrombin-III-Mangel oder Protein-C-Mangel können Antithrombin-III- bzw. Protein-C-Konzentrate (oder Freshfrozen-Plasma) verabreicht und eine lebenslange Antikoagulation bereits nach Erstereignis diskutiert werden.
▶ Bei **arteriellen Thrombosen** wird gewöhnlich neben der Behandlung der Grunderkrankung Aspirin® eingesetzt. Beim Antiphospholipid-Antikörper-Syndrom und rezidivierenden Spontanaborten wird eine Heparin-Therapie empfohlen. Die Lebenserwartung ist selbst bei Patienten mit rezidivierenden thrombotischen Ereignissen nicht signifikant erniedrigt.
▶ Eine **Thromboseprophylaxe** sollte trotz hereditärer thrombophiler Koagulopathie lediglich in Risikosituationen wie bei Operationen, Immobilisation, langen Flug-, Bus- und Autoreisen, im Wochenbett und evtl. während der Schwangerschaft z. B. mit niedermolekularem Heparin durchgeführt werden. Eine dauerhafte prophylaktische Antikoagulation ist nicht notwendig.

Habituelle Risikofaktoren wie Übergewicht, Nikotinabusus und hormonelle Kontrazeption sollten vermieden werden. Allgemein gültige Therapieempfehlungen für Patienten mit erblichen prothrombogenen Störungen sind in der Entwicklung.

> Aspirin® wirkt auf den arteriellen Schenkel, Heparin auf den venösen Schenkel.

Zusammenfassung
- **Def:** Gerinnungsstörungen verschiedenster Genese mit erhöhter Thromboseneigung.
- **Ep:** Thrombophilie 5-mal häufiger als hämorrhagische Diathese. Prävalenz der APC-Resistenz 5–10 %, der Prothrombin-Mutation G20210A 2 %, des Antithrombin-III-/Protein-C-/-S-Mangels < 1 %.
- **Pg:** hereditär (APC-Resistenz, Prothrombin-Mutation G20210A, Antithrombin-III-, Protein-C- oder Protein-S-Mangel/-Defekt) und erworben (gestörte oder verminderte Synthese, gesteigerter Verbrauch, renaler oder enteraler Verlust, Heparin- oder Kumarintherapie, Antiphospholipid-Antikörper-Syndrom, Fibrinolysehemmung, Operationen, Immobilisation, Malignome, Bluterkrankungen, Östrogentherapie, orale Kontrazeptiva).
- **Kl:** Rezidivierende thrombotische Ereignisse ohne erkennbare Ursache an typischen oder an atypischen Lokalisationen bei ggf. positiver Familienanamnese.
- **Di:** Labor: Thrombozytenzahl, Quick-Wert/INR, PTT, Thrombinzeit, Fibrinogen, Antithrombin-III-, Protein-C-/-S-Konzentration, DNA-Analyse von Faktor-V-Leiden und Prothrombin-Genmutation, Antiphospholipid-Antikörper, Lupusantikoagulans.
- **Th:** prophylaktisch Heparin in Risikosituationen, bei venöser Thrombose Antikoagulation (Heparin, Marcumar®), bei arterieller Thrombose Behandlung der Grunderkrankung und ASS.

Bluttransfusion und Transfusionsreaktionen I

Für eine Bluttransfusion werden ausschließlich ABO-kompatible Präparate verwendet, da Personen, denen auf der Erythrozytenoberfläche ein bestimmtes Blutgruppenantigen fehlt (z. B. Blutgruppe A → Antigen B fehlt), Antikörper gegen diese Antigene (Anti-B) im Serum aufweisen. Werden in diesem Fall Blutgruppe-B-positive Erythrozyten transfundiert, kommt es zur Agglutination und Hämolyse. Idealerweise sollten Spender und Empfänger dieselbe Blutgruppe besitzen. Bezüglich des Rhesus-Systems wird hauptsächlich das D-Antigen berücksichtigt. Bei Frauen im gebärfähigen Alter und bei Personen, die häufig Transfusionen benötigen, sollten auch die Rhesus-Untergruppen (C, E) übereinstimmen, um Antikörperbildungen zu verhindern (Tab. 1).

Blutgruppe des Empfängers	Kompatibel mit Blutgruppe des Spenders	Kompatibel mit FFP der Spendergruppe
0	0	0, A, B, AB, **Universalspender!**
A	A, 0	A, AB
B	B, 0	B, AB
AB	AB, A, B, 0, **Universalempfänger!**	AB
Rh-positiv	Rh-positiv, rh-negativ	
rh-negativ	rh-negativ	

Tab. 1: ABO- und Rhesuskompatibilität bei Bluttransfusionen.

Vorgehen bei Bluttransfusionen

Vor einer Bluttransfusion müssen Spender- und Empfängerblut einige Tests durchlaufen, um sicherzustellen, dass der Empfänger ABO-kompatibles Blut erhält. Alle durchgeführten Untersuchungen müssen mit den entsprechenden Ergebnissen dokumentiert werden. Der ausführende Arzt trägt die Verantwortung für die Identität des Empfängers und muss das Blut für die Blutgruppenbestimmung persönlich entnehmen.

Voruntersuchungen (Ag-Ak-Tests)

ABO- und Rh-Blutgruppenkonstellation
Die ABO- und Rh-Blutgruppen-Konstellation von Spender und Empfänger muss vor jeder Bluttransfusion bestimmt werden. Dazu versetzt man Patientenerythrozyten mit Testseren (Testung der Blutgruppenantigene, direkter Coombs-Test) und dann als Gegenprobe Patientenserum mit Testerythrozyten (Testung der Antikörper zur Bestätigung der Blutgruppe). Das Spenderblut wird ebenso getestet. Ergeben diese beiden Tests eine ABO- und Rh-Kompatibilität zwischen Empfänger- und Spenderblut, ist die Transfusion in 98 % der Fälle kompatibel.

Antikörper-Screening
Das Patientenserum wird einem Antikörper-Screening unterzogen, worin auf Antikörper gegen Minor-Antigene getestet wird, die die Spendererythrozyten zerstören könnten. Minor-Antigene sind Rhesus-C/E- oder Kell-, Duffy-, Kidd-, Lewis-Antigene. Im Gegensatz zu den Major-Antigenen (Antigene des ABO- und Rh-Systems) sind sie weniger immunogen, können aber auch zu einer Transfusionsreaktion führen. Dazu wird das Patientenserum mit verschiedenen Testerythrozyten versetzt, die mit den jeweiligen zu untersuchenden Antigeneigenschaften ausgestattet sind. Sind solche Antikörper im Patientenserum enthalten, kommt es zur Agglutination der Testerythrozyten und die Erythrozytentransfusion darf nicht durchgeführt werden.

Kreuzprobe
Spendererythrozyten werden mit Empfängerserum (große Kreuzprobe, Major-Test) und Spenderserum mit Empfängererythrozyten (kleine Kreuzprobe, Minor-Test) versetzt. Mit der Kreuzprobe werden nochmals die Ergebnisse der Blutgruppenbestimmung und des Antikörper-Screenings bestätigt und nach irregulären Antikörpern gegen seltene, nicht auf den Testerythrozyten vorhandene Antigene gesucht. Bei Auftreten von Agglutinationsphänomenen darf die Bluttransfusion nicht durchgeführt werden. Das Antikörper-Screening und die Kreuzprobe erhöhen die Kompatibilität von Empfänger- und Spenderblut auf 100 %.

Bedside-Test
Dieser Test, bei dem die Blutgruppe des Empfängers bestimmt wird, ist obligat und muss vom transfundierenden Arzt unmittelbar vor der Transfusion durchgeführt werden. Dieser muss außerdem überprüfen:

- Übereinstimmung von Patienten und angegebenem Konservenempfänger
- Blutgruppe
- Konservennummer auf dem Transfusionsbeutel und Begleitpapier
- Haltbarkeit (Verfallsdatum beachten!)
- Gültigkeit der Kreuzprobe (i. d. R. nur 3 Tage) (Abb. 1).

Der Arzt muss die Bluttransfusion selbst einleiten und die Reaktion des Patienten beobachten (Wohlbefinden, Blutdruck, Puls etc.). Nach abgeschlossener Transfusion muss der leere Plastikbeutel mit Transfusionsbesteck unter aseptischen Bedingungen für 24 h im Kühlschrank aufbewahrt werden, um evtl. später auftretende Transfusionsreaktionen abklären zu können.

Transfundierte Blutprodukte

Im Spenderblut werden routinemäßig bereits bei der Spende die Blutgruppe (ABO-System) und der Rhesus-Faktor bestimmt, ein Erythrozyten-Antikörper-Screening und serologische Tests zum Ausschluss von Hepatitis B, C, HIV und Syphilis (TPHA-Test) durchgeführt. Zusätzlich wird gegen andere Erreger, z. B. CMV (fast nur für immungeschwächte Patienten gefährlich) etc., getestet. Das aseptisch entnommene Blut wird mit Gerinnungshemmern (Citrat), Konservierungsflüssigkeit und Nährmedium ver-

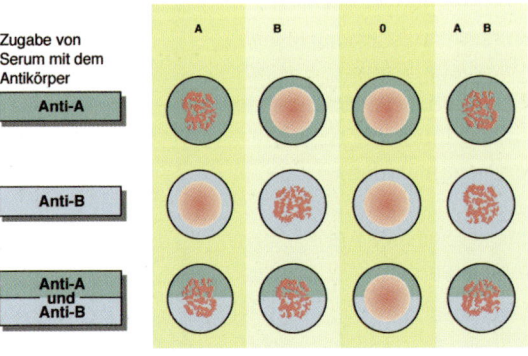

Abb. 1: Die Patientenerythrozyten agglutinieren in Abhängigkeit der Blutgruppe mit einem Anti-A- und/oder einem Anti-B-Serum. [22]

Therapie

setzt und kann bei 4° C für 35 Tage aufbewahrt werden. Eine Konserve enthält ca. 280–300 ml.

Vollblut

Die Lagerung der Vollblutkonserven bei 4° C ist für die enthaltenen Erythrozyten optimal. Andere Blutanteile, v. a. die Thrombozyten, werden durch diese tiefen Temperaturen jedoch stark geschädigt. Somit stellt auch die Transfusion von Vollblut keinen vollwertigen Ersatz für Blut dar und ist heute praktisch obsolet. Eine Ausnahme bildet die Transfusion von Vollblut nach fulminanter Hämolyse bei Fehltransfusion oder bei akuten großen Blutverlusten, z. B. bei Trauma. Ansonsten werden die fehlenden Blutbestandteile gezielt, d. h. getrennt, substituiert (Abb. 2).

Erythrozytenkonzentrate (EK)

Vollblut wird zentrifugiert und somit Plasma von den zellulären Blutbestandteilen getrennt (Abb. 3). Durch eine Dichtezentrifugation des zellulären Anteils werden Thrombozyten und Leukozyten von den Erythrozyten weitgehend entfernt, die dann weiterbearbeitet werden.

Leukozytenarmes Erythrozytenkonzentrat

Der Anteil von Leukozyten (und Thrombozyten) kann durch zusätzliche Filterungsverfahren weiter reduziert werden. Dieser Vorgang ist in Deutschland Standard und wird als Leukozytendepletion bezeichnet. Ein Blutprodukt gilt als leukozytendepletiert, wenn < 5 Mio. Leukozyten/Beutel enthalten sind. So soll eine Sensibilisierung des Empfängers gegenüber HLA-Antigenen auf Leukozyten des Spenders verhindert werden, die bei späteren Transfusionen oder Transplantationen eine Abstoßungsreaktion hervorrufen könnten. Die Inzidenz febriler Transfusionsreaktionen und die Übertragung intrazellulärer Errreger (CMV) kann zusätzlich gesenkt werden.

Gewaschenes Erythrozytenkonzentrat

Durch mehrmaliges Waschen der Erythrozyten in isotonischer Lösung wird der Gehalt an Thrombozyten und Plasmaproteinen, v. a. Antikörper, vermindert. Die Indikation für gewaschene Erythrozyten besteht nur selten, z. B. bei IgA-Mangel (Antikörperbildung gegen transfundierte IgA) oder hämolytischen Transfusionsreaktionen.

Bestrahltes Erythrozytenkonzentrat

Die Bestrahlung leukozytendepletierter Erythrozytenkonzentrate mit 30 Gy ist die

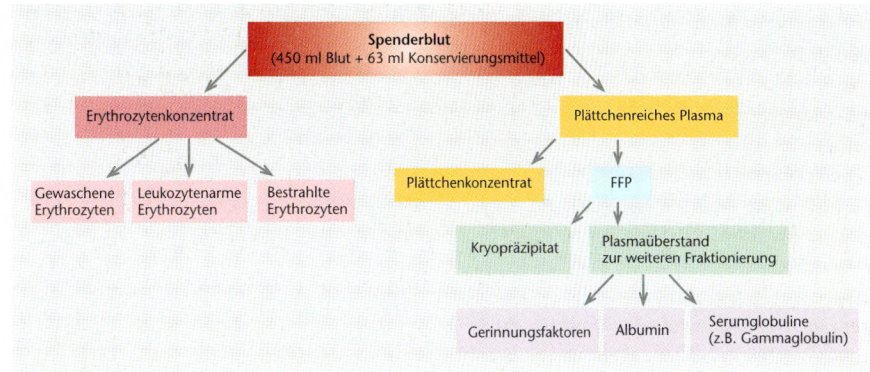

Abb. 2: Präparation der Blutkomponenten aus Vollblut. [1b]

einzige Methode zur Verhinderung einer GvH-Reaktion. Bei dieser „wachsen" transfundierte Spender-T-Lymphozyten im Empfänger an und „kämpfen" gegen den Empfängerorganismus an. Betroffen sind v. a. stark immunsupprimierte Patienten, Empfänger von Stammzelltransplantationen und Patienten mit angeborenen Immundefektsyndromen.

Erythrozytenkonzentrate sind bei symptomatischer Anämie, z. B. Zeichen einer respiratorischen Insuffizienz, oder bei akutem Blutverlust von > 15 % des zirkulierenden Blutvolumens indiziert. Unter normalen Bedingungen soll die Transfusion einer Blutkonserve innerhalb 1 h abgeschlossen sein (bei Herz- oder Niereninsuffizienz 3–5 h wegen Gefahr der Volumenüberlastung).

Thrombozytenkonzentrate (TK)

Eine therapeutische Einheit entspricht einem Apheresekonzentrat (200–300 ml, 200×10^9/l Thrombozyten) oder einem Poolkonzentrat aus vier bis sechs Einzelspendern (200–350 ml, $200–400 \times 10^9$/l Thrombozyten). Wird eine therapeutische Einheit verabreicht, sollten die gemessenen Thrombozyten nach 1 h um 75 000/µl und nach 24 h um 50 000/µl gestiegen sein. Bei der Gewinnung von Zellseparator-Thrombozytenkonzentrat wird dem Spender durch eine Kanüle Vollblut entnommen, dieses zentrifugiert und alle Blutbestandteile außer den Thrombozyten wieder rückinfundiert. Bei diesem Verfahren können HLA-kompatible Thrombozyten selektioniert werden. Thrombozytentransfusionen sollten auch blutgruppenkompatibel sein. Thrombozytenkonzentrate müssen sehr schnell (innerhalb von 30 min) transfundiert werden, da sie sonst kaputtgehen. Bei inadäquatem Thrombozytenanstieg oder persistierender Blutungsneigung muss, wenn möglich, HLA-kompatibel transfundiert werden. Die Indikation zur Thrombozytentransfusion besteht erst bei einer Thrombozytenzahl < 10 000/µl oder thrombozytopeniebedingter Blutung, bei zusätzlichen Risikofaktoren wie Fieber und Promyelozytenleukämie (schon bei ≤ 20 000/µl). Bei allen Eingriffen (diagn. Punktionen, OP) muss die Thrombozytenzahl ≥ 50 000/µl, bei schweren operativen Eingriffen ≥ 80 000–100 000/µl gehalten werden.

> Bei ITP, HUS, TTP, HELLP-Syndrom und Verbrauchskoagulopathie sind aufgrund von Mikrothrombenbildung Thrombozytenkonzentrate kontraindiziert. Bei symptomatischer thrombozytopenischer Blutung müssen dagegen Thrombozytenkonzentrate gegeben werden.

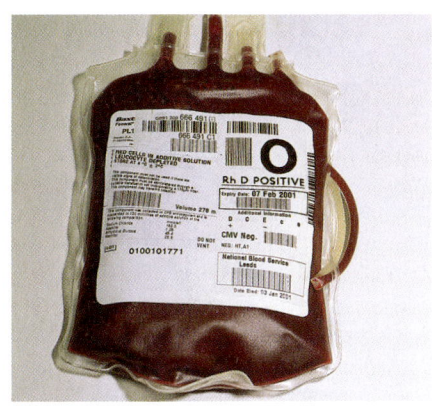

Abb. 3: Erythrozytenkonzentrat. [8]

Bluttransfusion und Transfusionsreaktionen II

Transfundierte Blutprodukte (Fortsetzung)

Plasmaprodukte

Fresh-frozen-Plasma (FFP)
Eine Konserve wird bei Temperaturen unter $-30°$ C gelagert und ist 24 Monate haltbar. Sie enthält etwa 200 ml Plasma mit Gerinnungs- und Fibrinolysefaktoren, Immunglobulinen, Plasmaproteinen und Albumin. Im Gegensatz zu PPSB enthält FFP ausreichende Mengen an Antithrombin III. FFP muss AB0-kompatibel transfundiert werden (s. S. 110/111, Tab. 1), eine serologische Verträglichkeitsprobe wird allerdings nicht durchgeführt. Die Indikationen für die Gabe von FFP sind Blutungskomplikationen bei manifesten Gerinnungsstörungen unterschiedlicher Genese (z. B. Verbrauchskoagulopathie, Ösophagusvarizenblutung bei Leberzirrhose, Verdünnung oder Verlust bei Massentransfusion), der Mangel an Faktor V oder XI (weil es diese einzeln als Konzentrate nicht gibt) und als Plasmaersatz bei Plasmapherese. FFP ist kein Volumenersatzmittel!

Kryopräzipitate
Wird FFP nach dem Auftauen erneut schockgefroren und wieder aufgetaut, fällt ein Präzipitat aus Fibrinogen, Faktor VIII und vWF aus. Kryopräzipitate wurden früher bei Hämophilie und vWS oder zur Fibrinogensubstitution bei Verbrauchskoagulopathie oder Dysfibrinogenämie eingesetzt. Durch die Möglichkeit der synthetischen Herstellung von Faktorkonzentraten hat es seine Bedeutung verloren.

PPSB: Prothrombin (Faktor II), Prokonvertin (Faktor VII), Stuart-Prower-Faktor (X), antihämophiler Faktor B (IX)
Dieses „Gerinnungsfaktorenkonzentrat" besteht aus angereicherten Gerinnungsfaktoren des Vitamin-K-abhängigen Prothrombinkomplexes. PPSB wird bei Blutungen gegeben, die durch eine Gerinnungsstörung durch Vitamin-K-Mangel (Cumarinüberdosierung, Malabsorption, Leberzirrhose) bedingt sind.

Faktor VIII/Faktor IX
Als „gepoolte" hochgereinigte oder gentechnisch hergestellte Gerinnungsfaktorkonzentrate sind sie bei Hämophilie A bzw. B indiziert. Bei isoliertem Faktorenmangel ist die Gabe entsprechender Konzentrate FFPs vorzuziehen.

Humanalbumin
Man unterscheidet eine 5%ige von einer 20%igen Humanalbuminlösung. Humanalbumin wird verabreicht als Plasmaexpander in der Behandlung eines hypovolämischen Schocks, zur Substitution bei Eiweißmangel bzw. vermindertem onkotischem Druck (z. B. nach Aszitespunktion), bei Plasmapherese und bei Hypalbuminämie.

Immunglobuline
Sie werden bei Antikörpermangel prophylaktisch oder gegen virale und bakterielle Infektionen eingesetzt sowie vor TK-Gabe bei antithrombozytären Antikörpern oder ITP verabreicht.

Komplikationen und Risiken

Die meisten schweren immunologischen Transfusionszwischenfälle sind auf Verwechslung von Blutkonserve und Empfänger zurückzuführen. Deshalb müssen die bereits beschriebenen Vorgehensweisen immer eingehalten und sorgfältig ausgeführt werden. Mögliche Komplikationen zeigt Tab. 2. Aus Angst vor HIV und anderen Infektionen bitten immer mehr Patienten bei elektiven Eingriffen um eine Eigenblutspende. Diese ist nur bei Personen in guter körperlicher Verfassung möglich. Der Transfusionsbedarf für den Eingriff darf vier Konserven nicht überschreiten, da der Patient in kurzer Zeit nicht mehr Blut spenden kann.

Akute hämolytische Transfusionsreaktion (Blutgruppeninkompatibilität)

Sollte trotz aller Vorsichtsmaßnahmen dennoch **AB0-inkompatibles Blut** transfundiert werden, kann es ohne vorangegangene Sensibilisierung zur lebensbedrohlichen Transfusionsreaktion kommen (Agglutination der Spendererythrozyten durch Antikörper im Empfängerblut). Es resultiert eine komplementvermittelte intravasale Hämolyse. Die Schwere der Transfusionsreaktion hängt vom Antikörpertiter des Empfängers ab. Die Symptomatik ist sehr variabel und reicht von klinisch irrelevanter Hämolyse bis zum Tod.

Typische klinische Zeichen sind Fieber, Schüttelfrost, Urtikaria, Hitzewallungen, Kopfschmerzen, Schmerzen in Herzgegend und im Lumbalbereich (durch Minderdurchblutung), Luftnot, Erbrechen und Blutdruckabfall mit Kreislaufschock. Diese Symptome können schon nach Transfusion von nur wenigen Millilitern und bis zu 24 h nach der Transfusion auftreten. Wenn der Patient in Narkose liegt, werden genannte Symptome maskiert und leicht übersehen. Später können Ikterus, Hämoglobinurie und durch Nekrose der renalen Tubuli ein akutes Nierenversagen folgen. Die Inzidenzangaben zu akuten hämolytischen Transfusionsreaktionen variieren von 1 : 1500–20 000 transfundierten Konserven.

Bei **Rhesusinkompatibilität** kommt es zur vorwiegend extravasalen Hämolyse. Die Anti-D-Antikörper lösen zwar keine Komplementaktivierung aus, binden aber an die Oberfläche der Erythrozyten, die dann im MMS abgebaut werden. Ist die Reaktion schwach ausgeprägt, kommt es „nur" zur Anämie und evtl. zum Ikterus, bei starker Ausprägung kann wie bei AB0-Inkompatibilität eine lebensbedrohliche Situation entstehen.

Vorgehen bei einem Transfusionszwischenfall

Besteht der V. a. Transfusionsreaktion, muss die Transfusion **sofort abgebrochen** werden. Zuerst ist die Identität des Empfängers mit den Angaben auf der Konserve zu vergleichen. Dann müssen die Blutkonserve und eine neu abgenommene Blutprobe des Patienten in das Blutdepot geschickt werden, wo sofort auf eine mögliche Blutgruppenunverträglichkeit untersucht wird. Die Blutgruppe des Empfängers vor und nach der Transfusion des Spenderbluts wird verglichen. Die große Kreuzprobe und der direkte Coombs-Test werden erneut durchgeführt. Die Abnahme von Blutkulturen lässt eine bakterielle Kontamination nachweisen. Das Patientenblut wird außerdem auf Hämolyseparameter (LDH, Bilirubin,

Frühkomplikationen	Spätkomplikationen
▶ Hämolytische Transfusionsreaktion (sofort ↔ verzögert) mit/ohne Kreislaufschock ▶ Reaktionen infolge infizierter Blutkonserven ▶ Allergische Transfusionsreaktionen ▶ TRALI ▶ Kreislaufüberlastung, transfusionsinduziertes Lungenödem ▶ Gerinnungsstörungen (nach Massentransfusion) ▶ Hyperkaliämie ▶ Thrombophlebitis, Lungenembolie ▶ Citrat-Intoxikation.	▶ Sekundäre Hämochromatose ▶ Multiple Antikörperbildungen gegen Erythrozyten, Rh-D-Antigen, Thrombozyten etc. ▶ Transfusionsassoziierte Graft versus host disease ▶ Übertragung von Viren (HIV, Hepatitis A, B, C, D, E, CMV).

Tab. 2: Komplikationen von Bluttransfusionen.

Haptoglobin) und auf Verbrauchskoagulopathie (Quick, pTT, AT III, Fibrinogen, Thrombozyten) getestet.

Therapie

Die wichtigste Maßnahme bei Transfusionsreaktion ist die Überwachung der Vitalparameter (Blutdruck, Puls, O_2-Sättigung, Temperatur) und der Urinausscheidung sowie die Stabilisierung des Kreislaufs. Wichtig ist ein großer venöser Zugang, am besten ein zentraler Venenkatheter. Entsprechend der Indikation kann die intravenöse Gabe von physiologischer Kochsalzlösung oder HAES (Blutdruckstabilisierung) indiziert sein. Bei Zeichen einer anaphylaktischen Reaktion müssen Glukokortikoide und Antihistaminika, bei schwerem Schock Adrenalin verabreicht werden. Bei Nierenversagen ist die Indikation zur Dialyse zu überprüfen.

Weitere Transfusionsreaktionen und andere Risiken einer Transfusion

Verzögerte hämolytische Transfusionsreaktion

Dabei reagieren präformierte irreguläre Antikörper (meist des Kidd-Systems) des Empfängers gegen Erythrozytenantigene der transfundierten Konserve. Eine Immunisierung des Empfängers hat also bereits stattgefunden, obwohl sich keine Antikörper nachweisen lassen. Diese Transfusionsreaktion basiert sozusagen auf dem Boden einer zweiten Immunreaktion und ist praktisch nicht vermeidbar. Es resultiert eine meist harmlose Transfusionsreaktion 3–21 Tage nach Transfusion (Booster-Effekt) mit milder Hämolyse, die sogar klinisch inapparent bleiben kann. Sie tritt in < 1 : 1000 Fällen auf.

Nichthämolytische, febrile Transfusionsreaktion (NHFTR)

Diese Reaktion tritt 30–120 min nach Transfusion auf und präsentiert sich mit Schüttelfrost und Fieber (Temperaturanstieg um > 1 °C), jedoch **ohne** Hämolyse. Sie entsteht durch die Reaktion von Alloantikörpern des Empfängers gegen Leukozyten, Thrombozyten und Plasmaproteine des Spenders (meist HLA-Antikörper). Bei schwerer Ausprägung kommt es zum anaphylaktischen Schock. Bei rezidivierendem Vorkommen müssen von da an gewaschene Erythrozyten verabreicht werden.

Infektrisiko

Das Infektionsrisiko durch die Gabe von Blutprodukten hat heutzutage keine signifikante Bedeutung mehr. Die Testung des Spenders auf einige Erreger ist gesetzlich vorgeschrieben. Die Antikörpertestung versagt aber in der sog. diagnostischen Lücke nach frischer Infektion, wo es noch nicht zu einer Antikörperbildung gekommen ist. Bei Plasmaprodukten wie Fresh-frozen-Plasma (FFP) oder Gerinnungsfaktorkonzentraten werden Plasmabestandteile von vielen Spendern vermischt („gepoolt"), was das Infektionsrisiko erhöht. Durch Pasteurisierung bei 60 °C und Viruselimination, z. B. durch Äthanolpräzipitation, konnte das Infektionsrisiko von Plasmaprodukten deutlich gesenkt werden.

Übertragung bakteriell kontaminierter Blutkonserven

Hier können fieberhafte Reaktionen bis hin zum septischen Kreislaufschock auftreten. Es muss bereits bei Verdacht mit einer empirischen Antibiotika-Theapie begonnen werden.

Graft-versus-host-Reaktion

Dazu kommt es fast nur bei immunsupprimierten Patienten. Sie entsteht durch die Übertragung von Leukozyten, die vom Empfänger nicht als fremd erkannt werden. Diese Leukozyten siedeln sich in den Geweben des Empfängers an und führen nach ca. 1 Woche zu Fieber, Exanthem, Diarrhöen etc. Aus diesem Grund sollten immunsupprimierte Patienten Leukozyten-depletierte und bestrahlte EK erhalten.

Transfusionsassoziierte Lungeninsuffizienz (TRALI)

Dabei kommt es zur Reaktion zwischen mit den EK transfundierten Leukozyten (v. a. Granulozyten) und antileukozytären Antikörpern (Allo-Ak gegen granulozytäre Antigene oder HLA-Ak), wobei dies in den Lungenkapillaren stattfindet und zu einem nicht kardiogenen Lungenödem führt.

Allergische Transfusionsreaktion

Sie wird durch die Reaktion von IgE des Empfängers mit Plasmabestandteilen des Spenders ausgelöst. Die Symptome sind die einer anderweitig ausgelösten allergischen Reaktion. Diese Reaktion tritt sehr häufig auf (v. a. bei TK), verläuft jedoch in der Regel harmlos.

Eisenüberladung

Werden bei wiederholten Erythrozytentransfusionen keine Chelatbildner verabreicht, lagert sich Eisen im MMS ein. Es kommt zur Leberschädigung, Kardiomyopathie und Störung der endokrinen Drüsen (Siderose).

Zusammenfassung

- Ausschließlich AB0- und Rh-kompatible Blutkonserven transfundieren!
- Vorgehen bei Bluttransfusionen: Alles dokumentieren! 1. Blutgruppenbestimmung von Spender und Empfänger, 2. Antikörper-Screening (Minor-Antigene?) 3. Kreuzprobe (Major-Test: Spendererythrozyten + Empfängerserum, Minor-Test: Spenderserum + Empfängererythrozyten) 4. Bedside-Test (Identifikation des Patienten).
- Transfundierte Blutprodukte: **Vollblut** (so gut wie obsolet). **Erythrozytenkonzentrate:** leukozytenarm (Leukozytenabfilterung), gewaschen (Plasmaanteil mit Immunglobulinen entfernt), bestrahlt (Leukozytenzerstörung: Verhinderung Graft-versus-Host-Reaktion). **Thrombozytenkonzentrate:** Nicht zwingend blutgruppenkompatibel. **Plasmaprodukte:** FFP (Plasma mit Gerinnungs- und Fibrinolysefaktoren, Immunglobulinen und Plasmaproteinen; zwingend blutgruppenkompatibel), Kryopräzipitate, PPSB (Gerinnungsfaktorenkonzentrat), Faktor VIII/IX, Humanalbumin, Immunglobuline.
- **Komplikationen:** hämolytische Sofortreaktion: intravasale Hämolyse, Kreislaufschock, Fieber, Urtikaria, evtl. Nierenversagen → Transfusion sofort abbrechen! Erhaltung des Kreislaufs. Weitere Risiken: verzögerte hämolytische Transfusionsreaktion, nicht-hämolytische febrile Transfusionsreaktion, Infektionsübertragung (HBV, HCV, HIV), bakterielle Kontamination, Graft versus host disease, allergische Transfusionsreaktion, Eisenüberladung.

Chemotherapie und andere Therapieverfahren I

Chemotherapie (CTx)

Die Chemotherapie verfolgt folgende therapeutischen Ziele:

▶ **Kurativ:** Ziel ist die Heilung z. B. von malignen Lymphomen (M. Hodgkin, NHL), Leukämien etc.
▶ **Palliativ:** Ziel ist es, im metastasierten Tumorstadium eine vorübergehende Tumorrückbildung, Lebensverlängerung, Linderung der tumorassoziierten Beschwerden und Verbesserung der Lebensqualität zu erreichen.
▶ **Neoadjuvant:** Chemotherapie vor Operation. Ziel ist es, durch eine Tumorreduktion die kurative Operation zu ermöglichen.
▶ **Adjuvant:** Chemotherapie nach lokaler kurativer Therapie (Operation), die eine möglicherweise vorliegende Mikrometastasierung zerstören und so die Remission erhalten soll.

Zellzyklus

Zellen durchlaufen vier verschiedene Zellzyklusphasen: G_1-, S-, G_2- und M-Phase (▌ Abb. 1). In jedem Gewebe befinden sich proliferierende Zellen, die den Zellzyklus durchlaufen (Wachstumsfraktion), und nicht-proliferierende Zellen, die vorübergehend aus dem Zellzyklus ausgeschieden sind und sich in der Ruhephase (G_0) befinden. Jederzeit können proliferierende Zellen in die Ruhephase (G_0) eintreten und umgekehrt nicht-proliferierende Zellen wieder in den Zellzyklus eingebracht werden (Recruitment). Die Zeit, in der eine Zelle die vier Zellzyklusphasen durchläuft, wird Generationszeit genannt (Zeit zwischen zwei Mitosen). Sie variiert zwischen 24 h bei schnell wachsenden Tumoren wie dem Burkitt-Lymphom und 2 Wochen bei chronischen Leukämien.

> Zytostatika wirken v. a. in den proliferierenden Zellen. In der S- und M-Phase sind die Zellen am empfindlichsten gegenüber Zytostatika. Je kleiner die Tumormasse und je schneller das Tumorwachstum, desto größer ist die Wachstumsfraktion und somit das Ansprechen des Tumors auf die Chemotherapie.

Neben proliferierenden (Wachstumsfraktion) und ruhenden Zellen (G_0-Phase) enthält ein Tumor nicht mehr teilungsfähige Zellen und tote Zellen. Das Tumorwachstum verläuft nicht exponentiell. Am Anfang zeigt sich eine kurze Tumorverdoppelungszeit durch die hohe Wachstumsrate, die später mit zunehmender Tumorgröße abnimmt. Da Tumorzellen viele Gemeinsamkeiten mit gesunden Zellen haben, sich aber v. a. durch ihr ungehemmtes Wachstum unterscheiden, ist eine tumorzellspezifische Therapie schwierig.

Einteilung der Zytostatika

Zytostatika hemmen unselektiv das Zellwachstum. Die Zytostatika können grob in zwei Gruppen unterteilt werden (▌ Tab. 1): Die **phasenspezifischen Zytostatika** wirken nur in bestimmten Zellzyklusphasen. Für die zytostatische Wirkung ist die Dauer der Therapie, weniger die Konzentration der Zytostatika entscheidend (niedrigdosierte längere Verabreichung). Die **phasenunspezifischen (zyklusspezifischen) Zytostatika** wirken in allen Zellzyklusphasen. Für die zytostatische Wirkung ist ihre Konzentration, weniger die Dauer der Therapie entscheidend (intermittierende höher dosierte Verabreichung).

Zytostatika können die Tumorzellen aber nicht in einem einzigen Therapiezyklus komplet abtöten, sondern reduzieren die Tumormasse um einen gewissen konstanten Prozentsatz (fraktionierte Zellvernichtung, Zelltodhypothese nach Skipper, ▌ Abb. 2). Daher müssen stets weitere Therapiezyklen folgen. Liegen bei einem Patienten mit Leukämie z. B. 10^{12} Tumorzellen vor (entspricht einer Tumormasse von ca. 1 kg), kann die Tumorzellzahl in mehreren Therapiezyklen um 99,99 % auf ca. 10^6 (entspricht einer Tumormasse von ca. 1 mg) reduziert werden, was als komplette Remission gewertet wird.

Eine **Kombinations-** oder **Polychemotherapie** und eine **Synchronisation des Zellzyklus** erhöhen die zytostatische Wirkung. Mit der Polychemotherapie, bei der verschiedene Zytostatika gleichzeitig verabreicht werden, soll die zytostatische Wirkung ohne Erhöhung der Toxizität gesteigert und die Resistenzentwicklung verzögert werden. Durch Mitosehemmstoffe wird die Mitose vorübergehend blockiert, wodurch eine Phasengleichheit im Zellzyklus erreicht wird (Synchronisation). Eine anschließende Zytostatikagabe in der Synthesephase steigert dann die Elimination der Tumorzellen.

Zytostatikagruppen und deren Wirkmechanismen

Für die Zuordnung von Einzelsubstanzen zur jeweiligen Zytostatikagruppe siehe ▌ Tab. 2.

Alkylanzien

Sie alkylieren (quervernetzen) die Nukleinsäuren der DNA- bzw. RNA-Stränge, führen so zur abnormen Basenpaarung und verhindern damit eine regelrechte DNA-Replika-

▌ Abb. 1: Der Zellzyklus. G_0 = Ruhephase; G_1 = präsynthetische Phase (1. Wachstumsphase), Dauer variabel (Stunden – Tage – Jahre); S = DNA-Synthese-Phase, Dauer konstant (< 10 h), höchste Empfindlichkeit gegenüber Zytostatika; G_2 = postsynthetische Phase (2. Wachstumsphase, Reparaturphase), Dauer Stunden; M = Mitose, Zellteilung. [8]

▌ Abb. 2: Zelltodhypothese nach Skipper. A = Induktionstherapie, B = Konsolidierungstherapie, C = Erhaltungstherapie, a = Therapieresistenz, b = frühes Rezidiv, c = spätes Rezidiv. [2]

Phasenspezifische Zytostatika	Phasenunspezifische Zytostatika
Antimetaboliten (S-Phase)	Alkylanzien
	Zytostatische Antibiotika
Mitosehemmstoffe (M-Phase)	Platinkomplex-verbindungen

▌ Tab. 1: Phasenspezifische und phasenunspezifische (zyklusspezifische) Zytostatika.

tion. Wichtige Nebenwirkung von Cyclophosphamid (hochdosiert) ist die hämorrhagische Zystitis (als Prophylaxe wird Mesna verabreicht, das den toxischen Cyclophosphamid-Metaboliten Acrolein bindet und somit neutralisiert), von Ifosfamid die Neurotoxizität bis hin zu Verwirrtheitszuständen („Ifo-Toxizität", Therapie ist Methylenblau).

Platinkomplexverbindungen
Sie vernetzen DNA-Doppelstränge (Cross linking) und hemmen die DNA-Replikation. Sie sind nephro-, oto- und neurotoxisch (Polyneuropathie) sowie die am stärksten emetogenen Zytostatika.

Antimetaboliten
Sie werden als „falsche Bausteine" in die DNA und RNA eingebaut. Da sie nicht funktionstüchtig sind, hemmen sie die Nukleinsäuresynthese. Methotrexat inhibiert als Folsäureantagonist die Dihydrofolatreduktase, 5-Fluorouracil (5-FU) die Thymidilatsynthase, (6-)Mercaptopurin und Azathioprin hemmen als Purinanaloga (-antagonisten) die Purin-de-novo-Synthese. Fludarabin und Cladribin sind äußerst wirksam gegen die CLL, Cladribin außerdem gegen die Haarzellleukämie. Methotrexat verursacht häufig eine schwere Mukositis, Fludarabin eine Hämolyse.

Zytostatisch wirkende Antibiotika
Sie wurden aus Pilzen isoliert und wirken unterschiedlich (meist Alkylierung oder Interkalation). Bleomycin erhöht ab einer kumulativen Dosis von > 300 mg die Gefahr einer Lungenfibrose, die bei vorangegangener Bestrahlung des Mediastinums mit noch größerer Wahrscheinlichkeit auftritt.

Interkalanzien
Sie schädigen die DNA, indem sie sich zwischen die jeweils zusammengehörenden Basenpaare der DNA schieben und somit die Matrizenfunktion sowie die Synthese von DNA und RNA blockieren. Zu ihnen gehören die Anthrazykline, deren wichtigste Nebenwirkung die Kardiotoxizität ist. Aufgrund der Gefahr einer Kardiomyopathie gibt es eine kumulative Maximaldosis, die nicht überschritten werden darf (450–550 mg/m^2 KOF). Unter einer anthrazyklinhaltigen Chemotherapie werden regelmäßige echokardiographische Kontrollen durchgeführt. Durch die liposomale Verkapselung von Doxorubicin (neuere Substanzen) sinkt die Kardiotoxizität signifikant ab.

Mitosehemmstoffe (Spindelgifte)
Sie binden an die Mikrotubuli, hemmen die Ausbildung des Spindelapparats und stoppen somit die Zellteilung in der M-Phase. Taxane hemmen die Depolymerisation der Mikrotubuli und führen zur Stabilisierung des Spindelapparats. Viele Mitosehemmstoffe verursachen eine Polyneuropathie.

Topoisomerasehemmer
Sie hemmen das gezielte DNA-Strang-Schneiden durch Topoisomerasen. Es kommt zu ungewollten DNA-Strangbrüchen und ungezielten Vernetzungen von DNA-Strängen.

Weitere Zytostatika
Dazu gehören **L-Asparaginase** (baut die Aminosäure L-Asparagin ab, Einsatz u. a. bei ALL) und **Hydroxyurea** (Litalir®, Hemmung der Ribonukleotid-Reduktase und dadurch der DNA-Synthese, Einsatz v. a. bei chronisch myeloproliferativen Erkrankungen).

Zytostatikaklasse	Wirkstofftypen und wichtige Vertreter
Alkylanzien	▶ Stickstoff-lost-Verbindungen: Cyclophosphamid, Ifosfamid, Trophosphamid, Chlorambucil, Melphalan ▶ Alkylphosphate: Busulfan ▶ Nitrosoharnstoffverbindungen: Carmustin, Lomustin ▶ Triazene: Dacarbazin, Procarbazin.
Platinverbindungen	▶ Cisplatin, Carboplatin, Oxaliplatin.
Antimetaboliten	▶ Folsäureantagonist: Methotrexat ▶ Pyrimidinanaloga: 5-Fluorouracil (5-FU), Cytosinarabinosid (Ara-C), Gemcitabin, Capecitabin ▶ Purinanaloga: Thioguanin, (6-)Mercaptopurin, Azathioprin, Fludarabin, Cladribin, Pentostatin.
Antibiotika	▶ Bleomycin, Mitomycin, Dactinomycin (Actinomycin).
Interkalanzien	▶ Anthrazykline: Doxorubicin (Adriamycin), Daunorubicin, Epirubicin, Idarubicin ▶ Weitere: Mitoxantron, Amsacrin.
Mitosehemmstoffe (Spindelgifte)	▶ Pflanzen(Vinca-)Alkaloide: Vinblastin, Vincristin (Oncovin), Vindesin, Vinorelbin ▶ Taxane: Paclitaxel, Docetaxel.
Topoisomerasehemmer	▶ Topoisomerase-I-Inhibitoren: Topotecan, Irinotecan ▶ Topoisomerase-II-Inhibitoren: Etoposid.
Verschiedene	▶ L-Asparaginase, Hydroxyurea.

Tab. 2: Zytostatikagruppen und wichtige Vertreter.

Zusammenfassung

✹ **Zellzyklus:** proliferierende Zellen (Wachstumsfraktion) in G_1-, S-, G_2- und M-Phase, nichtproliferierende Zellen in Ruhephase (G_0-Phase). Zytostatika nur wirksam gegen proliferierende Zellen, v. a. in der S- und M-Phase.

✹ **Einteilung der Zytostatika:** phasenspezifische Zytostatika (Antimetaboliten, Mitosehemmstoffe) u. phasenunspezifische Zytostatika (Alkylanzien, zytostatische Antibiotika, Platinkomplexverbindungen). Aufgrund der fraktionierten Zellvernichtung immer mehrere Therapiezyklen notwendig. Erhöhte zytostatische Wirkung durch Kombinations-/Polychemotherapie und Synchronisation des Zellzyklus.

✹ **Zytostatikagruppen:** Alkylanzien, Platinkomplexverbindungen, Antimetabolite („falsche Bausteine"), zytostatische Antibiotika, Interkalanzien, Mitosehemmstoffe (Spindelgifte), Topoisomerasehemmer, verschiedene (L-Asparaginase, Hydroxyurea).

Chemotherapie und andere Therapieverfahren II

Phasen der Chemotherapie

Die Chemotherapie wird in drei Phasen eingeteilt (Nomenklatur v. a. bei Hämoblastosen):
- **Induktionstherapie:** intensive zytostatische Chemotherapie bis zum Erreichen einer kompletten Remission. Vor der Induktionstherapie kann bei hoher Tumorlast eine kurze **Vorphase** (max. 1 Woche) durchgeführt werden.
- **Konsolidierungstherapie:** Stabilisierung der Remission
- **Erhaltungstherapie:** Verlängerung der Remission durch regelmäßige zytostatische Therapie.

Das Ansprechen auf die Therapie wird untergliedert in:
- **Komplette Remission (CR):** massive Tumorzellreduktion fast bis unter die Nachweisgrenze, alle Lymphknoten < 1 cm, Normalisierung des Blutbilds, negative Marker
- **Partielle Remission (PR):** Die Tumorgröße ist um mindestens 30 % zurückgegangen (Nomenklatur für Lymphome und solide Tumoren).
- **Stable disease (SD, „No change"):** Die Tumorherde haben sich um weniger als 30 % zurückgebildet und es ist keine Progression aufgetreten (stabile Erkrankung) (Nomenklatur für Lymphome und solide Tumoren).
- **Progressive disease (PD):** Neue Tumorherde sind aufgetreten oder bestehende Tumorherde nehmen um > 25 % zu (Nomenklatur für Lymphome und solide Tumoren).
- **Rezidiv:** Nach Erreichen einer kompletten Remission tritt eine erneute Tumormanifestation auf.

In vielen Tumoren wird nach Zytostatikagabe ein Gen, das P-Glykoprotein oder Multi-Drug-Resistance-Gen (MDR 1), überexprimiert, das zur Resistenz gegenüber vielen Zytostatika führt. Hohe MDR-1-Spiegel gehen mit einer schlechten Prognose einher. Man unterscheidet:
- **Temporäre Resistenz:** Die in der G_0-Phase ruhenden Zellen sind resistent gegen Zytostatika, werden aber empfindlich, sobald sie wieder in den Zellteilungszyklus eintreten. Da der Anteil ruhender Zellen mit der Tumorgröße zunimmt, weist ein großer Tumor häufig Resistenzen auf.
- **Primäre Resistenz:** Primär resistente Zellklone kommen mit einer Häufigkeit von $1:10^{6-7}$ vor.
- **Sekundäre Resistenz:** Während der Zytostatikatherapie entsteht durch DNA-Reparaturmechanismen, rasche Inaktivierung oder schnelle Beseitigung der Substanz aus der Tumorzelle eine meist pleotrope Zytostatikaresistenz.

Nebenwirkungen der Chemotherapie

Da alle Zytostatika neben den Tumorzellen auch die gesunden Zellen schädigen, treten in Abhängigkeit von Substanz, Dosis, Dauer, Anwendung und Organfunktion des Patienten die verschiedensten Nebenwirkungen auf. Eine Einteilung erfolgt in **hämatologische** und **nicht-hämatologische Toxizitäten.** Beinahe alle Zytostatika führen zur Suppression des hämatopoetischen Systems, wobei am stärksten die Granulopoese und dann abfallend die Thrombopoese, die Lymphopoese und die Erythropoese beeinträchtigt sind. Der Nadir (niedrigste Zellzahl) der Granulozyten und Thrombozyten tritt in der Regel 1–2 Wochen nach Zytostatikagabe auf. In dieser Phase ist das Risiko für fieberhafte Infektionen und Blutungen erhöht. Die Patienten müssen bei auftretendem Fieber unmittelbar behandelt werden (s. S. 122/123). Je nach Dauer und Grad der Toxizität muss das Intervall bis zur nächsten Chemotherapie verlängert oder eine Dosisreduktion vorgenommen werden. Bei starker Knochenmarksuppression können Wachstumsfaktoren die myelosuppressive Phase verkürzen.

An nicht-hämatologischen Nebenwirkungen treten häufig Übelkeit und Erbrechen auf, die man mit Antiemetika behandeln muss. Am wirksamsten sind Serotonin(5-HT_3-)-Rezeptor-Antagonisten und der Neurokinin-1-Rezeptor-Antagonist Aprepitant. Eine Schädigung der Schleimhäute des gesamten Gastrointestinaltrakts (Mukositis mit Stomatitis, Gastritis, Enterokolitis) tritt häufig unter Antimetaboliten wie 5-FU und Methotrexat auf.

Eine weitere mögliche Unterteilung der Nebenwirkungen erfolgt zeitlich in **perakut** (allergische Reaktionen), **akut** (z. B. Tumorlysesyndrom, Organtoxizitäten inkl. Knochenmarksuppression, Übelkeit, Erbrechen, Alopezie) und **chronisch** (Zweitneoplasien, typischerweise sekundäre AML, Infertilität und Organschäden).

Organbezogene Nebenwirkungen sind Kardiotoxizität (Anthrazykline), Nephrotoxizität (Cisplatin, Cyclophosphamid), Hepatotoxizität (Antimetaboliten), Neurotoxizität (Vincaalkaloide → peripher, Methotrexat → zentral), Ototoxizität (Cisplatin), pulmonale Toxizität (Bleomycin) und dermatologische Nebenwirkungen wie Haarausfall.

Durch einen schnellen Tumorzellzerfall kann es zu einem **Tumorlysesyndrom** mit Hyperurikämie und durch Ablagerung von Harnsäurekristallen zum akuten Nierenversagen kommen. Prophylaktisch wird deshalb reichlich Flüssigkeit zugeführt, Allopurinol zur Hemmung der Harnsäurebildung verabreicht und ggf. eine Harnalkalisierung mit Natriumbikarbonat zur Verhinderung von Harnsteinbildung vorgenommen. Bei akuter gefährlicher Hyperurikämie wird Rasburicase gegeben. Bei nephrotoxischen Zytostatika muss der Patient ebenfalls ausreichend hydriert und evtl. eine forcierte Diurese durchgeführt werden.

Durch toxische Schädigung der Keimzellen kommt es i. d. R. zur **Infertilität.** Daher muss vor Beginn der Therapie eine Asservierung und Kryokonservierung von Spermien bzw. Oozyten diskutiert werden. Bei paravenöser Injektion insbesondere von Anthrazyklinen und Vincaalkaloiden entstehen Gewebsnekrosen. Bisphosphonate finden therapeutischen Einsatz bei der Tumorhyperkalzämie, prophylaktisch bei osteolytischen Knochenmetastasen zu Verhinderung von pathologischen Fakturen. Gegen zytostatikainduzierte Diarrhö wird Loperamid verabreicht.

Andere Therapieverfahren

Target-Therapie

Unter diesem Begriff werden Substanzen/Antikörper zusammengefasst, die klar definierte molekulare Angriffspunkte haben. Dazu gehören Inhibitoren der **Angiogenese** wie VEGF*(engl.* vascular endothelial growth factor*)*-Antagonisten (z. B. Bevacizumab), von **Wachstumsfaktoren** (EGF*(engl.* epidermal growth factor*)*-Rezeptor-Antagonisten, z. B. Cetuximab) oder der **Signaltransduktion** (Tyrosinkinaseinhibitoren wie Imatinib (Glivec®)).

Interferon-α

Es ist ein antivirales Protein mit immunmodulatorischen und antineoplastischen Eigenschaften und wird bei verschiedenen Therapieschemata eingesetzt. Nebenwirkungen können grippeähnliche Beschwerden, eine Myelosuppression und Depressionen sein.

Immuntherapie

Hierunter versteht man eine Art „Krebsimpfung", bei der körpereigene Immunzellen gegen Tumorzellen aktiviert werden.

Aktive Immunisierung

Dabei werden Tumorvakzine aus löslichen Tumorantigenen oder autologen Tumorzellen gewonnen. Die Zielantigene werden in ihrer Antigenität verändert und re-injiziert. Dies soll zur Immunreaktion gegen die restlichen Tumorzellen führen (sehr experimenteller Ansatz).

Passive Therapie mit monoklonalen Antikörpern

Die monoklonalen Antikörper richten sich gegen die Tumorantigene. Man verwendet unkonjugierte und an ein Toxin, Zytostatikum oder Radioisotop (Radioimmuntherapie) konjugierte (gekoppelte) Antikörper, wodurch die Intensität der Therapie verstärkt wird. Vertreter sind der chimäre, humane Maus-anti-CD20-Antikörper Rituximab (Mabthera®), der Anti-CD52-Antikörper Alemtuzumab (Campath®) etc.

Gentherapie

Dabei werden mit Hilfe eines Vektors (Genträger) verschiedenste Gene in die Tumorzellen transferiert. Ziel ist, das Tumorzellwachstum zu stoppen oder den Zelltod zu induzieren. So können beispielsweise Tumorsuppressorgene (z. B. p53), die Onkogenprodukte inaktivieren, oder „Suizidgene", die in den Tumorzellen den programmierten Zelltod (Apoptose) auslösen, transferiert werden. Übertragene Antisense-Oligonukleotide lagern sich als komplementäre Nukleotide an die DNA oder RNA an und blockieren somit die Transkription und/oder Translation dieser DNA oder RNA. So wird die Expression z. B. dominanter Onkogene und damit die Produktion von tumorfördernden Proteinen verhindert. Des Weiteren können „Enzymgene", die durch eine gewisse Enzymaktivität die Tumorzellen vernichten, oder „Zytokingene", die durch Expression des TNF die Tumorzellen abtöten, transferiert werden. Durch das Ausschalten von Zytostatikaresistenzgenen kann die Zytostatikasensibilität der Tumorzellen erhöht, durch das Einbringen von Zytostatikaresistenzgenen in hämatopoetische Stammzellen die regenerative Blutneubildung vor den Zytostika geschützt werden.

Verschiedene

▶ Angiogeneseinhibitoren wie Thalidomid hemmen die Gefäßneubildung in Tumoren.
▶ Lokale oder systemische Hyperthermie erhöht die Wirkung mancher Zytostatika.
▶ All-trans-retinoid-acid (ATRA) führt bei der akuten Promyelozytenleukämie (AML M3 nach der FAB-Klassifikation) zur Reifung und Differenzierung der leukämischen Promyelozyten in reife neutrophile Granulozyten. Wird ATRA zusätzlich zur Chemotherapie verabreicht, steigt die Überlebensrate signifikant an.

Supportive Therapie

Während der Behandlung oder bei therapieresistenten, progredienten Tumorleiden werden supportive Maßnahmen eingesetzt, die die tumorbedingten Beschwerden des Patienten lindern sollen. Hierzu gehören v. a. eine **parenterale** oder **enterale Ernährung** (intravenös oder Anlage einer Jejunalsonde/PEG), eine **antiemetische Therapie** (Metoclopramid, Ondansetron, Dexamethason etc.) und **Schmerztherapie** (NSAR, Opiate). Wichtig ist bei einer Opiattherapie, **Laxanzien** zu verabreichen, um eine Obstipation zu verhindern. Die Patienten erhalten bei Anämie **Erythrozytenkonzentrate,** bei Thrombozytopenie oder Blutungen **Thrombozytenkonzentrate.** Infektionen werden entsprechend mit **Antibiotika, Virostatika** oder **Antimykotika** behandelt.

Zusammenfassung

✶ **Phasen der Chemotherapie:** Induktionstherapie (mit Vorphase), Konsolidierungstherapie, Erhaltungstherapie, (Reinduktionstherapie) → komplette Remission (Tumorrückgang fast bis unter Nachweisgrenze), partielle Remission (Tumorrückgang um > 30 %), No change (Tumorrückgang um < 30 %), Progression (Tumorgröße > 30 %, neue Tumorherde), Rezidiv (neuer Tumor nach Remission).

✶ **Nebenwirkungen der Chemotherapie:** Suppression des hämatopoetischen Systems (Granulopoese > Thrombopoese > Lymphopoese > Erythropoese), Schädigung der Schleimhäute (Mukositis, Enterokolitis) u. Keimzellen (Azoospermie, Anovulation), Übelkeit u. Erbrechen, Haarausfall. Einige Zytostatika sind kardio-, nephro-, hepato-, neuro-, oto-, u./o. pulmonal-toxisch. Tumorlysesyndrom mit Hyperurikämie.

✶ **Andere Therapieverfahren:** Interferon-α, BCR-ABL-Tyrosinkinaseinhibitor, Immuntherapie mit monoklonalen Antikörpern, Gentherapie, Angiogeneseinhibitoren, Hyperthermie.

✶ **Supportive Therapie:** parenterale oder enterale Ernährung, antiemetische Therapie, Schmerztherapie, Erythrozyten-/Thrombozytenkonzentrate, antiinfektiöse Therapie.

Stammzelltransplantation (SCT) I

Zur Therapie von Leukämien, Lymphomen, MDS, myeloproliferativen Erkrankungen, soliden Tumoren (z. B. Sarkome), des multiplen Myeloms etc. wird teils als Standardtherapie teils im Rahmen von Therapiestudien die Stammzelltransplantation (SCT) eingesetzt. Bei der **autologen SCT** werden körpereigene, bei der **allogenen SCT** körperfremde (Verwandte, Unverwandte) Stammzellen gewonnen und transfundiert (Abb 1). Die Verfahren beruhen auf unterschiedlichen Prinzipien:

▶ Die **autologe SCT** ermöglicht die Gabe extrem hoher Dosen von Chemotherapeutika (Hochdosis-Chemotherapie), die ohne die Retransfusion von zuvor gewonnenen Stammzellen zu einer monate- bis jahrelangen Knochenmarkaplasie und zum Tod des Patienten führen würden. Ziel der Hochdosis-Chemotherapie ist es, nach der zytostatischen Induktionstherapie verbliebene Tumorzellen zu beseitigen und die Heilungschancen zu erhöhen.

▶ Bei der **allogenen SCT** entsteht der Effekt einerseits durch die zytotoxische und immunsuppressive Konditionierungstherapie und andererseits durch den allogenen Graft-versus-Tumor/Leukämie(GvT/GvL)-Effekt der transfundierten Zellen des gesunden Spenders. Die GvT/GvL-Reaktion führt durch die zelluläre Immunreaktion der Spenderzellen gegen die Empfängerzellen zu signifikant niedrigeren Rezidivraten als die autologe SCT.

Gewonnen werden die Stammzellen entweder direkt aus dem Knochenmark oder nach Stimulation mit dem Wachstumsfaktor G-CSF aus dem peripheren Blut. In den letzten Jahren hat die **periphere Blutstammzelltransplantation (PBSZT, engl. PBSCT)** die **Knochenmarktransplantation (KMT)** zunehmend ersetzt. Gründe dafür sind:
1. Die Stammzellgewinnung per Leukapherese bei PBSCT ist im Vergleich zu multiplen Beckenkammbiopsien in Vollnarkose bei Knochenmarkgewinnung deutlich weniger traumatisch.
2. Periphere Stammzellen wachsen schneller an (Engraftment; in ca. 10–14 Tagen) als KM-Stammzellen (2–4 Wochen).

Autologe Stammzelltransplantation

Die autologe PBSCT wird v. a. in der Therapie von Lymphomen (NHL, M.-Hodgkin-Rezidiv), beim multiplen Myelom und bei soliden Malignomen wie Sarkomen oder Keimzelltumoren eingesetzt. Im Vergleich zur allogenen SCT besteht ein höheres Rezidivrisiko. Dieses ist wahrscheinlich nicht – wie man lange Zeit angenommen hat – auf die Rückübertragung von eigenen Tumorzellen zurückzuführen, sondern auf den fehlenden GvT-Effekt.

Induktionstherapie
Durch die Induktionstherapie mit konventionellen, tumorspezifischen Chemotherapiezyklen soll eine möglichst große Tumorreduktion erfolgen und am besten eine komplette Remission erreicht werden. Ziel ist ein „In-vivo-Tumorzell-Purging" („Purging" = Entfernung von Tumorzellen), um die Gewinnung eines tumorzellarmen bzw. -freien Stammzellpräparats zu ermöglichen.

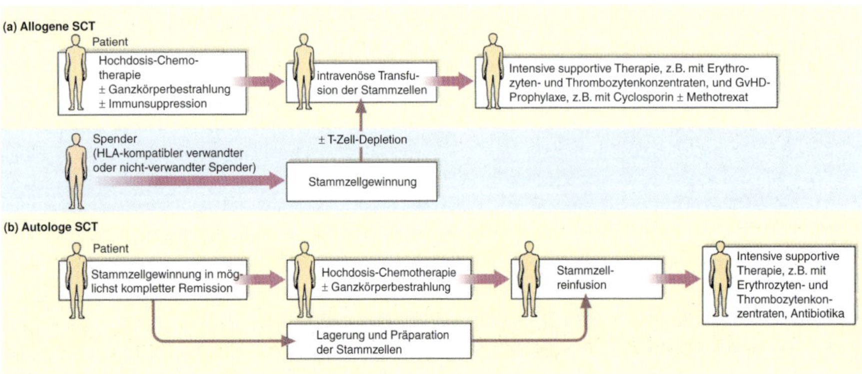

Stammzellmobilisierung, -gewinnung und -präparation
Da im peripheren Blut physiologischerweise nur eine geringe Anzahl von hämatopoetischen Stammzellen zirkuliert, müssen mithilfe von Wachstumsfaktor Stammzellen aus dem Knochenmark ins periphere Blut mobilisiert werden. Während der Erholung der Hämatopoese wird 3 Tage nach einem Chemotherapiezyklus täglich G-CSF appliziert. Ist nach ca. 10–15 Tagen eine Anzahl von > 10 $CD34^+$-Stammzellen pro 1 μl Blut erreicht, war die Mobilisierung erfolgreich und die Stammzellen können per Leukapherese aus dem Blut gesammelt werden (Bearbeitung von 15–25 l Blut über großlumige venöse Zugänge für 3–5 h). Die Aufbereitung des Stammzellpräparats erfolgt durch Positivselektion mit einem Zellseparator ($CD34^+$-Selektion, d. h. Anreicherung der $CD34^+$-Stammzellen durch immunologische Methoden). Das Präparat sollte mindestens $2 \times 2 \times 10^6$ $CD34^+$-Stammzellen/kg KG des Empfängers (entspricht hier auch dem Spender) enthalten, um ein gutes Engraftment zu erreichen. Die Stammzellen werden mit DMSO-haltigem Einfriermedium (Dimethylsulfoxid; Gefrierschutzmittel) versetzt und in flüssigem Stickstoff (−196 °C) tiefgefroren aufbewahrt.

Hochdosis-Chemotherapie
Nach der Stammzellgewinnung wird eine Hochdosis-Chemotherapie (maximal tolerable Dosis hinsichtlich extramedullärer Toxizitäten) unter Inkaufnahme einer längerfristigen Myeloablation verabreicht. Häufig verwendete Substanzen sind Alkylanzien wie Cyclophosphamid, Melphalan oder Busulfan (ggf. mit TBI). Wichtig ist eine ausreichende Antiemese (Mehrfachabdeckung!), Hydratation (mind. 2 l Flüssigkeit i. v. zum Schutz der Nieren) und Uroprotektion (bei hochdosiertem Cyclophosphamid prophylaktische Gabe von Mesna zum Schutz vor einer hämorrhagischen Zystitis durch den Cyclophosphamid-Metaboliten Acrolein).

Stammzellreinfusion
Nach der Hochdosis-Chemotherapie erfolgt die Reinfusion des Stammzellprä-

Abb. 1: Verfahren der allogenen (a) und autologen (b) Stammzelltransplantation. [8]

parats, die frühestens 36 h nach der letzten Chemotherapie stattfinden darf (gesicherte Elimination der Substanz). Hierzu wird das Stammzellpräparat nur bis zur sorbetartigen Konsistenz aufgetaut und eiskalt infundiert, da DMSO bei Raumtemperatur stark zytotoxisch für die Stammzellen ist. Um Übelkeit und Erbrechen sowie allergische Reaktionen zu vermeiden, erfolgt eine breite antiemetische und antiallergische Prophylaxe. Das eiskalte Transplantat kann über einen Vagusreiz zur Bradykardie, in seltenen Fällen zur Asystolie führen, weshalb ein Monitoring unerlässlich ist. DMSO kann eine Pankreatitis auslösen. Daher sollte in den Folgetagen auf Bauchschmerzen und Lipasewert geachtet werden. Fast obligat ist eine mittelgradige bis schwere Mukositis (Entzündung der Mundschleimhaut), die eine parenterale Ernährung und Schmerztherapie (Opiate i. v.) erfordert. Innerhalb von 8–14 Tagen kommt es dann zu einer Regeneration der Hämatopoese und Wiederherstellung des Immunsystems.

Allogene Stammzelltransplantation

Die allogene SCT wird in der Therapie von Leukämien (AML, ALL, CML), von Lymphomen (NHL wie CLL, DLCL etc.), des multiplen Myeloms, der aplastischen Anämie etc. eingesetzt.

Patienten- und Spenderauswahl
Die allogene SCT sollte nur bei **Patienten** ≤ 65 Jahre durchgeführt werden, da die Morbidität und Mortalität bei älteren Patienten aufgrund der hohen Toxizität deutlich erhöht ist. Bei fehlenden Begleiterkrankungen und guter körperlicher Verfassung ist ein höheres Alter kein Ausschlusskriterium.
Die **Spender** der ersten Wahl sind HLA-kompatible (HLA-A, -B, -C, -DR und -DQ) Geschwister (Wahrscheinlichkeit für HLA-Kompatibilität unter Geschwistern 25 %). Ein passender unverwandter HLA-kompatibler Spender aus dem weltweit zehn Millionen Freiwillige umfassenden Spenderregister findet sich in ca. 50 %. Eine Blutgruppeninkompatibilität sollte vermieden werden, ist aber kein Ausschlusskriterium.

Stammzellgewinnung und -präparation
Es ist bisher ungeklärt, bei welcher Indikation welche Stammzellquelle (Knochenmark vs. peripheres Blut) verwendet werden sollte (Ausnahme: bei schwerer aplastischer Anämie zeigen sich bessere Ergebnisse bei KMT). Auch bei der allogenen SCT werden aus oben genannten Gründen zunehmend aus dem peripheren Blut gewonnene Stammzellen eingesetzt. Ein Nachteil der allogenen PBSCT im Gegensatz zur allogenen KMT ist jedoch das häufigere Auftreten von chronischen GvHD (s. S. 120/121). In Allgemeinnarkose wird der Beckenkamm des Spenders beidseits ventral und dorsal so oft punktiert, bis insg. 1000–1500 ml Knochenmark entnommen wurden. Aus jeder Punktionsstelle dürfen jeweils nur 1–2 ml entnommen werden, um eine Kontamination mit peripherem Blut zu verhindern. Nach Versetzung mit Heparin erfolgt eine Filtration, um Fettpartikel und Knochensplitter zu entfernen. Es müssen mind. 2×10^8 mononukleäre Zellen/kg KG des Empfängers gewonnen werden.

> Bei Blutgruppeninkompatibilität im ABO-System müssen aus dem Präparat die Erythrozyten (Major-Inkompatibilität) bzw. das Plasma (Minor-Inkompatibilität) entfernt werden.

Konditionierungstherapie
Sie setzt sich aus komplexen Chemotherapieschemata zusammen. Einsatz finden Substanzen wie Fludarabin, Cyclophosphamid und Busulfan, meist in Kombination mit niedrig dosierter TBI. Ziel ist eine Suppression von Knochenmark und Immunsystem.

Stammzelltransfusion
Gewinnung und Transplantation der Stammzellen erfolgen wenn möglich innerhalb von 48–72 h vor SCT, da diese so lange bei 4 °C lagerbar sind. Die Transfusion selbst verläuft in der Regel nebenwirkungsarm. Bis zur hämatopoetischen Regeneration vergehen 2–4 Wochen. In dieser Phase ist eine intensive supportive Prophylaxe bzw. Therapie von Infekten notwendig.

> Etwa 60 Tage nach allogener SCT zeigt der Empfänger die Blutgruppe des Spenders.

Immunsuppressive Therapie
Eine Immunsuppression wird im Rahmen der Konditionierungstherapie und als Prophylaxe/Therapie einer Graft versus host disease (GvHD) unternommen. Eingesetzt werden Substanzen wie Ciclosporin A, Mycophenolat-Mofetil (MMF), Methotrexat, Kortison u. v. a. (s. S. 120/121). Da sich eine immunologische Toleranz entwickelt, kann – anders als bei Organtransplantierten – die immunsuppressive Therapie bei Abwesenheit von GvHD nach ca. 6 Monaten ausgeschlichen werden.

Zusammenfassung
- **PBSCT versus KMT:** weniger traumatische Stammzellgewinnung und schnelleres Engraftment bei PBSCT, aber mehr chronische GvHD bei allogener PBSCT.
- **Autologe SCT (meist PBSCT):** Induktionstherapie (konventionelle, tumorspezifische Chemotherapie zur Tumorreduktion), Stammzellmobilisierung (mit G-CSF), -gewinnung (per Leukapherese) und -präparation (tiefgefroren in DMSO). Hochdosis-Chemotherapie mit Myeloablation. Stammzellretransfusion.
- **Allogene SCT (PBSCT oder KMT):** Patienten- (≤ 65 Jahre) und Spenderauswahl (am besten HLA-kompatibles Geschwister). Konditionierungstherapie zur Myelo- und Immunsuppression. Stammzellgewinnung und -präparation (ggf. Erythrozyten- oder Plasmadepletion bei ABO-Inkompatibilität). Stammzelltransfusion. Intensive supportive und immunsuppressive Therapie.

Stammzelltransplantation (SCT) II

Allogene Stammzelltransplantation (Fortsetzung)

Haploidentische Stammzelltransplantation

Im Gegensatz zur HLA-identischen SCT sind bei haploidentischer SCT Spender und Empfänger nur in einem Haplotyp identisch. Da ein massiv erhöhtes Risiko für eine Abstoßung vorliegt, wird diese Konstellation nur akzeptiert, wenn kein passender, HLA-identischer Fremdspender gefunden wurde. Die Auswirkungen der HLA-Unterschiede können durch die Transfusion einer hohen Anzahl von Stammzellen und durch die gleichzeitige T-Zell-Depletion (Entfernung der T-Zellen aus dem Transplantat) ausgeglichen werden.

Nicht-myeloablative Stammzelltransplantation

Man vermutet, dass die Spenderlymphozyten bzw. -immunzellen einen eigenständigen antileukämischen Effekt besitzen **(Graft-versus-Leukämie-Effekt, GvL)**. Daraus entwickelte sich die nicht-myeloablative Stammzelltransplantation, bei der die Konditionierungstherapie zugunsten der Organtoxizität stark reduziert ist und die antileukämische Wirksamkeit fast vollständig durch den GvL-Effekt der Spenderlymphozyten erreicht wird. Nach der eigentlichen Transplantation können im Verlauf weitere Spenderlymphozyten verabreicht werden.

Transplantation von Nabelschnurblut

Fehlt ein passender Spender, ist die Transplantation von Nabelschnur- oder Plazentablut möglich. Da die gewonnene Blut- und folglich Stammzellmenge gering ist, werden Präparate von mehreren Spendern gepoolt. Vorteile sind, dass ein geringeres GvHD-Risiko bei gleich bleibendem GvL-Effekt besteht und dass mehr HLA-Mismatches als bei Stammzellen erwachsener Spender akzeptiert werden können. Nachteil ist die bisher noch geringe Verfügbarkeit.

Komplikationen der allogenen SCT

Graft versus host disease (GvHD)

Das hohe Komplikationsrisiko bei der allogenen Stammzelltransplantation ist größtenteils auf die immunologische Inkompatibilität von Spender und Empfänger zurückzuführen, die trotz Abgleich der humanen Leukozytenantigene („HLA-Matching") in Form einer GvHD auftreten kann. Verantwortlich für die GvHD sind die T-Lymphozyten des Spenders, die sich mit den Organgeweben des Empfängers immunologisch auseinandersetzen. Ohne GvHD-Prophylaxe würde sich bei so gut wie jeder allogenen SCT eine GvHD entwickeln. Man unterscheidet eine **akute** (< 100 Tage nach Transplantation) von einer **chronischen** (> 100 Tage nach Transplantation) GvHD, die sich in der Regel aus der akuten GvHD entwickelt. Betroffene Organe sind die **Haut** (Erythem, meist beginnend an Dekolleté und Stamm, in schweren Fällen am gesamten Integument mit Hand- und Fußsohlen; ■ Abb. 2), der **Gastrointestinaltrakt** (wässrige, dunkelgrüne Diarrhöen) und die **Leber** (Transaminasenanstieg, eingeschränkte Synthesefunktion). Eine Einteilung erfolgt jeweils in **Grad I bis IV**. Grundsätzlich können auch andere Organe wie Lunge oder Herz betroffen sein. Die einzige als wirksam erwiesene Therapie der GvHD stellen Kortikosteroide in hoher Dosierung dar (2–4 mg/kg KG). Für alle anderen Substanzen, die bei Steroid-Refraktärität eingesetzt werden, wurde in bisherigen Studien keine eindeutige Wirksamkeit bewiesen. Eingesetzte Substanzen zur GvHD-Prophylaxe und -Therapie sind neben Kortison Ciclosporin A, MMF (Mycophenolat-Mofetil), Methotrexat, poly- und monoklonale Antikörper wie Antithymozytenglobulin (ATG) und OKT3. Ggf. werden die T-Zellen aus dem Stammzellpräparat des Spenders entfernt (T-Zell-Depletion).

Infektionen

Trotz Vorsichtsmaßnahmen wie Unterbringung in Einzelzimmern mit vorgeschalteten Schleusen, Einsatz spezieller Wasserfilter und prophylaktischer antiinfektiöser Medikation gehören Infektionen fast obligat zur SCT. Während innerhalb von 30 Tagen nach allogener SCT, meist noch in der Phase der Neutropenie, v. a. **bakterielle und mykotische Infektionen** auftreten, bereiten virale Infektionen zu einem späteren Zeitpunkt Probleme. Da viele Bakterien und Pilze aus dem eigenen Organismus, z. B. dem Gastrointestinaltrakt, eingeschwemmt werden, werden eine selektive Darmdekontamination mit nicht-resorbierbaren Antibiotika und eine orale antimykotische Prophylaxe durchgeführt. Tritt im Verlauf dennoch Fieber oder ein anderer Infektionsverdacht auf, muss nach Gewinnung von Blut-, Sputum-, Urin- und Stuhlkulturen und ggf. Abstrichen von suspekten Stellen sofort mit einer breiten kalkulierten antibiotischen Therapie begonnen werden. Nach erwartetem Keimspektrum sollten grampositive (bei liegendem Fremdmaterial, z. B. ZVK) und gramnegative Bakterien abgedeckt sein (1. Wahl: Breitspektrum-Penicillin i. v.). Spricht die antibakterielle Therapie nicht an, muss die antiinfektiöse Therapie umgestellt oder um ein Antimykotikum (Azole, Caspofungin, Amphotericin B) erweitert werden. Die häufigsten invasiven Mykosen stellen Aspergillosen (Lunge, Leber, Milz) dar.

Virale Infekte durch CMV (Pneumonie), Varicella Zoster, Parvovirus B19 (Hautexanthem), BK-Virus (schwere hämorrhagische Zystitis), JC-Virus (PML = progressive multifokale Leukenzephalopathie) entstehen in Abhängigkeit des Erregers zu einem späteren Zeitpunkt (frühestens ein Monat nach SCT). Eine Ausnahme stellt HSV dar, das ziemlich früh und bereits während der Hochdosis-Chemotherapie reaktiviert werden kann. Aus diesem Grund erhalten viele Patienten bereits vor SCT prophylaktisch Aciclovir. Gefährlich ist die CMV-Reaktivierung/Neuinfektion, die eine interstitielle

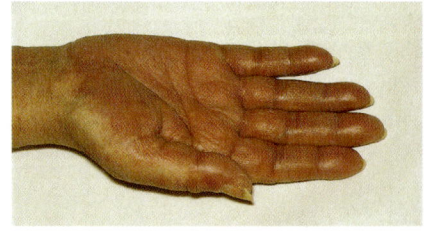

■ Abb. 2: Erythematöser Hautausschlag der Handfläche bei akuter GvHD nach allogener Stammzelltransplantation. [8]

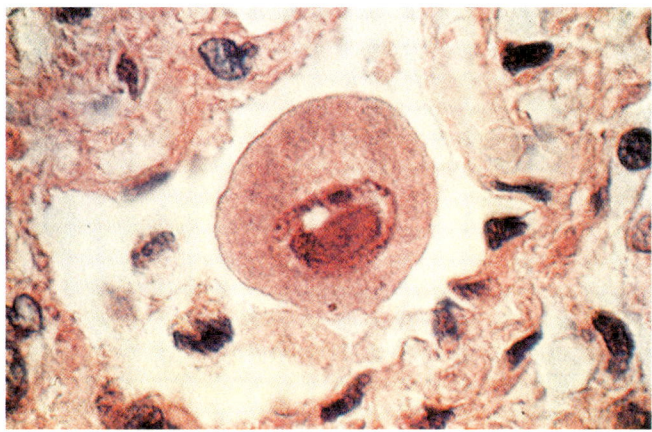

Abb. 3: Eulenaugenzellen mit großen intranukleären Einschlusskörperchen bei CMV-Infektion. [21b]

Pneumonie mit hoher Letalität verursachen kann (Abb. 3). Bei Serokonversion muss sofort mit Ganciclovir behandelt werden. Die prophylaktische Gabe von Ganciclovir ist bei starker Immunsuppression und ungünstiger serologischer CMV-Konstellation (Empfänger und/oder Spender CMV-seropositiv) indiziert. Varicella-Zoster-Infektionen treten erst später und meist nach Absetzen der Aciclovir-Prophylaxe auf (etwa 4–5 Monate nach SCT). Pneumocystis jirovecii kann wie CMV eine Pneumonie mit hoher Letalität hervorrufen. Daher erhalten die Patienten prophylaktisch Co-trimoxazol (Abb. 4).

Weitere Komplikationen der allogenen SCT

Zu einem **Transplantatversagen** kommt es in < 1 % der Fälle. Dabei bleibt die Regeneration der Hämatopoese aus und das Blutbild zeigt weiterhin eine Panzytopenie. Ursachen hierfür können sein:
1. Es wurden zu wenige Stammzellen transplantiert.
2. Die Spenderstammzellen wurden abgestoßen (Host versus graft disease, HvGD).
3. Es liegt eine Virusinfektion des Knochenmarks vor.
4. Durch verabreichte Medikamente wurde das Knochenmark irreversibel geschädigt.

Als spätere Komplikationen treten neben Rezidiven **Zweitmalignome** auf. Dabei sind v. a. Posttransplantationslymphome (PTLD), akute Leukämien und myelodysplastische Syndrome zu nennen. Die meisten PTLD entstehen im ersten Jahr nach SCT, während die Inzidenz von Leukämien und MDS nach ca. 10–15 Jahren steigt. Risikofaktoren stellen neben der starken und langen Immunsuppression auch vorangegangene Chemo- und Radiotherapie sowie onkogene Viren dar (EBV-Infektion beim PTLD).
Bei der SCT werden u. a. durch Chemotherapie/Strahlentherapie (TBI) die Gonaden geschädigt. Dies führt zum Hypo-/Agonadismus und zur sexuellen Dysfunktion und **Infertilität**. Bei nicht abgeschlossener Familienplanung muss die Kryokonservierung von Oozyten bzw. Spermien angeboten werden. Die häufigsten Todesursachen sind Infektionen, ein Rezidiv, eine chronische GvHD und Zweitmalignome.

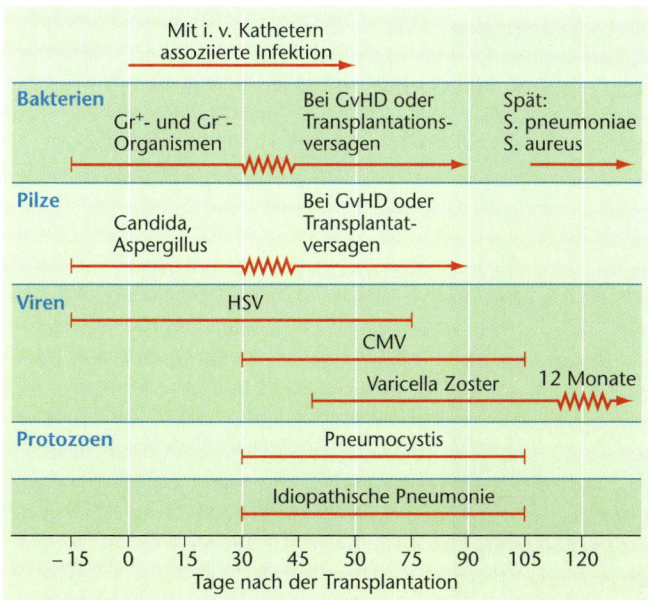

Abb. 4: Zeitlicher Rahmen für die Entstehung verschiedener Infektionen nach allogener Stammzelltransplantation. [2]

Zusammenfassung

Weitere Formen der allogenen SCT: haploidente SCT, nicht-myeloablative SCT (Wirksamkeit durch GvL-Effekt von Spender-Lymphozyten), Transplantation von Nabelschnurblut.

Komplikationen der allogenen SCT

- **Graft versus host disease (GvHD):** Immunreaktion der Spender-T-Lymphozyten gegen Empfängergewebe. Kann bei jeder allogenen SCT bei HLA-Inkompatibilität und sogar bei HLA-Kompatibilität vorkommen. Deshalb GvHD-Prophylaxe. Unterscheidung in akute (< 100 Tage nach Transplantation) und chronische (> 100 Tage nach Transplantation) GvHD. Klinische Manifestation an Haut, GI-Trakt und Leber. **Th** der akuten GvHD sind Kortikoide, **Th** der chronischen GvHD oft erfolglos.

- **Infektionen:** Früh: grampositive und gramnegative Bakterien, Candida, Aspergillus, HSV. Spät: VZV, CMV, Pneumocystis jirovecii. Prophylaxe bzw. Therapie mit Antibiotika, Antimykotika (Azole, Amphotericin B, Caspofungin), Virostatika (Aciclovir, Ganciclovir) und Co-trimoxazol.

- **Weitere:** Transplantatversagen, Zweitmalignome u. a. PTLD, Infertilität.

Der immunsupprimierte Patient

Hämatologische Neoplasien wie Leukämien oder Lymphome sind häufig mit einer Immunschwäche bzw. -suppression verbunden. Aufgrund der Krankheit oder iatrogen nach einer Chemotherapie, einer autologen oder allogenen Stammzelltransplantation kommt es zur zellulären und ggf. humoralen Immunschwäche mit Infektneigung. Auch nicht-maligne Zustände wie eine HIV-Infektion oder Asplenie nach Splenektomie bringen eine Abwehrschwäche mit sich. Die erhöhte Infektanfälligkeit hat verschiedene Ursachen:

▶ **Neutropenie oder Neutropathie** (gestörte Funktion der neutrophilen Granulozyten) sind die häufigsten Ursachen für v. a. bakterielle Infektionen bei hämatologischen Neoplasien, soliden Tumoren und nach Chemotherapie. Das Infektionsrisiko steigt ab einer Neutrophilenzahl < 500/µl und ist ab < 100/µl massiv erhöht.
▶ **Lymphopenie oder Lymphopathie** sind die häufigsten Ursachen für virale Infektionen bei lange anhaltender Immunsuppression wie bei HIV-Infektion oder nach allogener Stammzelltransplantation.
▶ **Verminderte Anzahl oder Defekte von Immunglobulinen** sind die häufigsten Ursachen für chronische Infektionen bei Lymphomen und beim multiplen Myelom.
▶ **Gestörte Mukosabarriere (z. B. Mukositis des GI-Trakts nach Chemotherapie)**
▶ **Splenektomie** (s. dort).

Komplikationen

Bakterielle Infektionen

Sehr anfällig für bakterielle Infektionen sind neutropenische Patienten, bei denen es durch die Abwehrschwäche zur Ausbreitung der physiologischen Standortbakterienflora in die Blutzirkulation kommt. Grampositive Kokken wie Staphylococcus aureus oder epidermidis (Hautflora) verursachen über die Hälfte aller Bakteriämien. Sie besiedeln u. a. in situ liegende Fremdmaterialien wie ZVK und Portsysteme, auf deren Oberflächen ein schmieriger Bakterienfilm entsteht und die Bakteriämie nährt. Die Infektion kann oft erst nach Entfernen des Fremdmaterials eingedämmt werden. Gramnegative Erreger wie E. coli, Klebsiellen, Pseudomonas aeruginosa oder Proteus, die normalerweise den Darm besiedeln, können bei Mukositis die Schleimhautbarriere leicht durchdringen und eine gramnegative Sepsis verursachen, die innerhalb weniger Stunden zum Multiorganversagen führt. Infolge einer antibiotischen Therapie entwickeln viele Patienten eine Clostridium-difficile-positive Enterokolitis. Falls im Stuhl Clostridium-difficile-Toxin nachgewiesen wird, ist eine antibiotische Therapie (Vancomycin oder Metronidazol p. o.) durchzuführen, bis drei Stuhlkulturen negativ waren. Aufgrund des ausgedehnten Antibiotikaeinsatzes breiten sich zunehmend Methicillin-resistente Staphylococcus aureus (MRSA, i. d. R. empfindlich auf Vancomycin), Vancomycin-resistente Enterokokken (VRE, meist Enterococcus faecium, i. d. R. empfindlich auf Linezolid) oder gramnegative Keime wie E. coli mit besonderer Antibiotika-Resistenz (ESBL, *engl.* extended spectrum β-lactamase) aus.

Pilzinfektionen

Die häufigste Pilzinfektion bei immunsupprimierten Patienten ist der **Soor** durch Candida albicans. Bei Gesunden bildet der Pilz einen Teil der Standortflora in Mundhöhle, Darm und kolonisierten Hautregionen. Bei Immunsupprimierten überwuchert er aber häufig die Schleimhäute von Oropharynx und Ösophagus, wo er weißliche Beläge ausbildet (Abstrich machen!). Seltener kommt es zur invasiven, disseminierten Erkrankung mit Pilzherden in Lunge, Leber, Nieren oder Augen (exsudative Retinopathie).
Die häufigste invasive Pilzinfektion ist die **Aspergillose.** Durch Inhalation von Aspergillussporen ist meist der Respirationstrakt zuerst betroffen (Aspergilluspneumonie). Bei inadäquater Therapie oder anhaltender Immunsuppression können Leber, Milz, Nasennebenhöhlen und das ZNS befallen werden. Um eine invasive Pilzinfektion frühzeitig zu diagnostizieren, müssen bei immunsupprimierten Patienten regelmäßig eine HR-CT (High-resolution-Computertomografie) durchgeführt und der Titerverlauf von Candida- und Aspergillus-Antigen (Ag-Serologie) bestimmt werden. Die diagnostische Nachweisbarkeit von invasiver Candidiasis und Aspergillose ist jedoch lückenhaft, da selbst bei disseminierter Infektion Blutkulturen und Sputumanalyse nur selten positive Ergebnisse zeigen und serologische Tests eine geringe Sensitivität aufweisen. So kann eine invasive Pilzinfektion nur in Zusammenschau der klinischen, serologischen und bildgebenden Befunde beurteilt werden. Therapeutisch finden Antimykotika wie Azole (Fluconazol, Voriconazol etc.), Caspofungin und Amphotericin B Einsatz.

Virale Infektionen

Betroffen von viralen Infektionen sind v. a. Patienten mit einer zellulären Abwehrschwäche (HIV-Infektion) und Patienten mit lange anhaltender Immunsuppression wie nach allogener Stammzelltransplantation. Die meisten virusbedingten Erkrankungen entstehen durch die Reaktivierung von latenten Infektionen. Die häufigsten Erreger sind **Herpesviren** (Herpes simplex = HSV, Varicella Zoster = VZV) und **Zytomegalieviren** (CMV). Die Klinik reicht von relativ harmlosen Ulzerationen oder Bläschen an Mundschleimhaut (HSV) oder Haut (Varicella zoster, ▮ Abb. 1) bis zur bedrohlichen HSV-/VZV-Enzephalitis. Eine CMV-Pneumonie verläuft oft tödlich. Diagnostisch werden quantitativ Virus-PCR in EDTA-Blut, Liquor und anderen Körperflüssigkeiten und ggf. Virus-Antigen (z. B. pp65-Antigen bei mit CMV infizierten Lymphozyten) bestimmt. Einsatz finden Virostatika wie Aciclovir und Valaciclovir bei HSV- und VZV-Infektionen (bei Resistenzen Foscarnet), Ganciclovir bei CMV-Reaktivierung oder -Infektion, Cidofovir bei CMV- oder EBV-Infektion.

Pneumocystis jiroveci

Eine opportunistische Infektion mit dem Schlauchpilz Pneumocystis jiroveci (früher: carinii) kann bei immunsupprimierten Patienten eine lebensbedrohliche atypische (interstitielle) Pneumocystis-Pneumonie (PCP) verursachen. Gehäuft treten diese Pneumonien bei starker und lange anhaltender Immunsuppression durch hochdosierte Chemotherapie-Schemata, nach allogener Stammzelltransplantation oder bei fortgeschrittener HIV-Infektion auf. Der Nachweis erfolgt mikroskopisch aus Sputum, broncho-

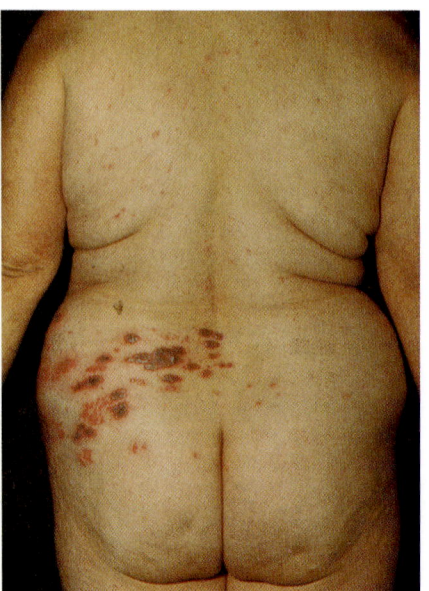

▮ Abb. 1: Herpes zoster mit beginnender Generalisation. [16b]

alveolärer Lavageflüssigkeit oder Lungenbiopsat. Eine Therapie muss bereits bei hochgradigem Verdacht auch ohne Sicherung der Diagnose eingeleitet werden, da der Therapieerfolg stark vom Zeitpunkt des Therapiebeginns abhängt. Therapie der ersten Wahl ist Trimethoprim und Sulfamethoxazol (Cotrim®). In der Regel erhalten stark immunsupprimierte Patienten eine PCP-Prophylaxe mit Cotrim® in niedriger Dosierung.

> Wichtig ist bei Immunsupprimierten immer das „Darandenken", um frühzeitig mit einer Behandlung beginnen zu können.

Febrile Neutropenie

Tritt bei einem immunsupprimierten Patienten mit einer Neutropenie von < 500/μl Fieber (≥ 38 °C) auf, muss auch ohne infektiösen Fokus mit einer **kalkulierten antibiotischen Therapie** begonnen werden. Befindet sich der Patient in einer niedrigen Risikogruppe (Neutrophile 100–500/μl, erwartete Neutropeniedauer < 10 Tage), können orale Breitspektrum-Antibiotika (z. B. Amoxicillin/Clavulansäure und/oder Ciprofloxacin) eingesetzt werden. Bei Hochrisikopatienten (Neutrophile < 100/μl, erwartete Neutropeniedauer ≥ 10 Tage) muss sofort mit einem intravenösen Breitspektrum-Antibiotikum (z. B. Piperacillin/Tazobactam etc.) begonnen werden (stationäre Aufnahme unbedingt notwendig). Zur Erregersuche müssen vor Erstgabe des Antibiotikums immer Blutkulturen (zweimal aerob, zweimal anaerob; ggf. peripher und zentral bei Lage eines Portkatheters oder ZVK) und in Abhängigkeit vom Beschwerdebild ein Nasen- und Rachenabstrich, eine Urin- sowie eine Stuhlkultur abgenommen werden. Zusätzlich sind nach Bedarf bildgebende Verfahren (Röntgen-Thorax, Abdomen-Sonographie) einzusetzen. Bei anhaltendem Fieber (≥ 72 h) wird erneut eine Erregersuche durchgeführt und auf eine andere Antibiotikakombination (z. B. Meropenem und Vancomycin) umgestellt. Ein Erregernachweis gelingt nur bei etwa der Hälfte der Patienten. Sollte nach weiteren 72 h weiterhin Fieber bestehen, so wird eine antimykotische Therapie (z. B. Amphotericin B oder Caspofungin) begonnen.

> **Kalkulierte/empirische antibiotische Therapie**
> Es werden Antibiotika in Abhängigkeit vom erwarteten Erregerspektrum verwendet. Man beginnt die Therapie ohne vorliegenden Erregernachweis sofort nach Abnahme der Kulturen (Blutkultur, Sputum, Urin, Sekret etc.). Breitspektrumantibiotika gegen grampositive und gramnegative Bakterien sind z. B. Amoxicillin/Clavulansäure (Augmentan®) und Ciprofloxacin. Nach Erhalt der bakteriologischen Befunde wird bei passenden, testgerechten Antibiotika die Therapie fortgesetzt und bei Vorliegen eines nicht abgedeckten Erregerspektrums entsprechend der Resistenztestung die Therapie umgestellt.

Prophylaxe

Bei Patienten mit Neutropenie werden präventive, u. a. hygienische Maßnahmen empfohlen, um Infektionen zu vermeiden. Hierzu zählen regelmäßige Körperpflege, Meiden von großen Menschenansammlungen (z. B. U-Bahn), kein Verzehr von rohen tierischen Nahrungsmitteln, ungeschältem Obst und Gemüse, Vermeiden von Topfpflanzen in Erde (Pilzsporen!) usw. Das medizinische Personal muss strenge Hygienevorschriften wie Händedesinfektion etc. einhalten, um die Infektionsübertragung von Patient zu Patient zu verhindern. Außerdem sollten invasive Untersuchungen wie digital rektale Untersuchung oder endoskopische Verfahren (Gastroskopie, Koloskopie) in der Phase der Neutropenie äußerst zurückhaltend durchgeführt werden, da kleine Schleimhautverletzungen eine Keiminvasion begünstigen. Da viele Infektionen endogen entstehen, kann bei Hochdosis-Chemotherapien zur Primärprophylaxe eine „selektive Darmdekontamination" mit oralen Antibiotika (z. B. Colistin, Bactrim, Neomycin) durchgeführt werden. So wird das Risiko für Pneumonien durch Kolonisierung des Oropharynx durch patienteneigene Darmkeime signifikant gesenkt. Diese Prophylaxe birgt allerdings ein hohes Risiko für die Entwicklung resistenter Darmbakterien. Co-trimoxazol wird prophylaktisch gegen Pneumocystis jiroveci und Aciclovir gegen Herpesinfektionen verabreicht.

> **Zusammenfassung**
> Immunsuppression durch Neutropenie bzw. Neutropathie, Lymphopenie bzw. Lymphopathie, Hypoimmunglobulinämie, gestörte Mukosabarriere u. Splenektomie.
> - **Bakterielle Infektionen:** grampositive Kokken der Haut, gramnegative Erreger aus Darmflora.
> - **Pilzinfektionen:** Candida (Infektionen des Oropharynx und Ösophagus) und Aspergillus (Pneumonien), evtl. Disseminierung; **Th:** Azole, Caspofungin, Amphotericin B.
> - **Virale Infektionen:** Herpesviren und CMV → Herpesbläschen an der Mundschleimhaut, Zoster, CMV-Pneumonie; **Th:** Aciclovir (Herpesviren, VZV), Ganciclovir (CMV).
> - **Pneumocystis-jiroveci-Pneumonie** → Cotrim®.
> - **Febrile Neutropenie:** Kulturen abnehmen, Bildgebung, kalkulierte antibiotische Therapie.
> - **Prophylaxe:** Hygiene, selektive Darmdekontamination, Aciclovir, Cotrim®.

Schwangerschaft

Physiologische hämatologische Veränderungen in der Schwangerschaft

Während einer Schwangerschaft kommt es physiologischerweise zu einigen hämatologischen Veränderungen (Abb. 1). Für den Arzt ist es wichtig, die veränderten Normbereiche bei schwangeren Frauen zu kennen, um nicht fälschlicherweise weitere diagnostische oder therapeutische Schritte einzuleiten. Ab der 6. SSW steigt das Plasmavolumen und ab der 8. SSW die Erythrozytenzahl an. In der 24. SSW liegt das Plasmavolumen bis zu 40 % und die Erythrozytenzahl um ca. 15–25 % höher als bei Nichtschwangeren. Aus diesem überproportionalen Anstieg des Plasmavolumens im Vergleich zur Erythrozytenzahl ergibt sich eine **Verdünnungsanämie.** Hämoglobin- und Hämatokritwert fallen somit ab der 6.–8. SSW ab und erreichen um die 24. SSW ihren niedrigsten Punkt. Häufig tritt parallel aufgrund des gesteigerten Verbrauchs ein **Eisenmangel** auf. Unterschreitet der Hämoglobinwert jedoch 10 g/dl, so weist dies auf eine andere Ursache der Anämie hin (s. u.).

Des Weiteren steigt während der Schwangerschaft die Konzentration von **Fibrinogen** und der **Gerinnungsfaktoren,** v. a. der Faktoren VII, VIII und X. Es resultiert eine Hyperkoagulabilität, die einerseits lebensbedrohliche Blutungen bei der Geburt verhindern soll, aber gleichzeitig ein erhöhtes Thromboserisiko darstellt. Die Thrombozytenzahl fällt bei ca. 75 % aller Schwangeren aus unbekannter Ursache um ca. 10 % ab. Dieser Zustand wird als **„nicht-signifikante Thrombozytopenie in der Schwangerschaft"** bezeichnet. Die Thrombozytenzahl fällt jedoch selten unter 150 000/µl und sollte innerhalb von 6 Wochen nach der Entbindung wieder Normwerte erreicht haben. Das mittlere Thrombozytenvolumen (MPV) nimmt am Ende der Schwangerschaft zu. Diese physiologischerweise entstehenden Blutbildveränderungen, die in der Regel keine Beschwerden verursachen, bedürfen einer fachgerechten Bewertung. Es besteht keine Therapieindikation.

Anämie in der Schwangerschaft

Hämoglobinwerte < 10 g/dl fallen nicht mehr unter die physiologisch auftretende Verdünnungsanämie und müssen abgeklärt werden. Die häufigste Ursache für eine schwangerschaftsinduzierte Anämie ist der Eisenmangel. Man muss davon ausgehen, dass aufgrund der gesteigerten Erythropoese während der Schwangerschaft trotz ausgewogener Ernährung der Bedarf an Eisen auf mindestens das Doppelte steigt. Bei Eisenmangel kann während einer Schwangerschaft die Eisenresorption über den Darm um 20–30 % gesteigert werden (im Gegensatz dazu nur um 10 % bei Nicht-Schwangeren). Die Eisenmangelanämie wird v. a. gegen Ende der Schwangerschaft nach Aufbrauchen der Eisenspeicher und v. a. bei Frauen beobachtet, bei denen bereits vor der Schwangerschaft z. B. durch starke Menstruationsblutungen ein latenter Eisenmangel vorlag. Ähnlich verhält es sich mit dem Folsäuremangel und der megaloblastären Anämie, die in der Regel erst im dritten Trimenon oder nach der Geburt auftritt. Zur Prophylaxe wird eine eisenhaltige Kost (z. B. Fleisch) oder eine Eisensubstitution (z. B. 200 mg Eisensulfat tgl.) empfohlen. Im Gegensatz dazu reicht eine Folsäuresubstitution über die Nahrung meist nicht aus. Da ein Folsäuremangel nicht nur zur Anämie, sondern auch zum Neuralrohrdefekt beim Fetus führen kann, sollte jede Frau mit Kinderwunsch und jede Schwangere (v. a. in den ersten 12 SSW) prophylaktisch Folsäure in Tablettenform (400 µg tgl.) einnehmen. Allerdings sollte eine übermäßige Folsäuresubstitution vermieden werden, um nicht eine perniziöse Anämie

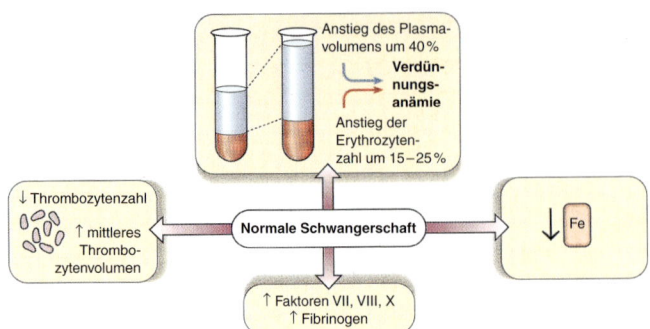

Abb. 1: Allgemeine hämatologische Veränderungen in der Schwangerschaft. [8]

zu maskieren, die ebenso aufgrund eines Vitamin-B_{12}-Mangels während der Schwangerschaft auftreten kann. Unabhängig von der Schwangerschaft können andere Ursachen für Anämien vorliegen, die nur durch konsequente differentialdiagnostische Überlegungen aufgedeckt werden.

Thrombozytopenie in der Schwangerschaft

Bei ca. 10 % der Schwangeren tritt während des dritten Trimenons ein leichter, jedoch signifikanter Thrombozytenabfall (> 10 %) auf, der Werte < 150 000/µl erreichen kann. Wenn die Thrombozytenzahl nach der Geburt wieder ansteigt und beim Neugeborenen keine Thrombozytopenie nachweisbar ist, spricht man von einer „physiologischen" schwangerschaftsbedingten Thrombozytopenie, der Gestations-Thrombozytopenie (häufigste Ursache einer Thrombozytopenie während der Schwangerschaft). Sie stellt eine Ausschlussdiagnose dar und bedarf keiner Therapie. In ca. 20 % der Fälle ist die Thrombozytopenie jedoch mit einer hypertensiven Erkrankung (Präeklampsie, HELLP-Syndrom) vergesellschaftet, in ca. 5 % auf eine idiopathische-thrombozytopenische Purpura (ITP) zurückzuführen. Eine Thrombozytopenie sollte abgeklärt werden, wenn sie bereits vor der Schwangerschaft bestanden hat, wenn sie während des ersten oder zweiten Trimenons auftritt, wenn die Thrombozytenzahl im dritten Trimenon unter 75 000/µl abfällt oder wenn die Thrombozytopenie mit Schwangerschaftskomplikationen einhergeht.

Thrombozytopenie bei hypertensiven Erkrankungen während der Schwangerschaft

Die Thrombozytopenie (selten < 40 000/µl) bei hypertensiven Erkrankungen während der Schwangerschaft kann unterschiedlich stark ausgeprägt sein. Bei ausgeprägter Präeklampsie mit Thrombozytopenie muss eine sofortige Entbindung eingeleitet werden, um das Leben der Mutter zu retten. Nach der Entbindung fällt die Thrombozytenzahl noch weiter ab, erholt sich danach aber schnell. Das HELLP-Syndrom (*engl.* hemolysis, elevated liver enzymes, low platelets) ist definiert als eine Trias aus pathologischen Laborparametern und kann aus einer schweren Präeklampsie entstehen, die mit einer Verbrauchskoagulopathie einhergeht. Hier muss ebenso eine sofortige Entbindung eingeleitet werden. Der Unterschied zur Thrombozytopenie bei ITP liegt darin, dass bei hypertensiven Erkrankungen nur bei der Mutter niedrige Thrombozytenzahlen auftreten, nicht jedoch beim Fetus.

Immunthrombozytopenie (ITP) während der Schwangerschaft

Eine ITP mit schwerer Thrombozytopenie kann eine gefährliche Bedrohung für Mutter und Kind darstellen, da die gegen die Thrombozyten gerichteten IgG-Antikörper der Mutter die Plazenta frei passieren und die fetalen Thrombozyten zerstören können (Unterschied zur Thrombozytopenie bei hypertensiven Erkrankungen). Bei einer Thrombozytenzahl > 50 000/μl besteht kein Therapiebedarf, bei einer Thrombozytenzahl < 30 000/μl oder aktiven Blutungen ist zunächst die Gabe von Kortikosteroiden oder Immunglobulinen erforderlich. Da die Feten nur selten erkranken, ist eine vorzeitige Entbindung in der Regel nicht indiziert. Während der Entbindung sollten der Kreißenden mit sehr niedrigen Thrombozytenzahlen Thrombozytenkonzentrate transfundiert werden. Etwa 5–10 % der Neugeborenen von Müttern mit ITP kommen mit einer Thrombozytopenie zur Welt. Glücklicherweise besteht nur bei 2–3 % der Neugeborenen eine schwere Thrombozytopenie (< 20 000/μl). In diesen Fällen müssen die Neugeborenen Kortikosteroide und/oder Immunglobuline erhalten.

Koagulopathien in der Schwangerschaft

Da in der Schwangerschaft eine Hyperkoagulabilität besteht, ist das Risiko für thromboembolische Ereignisse während der Schwangerschaft um den Faktor 2 und während des Wochenbetts um den Faktor 5 erhöht sowie für eine DIC (▌Abb. 2) erhöht. Eine der häufigsten Todesursachen von Schwangeren stellt die Lungenembolie dar. Es weisen jedoch ca. 70 % aller Frauen, die während der Schwangerschaft oder kurz nach der Entbindung eine venöse Thromboembolie entwickeln, ein entsprechendes Risikoprofil auf. Dazu zählen fortgeschrittenes Alter, Adipositas, frühere thromboembolische Ereignisse, familiäre Belastung für Thrombophilie und Kaiserschnitt. Eine Thrombophilie erhöht u. a. das Risiko für Fehlgeburten im zweiten Trimenon, Präeklampsie sowie eine Plazentaablösung. Sollte eine Antikoagulanzientherapie z. B. mit Heparin während der Schwangerschaft indiziert sein, muss diese streng kontrolliert werden.

Heparin

Weder fraktioniertes noch niedermolekulares Heparin passiert die Plazenta. Heparin trägt daher kein erhöhtes Risiko für fetale Blutungen und ist auch nicht teratogen. Allerdings wurde bei Schwangeren unter einer länger andauernden Heparintherapie häufiger eine Osteoporose festgestellt, weshalb in diesen Fällen Kalzium substituiert werden sollte. Außerdem tragen Schwangere unter der Therapie v. a. mit fraktioniertem Heparin ein erhöhtes Risiko für eine heparininduzierte Thrombozytopenie (HIT, s. S. 92/93) im Vergleich zu Nichtschwangeren. (Niedrigmolekulares) Heparin ist daher das Medikament der Wahl während der Schwangerschaft.

Kumarine

Kumarine passieren die Plazenta. Sie können aber dennoch bis zum Ende der 6. SSW post conceptionem problemlos gegeben werden. Von der 7.–12. SSW post conceptionem ist die Kumaringabe allerdings kontraindiziert, da es in bis zu 6 % der Fälle zu einer **Marcumar®-Embryopathie** kommen kann. Ab der 13. SSW bis zur 34. SSW können die Kumarine wieder verabreicht werden. Allerdings sollten sie 6 Wochen vor dem errechneten Entbindungstermin abgesetzt werden, um maternale und fetale Blutungen bei der Entbindung zu vermeiden. Nach der Geburt erhält das Neugeborene eine Vitamin-K-Prophylaxe. Während der Stillperiode ist eine Therapie mit Kumarinen unproblematisch, da sie nicht in die Muttermilch sezerniert werden.

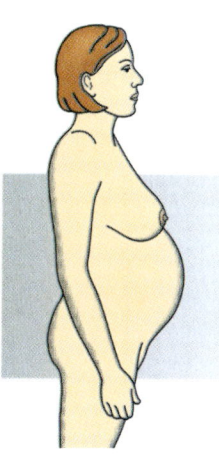

Plazentaablösung
Fruchtwasserembolie
septischer Abort oder intrauterine Infektion
verhaltener Abort
Hydatidmole
Placenta accreta
Präeklampsie und Eklampsie

▌ Abb. 2: Ursachen für eine DIC während der Schwangerschaft. [8]

Zusammenfassung

- **Physiologische hämatologische Veränderungen** während der Schwangerschaft: Verdünnungsanämie (Plasmavolumen ↑ um 40 % u. Erythrozytenzahl ↑ um 15–25 %), Eisenmangel, ↑ Gerinnungsfaktoren F VII, F VIII, F X und Fibrinogen, Thrombozytopenie (Thrombozytenzahl um 10 % ↓).
- **Anämie in der Schwangerschaft** v. a. durch Eisenmangel.
- **Thrombozytopenie in der Schwangerschaft:** physiologische Gestations-Thrombozytopenie, pathologisch bei Präeklampsie, HELLP-Syndrom und ITP.
- **Koagulopathien in der Schwangerschaft** durch fortgeschrittenes Alter, Adipositas, frühere thromboembolische Ereignisse, familiäre Belastung für Thrombophilie, Kaiserschnitt → Heparin (Medikament der Wahl in Schwangerschaft), Marcumar®.

Hämatologie in der Pädiatrie

Normales Blutbild des Kindes

Bei Neugeborenen liegen der Hämoglobinwert bei 15–24 g/dl, das MCV bei 98–119 fl und die Retikulozytenzahl bei 20–60‰. Es besteht sozusagen eine physiologische Polyglobulie mit erhöhter Blutviskosität (Folge: Blutsenkungsgeschwindigkeit ↓). Der Hämoglobinwert sinkt dann innerhalb der ersten 8 Wochen nach Geburt auf Werte von 9–14 g/dl ab. Bis zum 12. Lebensjahr steigt er wieder bis auf das Niveau eines Erwachsenen (ca. 12–16 g/dl) an. Geschlechterspezifische Hämoglobin-Unterschiede bilden sich erst in der Pubertät hervor. Das MCV fällt nach ca. 5 Monaten und die Retikulozytenzahl innerhalb von 2 Wochen nach Geburt auf die Normwerte bei Erwachsenen ab. Bei Neugeborenen imponieren in den ersten 4–7 Lebenstagen im Blutausstrich zelluläre Vorstufen wie kernhaltige Erythrozyten, Myelozyten und Metamyelozyten (Abb. 1). Die Leukozytenzahl eines Neugeborenen beträgt 9000–34000/µl und ist, wie die Zahl der neutrophilen Granulozyten und Lymphozyten, bei Geburt und während der gesamten Kindheit höher als bei Erwachsenen. Häufig übersteigt die Lymphozytenzahl eines Säuglings physiologischerweise dessen Neutrophilenzahl. Die Thrombozytenzahl liegt bei Kindern genauso wie bei Erwachsenen mit 150000–400000/µl im Normbereich (Tab. 1). Die Werte bei Geburt variieren in Abhängigkeit vom Zeitpunkt der Abnabelung (bei später Abnabelung Hämokonzentration durch Autotransfusion von Erythrozyten und anderen Zellen aus der Plazenta).

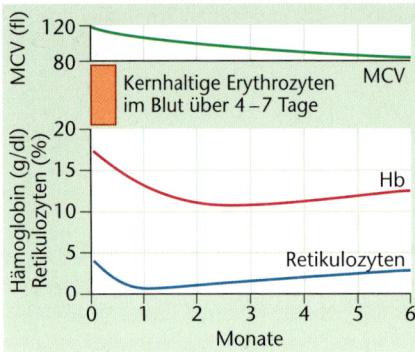

Abb. 1: Veränderung des Blutbilds eines Neugeborenen im ersten halben Lebensjahr. [2]

Hämatologische Erkrankungen des Neugeborenen

Anämie des Früh- und Neugeborenen

Bei **Frühgeborenen** fällt nach der Geburt der Hämoglobinspiegel rascher und stärker ab (bis zu 7 g/dl im Alter von 1–3 Monaten) als bei reifen Neugeborenen. Beträgt die Schwangerschaftsdauer weniger als 32 SSW, ist bei den Frühgeborenen häufig mit einer Anämie zu rechnen, die mit einer inadäquaten Adaptation (Tachykardie, Tachypnoe, Apnoephasen) assoziiert sein kann. Weitere Symptome sind Trinkschwäche und fehlende Gewichtszunahme. Die Ursache für die Anämie bei Frühgeborenen scheint neben einer verkürzten Lebenszeit der Erythrozyten und einem schnelleren Wachstum des Säuglings (→ Hämodilution) in einer mangelhaften und inadäquaten Erythropoetinsekretion zu liegen. Die Steigerung der Erythropoetinsekretion setzt beim Frühgeborenen erst ab einem Hämoglobinwert < 7–9 g/dl ein, statt bei reifen Neugeborenen ab einem Hämoglobinwert < 11 g/dl. Eine Substitution von rekombinantem Erythropoetin kann daher die Anämie lindern. Demnach bleibt der Hämoglobinwert von der Gabe von Eisen und Folsäure unbeeinflusst. Um die Hämoglobinproduktion jedoch zu unterstützen und eine konsekutive Mangelanämie nach Erythropoetingabe zu verhindern, sollten Eisen und ggf. Folsäure substituiert werden. Tritt bei **Neugeborenen** eine Anämie auf, müssen Blutungen (Nabelschnur, Plazenta, fetomaternal, zwischen Zwillingen), ein gesteigerter Erythrozytenabbau (Hämolyse, Infektion) oder eine verminderte Erythrozytenproduktion (Infektion, kongenitale Erythrozytenaplasie) ausgeschlossen werden. Besteht die Anämie bereits zum Zeitpunkt der Geburt, handelt es sich meist um eine Blutung oder eine immunologisch bedingte Hämolyse (z. B. AIHA der Mutter). Entsteht die Anämie innerhalb der ersten 24 h nach Entbindung, liegt wahrscheinlich eine nicht-immunologisch bedingte Hämolyse (z. B. Morbus haemolyticus neonatorum bei Rhesus- oder AB0-Inkompatibilität) zugrunde. Ist die Erythrozytenproduktion defekt, entwickelt sich die Anämie in der Regel erst innerhalb der ersten 3 Wochen nach Geburt.

Hämolytische Erkrankungen des Neugeborenen

Sie entstehen durch das Übertreten maternaler IgG-Antikörper durch die Plazenta in den kindlichen Kreislauf. Die IgG sind gegen fetale Erythrozytenantigene gerichtet, welche die Mutter nicht besitzt. Somit reagieren die IgG mit den fetalen Erythrozyten und führen – vermittelt durch das MMS des Kindes – zur Hämolyse. Zu den hämolytischen Erkrankungen des Neugeborenen zählen u. a. der Morbus haemolyticus neonatorum bei Rhesus- oder AB0-Inkompatibilität. Erst 1967, nach Einführung prophylaktischer Anti-D-Ig-Gaben, konnte die Inzidenz des Morbus haemolyticus neonatorum, der bis dato zu vielen Totgeburten und Todesfällen bei Neugeborenen geführt hatte, massiv gesenkt werden.

Polyzythämie des Neugeborenen

Die Polyzythämie ist beim Neugeborenen definiert als ein Hämatokrit > 70 %. Sie entsteht bei einer plazentaren Transfusion (verspätetes Abklemmen der Nabelschnur), bei intrauteriner Hypoxie, endokrinen Erkrankungen (z. B. Diabetes mellitus der Mutter) und genetischen Erkrankungen (z. B. Down-Syndrom). Klinisch können aufgrund der erhöhten Blutviskosität Herzinsuffizienz,

Alter	Leukozyten (/µl)	Hämoglobin (g/dl)	Hämatokrit (%)	MCV (fl)
1. Tag	9000–34 000	15–24		98–119
7. Tag	5000–21 000	12–15	58–62	95–110
3 Monate	6000–17 000	9,5–12,5	30–37	80–104
12 Monate		10–13,5	33–40	65–80
4 Jahre	5000–17 000	10,5–14		68–84
10 Jahre	4500–13 500	11–15	37–43	70–88

Tab. 1: Durchschnittliche Blutwerte bei Kindern in Abhängigkeit vom Alter.

Atemnot, neurologische Störungen oder Mikrozirkulationsstörungen mit Gangrän auftreten. Erst dann ist die symptomatische Therapie mit Plasmasubstitution indiziert.

Thrombozytopenie des Früh- und Neugeborenen

Bei ca. 2 % aller Neugeborenen und ca. 20 % aller Frühgeborenen auf einer Intensivstation besteht eine Thrombozytopenie, die meist eine Komplikation einer anderen Erkrankung darstellt. Besonders häufig und gefährlich sind Thrombozytopenien bei Frühgeborenen, da es zu lebensbedrohlichen intrakraniellen Blutungen kommen kann. Wichtig ist die Abgrenzung einer frühen (< 72 h postpartal) von einer verzögerten Thrombozytopenie (> 72 h postpartal). Stark vereinfacht sind frühe Thrombozytopenien auf maternale Ursachen (z. B. Alloimmunthrombozytopenie oder Infektionen, „TORCH": Toxoplasma, Others, Röteln, CMV, Hepatitis, Herpes simplex) und späte Thrombozytopenien auf fetale Ursachen zurückzuführen. Leidet die Mutter an einer ITP, kann ein Übertritt von maternalem IgG durch die Plazenta in den kindlichen Kreislauf zu einer Thrombozytopenie führen. Zu einer **fetomaternalen Alloimmunthrombozytopenie** (FMAIT) kommt es, wenn fetale Thrombozyten mit einem Antigen vom Vater ausgestattet sind, das auf den mütterlichen Thrombozyten fehlt. Die gesunde Mutter bildet IgG gegen die fetalen Thrombozyten. Die IgG können die Plazenta passieren (Mechanismus wie bei Morbus haemolyticus neonatorum bei Rhesus-Inkompatibilität) und führen nach Opsonisierung der fetalen Thrombozyten zu deren Abbau im fetalen MMS. Die Alloimmun-Thrombozytopenie tritt im Gegensatz zur hämolytischen Erkrankung des Neugeborenen in ca. 50 % der Fälle in der ersten Schwangerschaft auf (Inzidenz 1 : 1000 – 5000 Geburten). Klinisch resultieren schwere, teilweise tödlich verlaufende Blutungen. Therapeutisch werden der Mutter Immunglobuline und Kortikosteroide und dem Fetus Thrombozytenkonzentrate oder Kortikosteroide verabreicht.

Hämatologische Erkrankungen von der Kindheit bis zur Adoleszenz

Eisenmangelanämie

Sie ist bei Kindern und Erwachsenen die häufigste Anämieform (s. S. 48/49). Als Ursachen liegen meist ein während der Wachstumsphase erhöhter Bedarf an Eisen und eine verminderte Eisenzufuhr mit der Nahrung (eisenarme Milchnahrung beim Stillen) vor. Am häufigsten tritt er zwischen dem 6. Lebensmonat und dem 3. Lebensjahr auf. Der Eisenmangel kann allerdings auch bereits von Geburt an bestehen (z. B. bei Frühgeburt, fetomaternaler Blutung, Zwillingsschwangerschaft etc.).

Erythrozytenaplasie im Kindes- und Jugendalter

Sie ist charakterisiert durch eine Anämie, eine Retikulozytopenie und eine reduzierte Zahl an erythropoetischen Vorläuferzellen im Knochenmark. Pathogenetisch können viele Ursachen zugrunde liegen, z. B. Infektionen (z. B. Parvovirus B19), Bindegewebserkrankungen und Malignome (z. B. Thymom). Allerdings müssen zwei Typen der Erythrozytenaplasie in der Kindheit besonders hervorgehoben werden:

Diamond-Blackfan-Anämie

Sie stellt eine anämische Erkrankung dar, bei der die Erythrozytenbildung im Knochenmark selektiv gestört ist. Sie ist eine Sonderform der aplastischen Anämie und tritt in den meisten Fällen sporadisch auf. In wenigen Fällen konnte ein autosomal-rezessives oder -dominantes Vererbungsmuster nachgewiesen werden. Bereits innerhalb des 1. Lebensjahrs zeigt sich eine starke Anämie, die mit Entwicklungsstörungen einhergehen kann. Meist liegen außerdem Skelett- (z. B. Kleinwuchs, Mikrozephalus) oder Organfehlbildungen (z. B. Herzklappenfehler) vor. Die Kinder tragen ein erhöhtes Risiko, eine Leukämie oder solide Tumoren zu entwickeln. Die Therapie besteht in der Gabe von Kortikosteroiden sowie Erythrozytenkonzentraten. Die allogene Knochenmarktransplantation stellt derzeit die einzige kurative Therapieoption dar. Nur selten kommt es zu einer spontanen Remission.

Transiente Erythroblastopenie

Es handelt sich um eine vorübergehende normozytäre, normochrome Anämie im Säuglings- und Kleinkindalter, die in der Regel innerhalb von 4 – 8 Wochen wieder verschwindet. Die betroffenen Kinder sind meist zwischen 1 und 4 Jahren alt. Vermutlich liegt ihr eine immunologische Komponente zugrunde, da der Anämie in über 50 % der Fälle eine virale Infektion vorausgeht. In der Regel ist keine Therapie notwendig, bei starker Anämie können Erythrozytenkonzentrate transfundiert werden.

Zusammenfassung

- **Normale Blutwerte:** beim Neugeborenen Hb, HK, MCV, Retikulozyten u. Granulozyten gegenüber Erwachsenen stark erhöht (physiologische Polyglobulie), Werte sinken innerhalb von ½ Jahr (Hb), 5 Monaten (MCV), 2 Wochen (Retikulozten) auf Normalwerte des Erwachsenen ab. Kernhaltige Erythrozyten in den ersten 4 Lebenstagen.
- **Hämatologische Erkrankungen des Neugeborenen:** Anämie des Frühgeborenen wegen inadäquater Erythropoetinsekretion, Anämie des Neugeborenen (am häufigsten durch Blutung oder immunologisch bedingte Hämolyse), hämolytische Erkrankungen (Morbus haemolyticus neonatorum bei Rhesus- oder AB0-Inkompatibilität), Polyzythämie (bei plazentarer Transfusion, intrauteriner Hypoxie etc.), Thrombozytopenie (bei Infektionen, ITP der Mutter, FMAIT).
- **Hämatologische Erkrankungen des Kindes:** Eisenmangel, Erythrozytenaplasie (Diamond-Blackfan-Anämie, transiente Erythroblastopenie).

Hämatologische Veränderungen bei Systemerkrankungen

Infektionskrankheiten

Infektionen sind die häufigste Ursache für Blutbildveränderungen. **Bakterielle Infektionen** führen zur **neutrophilen** Leukozytose (Neutrophilie) mit **Linksverschiebung** (Auftreten von unreifen Zellstufen wie Myeloblasten, Myelozyten, Metamyelozyten und Promyelozyten im peripheren Blut). Die Neutrophilen haben oft grobe, violette zytoplasmatische Granula (toxische Granulation). Schwere bakterielle Infektionen v. a. bei Neugeborenen und kleinen Kindern führen evtl. zur leukämoiden Reaktion mit Leukozyten > 50 000/µl und Linksverschiebung. **Virale Infektionen** verursachen einen Anstieg der **Lymphozytenzahl** mit reaktiven Zellveränderungen (gleichzeitiges Nebeneinander von kleinen und großen Lymphozyten, Zytoplasmavakuolen). Bei länger anhaltenden Infektionen zeigt sich eine geringgradige Anämie (Hb meist > 9 g/dl, s. S. 62/63). Auch hämolytische Anämien treten evtl. infektassoziiert auf (s. S. 52/53 ff.).

Infektiöse Mononukleose

Die infektiöse Mononukleose (**Pfeiffer'sches Drüsenfieber, „Kissing disease"**) ist durch eine **Epstein-Barr-Virus-Infektion** verursacht. Betroffen sind v. a. Jugendliche und junge Erwachsene, da das Virus v. a. durch Speichel, z. B. beim Küssen, übertragen wird. Die Klinik reicht von einer „leichten Grippe" bis hin zur tagelang anhaltenden Fieberperiode mit Pharyngitis, Lymphadenopathie, Splenomegalie und Hepatitis. Vereinzelt verläuft die Infektion auch asymptomatisch. Typischerweise treten im peripheren Blutausstrich viele (40–80 %) atypisch geformte, reaktive Lymphozyten (s. o.) auf. Es handelt sich v. a. um T-Lymphozyten, sog. Virozyten, die durch EBV-infizierte B-Lymphozyten aktiviert werden. Zusätzlich können eine Neutropenie, Thrombozytopenie und immunhämolytische Anämie durch Kälteantikörper auftreten. Die Diagnose wird durch eine serologische (Antikörpernachweis gegen EBV) oder molekulargenetische Untersuchung (EBV-PCR) gesichert. Die Therapie ist rein symptomatisch. Differentialdiagnostisch müssen andere Viruserkrankungen und primär maligne hämatologische Erkrankungen wie M. Hodgkin oder ALL ausgeschlossen werden. Die Prognose ist bei Immunkompetenten gut und bei Immunsupprimierten schlecht.

HIV-Infektion

Es treten verschiedene hämatologische Veränderungen gleichzeitig auf, die aus der Infektion mit dem HI-Virus selbst, als Folge von opportunistischen Infektionen und aus den Nebenwirkungen der Medikamententherapie (Makrozytose der Erythrozyten bei Reverse-Transkriptase-Inhibitoren) resultieren. Die Blutbildveränderungen können denen anderer Viruserkrankungen entsprechen. Typischerweise für die HIV-Infektion ist jedoch die **Lymphopenie,** wobei die Zahl der CD4$^+$-Helferzellen erniedrigt ist (CD4$^+$/CD8$^+$-Quotient vermindert). Häufig sind zudem eine Immunthrombozytopenie und eine Anämie. In der Knochenmarkuntersuchung finden sich nur unspezifische Veränderungen. Eine HIV-Infektion bringt ein deutlich erhöhtes Risiko mit sich, an malignen Lymphomen, typischerweise aggressiven, hochmalignen B-Zell-Lymphomen mit extranodalem Befall, zu erkranken. Granulomatöse Entzündungen (Knochenmark, Lymphknoten) deuten auf eine mykobakterielle Infektion hin.

Maligne Erkrankungen

Bei ca. 50 % der Patienten mit nichthämatologischen, malignen Erkrankungen tritt eine **Anämie** auf, die durch Blutungen (Eisenverlust) aus dem Tumor oder Hämolyse verstärkt werden kann. Durch tumorbedingte Infiltration des Knochenmarks oder nach Chemo- oder Strahlentherapie wird die Blutbildung direkt verdrängt bzw. geschädigt. Es resultiert eine hämatopoetische Insuffizienz mit Panzytopenie, ggf. mit leukoerythroblastischem Blutbild (rote Vorstufen und Myelozyten, Abb. 1). Beim Magenkarzinom besteht evtl. eine perniziöse Anämie, die einen Risikofaktor für die Karzinomentstehung bildet. Bei muzinsezernierenden Adenokarzinomen in Magen, Lunge und Mamma tritt oft paraneoplastisch eine mikroangiopathische hämolytische Anämie auf.

Malignome können mit einer **Thrombozytose** und **Hyperkoagulabilität** und mit einer **Thrombozytopenie** mit **Blutungsneigung** einhergehen. Jedoch treten bei Tumorpatienten häufiger thromboembolische Ereignisse (tiefe Venenthrombosen, Lungenembolien) auf. Die Hyperkoagulabilität ist hier auf eine durch den Tumor ausgelöste, Zytokin-getriggerte, erhöhte Konzentration und Aktivität der Gerinnungsfaktoren (v. a. Faktor VIII, Fibrinogen) und eine verminderte Fibrinolyse zurückzuführen. Eine chronische DIC kann v. a. bei muzinösen Adenokarzinomen auftreten und bleibt meist asymptomatisch. Die Behandlung von Thrombosen und Thromboembolien bei Tumorpatienten ist oft schwierig, da eine Antikoagulation bei gleichzeitig bestehender Blutungsneigung gefährlich sein kann. Der Einsatz von niedrigmolekularem Heparin ist aufgrund der kurzen Halbwertszeit und der daher besseren Steuerbarkeit den Kumarinen (lange HWZ, höheres Blutungsrisiko) überlegen.

Bindegewebserkrankungen

Rheumatoide Arthritis

Bei der rheumatoiden Arthritis verhält sich das Ausmaß der **Anämie** meist proportional zum Schweregrad der Erkrankung, aber unterschreitet selten einen Hb-Wert von 9 g/dl. Ein Eisenmangel verkompliziert evtl. die Anämie. Er ent-

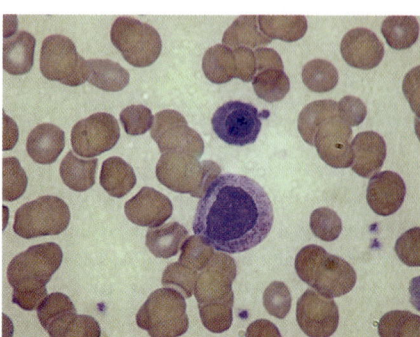

Abb. 1: Peripherer Blutausstrich bei leukoerythroblastischem Blutbild mit kernhaltigen Erythrozyten und Myelozyten. [8]

steht durch Blutungen im Gastrointestinaltrakt (nach der Therapie mit Salizylaten, nichtsteroidalen Antirheumatika oder Kortikosteroiden). Eine schwere Verlaufsform der rheumatoiden Arthritis mit Splenomegalie und Neutropenie wird **Felty-Syndrom** genannt. Es besteht ein geringgradig erhöhtes Risiko für Hämoblastosen.

Systemischer Lupus erythematodes (SLE)

Beim SLE tritt neben einer **Anämie** bei ca. 50 % der Patienten zusätzlich eine **Neutropenie** auf. Bei 5 % kommt es zur autoimmunhämolytischen Anämie durch Wärmeantikörper. Bei weiteren 5 % entsteht eine **Immunthrombozytopenie**. Ein positives Lupusantikoagulans (s. S. 108/109) kann die Thromboseneigung verstärken. Wie bei der rheumatoiden Arthritis kann es zu medikamentös induzierten gastrointestinalen Blutungen kommen. Eine Nierenbeteiligung führt zu einem Erythropoetinmangel.

Nierenerkrankungen

Nierenerkrankungen können mit einer Vielzahl an Blutbildveränderungen assoziiert sein (Tab. 1). So geht eine chronische Niereninsuffizienz fast obligat mit einer **renalen Anämie** (normozytär, normochrom) einher. Ursache ist v. a. die nachlassende bzw. **fehlende Erythropoetinproduktion**, die die Erythropoese unterdrückt und in der Kombination mit Hämolyse, Eisenverlust oder Urämie zur schweren Anämie führen kann. Im peripheren Blutausstrich zeigen sich typischerweise Akanthozyten und Stechapfelformen der Erythrozyten (Abb. 2). Ziel ist es, die Grunderkrankung zu behandeln (z. B. auch durch Nierentransplantation). Ist dies jedoch nicht realisierbar, muss rekombinantes Erythropoetin verabreicht werden. Die intermittierende Bolusgabe hat sich als effektiv erwiesen und verringert die Anzahl der Erythrozytentransfusionen.

Die chronische Niereninsuffizienz und viele andere Nierenerkrankungen sind zudem auch mit Veränderungen der zellulären und plasmatischen **Hämostaseparameter** verbunden, was mit einem erhöhten Blutungsrisiko einhergeht. Eine Ausnahme ist das nephrotische Syndrom, das mit einem erhöhten Risiko für Thrombosen assoziiert ist.

Andere Nierenerkrankungen, wie das Nierenzellkarzinom, stimulieren die Erythropoese und führen zur **Polyglobulie** (ebenso Tumoren der Leber, des Kleinhirns und des Uterus). Dies resultiert aus einer inadäquat erhöhten Erythropoetinsekretion paraneoplastisch durch den Nierenzelltumor selbst oder durch eine lokale renale Hypoxie (z. B. renale Ischämie bei Zystennieren oder Hydronephrose), was die normalen Nierenzellen zur Erythropoetinsekretion anregt.

Lebererkrankungen

Schwere Lebererkrankungen führen zur verminderten Produktion von Vitamin-K-abhängigen Gerinnungsfaktoren und so zur **hämorrhagischen Koagulopathie**. Zudem kommt es zur gestörten Erythrozytenbildung mit resultierender **makrozytärer Anämie** und „Target-Zellen". Exzessiver Alkoholkonsum führt unabhängig davon auch zur Makrozytose (mit Ringsideroblasten im Knochenmark) und einer Thrombozytopenie.

	Hämatologische Veränderung	Assoziierte Erkrankung
Erythrozyten	Anämie	Chronische Niereninsuffizienz
	Polyzythämie	Nierenzellkarzinom, Zystennieren, Hydronephrose, Parenchymerkrankung der Niere, Bartter-Syndrom, Nierentransplantation
Hämostase	Thrombozytopenie und -pathie	Niereninsuffizienz
	Koagulopathie	Niereninsuffizienz

Tab. 1: Hämatologische Veränderungen bei Nierenerkrankungen.

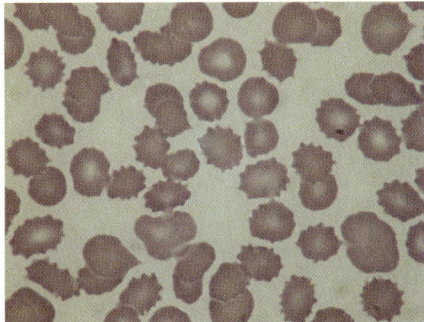

Abb. 2: Akanthozyten (Stachelzellen, unterschiedlich große Zellmembranausziehungen durch einen gestörten Phospholipidmetabolismus) und Stechapfelformen (viele gleichmäßig verteilte, kurze Membranausziehungen. In-vitro-Artefakte durch osmotisch bedingten zellulären Wasserverlust) im peripheren Blutausstrich bei chronischer Niereninsuffizienz. [8]

Zusammenfassung

- **Infektionskrankheiten:** bakteriell → neutrophile Leukozytose, viral → Lymphozytose; infektiöse Mononukleose (EBV) → Lymphozytose, HIV-Infektion → Lymphozytopenie.
- **Maligne Erkrankungen:** Anämie, Thrombozytose u. Hyperkoagulabilität o. Thrombozytose.
- **Bindegewebserkrankungen:** Anämie bei rheumatoider Arthritis (mit Neutropenie u. Splenomegalie → Felty-Syndrom) und SLE.
- **Nierenerkrankungen:** renale Anämie durch Erythropoetinmangel, gestörte zelluläre und plasmatische Hämostase, Polyzythämie.
- **Lebererkrankungen:** hämorraghische Koagulopathie (Vit.-K-abhängige Faktoren ↓), makrozytäre Anämie.

Fallbeispiele

132 Fall 1: Abgeschlagenheit und Schwäche
134 Fall 2: Lymphknotenschwellung
136 Fall 3: Plötzliches hohes Fieber
138 Fall 4: Atemnot
140 Fall 5: Fieber, Nachtschweiß und Gewichtsverlust
142 Fall 6: Ikterus
144 Fall 7: Nasenbluten

C Fallbeispiele

Fall 1: Abgeschlagenheit und Schwäche

Eine 73 Jahre alte Dame sucht Sie auf, da sie sich in letzter Zeit so schwach fühlt. Sie ist noch sehr aktiv für ihr Alter, geht viel spazieren, in Ausstellungen, Museen und Konzerte. Diesen Aktivitäten konnte sie jedoch in den letzten 3 Monaten immer weniger nachgehen, da sie sich aufgrund starker Müdigkeit und Kopfschmerzen oft hinlegen und schlafen musste. In ihrer Abendlektüre kommt sie nicht mehr voran, da sie sich nicht mehr richtig konzentrieren kann und einige Zeilen immer wieder lesen muss, um den Inhalt zu begreifen. Beim Treppensteigen ist sie schon nach wenigen Stufen außer Atem und ihr Herz schlägt ihr bis in den Hals. Ansonsten ist sie eigentlich noch nie richtig krank gewesen.

Frage 1: Welche hämatologischen Verdachtsdiagnosen bestehen?
Frage 2: Welche diagnostischen Maßnahmen ergreifen Sie?
Frage 3: Welche Laborparameter sind zur Abklärung einer Anämie besonders wichtig?
Frage 4: Wie wird der Retikulozytenproduktionsindex (RPI) berechnet und wozu dient er?

Antwort 1: Jede Form der Anämie. Einteilung in 1. hyporegenerative Anämie (Eisen-, Vitamin-B_{12}-, Folsäuremangelanämie, aplastische Anämie, Anämie bei MDS, CLL, CML, ALL, AML, Hodgkin- oder Non-Hodgkin-Lymphom, Anämie bei chronischer Erkrankung), 2. hyperregenerative Anämie (Blutungsanämie, hämolytische Anämie).
Antwort 2: Körperliche Untersuchung (mit Blutdruck und Puls), Blutbild, Haemoccult®.
Antwort 3: Hb, HK, Erythrozytenindizes (MCH, MCV), Retikulozytenzahl, Ferritin, LDH, Bilirubin, Haptoglobin.
Antwort 4: RPI = Retikulozytenzahl in % × (HK/45) × 0,5. Der RPI dient zur Unterscheidung in hyperregenerative (RPI > 3) und hyporegenerative (RPI < 1) Anämien. Normwert 1, zwischen 1 und 3 uneindeutige Situation.

Szenario 1

Die Patientin gibt an, in den letzten Monaten trotz normaler Ernährung 7 kg abgenommen zu haben. Sie schlafe schlecht und schwitze nachts stark. Tagsüber friere sie öfter. Zusätzlich blute sie in den letzten Wochen gelegentlich aus der Nase. Bei der körperlichen Untersuchung palpieren Sie vergrößerte zervikale (rechts) und inguinale (links) Lymphknoten.

Frage 5: Welche Verdachtsdiagnosen ergeben sich daraus?
Frage 6: Wie lässt sich die Diagnose weiter differenzieren bzw. wie lassen sich die genannten Verdachtsdiagnosen gegeneinander abgrenzen?
Frage 7: Im Blutausstrich zeigt sich folgendes Bild (Abb. 1). Welchen pathologischen Befund gibt es wieder?
Frage 8: Wie sichern Sie eine Ihrer Verdachtsdiagnosen?
Frage 9: Welche Diagnose liegt aufgrund von Differentialblutbild, Blutausstrich und Immunphänotypisierung vor?
Frage 10: In welche Stadien wird die Erkrankung eingeteilt? Welche Parameter spielen dabei eine Rolle?
Frage 11: In welchem Stadium befindet sich die Patientin? Wie ist Ihre Prognose?

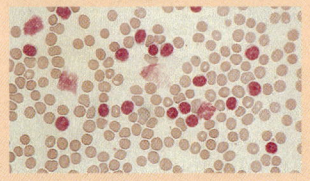

Abb. 1: Blutausstrich. [4i]

Szenario 2

Die Patientin schnäuzt und cremt sich die Lippen ein. Sie beschwert sich über in letzter Zeit häufig auftretenden Schnupfen und ständig einreißende Mundwinkel. Nebenbei bemerkt sie, dass der Winter dieses Jahr schon ungewöhnlich früh eingesetzt und sie deshalb ihre Heizung schon auf die höchste Stufe aufgedreht habe. Bei der körperlichen Untersuchung fallen blasse Konjunktiven und spröde Haare und Nägel auf. In der Auskultation des Herzens hören Sie ein 2/6-Systolikum über allen Auskultationspunkten. Das Labor zeigt eine Erythrozytenzahl von $3,8 \times 10^6/\mu l$, einen HK von 30 %, einen Hb von 8,2 g/dl, ein MCH von 23 fl, ein MCV von 75 fl, einen Retikulozytenanteil von 4 ‰, ein Serumferritin von 25 μg/l.

Frage 12: Welche Diagnose leiten Sie aus dieser Konstellation ab?
Frage 13: Welche Laborveränderungen erwarten Sie?
Frage 14: Wie grenzt man eine Eisenmangelanämie von der Anämie bei chronischer Erkrankung ab?
Frage 15: Leiten Sie bei der Patientin weitere diagnostische Maßnahmen ein? Welche Fragen stellen Sie der Patientin?
Frage 16: Welche diagnostische Maßnahme macht diese Aussage der Patientin unabdinglich?

Szenario 3

Die Patientin klagt über keine weiteren Beschwerden. Das Blutbild zeigt eine Erythrozytenzahl von $3,0 \times 10^6/\mu l$, eine Leukozytenzahl von 1900/μl, eine Thrombozytenzahl von 82 000/μl und einen Retikulozytenanteil von 3 ‰. Der HK liegt bei 33 %, der Hb bei 8,7 g/dl. Blut- und Knochenmarksausstrich zeigen folgenden Befund (Abb. 2):

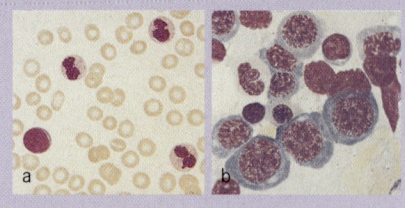

Abb. 2: Blut- (a) und Knochenmarksausstrich (b). [5]

Frage 17: Wie ist der Blutausstrich zu beurteilen, was fällt im Knochenmarksausstrich auf?
Frage 18: Welche Diagnose ist aufgrund dieser Befunde am wahrscheinlichsten?
Frage 19: Was sind das für Erkrankungen?
Frage 20: Wie werden sie eingeteilt? Welche Parameter spielen in der Einteilung eine Rolle? Nennen Sie die verschiedenen Typen.
Frage 21: In welche Erkrankung kann ein MDS übergehen und wie hoch ist die Wahrscheinlichkeit?

Fall 1: Abgeschlagenheit und Schwäche

Szenario 1

Antwort 5: Maligne Erkrankungen wie Leukämie, Lymphom, MDS, myeloproliferatives Syndrom.

Antwort 6: Differentialblutbild, Blutausstrich, BSG, Routinelabor (Elektrolyte, Glukose, Nierenretentionswerte, Transaminasen, Cholestaseparameter, Elektrophorese), Sonografie des Abdomens, Rö-Thorax.

▶ Der HK liegt bei 35 %, der Hb bei 9,4 g/dl, die Thrombozyten bei 35 000/µl, die Leukozyten bei 80 000/µl. Das Differentialblutbild zeigt einen Lymphozytenanteil von 70 %.
▶ Sonografisch stellen Sie paraaortal vergrößerte Lymphknoten und eine Splenomegalie (15 × 10 × 8 cm) fest.

Antwort 7: Ein monomorphes Bild von vielen kleinen, reif erscheinenden Lymphozyten und viele Gumprecht'sche Kernschatten (Zelltrümmer geplatzter kernhaltiger Zellen, die beim Ausstreichen des Bluts entstehen).

Antwort 8: Immunphänotypisierung. Es werden spezifische Oberflächenantigene reifer B-Lymphozyten (CD5+, CD19+, CD20+, CD23+, FMC7−, CD79β−) nachgewiesen.

Antwort 9: Chronische lymphatische Leukämie.

Antwort 10: Die Einteilung der CLL erfolgt nach Rai und Binet in die Stadien A, B und C. Die Stadieneinteilung erfolgt nach der Anzahl der betroffenen Lymphknotenstationen, des Hämoglobinwerts und der Thrombozytenzahl. Die Prognose hängt vom Stadium ab.

Antwort 11: Die Patientin befindet sich im Binet-Stadium C (Hb < 10 g/dl, Thrombozyten < 100 000/µl, bei diesen Blutwerten Stadium C unabhängig von der Anzahl der betroffenen Lymphknotenstationen). In dieser Hochrisikogruppe hat sie ohne Therapie eine mittlere Lebenserwartung von 2–3,5 Jahren.

Szenario 2

Antwort 12: Eisenmangelanämie.

Antwort 13: Mikrozytäre, hypochrome Anämie, erniedrigtes Serumferritin, erhöhtes Transferrin.

Antwort 14: Bei einem Eisenmangel kommt es zu einem Anstieg des löslichen Serum-Transferrinrezeptors (sTfR), bei chronischer Erkrankung nicht.

Antwort 15: Da die Eisenmangelanämie ein Symptom und keine Krankheit ist, muss immer eine Ursachenklärung durchgeführt werden. Da die häufigste Ursache eine gastrointestinale Blutung ist, muss eine ausführliche Medikamentenanamnese (NSAR?) gemacht und die Frage nach Teerstuhl oder hellroten Blutauflagerungen auf dem Stuhl gestellt werden. Frauen in der Postmenopause müssen nach Blutungen gefragt werden. Die Suche nach einer Blutungsquelle beinhaltet zuerst den Haemoccult®, dann die Gastroskopie, die Koloskopie, eine gynäkologische und urologische Untersuchung etc.

> Bei etwa 10–15 % der Patienten kann keine Blutungsquelle gefunden werden.

Die Patientin gibt an, in den letzten 2 Monaten häufig hellrote Blutauflagerungen auf ihrem Stuhl bemerkt zu haben, führte das aber auf die bekannten Hämorrhoiden zurück.

Antwort 16: Koloskopie.
In der Koloskopie zeigt sich makroskopisch 45 cm ab ano ein blutendes, 5 cm im Durchmesser messendes Kolonkarzinom. Der Pathologe sichert die Diagnose Adenokarzinom des Kolons.

Szenario 3

Antwort 17: Im Blutausstrich fallen unterschiedliche Zellformen und Blasten auf. Weiterhin auffallend sind Granulozyten mit nur zwei Kernsegmenten (Pseudo-Pelger-Zellen: Segmentierungshemmung aufgrund einer Dysplasie). Der Knochenmarksausstrich zeigt ein hyperplastisches, „volles" Knochenmark mit Größen- und Formveränderungen aller drei Zellreihen sowie Blasten.

Antwort 18: Myelodysplastisches Syndrom.

Antwort 19: Erworbene klonale Erkrankungen der hämatopoetischen Stammzelle mit peripherer Panzytopenie und zellreichem Knochenmark.

Antwort 20: Die MDS werden nach der FAB- oder der WHO-Klassifikation eingeteilt und in Abhängigkeit von dem Ausmaß der Anämie, den Blasten und den Monozyten in die Subtypen RA, RARS, RAEB, RAEB-T (AML), CMML eingeteilt.

Antwort 21: Ein MDS geht in 25 % der Fälle in eine AML über.

> Bei jeder Anämieabklärung muss an drei verschiedenen Stuhlproben ein Haemoccult® durchgeführt werden, da eine der häufigsten Anämieursachen eine gastrointestinale Blutung ist.

Fall 2: Lymphknotenschwellung

Ein 29-jähriger Mann kommt zu Ihnen in die Praxis und beklagt sich über seinen dicken Hals. In den letzten 3 Wochen ist dieser immer weiter angeschwollen und rechts steht eine kleine „Beule" hervor. Seit einer Woche kann er sein Hemd oben nicht mehr zuknöpfen.

Frage 1: Welche hämatologischen Verdachtsdiagnosen bestehen?
Frage 2: Welche Fragen stellen Sie?
Frage 3: Welche weiteren Körperregionen müssen Sie unbedingt genauer untersuchen?
Frage 4: Welchen Tastbefund am Lymphknoten erwarten Sie bei einem malignen, welchen bei einem entzündlichen Geschehen?
Frage 5: Wieso ist ein BB von essentieller Bedeutung, obwohl es bei Lymphomen weder wegweisend noch spezifisch verändert ist?
Frage 6: Was ist die wichtigste Differentialdiagnose vergrößerter Halslymphknoten bei jungen Patienten?

Antwort 1: Siehe Tab. 1.

Infektiös	▶ EBV, Toxoplasmose, HIV, Tbc
Maligne	▶ Lymphome (M. Hodgkin, Non-Hodgkin-Lymphome)
	▶ Leukämien (AML, ALL, CML, CLL).

Tab. 1: Differentialdiagnosen der Lymphadenopathie.

Antwort 2: Fieber, Nachtschweiß, Gewichtsreduktion von > 10% des KG in den letzten 6 Monaten, Grippesymptome wie Gliederschmerzen, Halsschmerzen, Schnupfen, Husten, Auswurf, Atemnot, Herzrasen, punktförmige Blutungen, spontane Blutungen.
Antwort 3: Axilla und Leisten nach vergrößerten Lymphknoten abtasten, Milz und Leber palpieren, Sonographie des Abdomens (vergrößerte paraaortale Lymphknoten).
Antwort 4: Bei malignen Geschehen eher härtere bzw. „steinharte" Lymphknotenkonsistenz, bei einem Lymphom eher gummiartige Konsistenz, bei Infektionen eher weichere Lymphknotenkonsistenz.
Antwort 5: Abgrenzung infektiöser (Leukozytose mit Linksverschiebung, CRP-Erhöhung) von maligner Genese (evtl. zusätzliche Anämie, Neutropenie, Thrombozytopenie).
Antwort 6: Mononukleose (EBV-Infektion).

Szenario 1

Der junge Mann erzählt, dass er seit 2 Wochen leicht erhöhte Temperatur habe und seine Hosen zu schlackern begännen. Außerdem sei in der linken Leiste ein „Knödel" zu tasten, aber er vermutet einen Leistenbruch dahinter.

Frage 7: Welche diagnostischen Schritte leiten Sie ein?
Frage 8: Wichtigste diagnostische Maßnahme aufgrund bisheriger Angaben?
Frage 9: Im histologischen Präparat sehen Sie folgenden Befund (Abb. 1). Welche Erkrankung liegt demnach vor?
Frage 10: Welches Stadium nach der Ann-Arbor-Klassifikation liegt vor?
Frage 11: Wie werden NHL eingeteilt?
Frage 12: Welche wichtige Untersuchung dürfen Sie bei Lymphompatienten nie vergessen und wieso?
Frage 13: Welche Therapie schlagen Sie vor?

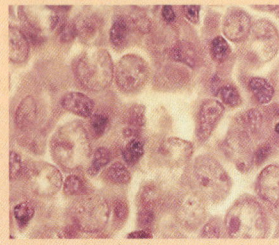

Abb. 1: Histologischer Schnitt durch einen Lymphknoten. [23]

Szenario 2

Neben dem geschwollenen Hals, Fieber und Gewichtsverlust gibt der Patient an, dass er neuerdings nachts immer schwitze und klitschnass aufwache. Stress habe er allerdings zurzeit nicht. Außerdem verspüre er seit 3 Wochen einen starken Juckreiz am gesamten Oberkörper. Im Labor fallen eine normochrome, normozytäre Anämie und erhöhte LDH-Werte auf.

Frage 14: Ist in diesem Fall eine Lymphknotenbiopsie indiziert und warum?
Frage 15: Diskutieren Sie das histologische Schnittbild (Abb. 2) und stellen Sie eine Diagnose.
Frage 16: Wie lautet die WHO-Klassifikation für Hodgkin-Lymphome?
Frage 17: Nennen Sie die als prognostisch ungünstig anerkannten Faktoren.

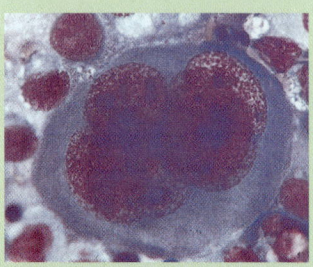

Abb. 2: Histologische Schnittbild-Darstellung des entnommenen Halslymphknotens. [5]

Szenario 3

Der junge Mann berichtet, dass er seit gestern Abend seine linke Gesichtshälfte nicht mehr bewegen könne, da diese wie gelähmt schlaff herunterhängen würde, und dass permanent Speichel aus seinem linken Mundwinkel laufe. Außerdem fühle er sich in letzter Zeit schwach und müde. An Kopfschmerzen leide er auch öfter als sonst. An den Schienbeinen hat er vor ein paar Tagen „rote Pünktchen" bemerkt.

Frage 18: Fassen Sie kurz vorliegende Symptome zusammen.
Frage 19: Wie gehen Sie diagnostisch vor?
Frage 20: Mit welcher Untersuchung sichern Sie die Diagnose?
Frage 21: Wie erklären Sie sich die Fazialisparese und wie gehen Sie diesbezüglich vor?

Fall 2: Lymphknotenschwellung

Szenario 1

Antwort 7: Laboruntersuchungen, Rö-Thorax in zwei Ebenen, CT-Thorax, Sono- und CT-Abdomen.
Das Blutbild ist unauffällig, alle Werte liegen im Normbereich. Außerdem keine erhöhten Entzündungszeichen. In den bildgebenden Verfahren fallen vergrößerte mediastinale (max. 2 × 3 cm), paraaortale (max. 3 × 4 cm) und inguinale (max. 3 × 3 cm) Lymphknoten auf. Die Milz ist auf 17 × 15 × 12 cm vergrößert.

Antwort 8: Operative Entnahme eines ganzen Lymphknotens einschließlich der Kapsel (am besten vom Hals, da inguinale LK zusätzlich entzündlich infiltriert und deshalb wenig aussagekräftig sein können) zur histologischen Untersuchung.

Antwort 9: Viele große lymphatische Zellen mit wenig Zytoplasma und großem Kern mit fein retikulärem Kern-Chromatin und deutlich sichtbaren, randständigen Nukleolen. Dieser Befund ist typisch für ein hochmalignes Lymphom (hier B-NHL). In der histologischen Untersuchung des Knochenmarks lassen sich keine Blasten nachweisen.

Antwort 10: Stadium IIIB: Befall zervikaler, mediastinaler, abdomineller u. inguinaler Lymphknoten, Splenomegalie, keine Knochenmarksinfiltration, B-Symptomatik; entspricht Befall ≥ 2 Lymphknotenregionen beidseits des Zwerchfells.

Antwort 11: Die heute international anerkannte Einteilung der NHL unterteilt die B- und T-Zell-Lymphome in Vorläufer und reifzellige Lymphome. Neben der morphologisch-immunphänotypischen Einteilung wird versucht, Krankheitsentitäten unter Berücksichtigung klinischer sowie zyto- und molekulargenetischer Befunde zu definieren.

Antwort 12: HIV-Test. AIDS-Patienten haben ein 1000-fach erhöhtes Risiko, an einem Lymphom zu erkranken.

Antwort 13: 6–8 Zyklen Immuno-Chemotherapie R-CHOP-Protokoll (Rituximab (Anti-CD20-Ak), Cyclophosphamid, Vincristin, Doxorubicin, Prednison).

Szenario 2

Antwort 14: Ja. Die Lymphadenopathie besteht bereits 3 Wochen und muss zwingend abgeklärt werden. Zusätzlich weisen Anamnese und körperlicher Untersuchungsbefund auf eine maligne Erkrankung hin.

Antwort 15: Mehrkernige Sternberg-Reed-Zellen, einkernige Hodgkin-Zellen und viele Entzündungszellen (Lymphozyten, Lymphoblasten, Histiozyten etc.).
Diagnose: M. Hodgkin vom klassischen Typ (lymphozytenreiche Form).

Antwort 16: 1. Klassisches Hodgkin-Lymphom: a) lymphozytenreich, b) noduläre Sklerose, c) Mischtyp, d) lymphozytenarmer Typ. 2. Noduläres Lymphozyten-prädominantes Hodgkin-Lymphom.

Antwort 17: Großer Mediastinaltumor (> 1/3 des Thoraxdurchmessers), extranodaler Befall, BSG-Wert stark erhöht, drei oder mehr Lymphknotenareale befallen.

Szenario 3

Antwort 18: Fazialisparese, Abgeschlagenheit, Kopfschmerzen, Petechien.

Antwort 19: Blutbild, Blutausstrich, MRT des Schädels mit Kontrastmittel. Im Blutbild zeigt sich eine normochrome, normozytäre Anämie, die Thrombozytenzahl beträgt 40 000/µl, die Leukozytenzahl 50 000/µl. Im Blutausstrich zeigen sich eine verringerte Granulozytenzahl, viele Blasten und Linksverschiebung/Hiatus leucaemicus (fehlende Zellen auf den dazwischenliegenden Entwicklungsstufen), CCT unauffällig.

Antwort 20: Knochenmarksuntersuchung, Zytologie, Zytochemie, Immunphänotypisierung (B-Zellen: CD19+, CD20+, CD24+, CD22+, CD79+), Zytogenetik (Nachweis von Chromosomenaberrationen, Philadelphia-Chromosom positiv und Molekularbiologie (ABL/BCR pos.). Im Knochenmark finden sich Blasten ohne Granula, die MPO-Reaktion und unspezifische Esterase sind negativ, im Zytoplasma grobkörnige Ablagerungen PAS-positiver Strukturen.
Diagnose: ALL.

Antwort 21: ZNS-Beteiligung (Meningeosis leucaemica) mit neurologischer Symptomatik wie Kopfschmerzen, Hirnnervenausfällen und Paresen, die bei 10 % der ALL-Patienten auftritt. Liquorpunktion diagnostisch zwingend erforderlich!

> Im Gegensatz zur AML muss bei der ALL auch bei fehlender neurologischer Symptomatik eine Liquorpunktion zum Blastennachweis durchgeführt werden.

Fall 3: Plötzliches hohes Fieber

Eine 40-jährige Frau kommt zu Ihnen in die Praxis, weil sie seit 3 Tagen v. a. nachts hohes Fieber bis 40 °C hat. Nach der Einnahme von Paracetamol sinkt die Temperatur auf etwa 38 °C ab, steigt aber nachts wieder an. Sie ist nun sehr schlapp, abgeschlagen und hat gelegentlich Kopfschmerzen. Ansonsten bestehen weder Schnupfen noch Husten, Übelkeit, Erbrechen, Diarrhö, Dysurie oder Gliederschmerzen. Die Arzthelferin misst erneut Fieber – es beträgt 38,9 °C.

Szenario 1

Die Patientin ist eine Schwarzafrikanerin aus Kenia, die seit 3 Wochen in Deutschland lebt. Sie berichtet von intermittierendem Fieber, das seit etwa 4 Wochen bestehe. Außerdem sei ihr Urin gelegentlich etwas rötlich verfärbt.

Frage 1: Wonach müssen Sie anamnestisch unbedingt fragen?
Frage 2: Welche diagnostischen Maßnahmen leiten Sie zunächst ein?
Frage 3: Beurteilen Sie folgenden Blutausstrich (Abb. 1).

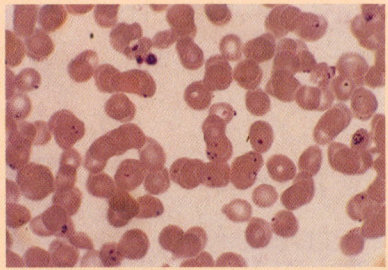

Abb. 1: Blutausstrich der Patientin (Giemsa-Färbung). [7b]

Frage 4: Die Patientin hat vermutlich schon mehrfach eine Malaria durchgemacht und mit medikamentöser Therapie gut überstanden. Wie können Sie sich diese Tatsache erklären?
Frage 5: Welche diagnostischen Verfahren können Ihnen bei dieser Fragestellung weiterhelfen?
Frage 6: Beurteilen Sie folgende Hb-Elektrophorese (Abb. 2).

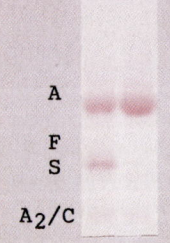

Abb. 2: Hb-Elektrophorese. Spur 1: Hb der Patientin, Spur 2: Kontrolle bei normalem Hb. [8]

Frage 7: Wie erklären Sie sich die Makrohämaturie bei der Patientin?

Szenario 2

Die Patientin berichtet, dass sie gerade den zweiten Zyklus einer Chemotherapie aufgrund eines Mammakarzinoms erhalten habe.
Blutbild: Hb 10,9 g/dl, HK 39 %, Erythrozyten 3,8 Mio./µl, Leukozyten 1900/µl, Neutrophile 31 %, Eosinophile 5 %, Basophile 2 %, Lymphozyten 57 %, Monozyten 12 %, Thrombozyten 160 000/µl.

Frage 8: An welche Fieberursache denken Sie?
Frage 9: Was muss diagnostisch sofort geschehen?
Frage 10: In welcher Risikogruppe befindet sich die Patientin?
Frage 11: Was unternehmen Sie therapeutisch sofort und wie ist der weitere Plan?
Frage 12: Welches Keimspektrum bzw. welche Erreger erwarten Sie bei der Patientin?
Frage 13: Welche Antibiotika geben Sie dieser Patientin?

Szenario 3

Die Patientin aus Szenario 2 wurde nicht stationär aufgenommen und kommt 3 Tage später nicht zum vereinbarten Termin in Ihre Praxis. Sie erhalten stattdessen einen Anruf von einem Kollegen aus einem nahe gelegenen Krankenhaus, der Ihnen berichtet, dass die Patientin mit septischem Schock stationär aufgenommen worden wäre. Seitdem liegt sie auf der Intensivstation mit folgenden Vitalzeichen: RR 90/55, HF 120, AF 26/min, Temperatur 38,9 °C. Die Patientin weist ausgedehnte Hämatome und Petechien an den Extremitäten auf. Die von ihnen verschriebenen Antibiotika wurden nicht eingenommen.

Frage 14: Welche Laborbefunde möchten Sie wissen?
Frage 15: Was liegt bei der Patientin wahrscheinlich vor?
Frage 16: Was haben die Klinikärzte wahrscheinlich therapeutisch unternommen?
Frage 17: Wie konnte es bei der Patientin zu einer DIC mit septischem Schock kommen?
Frage 18: Erklären Sie kurz die Pathogenese einer DIC.
Frage 19: Nennen Sie fünf verschiedene Kategorien von Erkrankungen mit jeweils zwei Beispielen, aus denen eine DIC mit hoher Wahrscheinlichkeit hervorgehen kann.

Fall 3: Plötzliches hohes Fieber

Szenario 1

Antwort 1: Haben Sie früher bereits Fieberanfälle gehabt? Liegt eine Bluterkrankung vor?
Die Patientin hat früher bereits Fieberanfälle gehabt. In Kenia nahm die Patientin bei Fieberanfällen schon mehrfach Tabletten ein, woraufdas Fieber verschwand. Eine Bluterkrankung ist nicht bekannt.

Antwort 2: Blutbild, Blutausstrich, Urinuntersuchung.
Blutbild: Hb 10,2 mg/dl, HK 31 %, Erythrozyten 3,1 Mio./µl, MCV 85 fl, MCH 30 pg, Leukozyten 4100/µl, Thrombozyten 110000/µl. Im Urin wird eine Hämaturie bestätigt.

Antwort 3: Es zeigen sich Erythrozyten mit Trophozoiten von Plasmodium falciparum. Die Patientin leidet an einer Malaria tropica.

Antwort 4: Die Patientin besitzt vermutlich eine gewisse Resistenz gegenüber Plasmodien, z.B. bei Glukose-6-Phosphat-Dehydrogenase-Mangel, Pyruvatkinasemangel, Thalassämie oder Sichelzellanämie.

Antwort 5: Hb-Elektrophorese, Bestimmung der Glukose-6-Phosphat-Dehydrogenase- bzw. Pyruvatkinaseaktivität im Erythrozyten.

Antwort 6: In der Hb-Elektrophorese zeigen sich starke Banden bei HbA und HbS (ca. 35 % des Gesamt-Hb). Die Patientin ist eine heterozygote Anlageträgerin des HbS.

> Heterozyote HbS-Anlageträger sind klinisch oft asymptomatisch und ihre Erythrozyten im peripheren Blutausstrich morphologisch meist unauffällig.

Antwort 7: Sie ist Folge von kleinen Infarkten der Nierenpapillen, die zur Hämaturie führen. Die Hämaturie ist das häufigste Symptom bei heterozygoten HbS-Anlageträgern.

Szenario 2

Antwort 8: An eine febrile Neutropenie nach CTx.

Antwort 9: Eine Suche nach dem infektiösen Fokus. Dazu werden Blutkulturen (dreimal aerob, dreimal anaerob) und in Abhängigkeit vom Beschwerdebild ein Nasen- und Rachenabstrich, eine Sputum-, Urin- und Stuhlkultur abgenommen. Gleichzeitig sollten eine Rö-Thorax-Aufnahme durchgeführt und in Abhängigkeit von den klinischen Symptomen weitere bildgebende Verfahren eingesetzt werden.

Antwort 10: Die Patientin befindet sich in einer Standardrisikogruppe (Neutrophile 500–1000/µl).

Antwort 11: Therapeutisch muss sofort (innerhalb 1 h) eine kalkulierte antibiotische Therapie eingeleitet werden. Ist die Patientin innerhalb von 72 h fieberfrei, werden die Antibiotika beibehalten und in Abhängigkeit vom Neutropeniegrad für mehrere Tage fortgeführt.

Antwort 12: Als Erreger kommen grampositive (Venenverweilkatheter, Hautverletzungen) und gramnegative (Eintrittspforte über geschädigte orale und gastrointestinale Schleimhaut) Bakterien in Frage.

Antwort 13: Bei einem Standardrisiko (Neutrophile 500–1000/µl, erwartete Neutropeniedauer < 10 h) können intravenös Piperacillin/Tazobactam oder oral Amoxicillin/Clavulansäure und Ciprofloxacin verabreicht werden.

Szenario 3

Antwort 14: Thrombozyten, Gerinnungsparameter.
Der Arzt am Telefon gibt einige Laborwerte durch: Thrombozyten 47000/µl, Quick-Wert 41 %, aPTT 53 s, Fibrinogen 77 mg/dl, funktionelle Antithrombin-III-Aktivität 37 %, Fibrinspaltprodukte 19 mg/l.

Antwort 15: Eine akute disseminierte intravasale Gerinnung.

Antwort 16: Sie haben der Patientin eine kalkulierte antibiotische Therapie intravenös verabreicht und Antithrombin, PPSB, Fresh-frozen-Plasma und Thrombozyten substituiert.

Antwort 17: Die Erreger sind bei der stark abwehrgeschwächten, neutropenischen Patientin in die Blutbahn übergetreten und haben eine Bakteriämie verursacht. Durch eine systemische Reaktion des Körpers auf die Erreger, in Form einer massiven Freisetzung von Gewebefaktor nach Zytokinstimulation, wurde die extrinsische Gerinnungskaskade aktiviert und es kam zu einer überschießenden, unkontrollierten intravasalen Gerinnung.

Antwort 18: DIC-assoziierte Erkrankung → massive Freisetzung von Gewebefaktoren mit Aktivierung der extrinsischen/intrinsischen Gerinnungskaskade oder Aktivierung der Thrombozyten/des Faktors X direkt → überschießende, unkontrollierte intravasale Gerinnselbildung → kompensatorische Aktivierung der Gerinnungsinhibitoren und der Fibrinolyse → Verbrauch von Gerinnungsfaktoren, Thrombozyten und Gerinnungsinhibitoren, Freisetzung von Fibrinspaltprodukten → Organischämien evtl. mit Organversagen.

Antwort 19: Infektionen (Meningokokkensepsis, Pneumokokkensepsis), Malignome (Pankreaskarzinom, Promyelozytenleukämie), geburtshilfliche Komplikationen (Fruchtwasserembolie, septischer oder verhaltener Abort), Organ- und Gewebeschädigungen (Operationen v. a. an thrombinreichen Organen, Verbrennungen), immunologisch bedingte Hämolyse (AB0-Inkompatibilität, autoimmunhämolytische Anämie).

Fall 4: Atemnot

Eine 31-jährige Frau wird um 5:30 Uhr morgens mit dem Notarztwagen in die Klinik eingeliefert. Der Freund der Patientin erzählt, dass sie bei ihrem morgendlichen Gang zur Toilette plötzlich über akut einsetzende starke Atemnot und Schmerzen in der Brust geklagt habe und dann kollabiert sei. Der Notarzt berichtet, dass die Patientin bei seiner Ankunft nicht ansprechbar gewesen sei. Laut Notarztprotokoll waren die peripheren Pulse tastbar, die HF war rhythmisch und betrug 120/min, der RR lag bei 90/50 mmHg, die AF bei 30/min, die O_2-Sättigung betrug 89 % bei Raumluft und der Blutzucker 112 mg/dl.

Frage 1: Welche Verdachtsdiagnosen haben Sie?
Frage 2: Welche diagnostischen Maßnahmen ergreifen Sie zunächst?
Frage 3: Beurteilen Sie folgendes Spiral-CT (Abb. 1).
Frage 4: Welche therapeutischen Maßnahmen leiten Sie ein?

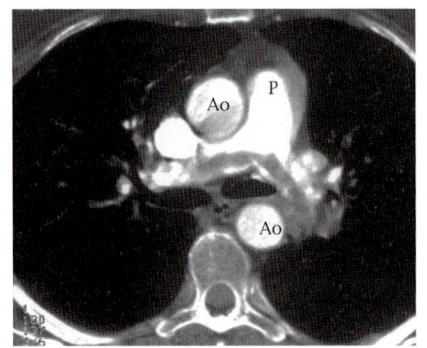

Abb. 1: Spiral-CT mit Kontrastmittel i. v. Ao = Aorta, P = Pulmonalisstamm. [19]

Antwort 1: Myokardinfarkt, Spontanpneumothorax, Lungenembolie, Aspiration eines Fremdkörpers, Aortendissektion.
Antwort 2: EKG, CK-MB, Troponin-T, Blutgase, D-Dimere, Gerinnungsparameter (Quick, aPTT), BB, Rö-Thorax, Herz-Echo, Spiral-CT des Thorax mit i. v. Kontrastmittel.
Im EKG zeigt sich eine Sinustachykardie. Troponin-T < 0,1 ng/ml, CK-MB 5 U/l und D-Dimere 300 µg/ml, Rö-Thorax-Aufnahme ist unauffällig.
Antwort 3: Es zeigt sich eine akute Lungenembolie. Die Kontrastmittelaussparung in der Teilungsgabel von rechter und linker Pulmonalarterie weist auf einen Embolus hin.
Antwort 4: Die Patientin erhält 6 l O_2/min über eine Nasensonde und Morphin zur Verbesserung der Respiration, zur Sedierung, Analgesie und Anxiolyse. Es wird sofort eine Antikoagulationstherapie mit niedermolekularem Heparin begonnen und anschließend Marcumar® verabreicht, das über 6 Monate fortgeführt werden sollte. Kann die Herz-Kreislauf-Situation nicht stabilisiert werden (Puls > systolischer RR), muss eine Lysetherapie diskutiert werden. Nach der Akutversorgung der Patientin wird eine Ursachenklärung durchgeführt.

Szenario 1

Das BB zeigt folgende Werte: Hb 13,1 g/dl, HK 39 %, Erythrozyten $4,0 \times 10^6$/µl, Retikulozyten 7‰, Leukozyten $7,4 \times 10^3$/µl, Thrombozyten bei 783 000/µl. Bei der körperlichen Untersuchung tasten Sie eine vergrößerte Milz. Die Patientin erzählt, dass sie in letzter Zeit des Öfteren schmerzhaftes „Ameisenlaufen" in Händen und Füßen verspüre, das von einem Brennen begleitet sei. Hände und Füße seien stark gerötet, dick geschwollen und überwärmt. Sie habe bemerkt, dass sich die Beschwerden bessern würden, wenn sie Aspirin schlucke.

Frage 5: Was beschreibt die Patientin in den letzten drei Sätzen?
Frage 6: Beurteilen Sie den Blutausstrich in Abb. 2.
Frage 7: Ihre Verdachtsdiagnose?
Frage 8: Was sind die wichtigsten Differentialdiagnosen bei Thrombozytose?
Frage 9: Welche Therapie schlagen Sie vor?
Frage 10: In welche Erkrankungen kann eine essentielle Thrombozythämie (ET) übergehen?

Szenario 2

Die Patientin ist in der 27. SSW, raucht und wiegt 125 kg bei einer Körpergröße von 168 cm.

Frage 11: Warum trägt sie ein erhöhtes Lungenembolierisiko?
Frage 12: Nennen Sie Risikofaktoren für thromboembolische Ereignisse während der Schwangerschaft oder kurz nach der Entbindung.
Frage 13: Welche Therapie der Lungenembolie schlagen Sie in diesem Fall vor?
Frage 14: Welches Medikament muss bei länger anhaltender Heparingabe während der Schwangerschaft immer zusätzlich verabreicht werden und wieso?

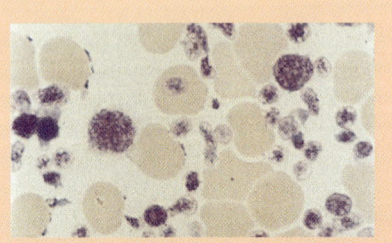

Abb. 2: Blutausstrich. [5]

Szenario 3

Die Patientin berichtet, dass sie Raucherin sei und bereits eine Unterschenkelthrombose vor 5 Jahren gehabt habe. Sie nimmt seit 3 Monaten die Antibabypille.

Frage 15: Welche weiteren diagnostischen Maßnahmen sind beim Vorliegen bisheriger Angaben indiziert und wieso?
Frage 16: Welche thrombophilen Diathesen kennen Sie? Wie werden sie eingeteilt?
Frage 17: Welche Erkrankung liegt bei der Patientin vor?
Frage 18: Wann sollte man bei Auftreten einer Thrombose den Verdacht auf eine Gerinnungsstörung äußern?
Frage 19: Wie gehen Sie therapeutisch vor?

Szenario 1

Antwort 5: Erythromelalgie.

Antwort 6: Im Blutausstrich sieht man vermehrt Thrombozyten, die sich teilweise zu Thrombozytenaggregaten zusammenlagern, und teilweise vergrößerte Thrombozyten (Makrothrombozyten, z. T. Riesenthrombozyten, d. h. > ½ Erythrozytendurchmesser).
Sie entnehmen eine Knochenmarksbiopsie. Histologisch imponiert ein hyperzelluläres Mark mit dominanter Hyperplasie der Megakaryozyten. Die Megakaryozyten sind unterschiedlich groß, nehmen teilweise extreme Ausmaße an und lagern sich zu Clustern zusammen. Das Fettmark ist weitgehend erhalten. Erythro- und Granulopoese präsentieren sich weitgehend unverändert.

Antwort 7: Essentielle Thrombozythämie.

Antwort 8: Reaktive Thrombozytosen, z. B. bei Entzündung, Blutung, Eisenmangel, Malignomen oder nach Splenektomie, andere myeloproliferative Syndrome (CML, PV, OMF).

Antwort 9: Zytoreduktive Substanzen wie Hydroxyurea, Anagrelid oder Interferon-α sind – unabhängig von der Thrombozytenzahl – immer bei thromboembolischen Komplikationen indiziert. Thrombozytenaggregationshemmer wären zur Primärprophylaxe indiziert und bei alleiniger Erythromelalgie.

Antwort 10: Nach vielen Jahren kann die essentielle Thrombozythämie in eine Osteomyelofibrose oder in eine akute Leukämie (< 5 %) übergehen.

Szenario 2

Antwort 11: Physiologischerweise steigen während der Schwangerschaft die Gerinnungsfaktoren – v. a. VII, VIII und X – sowie das Fibrinogen an. Dies bewirkt eine Hyperkoagulabilität. Einerseits soll die erhöhte Gerinnungsneigung lebensbedrohliche Blutungen bei der Geburt verhindern, andererseits beinhaltet sie v. a. bei Vorliegen von Risikofaktoren wie Übergewicht und Nikotinabusus ein erhöhtes Thromboserisiko.

Antwort 12: Fortgeschrittenes Alter, Adipositas, frühere thromboembolische Ereignisse, familiäre Belastung für Thrombophilie, Kaiserschnitt.

Antwort 13: Niedermolekulares Heparin über 6 Monate. Es kann während der gesamten Schwangerschaftszeit gegeben werden und ist dem fraktionierten Heparin wegen der Zuverlässigkeit der Wirkung, der längeren HWZ und der geringeren Nebenwirkungen (seltener heparininduzierte Thrombozytopenie) vorzuziehen.

Antwort 14: Da sich unter länger anhaltender Heparingabe während der Schwangerschaft eine Osteoporose entwickeln kann, muss immer Kalzium substituiert werden.

> Niedermolekulares Heparin ist das Antikoagulans der Wahl während der Schwangerschaft.

Des Weiteren sollte die Patientin nach der Entbindung bzw. nach dem Abstillen eine Reduktionsdiät durchführen.

Szenario 3

Antwort 15: Thrombophilie-Screening auf Antithrobin-III-, Protein-C- und -S-Mangel, Faktor-V-Leiden-Mutation und Prothrombin-Genmutation bei Auftreten eines zweiten thromboembolischen Ereignisses.
Im Thrombophilie-Screening zeigt sich eine Punktmutation im Gen des aktivierten Faktor-Va-Moleküls. In Position 506 ist die Aminosäure Arginin durch Glutamin ersetzt.

Antwort 16:
▶ **Hereditäre Thrombophilien:** APC-Resistenz bei Faktor-V-Leiden-Mutation, Prothrombin-Mutation G20210A, Mangelzustände oder Funktionsdefekte der Gerinnungsinhibitoren Antithrombin III, Protein C und Protein S
▶ **Erworbene Thrombophilien:** bei chronischen Erkrankungen und Syndromen (z. B. Malignome, Östrogentherapie, Diabetes mellitus, nephrotisches Syndrom, Herzinsuffizienz) oder durch physiologische Zustände (Schwangerschaft, hohes Alter, Immobilisation). **Pg 1.** Mangel oder Funktionsdefekt der Gerinnungsinhibitoren: gestörte oder verminderte Synthese, z. B. bei Leberfunktionsstörungen, gesteigerter Verbrauch, z. B. bei DIC, renaler oder enteraler Verlust, z. B. bei nephrotischem Syndrom oder exsudativer Enteropathie, Heparin- (Antithrombin III ↓) oder Kumarintherapie (Protein C und S ↓). **2.** Fibrinolysehemmung.

Antwort 17: Resistenz gegen aktiviertes Protein C bei Faktor-V-Leiden-Mutation.

Antwort 18: Beim Auftreten von Thrombosen ohne erkennbaren Anlass (idiopathisch), bei jungen Patienten (< 40 Jahre), beim Zweitereignis (rezidivierende Thrombosen), bei positiver Familienanamnese oder an atypischen Lokalisationen (Mesenterialgefäße, Sinusvenen).

Antwort 19: Therapie der Lungenembolie. Zur Primärprophylaxe (falls Prädisposition bekannt) sollte lediglich in Risikosituationen wie bei Operationen, Immobilisation, langen Flug-, Bus- und Autoreisen, im Wochenbett und evtl. während der Schwangerschaft eine medikamentöse Thromboseprophylaxe, z. B. mit niedermolekularem Heparin, durchgeführt werden. Eine dauerhafte prophylaktische Antikoagulation ist nicht notwendig. Die Patientin sollte unbedingt den Nikotinabusus beenden und falls möglich die hormonelle Kontrazeption durch eine andere Methode ersetzen.

Fall 5: Fieber, Nachtschweiß und Gewichtsverlust

Ein 55-jähriger Mann kommt zu Ihnen in die Praxis und berichtet über etwa 3 Wochen bestehendes Fieber zwischen 38 und 39°C v.a. morgens und abends. Er sei sehr schwach und müde, habe keinen Husten und keine Gliederschmerzen. Gelegentlich träten Kopfschmerzen auf, die jedoch nach der Einnahme einer Tablette Aspirin verschwinden würden. Nachts schwitze er so stark, dass er dreimal die Wäsche wechsele. Außerdem habe er in den letzten 6 Monaten etwa 8 kg Gewicht verloren, da er wenig Appetit habe.

Frage 1: Welche Symptome schildert der Patient?
Frage 2: Wie ist ein Gewichtsverlust definiert?
Frage 3: Welche diagnostischen Schritte leiten Sie ein?
Antwort 1: B-Symptome (Fieber, Nachtschweiß, Gewichtsverlust), Abgeschlagenheit, Kopfschmerzen, Appetitlosigkeit.
Antwort 2: Verlust von 10% des Körpergewichts innerhalb eines halben Jahres.
Antwort 3: BB, Differential-BB, Blutausstrich, Knochenmarksaspiration bzw. -histologie.

Szenario 1

Der Patient berichtet, dass er in der letzten Zeit ein starkes Völlegefühl und Schmerzen im linken Oberbauch spüre. Er fühle sich gebläht und könne gar nicht mehr richtig einatmen.
Blutbild: Hb 10,4 mg/dl, HK 35%, Erythrozyten 3,4 Mio./µl, Leukozyten 12 400/µl, Neutrophile 62%, Eosinophile 2%, Basophile 1%, Lymphozyten 26%, Monozyten 12%, Thrombozyten 620 000/µl.

Frage 4: Beschreiben Sie folgenden Blutausstrich (Abb. 1).

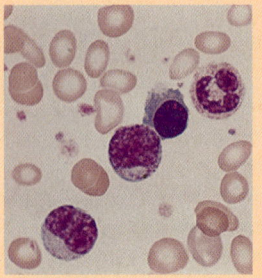

Abb. 1: Blutausstrich. [5]

Frage 5: Worauf weist dieser Blutausstrich hin?
Frage 6: Es lässt sich kein Knochenmark aspirieren (Punctio sicca). Welche Vermutung haben Sie und welchen Befund erwarten Sie in der Knochenmarkshistologie?
Frage 7: Welchen kurativen Therapieansatz gibt es bei dieser Erkrankung?
Frage 8: Welche weiteren Therapiemöglichkeiten bestehen?
Frage 9: Welche Erkrankung muss differentialdiagnostisch ausgeschlossen werden?
Frage 10: Wie ist die Prognose?

Szenario 2

In der körperlichen Untersuchung tasten Sie links submandibulär einen vergrößerten Lymphknoten (ca. 4 × 4 cm). BSG 112 mm/h, Hb 10,4 g/dl, Leukozyten 72 000/µl, Thrombozyten 83 000/µl, LDH 724 U/l, Harnsäure 13 mg/dl. Im Blutausstrich imponiert ein monomorphes Bild, bestehend aus vielen Blasten ohne sichtbare Granula oder Auer-Stäbchen.

Frage 11: Sie färben mit Peroxidase. Beurteilen Sie folgenden Blutausstrich (Abb. 2).

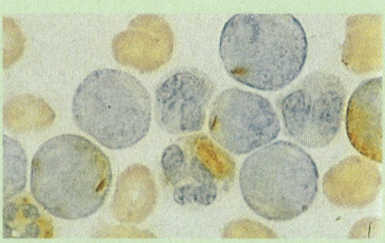

Abb. 2: Blutausstrich in Peroxidase-Färbung. [5]

Frage 12: Welche hämatologische Erkrankung liegt zugrunde?
Frage 13: Mit welchen diagnostischen Maßnahmen können Sie die Diagnose erhärten?
Frage 14: Wann liegt definitionsgemäß eine akute Leukämie vor?
Frage 15: Wie wird die AML klassifiziert?
Frage 16: Wie wird die AML therapiert? In welche Schritte gliedert sich die Therapie?
Frage 17: Stellen Sie kurz das Ziel der einzelnen Therapieschritte dar. Welche Zytostatika werden verwendet?
Frage 18: Welcher Prognoseparameter hat bei der AML eine besondere Bedeutung?

Szenario 3

Bei der körperlichen Untersuchung fällt Ihnen eine Hepatosplenomegalie auf. Hb 11,2 g/dl, Leukozyten 1900/µl (Monozyten 7%), Thrombozyten 135 000/µl.

Frage 19: Beurteilen Sie folgenden Blutausstrich (Abb. 3).

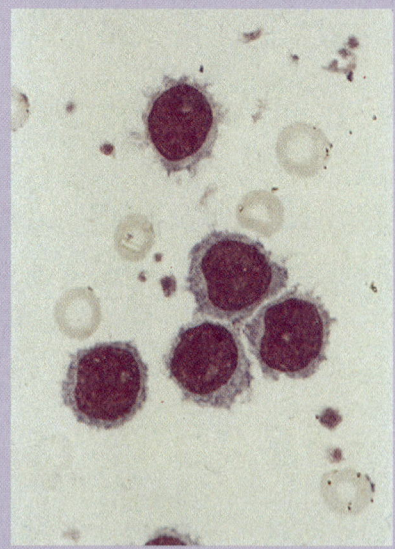

Abb. 3: Blutausstrich. [5]

Frage 20: Nennen Sie eine Verdachtsdiagnose.
Frage 21: Wie sichern Sie die Diagnose?
Frage 22: Wozu zählt die Haarzellleukämie?
Frage 23: Leiten Sie eine Therapie ein? Wenn ja, welche?

Fall 5: Fieber, Nachtschweiß und Gewichtsverlust

Szenario 1

Antwort 4: Im Blutausstrich zeigen sich Unterschiede in Größe und Form der Erythrozyten (Anisopoikilozytose) sowie eine Linksverschiebung der weißen und roten Zellreihe (von links unten nach rechts oben: unreifer Myelozyt, Promyelozyt, Normoblast, segmentkerniger Neutrophiler). Diese Veränderungen charakterisieren ein leukoerythroblastisches Blutbild.

Antwort 5: Auf eine extramedulläre Blutbildung.

Antwort 6: Osteomyelofibrose (OMF) mit starker Fibrosierung des Knochenmarks. In der Knochenmarkshistologie finden sich vermutlich Riesenmegakaryozyten und nackte pyknotische Megakaryozytenkerne. Es fällt eine gesteigerte Granulopoese auf, die Erythropoese ist meist vermindert.

Antwort 7: Allogene Stammzelltransplantation.

Antwort 8: Als supportive Maßnahmen können eine Milzbestrahlung oder eine Interferon-α-Therapie eingesetzt werden.

Antwort 9: CML, PV, ET.

Antwort 10: Die mittlere Überlebenszeit bei der Osteomyelofibrose beträgt ca. 5–8 Jahre. Bei einem Hämoglobinwert < 10 g/dl, einer hochgradigen Myelofibrose oder beim Auftreten von Blasten im peripheren Blut ist die Prognose schlechter. Meist versterben die Patienten an Infektionen, die als Folge der Leukopenie auftreten, an thrombozytopenisch bedingten Blutungen oder an einem terminalen Blastenschub (10 %), der einer akuten Leukämie gleichzusetzen ist.

Szenario 2

Antwort 11: Es färben sich zarte, längliche Strukturen im Zytoplasma bräunlich an. Es handelt sich um Auer-Stäbchen.

> Aufgrund schlechter Anfärbbarkeit der Auer-Stäbchen in der Pappenheim-Färbung können diese leicht übersehen werden. Aus diesem Grund muss zusätzlich immer mit Peroxidase gefärbt werden.

Antwort 12: Akute myeloische Leukämie.

Antwort 13: Immunphänotypisierung, molekularbiologische und zytogenetische Methoden.

Antwort 14: Im Knochenmark müssen mehr als 20 % Blasten nachweisbar sein.

Antwort 15: Die neue WHO-Klassifikation verbindet die alte FAB-Klassifikation (Einteilung nach zytomorphologischen und zytochemischen Kriterien in M0–M7) mit zyto- und molekulargenetischen Erkenntnissen. Diese Klassifikation versucht die AML anhand der rekurrenten balancierten Translokationen und der Prognose einzuteilen.

Antwort 16: Mit einer Chemotherapie, die sich in Induktionstherapie, Konsolidierungstherapie – falls möglich autologe/allogene Stammzelltransplantation – und Erhaltungstherapie untergliedert.

Antwort 17:
▶ Induktionstherapie: Ziel ist die komplette Remission. Kombination aus dem Antimetaboliten Cytosinarabinosid (Ara-C) und einem Anthrazyklin (Daunorubicin, Idarubicin)
▶ Konsolidierungstherapie: Ziel ist die Remissionsstabilisierung und Zerstörung noch übrig gebliebener Blasten. Wiederholung der Induktionstherapie oder Stammzelltransplantation
▶ Erhaltungstherapie: Ziel ist die Erhaltung der Remission (Therapie über 2–3 Jahre).

Antwort 18: Die zytogenetische Konstellation.

Szenario 3

Antwort 19: Haarförmige Zytoplasmaausziehungen der lymphozytären Zellen (Haarzellen).
Auch in diesem Fall kann kein Knochenmark aspiriert werden (Punctio sicca) und in der Knochenmarkshistologie zeigen sich zahlreiche Haarzellen und ein faserreiches Knochenmark.

Antwort 20: Haarzellleukämie.

Antwort 21: Zytochemische Färbung mit tartratresistenter saurer Phosphatase (TRAP+) und Immunphänotypisierung der Lymphozyten (CD20+, CD79A, CD25+, CD11+, **CD103+** etc.).

Antwort 22: Die Haarzellleukämie ist ein reifzelliges, peripheres B-NHL.

Antwort 23: Ja. Die Therapie der ersten Wahl ist Cladribin.

Fall 6: Ikterus

Eine 67 Jahre alte Frau stellt sich vor wegen einer seit etwa 1 Woche bestehenden Gelbfärbung der Skleren. Außerdem ist ihr Urin bräunlich verfärbt und sie fühlt sich sehr schwach. Gelegentlich treten heftige Kopfschmerzen sowie bei Belastung Atemnot und Herzrasen auf.

Frage 1: Welche Leitsymptome liegen vor?
Frage 2: Welche Laborparameter lassen Sie bestimmen?
Frage 3: Worauf untersuchen Sie den Urin?

Die Patientin erzählt, dass sie erst vor 3 Tagen bei ihrem Hausarzt eine Blutuntersuchung anfertigen hat lassen, die wie folgt aussieht: Hb 8,2 mg/dl, HK 31 %, Erythrozyten 3,3 Mio./µl, Leukozyten 9800/µl, Thrombozyten 210000/µl, Retikulozytenproduktionsindex (RPI) 2,4, Bilirubin gesamt 10,3 mg/dl, direktes Bilirubin 0,6 mg/dl, indirektes Bilirubin 9,6 mg/dl, LDH 984 U/l, Haptoglobin 3 mg/dl. Im Urin ist Urobilinogen, aber kein Hämoglobin nachweisbar.

Frage 4: Was liegt bei der Patientin vermutlich vor?

Antwort 1: Ikterus, Belastungsdyspnoe.
Antwort 2: Blutbild, Retikulozyten, Bilirubin (gesamt, direkt und indirekt), LDH, Haptoglobin.
Antwort 3: Urobilinogen, Hämoglobin.
Antwort 4: Hämolytische Anämie.

Szenario 1

Die Patientin klagt außerdem, dass ihr „Rheuma" auch immer schlimmer werde. Morgens könne sie ihre Hände für mindestens 1 h kaum bewegen. Sie streckt Ihnen ihre Hände entgegen. Seit ein paar Tagen habe sie leichtes Fieber.

Frage 5: Was fällt Ihnen an den Händen der Patientin auf (Abb. 1)?

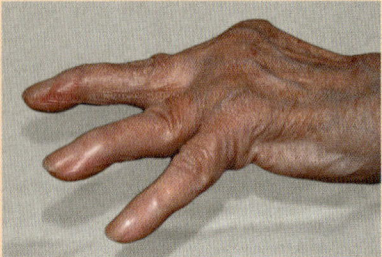

Abb. 1: Die Hände der Patientin. [1f]

Frage 6: Wie gehen Sie diagnostisch weiter vor?
Frage 7: Welchen Coombs-Test lassen Sie anfertigen und was weist er nach?
Frage 8: Wie unterscheiden Sie eine autoimmunhämolytische Anämie (AIHA) durch Wärmeantikörper von einer durch Kälteantikörper?
Frage 9: An welcher Art von hämolytischer Anämie leidet die Patientin?
Frage 10: Welche Therapie schlagen Sie der Patientin vor?

Szenario 2

Die Patientin berichtet, dass bei ihr vor 3 Jahren eine CLL festgestellt worden sei und sie seitdem immer wieder Chemotherapien erhalten habe. Als Sie nach den verabreichten Zytostatika fragen, weiß die Patientin keine Wirkstoff- oder Handelsnamen zu nennen. Sie rufen in der behandelnden Klinik an und lassen sich einen Arztbrief faxen. Diesem entnehmen Sie, dass die Primärtherapie mit CHOP nicht angesprochen hat und die Patientin seit 8 Monaten mit Fludarabin, Cyclophosphamid und Rituximab behandelt wird. Bei der Patientin ist außerdem ein langjähriger, jedoch geringgradiger Alkoholabusus bekannt.

Frage 11: Wie gehen Sie weiter vor?
Frage 12: Worauf ist der Ikterus vermutlich zurückzuführen?
Frage 13: Zu welcher Zytostatikaklasse gehört Fludarabin und wie wirkt diese?

Szenario 3

Die Patientin ist Türkin und berichtet, dass seit 2 Tagen der Urin blutig sei. Vor 4 Wochen habe sie an starken Bauchkrämpfen und blutigem Durchfall gelitten, die aber nach 5 Tagen wieder verschwunden seien. Seit einigen Tagen werde die Urinausscheidung weniger.

Frage 14: Wie gehen Sie diagnostisch weiter vor?
Frage 15: Was liegt bei der Patientin vor?
Frage 16: Beurteilen Sie folgenden Blutausstrich (Abb. 2).

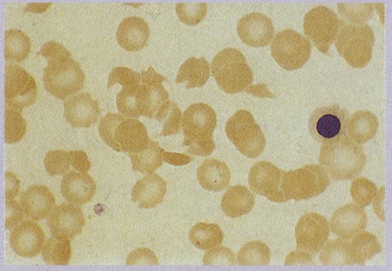

Abb. 2: Blutausstrich der Patientin. [5]

Frage 17: Wie erklären Sie sich die Hämolyse? An welcher Erkrankung leidet die Patientin?
Frage 18: Was ist ein HUS?
Frage 19: Wie erklärt sich das Nierenversagen?
Frage 20: Welche Therapie leiten Sie ein?
Frage 21: Nennen Sie Spätschäden des HUS.
Frage 22: Um welches Krankheitsbild handelt es sich, wenn zusätzlich oder statt der Niereninsuffizienz eine neurologische Symptomatik (z. B. Krampfanfälle) auftritt?

Fall 6: Ikterus

Szenario 1

Antwort 5: Sie können eine für die rheumatoide Arthritis typische Schwanenhalsdeformität erkennen.

Antwort 6: Coombs-Test zum Nachweis von antikörperbedingter hämolytischer Anämie.

Antwort 7: Den direkten Coombs-Test. Er weist Erythrozyten nach, die bereits in vivo mit Immunglobulinen oder Komplement beladen waren.

Antwort 8: Die Wärmeantikörper gehören zur Klasse der IgG und haben ihr Temperaturoptimum bei 37 °C. Die Ak binden an erythrozytengebundene Immunglobuline, opsonisieren diese und führen zu einem Abbau der Erythrozyten durch das MMS in Leber und Milz (extravasal). Die Kälteantikörper gehören zur Klasse der IgM und haben ihr Temperaturoptimum bei 4 °C. Sie fixieren Komplement auf der Erythrozytenoberfläche, so dass diese über den klassischen Komplementweg extra- und intravasal zerstört werden.

Antwort 9: An einer AIHA durch Wärmeantikörper bei rheumatischer Erkrankung.

Antwort 10: Prednisolon hochdosiert.

Szenario 2

Antwort 11: Bestimmung der Leberwerte (Transaminasen, Cholestasezeichen), Sonographie des Abdomens.
GOT 537 U/l, GPT 604 U/l, γ-GT 112 U/l. Im Ultraschall fällt eine wellige Veränderung der Leberoberfläche auf, das Leberparenchym stellt sich homogen dar.

Antwort 12: Auf eine intrahepatische Störung. Vermutlich ist die Leber der Patientin durch den langjährigen Alkoholabusus schon vorgeschädigt. Durch die Gabe von Fludarabin kam es dann zu einem vermehrten Leberzelluntergang mit Ikterus.

Antwort 13: Fludarabin ist ein Purinanalogon und gehört in die Gruppe der Antimetaboliten, die sich als falsche Bausteine in Nukleinsäuren einbauen und somit die Nukleinsäuresynthese hemmen.

Szenario 3

Antwort 14: Vitalparameter (RR, Puls, AF, T), Gerinnung, BSG, CRP, Elektrolyte, CREA, Blutausstrich, Blutkulturen abnehmen, Urinuntersuchung, Stuhlbakteriologie, Rö-Thorax (Überwässerung?).
RR 150/100 mmHg, Puls 85/min, AF 18/min, T 37,2 °C, Quick 97 %, aPTT 49 s, BSG 78 mm/h, CRP 27 mg/l, Kalium 5,7 mmol/l, Natrium 132 mmol/l, Krea 7,1 mg/dl.

Antwort 15: Ein akutes Nierenversagen.

Antwort 16: Es zeigen sich Fragmentozyten und Schizozyten (eierschalenförmige Erythrozyten). Rechts im Bild ein Normoblast.
In der Stuhlbakteriologie und im Urin werden Shigatoxin-bildende E. coli nachgewiesen.

Antwort 17: Die Hämolyse ist wahrscheinlich ausgelöst durch eine Gastroenteritis mit enterohämorrhagischen E. coli (EHEC, Serotyp O157), die ein hämolytisch-urämisches Syndrom (HUS) verursacht hat.

Antwort 18: Es handelt sich um ein EHEC-Infektion-induziertes Krankheitsbild mit der klinischen Trias: mikroangiopathische hämolytische Anämie (mit Fragmentozyten), Nierenversagen und Thrombozytopenie (komplettes HUS: alle drei Krankheitszeichen, inkomplettes HUS: nur zwei der genannten Krankheitszeichen).

Antwort 19: Durch die Mikroangiopathie kommt es zur Glomerulonephritis mit Hämaturie und Proteinurie.

Antwort 20: Als supportive Therapie wird eine Flüssigkeits- und Elektrolytbilanzierung unternommen. Regelmäßige Blutdruckmessungen und ggf. Senkung des RR. Evtl. muss die Patientin dialysiert werden. Es dürfen keine Antibiotika oder Motilitätshemmer verabreicht werden. Eine Transfusion von Thrombozytenkonzentraten ist bei HUS kontraindiziert.

Antwort 21: Chronische Niereninsuffizienz mit Dialysepflicht, arterielle Hypertonie, Proteinurie.

Antwort 22: Um eine thrombotisch-thrombozytopenische Purpura (TTP, Moschcowitz-Syndrom).

Wichtig ist, dass die mit Abstand häufigste Ursache für einen Ikterus ein Gallenwegsverschluss ist. Da in diesem Buch jedoch hämatologische Fälle beschrieben werden, wurde in diesem Rahmen nicht auf intra- und posthepatische Ursachen für einen Ikterus eingegangen.

Fall 7: Nasenbluten

Ein 18-jähriger Mann wird von seiner Mutter in Ihre Praxis begleitet. Die Mutter, eine Krankenschwester, erzählt besorgt, dass ihr Sohn seit etwa 5 Tagen starke Muskelschmerzen, v. a. in den Waden, habe. In den letzten 6 Wochen sei bei ihm auffallend häufig Nasenbluten aufgetreten.

Szenario 1

Das Gehen bereitet dem jungen Mann äußerste Mühe. Er klagt über die „blauen Flecken" an den Beinen, die ohne Verletzung aufgetreten seien, und über eine schmerzhafte Schwellung des linken Kniegelenks.

Frage 1: Welche Verdachtsdiagnose haben Sie?
Frage 2: Sie bestimmen das Blutbild und die Gerinnungsparameter: Hb 12,9 mg/dl, HK 38 %, Erythrozyten 4,0 Mio./µl, Leukozyten 6800/µl, Thrombozyten 312 000/µl, BSG 7 mm/h, Quick 99 %, INR 1,02, aPTT 137 s, Blutungszeit 3 min 36 s.
Interpretieren Sie diese Laborparameter.
Frage 3: Welche Erkrankungen kommen entsprechend den vorliegenden Laborparametern differentialdiagnostisch in Frage?
Frage 4: Wie können Sie diese Erkrankungen gegeneinander abgrenzen?
Frage 5: Die Faktor-VIII-Aktivität beträgt 14 %. Welche Erkrankung liegt vor?
Frage 6: In welche klinischen Schweregrade wird die Hämophilie eingeteilt und wie hoch ist jeweils die Faktor-VIII-Restaktivität?
Frage 7: Wie gehen Sie therapeutisch vor?
Frage 8: Wie wissen Sie, welche Menge an Faktor VIII Sie verabreichen müssen?

Szenario 2

Der junge Mann erzählt, dass er in letzter Zeit schnell außer Atem gerate. Vielleicht auch deshalb, weil er so starke Schmerzen im linken Oberbauch habe und nicht richtig tief einatmen könne. Weiterhin beklagt er, dass er v. a. nach dem Duschen immer ein starkes Jucken am ganzen Körper verspüre. Außerdem würden die Finger, Zehen und Handflächen wie Feuer brennen und gelegentlich rot aussehen. Nikotingenuss wird verneint. Der Patient hat eine rosige Gesichtsfarbe und wirkt nicht krank. Der Blutdruck beträgt 170/120 mmHg und der Puls 84/Min.

Frage 9: Zählen Sie alle geschilderten Symptome und Zeichen bzw. erste Untersuchungsbefunde auf.
Frage 10: Was sind die ersten diagnostischen Maßnahmen?
Frage 11: Interpretieren Sie das Blutbild.
Frage 12: Im Blutausstrich finden sich eine Anisozytose, Mikrozytose und Poikilozytose. Welche Untersuchung planen Sie?
Frage 13: Beschreiben Sie den Befund im Knochenmarksaspirat (Abb. 1).

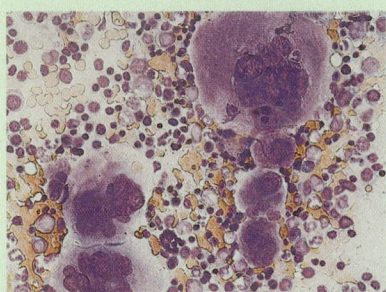

Abb. 1: Knochenmarksaspirat. [5]

Frage 14: An welcher Erkrankung leidet der Patient?
Frage 15: Zu welchem Formenkreis wird die Polycythaemia vera gezählt und welche Erkrankungen gehören noch dazu?
Frage 16: Wie kann man eine Polycythaemia vera von einer reaktiven Polyglobulie abgrenzen?
Frage 17: Welche weiteren Parameter benötigen Sie für eine genaue diagnostische Zuordnung?
Frage 18: Wie therapieren Sie die Polycythaemia vera?
Frage 19: In welche Erkrankung kann die Polycythaemia vera übergehen?

Szenario 3

Der junge Mann berichtet, dass er vor 5 Tagen auf einer Eisplatte ausgerutscht und – ohne sich abstützen zu können – auf sein Steißbein gefallen sei. Jetzt habe er einen riesigen Bluterguss im Gesäßbereich und solche Schmerzen, dass er nicht mehr sitzen könne. Er zeigt Ihnen ein riesiges Hämatom, das in allen Regenbogenfarben schillert und sich über den gesamten Gesäßbereich bis zur Mitte der dorsalen Oberschenkel zieht.

Frage 20: Welche wichtige Frage sollten Sie dem Patienten stellen?
Frage 21: Nennen Sie Indikationen zur Antikoagulation mit Marcumar®.
Frage 22: Wie wirkt Marcumar®?
Frage 23: Wann ist die Gabe von Marcumar® kontraindiziert?
Frage 24: Wie gehen Sie bei diesem Patienten konkret vor?

Fall 7: Nasenbluten

Szenario 1

Antwort 1: Blutgerinnungsstörung.
Antwort 2: Geringgradige Anämie, primäre Hämostase intakt, sekundäre Hämostase defekt, extrinsisches Gerinnungssystem intakt, intrinsisches Gerinnungssystem defekt, Leukozyten und Thrombozyten im Normbereich, kein Hinweis auf eine Entzündung.
Antwort 3: Hämophilie A oder B.
Antwort 4: Bestimmung der Konzentration der Faktoren VIII und IX.
Antwort 5: Hämophilie A.
Antwort 6: Man unterscheidet drei Schweregrade, die während des gesamten Lebens konstant bleiben: leicht (Faktor-VIII-Restaktivität > 5–20 % bzw. > 0,05–0,2 E/ml), mittelschwer (Faktor-VIII-Restaktivität 1–5 % bzw. 0,01–0,05 E/ml) und schwer (Faktor-VIII-Restaktivität ≤ 1 % bzw. ≤ 0,01 E/ml).
Antwort 7: Gabe von Faktor-VIII-Konzentrat alle 8–12 h. Zusätzlich sollten Sie den Patienten in einem Hämophiliezentrum vorstellen.
Antwort 8: Es gilt die Faustregel: 1 E/kg KG hebt den Faktorspiegel im Blut um 1,5 % an. Bei Gelenk- oder Muskelblutungen wird eine Initialdosis von 20–40 E/kg KG empfohlen.

Szenario 2

Antwort 9: Nasenbluten, Belastungsdyspnoe, Oberbauchschmerz links, aquagener Juckreiz, Erythromelalgie, Hypertonie.
Antwort 10: Blutbild, Differentialblutbild, Blutausstrich, Sonographie des Abdomens, Rö-Thorax.
Hb 18,4 mg/dl, HK 58 %, Erythrozyten 6,6 Mio./µl, Leukozyten 12 300/µl, Neutrophile 69 %, Eosinophile 3 %, Basophile 1 %, Lymphozyten 20 %, Monozyten 7 %, Thrombozyten 488 000/µl. In der Abdomen-Sonographie fällt eine Splenomegalie auf, der Rö-Thorax ist unauffällig.
Antwort 11: Erythrozytose, Leukozytose mit relativer Lymphopenie, Thrombozytose.
Antwort 12: Knochenmarksbiopsie.
Antwort 13: Gesteigerte Erythro-, Granulo- und Thrombopoese, Riesenmegakaryozyten mit teilweise bizarren Kernformen, keine Fettzellen sichtbar.
Antwort 14: Polyglobulie, am ehesten primäre Polyglobulie durch klonale Erythrozytenproliferation wie bei Polycythaemia vera, da keine Ursache für reaktive Polyglobulie (wie z. B. Nikotinabusus) vorliegt.
Antwort 15: Sie gehört zu den chronisch-myeloproliferativen Erkrankungen (CMPE). Zu ihnen zählen auch die CML, die essentielle Thrombozythämie und die Osteomyelofibrose.
Antwort 16: Durch die Messung des Erythropoetinspiegels. Bei der Polycythaemia vera ist der Erythropoetinspiegel normal bis erniedrigt und kein Trigger für die gesteigerte Erythropoese. Reaktive Polyglobulien entstehen infolge eines erhöhten Erythropoetinspiegels (z. B. bei O_2-Mangel).
Antwort 17: Arterielle Sauerstoffsättigung, alkalische Leukozytenphosphatase, Vitamin B_{12}.
Antwort 18: Es gibt keine kurative Therapie. Als symptomatische Therapie werden Aderlässe, die Gabe von Thrombozytenaggregationshemmern (ASS) und zytoreduktiven Substanzen wie Hydroxyurea (Mittel der Wahl) oder Interferon-α eingesetzt, die die Blutviskosität senken sollen. Gegen den starken Juckreiz kann man Antihistaminika verabreichen.
Antwort 19: Die Polycythaemia vera geht in 20 % der Fälle in eine Osteomyelofibrose über.

Szenario 3

Antwort 20: Nehmen Sie irgendwelche Medikamente zur Blutverdünnung? Der Patient streckt Ihnen seinen Marcumar®-Ausweis entgegen. Der INR-Wert beträgt 5,6.
Antwort 21: Vorhofflimmern, mechanischer Herzklappenersatz, tiefe Venenthrombose, rezidivierende Embolien, dilatative Kardiomyopathie (Prävention arterieller Thromboembolien).
Antwort 22: Kumarine stören die Reduktion von Vitamin-K-Epoxid zu Vitamin K und verursachen einen funktionellen Vitamin-K-Mangel. Somit wird die Synthese der Vitamin-K-abhängigen Gerinnungsfaktoren II, VII, IX und X gehemmt.
Antwort 23: Bei blutenden Ulzera im Gastrointestinaltrakt, bei einer erhöhten Blutungsbereitschaft (hämorrhagische Diathese mit Ausnahme der DIC, schwere Leberinsuffizienz, Thrombozytopenie ≤ 100 000/µl), innerhalb von 3–7 Tagen nach Operation, nach frischem Schlaganfall, während der Schwangerschaft (in Abhängigkeit von der SSW) und der Stillzeit.
Antwort 24: Mit Marcumar® pausieren, Konakion® (Vitamin K_1) oral als Antidot verabreichen.

D Anhang

Bildanhang I

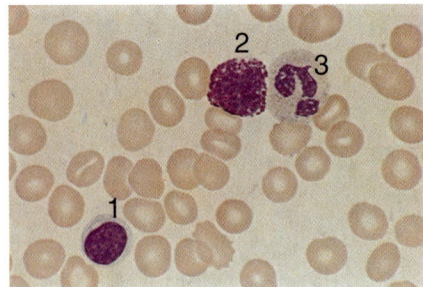

Abb. 1: Normaler Blutausstrich. Hier abgebildet ein Lymphozyt (1), ein basophiler (2) und ein neutrophiler (3) Granulozyt inmitten von zahlreichen Erythrozyten. [7b]

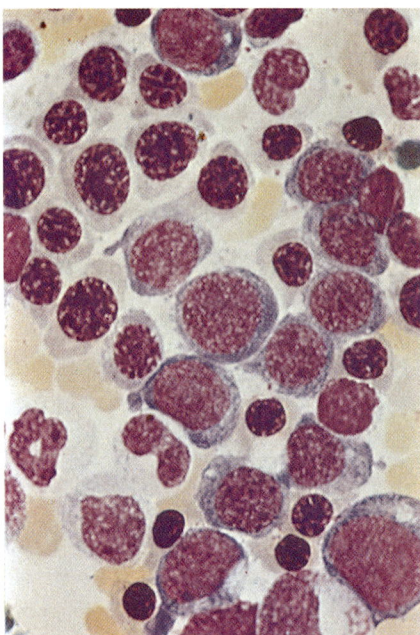

Abb. 2: Normaler Knochenmarksausstrich. Zone mit erythroblastischer Aktivität. [5]

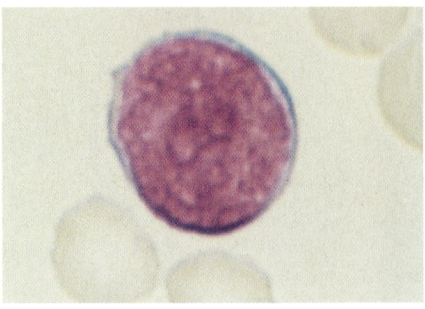

Abb. 3: Hämatopoetische Stammzelle. [5]

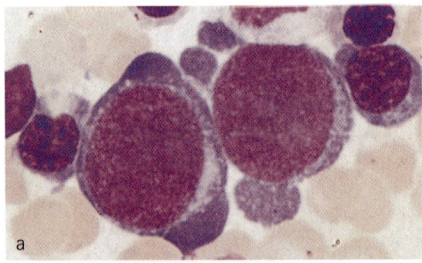

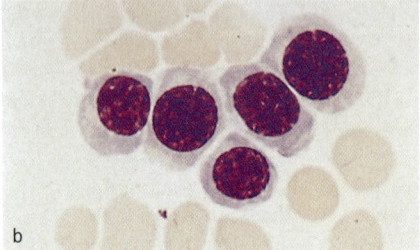

Abb. 4: Erythropoese. Proerythroblasten (a) und Normoblasten (b). [5]

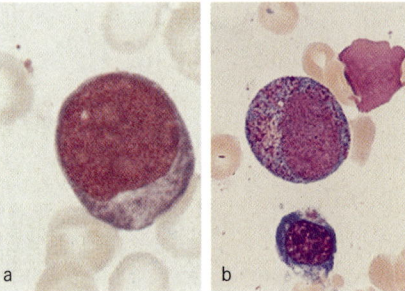

Abb. 5: Granulopoese. Myeloblast (a) und Promyelozyt (b). [5]

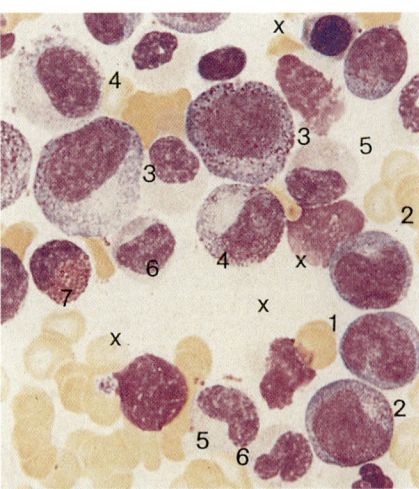

Abb. 6: Normale Granulopoese. Myeloblast (1), Promyelozyt I (2), Promyelozyt II (3), neutrophiler Myelozyt (4), neutrophiler Metamyelozyt (5), Übergang zum stabkernigen Granulozyten (6), eosinophiler Granulozyt (7), Artefakte (x). [5]

Bildanhang I

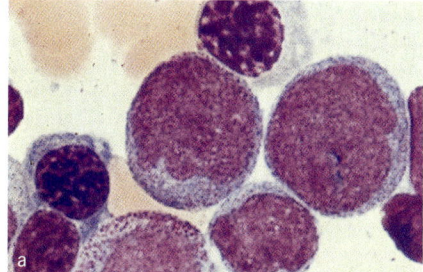
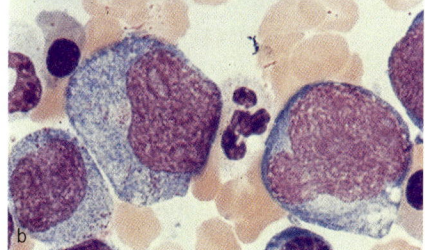

Abb. 7: Entwicklung der Monozyten. Myelomonoblasten (a) und Promonozyten (b). [5]

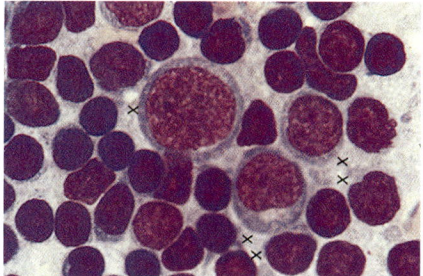

Abb. 8: Lymphopoese. Ein großer (x) und zwei kleine (xx) Lymphoblasten neben vielen kleinen Lymphozyten. [5]

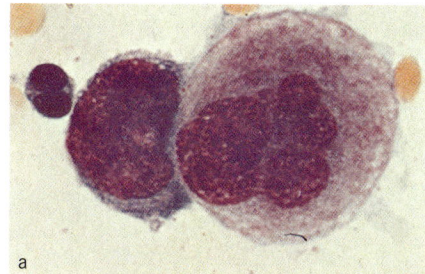
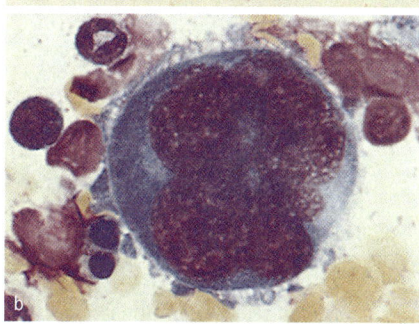

Abb. 9: Thrombopoese. Megakaryoblast (a) (links) und reifer Megakaryozyt (rechts) und Promegakaryozyt (b). [5]

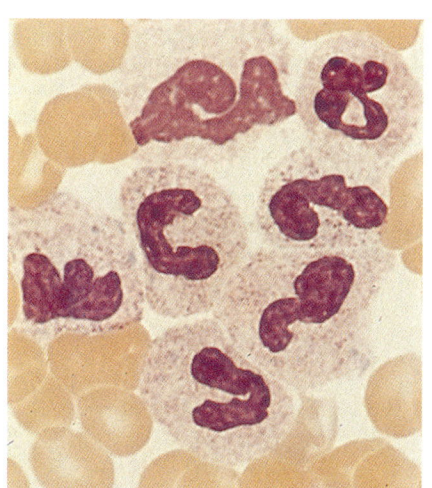

Abb. 10: Linksverschiebung. Starke Zunahme der Stabkernigen im Differentialblutbild. [5]

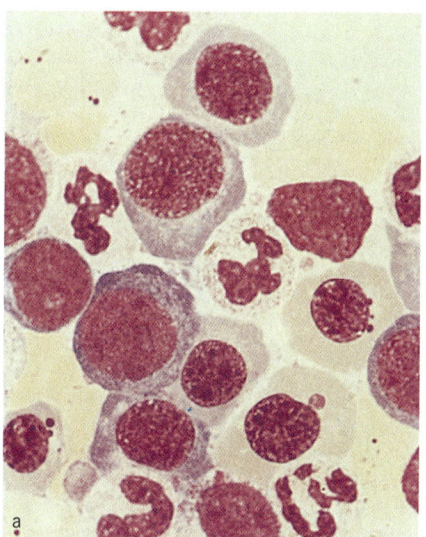
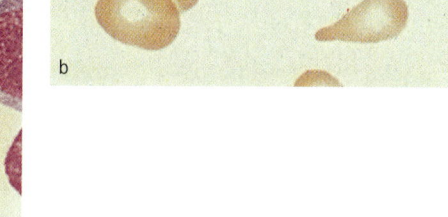

Abb. 11: Megaloblastische Erythropoese bei Vitamin-B_{12}- oder Folsäuremangelanämie.
a) Typisches Zellbild im Knochenmark bei megaloblastischer Erythropoese mit Megalobasten unterschiedlicher Reifegrade und hypersegmentierten Granulozyten.
b) Megalozytose und Anisopoikilozytose der Erythrozyten und hypersegmentierter Granulozyt im peripheren Blutausstrich. [5]

Bildanhang II

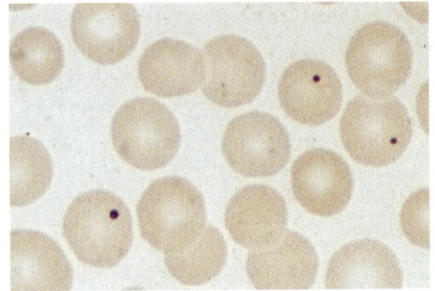

Abb. 12: Howell-Jolly-Körperchen. Das Auftreten dieser DNA-haltigen Kernreste in Erythrozyten ist ein Zeichen für eine fehlende Milzfunktion. [5]

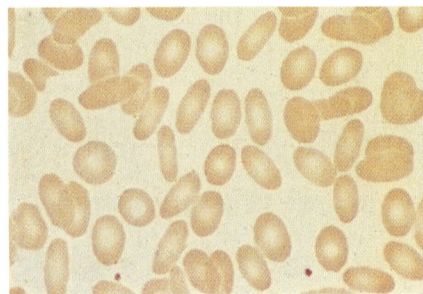

Abb. 13: Angeborene Elliptozytose. [5]

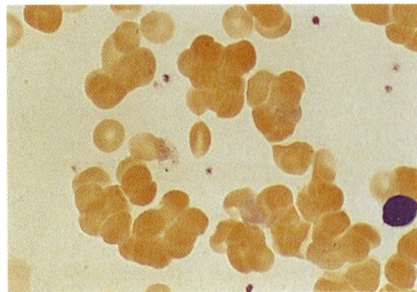

Abb. 14: Autoimmunhämolytische Anämie durch Kälteantikörper. Typische Autoagglutination der Erythrozyten im zusatzfreien Blutausstrich. [5]

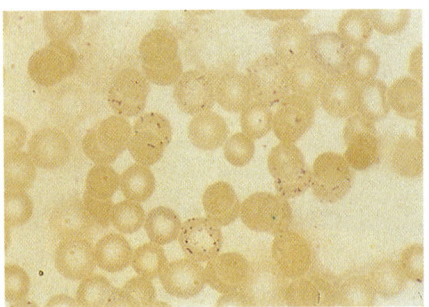

Abb. 15: Toxisch bedingte hämolytische Anämie. Basophile Tüpfelung der Erythrozyten bei Bleivergiftung. [5]

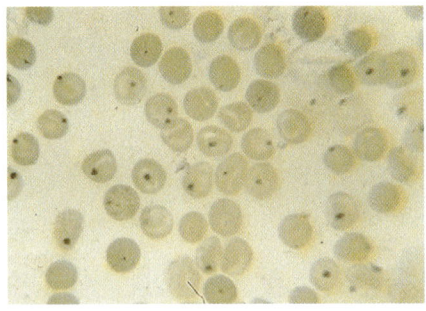

Abb. 16: Heinz-Innenkörperchen (intrazelluläres degeneriertes Hämoglobin). [5]

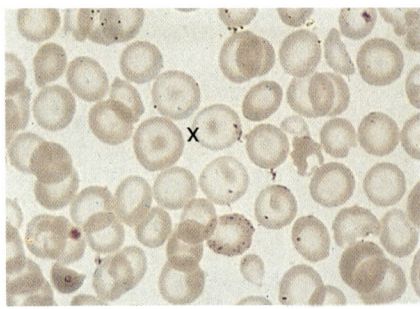

Abb. 17: Thalassämie. Hypochrome Erythrozyten, basophile Tüpfelung und Targetzellen (Schießscheiben- oder Kokardenzellen [x]). [5]

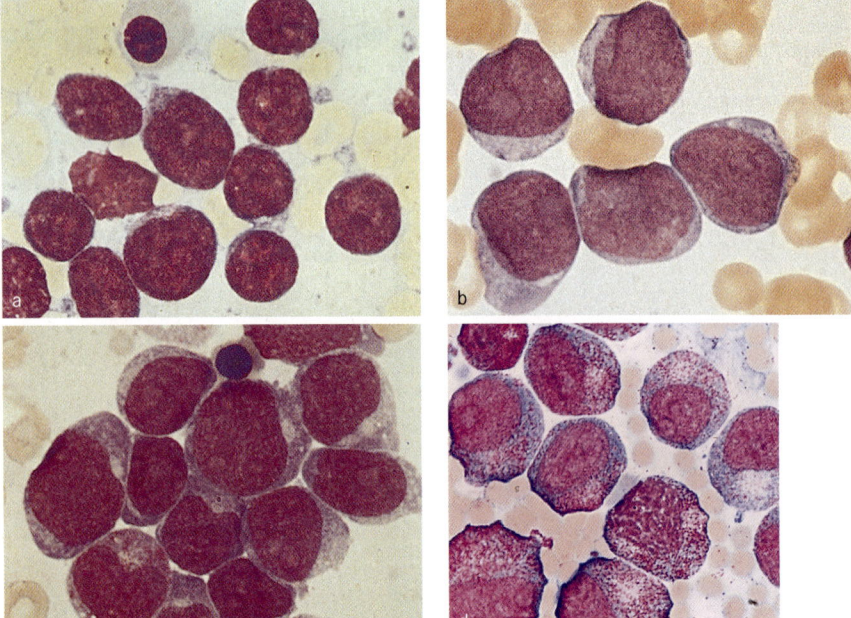

Abb. 18: Blasten bei AML. a) AML M0. b) AML M1. c) AML M2. d) AML M3 (Promyelozytenleukämie). [5]

Bildanhang II

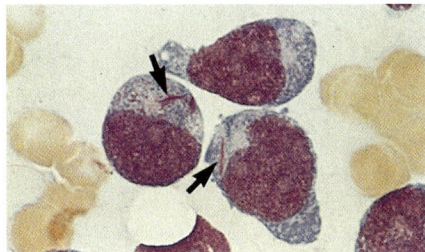

Abb. 19: Auer-Stäbchen (Pfeile) bei AML. [5]

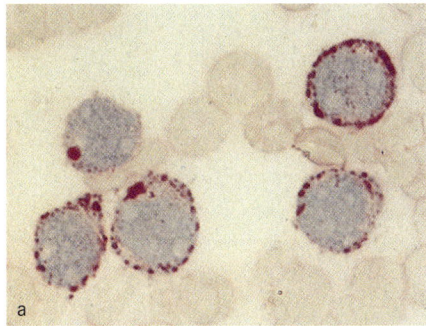
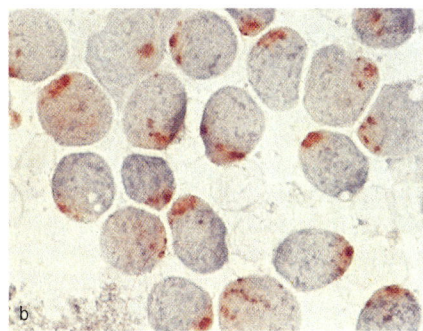

Abb. 20: ALL. Lymphoide Blasten PAS-positiv bei c-ALL (c = common) (a) und saure Phosphatase-reaktion lokal positiv bei T-ALL (b). [5]

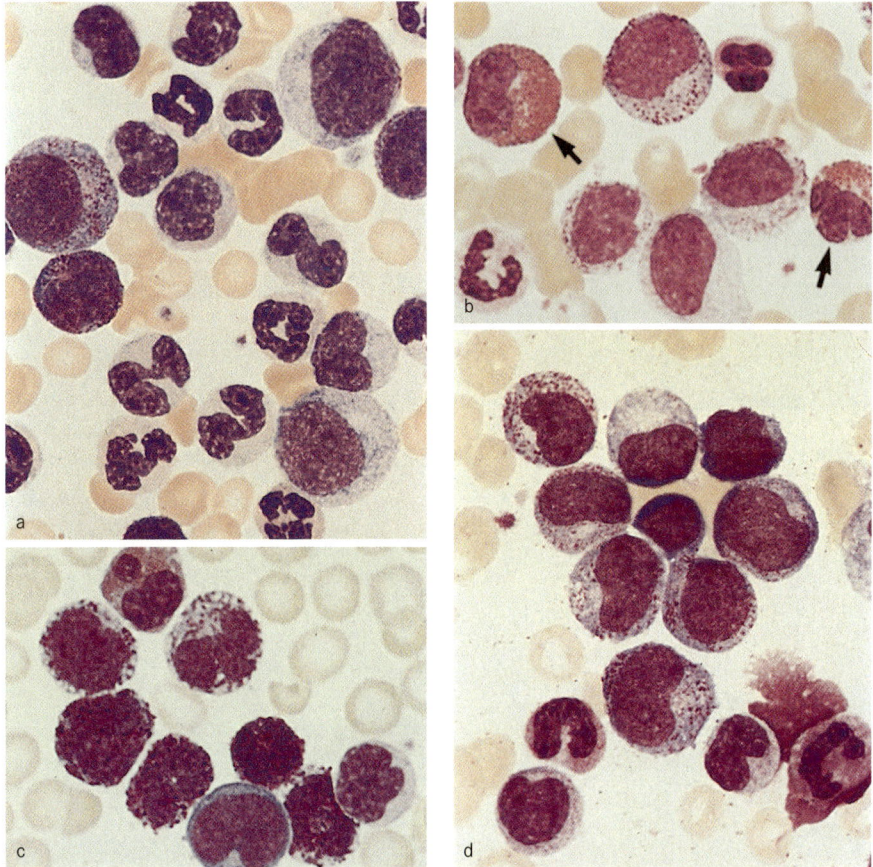

Abb. 21: CML. a) Starke Leukozytose mit Linksverschiebung (chronische Phase). b) Eosinophilie in der chronischen Phase. c) Basophilie in der chronischen Phase. d) 20% Promyelozyten (Akzelerationsphase). [5]

Bildanhang III

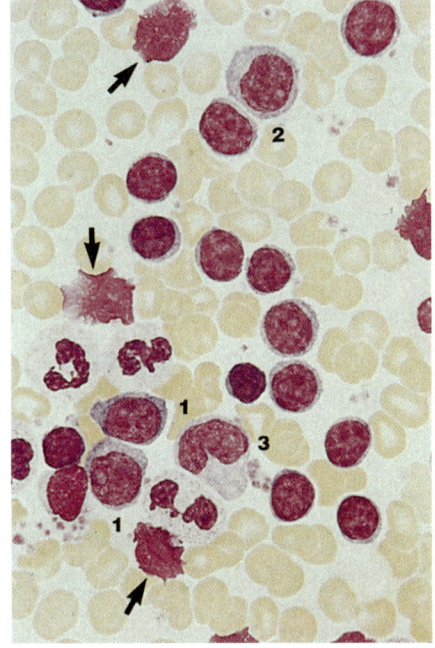

Abb. 22: CLL. Typischer peripherer Blutausstrich mit vielen kleinen Lymphozyten und Gumprecht-Kernschatten (Pfeil). 1 = Prolymphozyt, 2 = blastoide Zelle, 3 = Monozyt. [5]

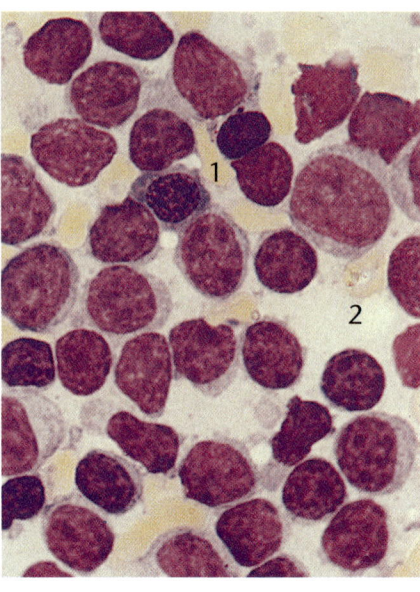

Abb. 23: CLL. Knochenmarkpunktat (Bröckelausstrich). Ausgeprägte Zellinfiltration durch viele kleine Lymphozyten. 1 = Prolymphozyt, 2 = Normoblast. [5]

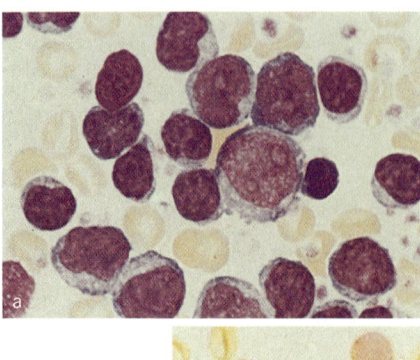
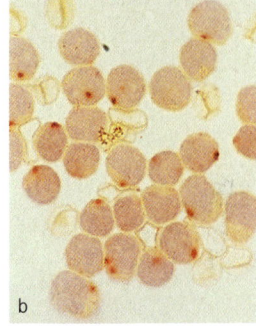

Abb. 24: CLL. Fortgeschrittenes Stadium (a) mit stark atypischen Lymphozyten und T-CLL (b) mit fokal positivem Ausfall der sauren Esterase. [5]

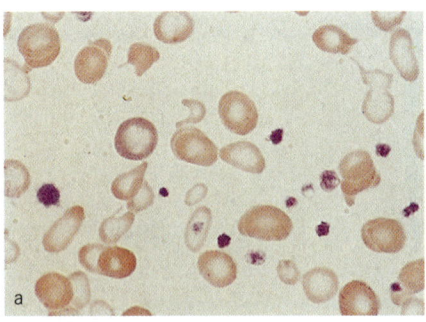
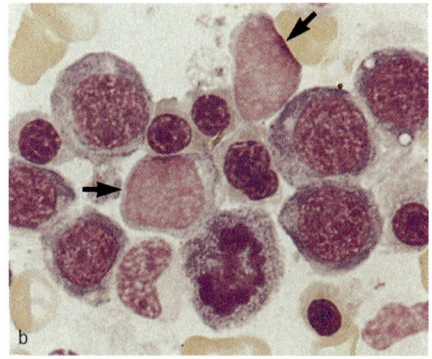
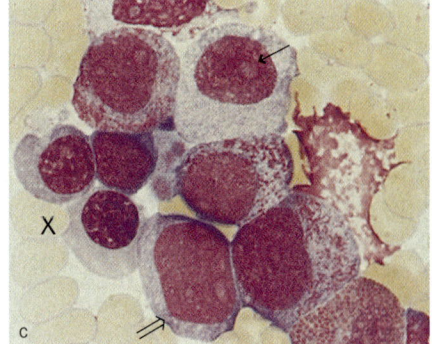

Abb. 25: MDS. a) Ausgeprägte Aniso- und Poikilozytose bei fortgeschrittenem MDS. b) Dyserythropoese mit zwei Blasten (Pfeil). c) Dysgranulopoese mit einem ungranulierten Promyelozyten (Pfeil), einem Myeloblasten (Doppelpfeil) und zwei megaloblastoiden Erythroblasten (x). [5]

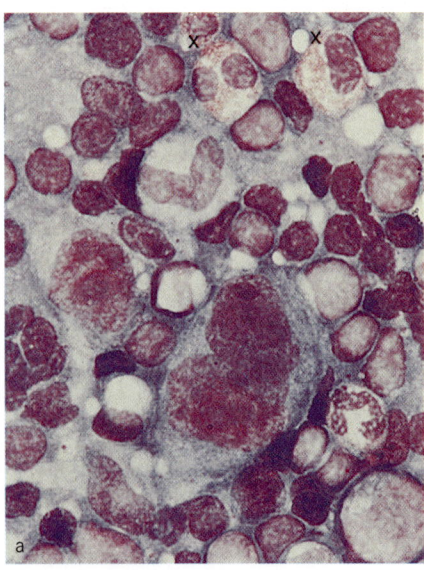
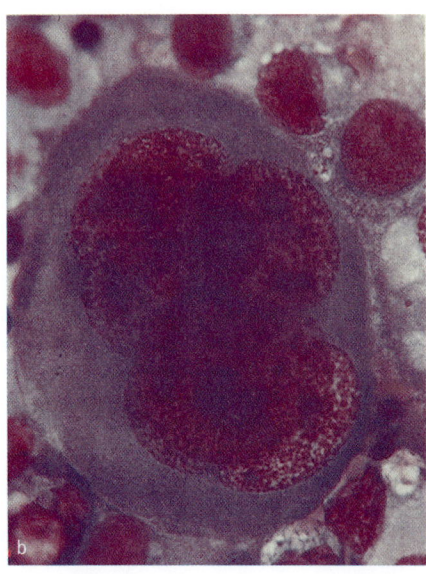

Abb. 26: M. Hodgkin. Typisches Lymphknotenzellbild (a) mit Sternberg-Reed-Zelle und Eosinophilen (x) und Sternberg-Reed-Zelle (b). [5]

Bildanhang III

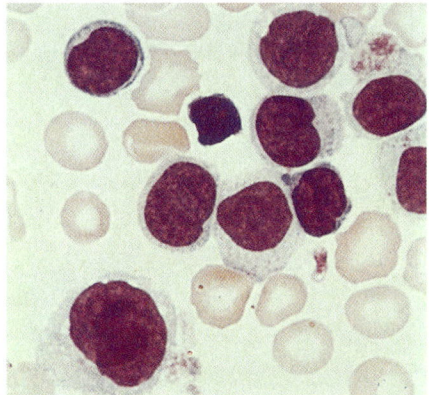

Abb. 27: Sézary-Syndrom bei Mycosis fungoides. Morphologisch veränderte T-Lymphozyten, sog. Lutzner-Zellen. [5]

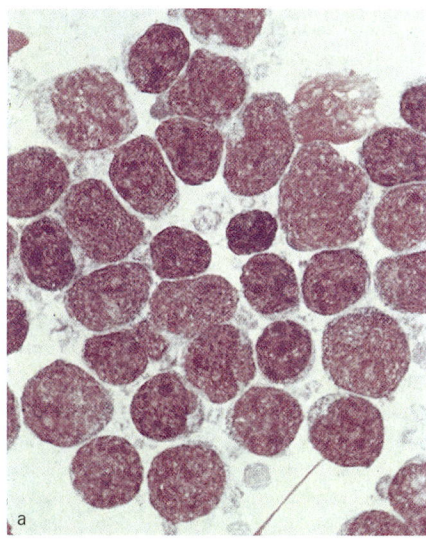
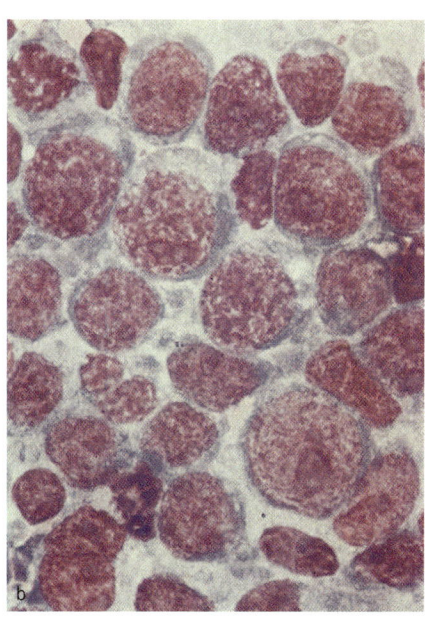

Abb. 28: NHL. a) Zentrozytisches NHL mit beginnender Entdifferenzierung (Lymphknotentupfpräparat). b) Zentroblastisches NHL mit stark entdifferenzierten Zellen und eindeutigen Malignitätskriterien (Lymphknotentupfpräparat). [5]

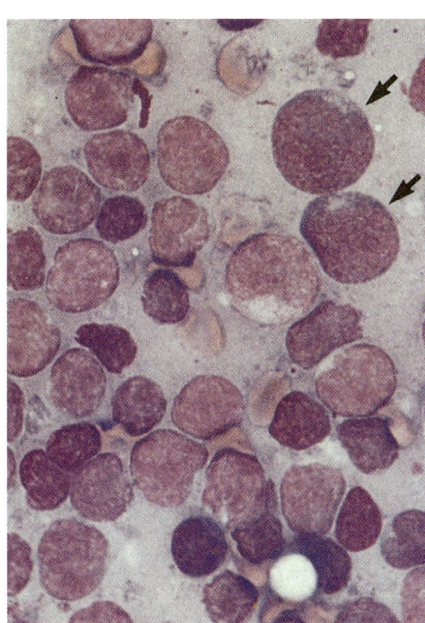

Abb. 29: Zentroblastisch-zentrozytisches NHL (follikuläres Keimzentrumslymphom) mit Zentroblasten (Pfeile), helleren, zahlreich gekerbten Zentrozyten und dunkleren Lymphozyten (Lymphknotenzytologie). [5]

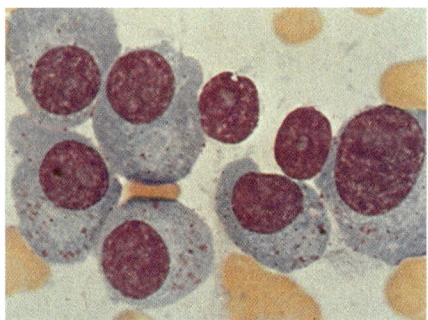

Abb. 30: Plasmozytom. Deutlich entdifferenzierte Plasmazellen (Plasmozytomzellen) von hoher Malignität. [5]

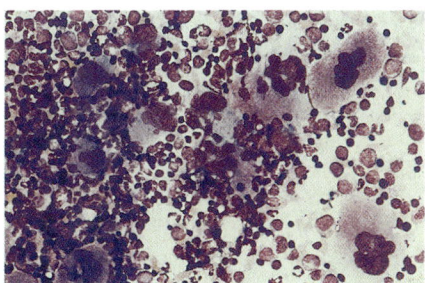

Abb. 31: Idiopathische thrombozytopenische Purpura (ITP), Knochenmark. Die Megakaryopoese ist kompensatorisch massiv gesteigert (Megakaryozytose). [5]

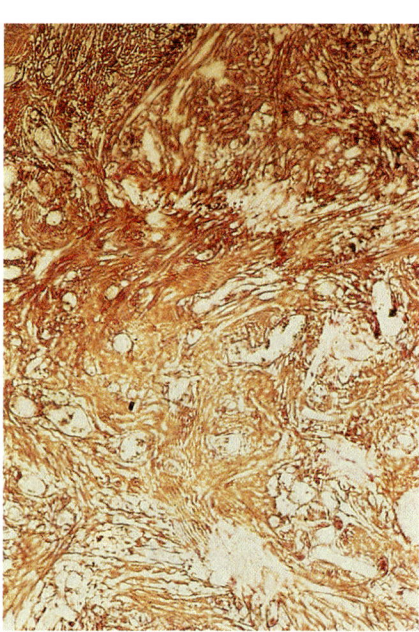

Abb. 32: Osteomyelofibrose. Knochenmarkhistologie im Endstadium. Die Blutbildung ist erloschen. Färbung nach Gomori. [5]

Anhang

Normalwerte Laborparameter

Hämoglobin (Hb)		♂: 14,0 – 18,0 g/dl
		♀: 12,0 – 16,0 g/dl
	Hämatokrit (HK)	♂: 40 – 52 %
		♀: 35 – 47 %
Erythrozyten		♂: 4,6 – 6,2 x 10⁶/ml
		♀: 4,0 – 5,4 x 10⁶/ml
	MCV	80 – 100 fl
	MCH	26 – 34 pg
	MCHC	31 – 37 g/dl
	Retikulozyten (VB)	5 – 15 ‰ (/1000 Erythrozyten)
Leukozyten		4,0 – 11,0 x 10³/ml (100 %)
	Neutrophile	2,5 – 7,5 x 10³/ml (51 – 74 %)
	Stabkernige	0 – 0,7 x 10³/ml (0 – 4 %)
	Segmentkernige	1,8 – 7,0 x 10³/ml (50 – 70 %)
	Eosinophile	0,04 – 0,4 x 10³/ml (1 – 4 %)
	Basophile	0,01 – 0,1 x 10³/ml (0 – 1 %)
	Lymphozyten	1,5 – 3,5 x 10³/ml (25 – 45 %)
	B-Lymphozyten	70 – 210 (5 – 15 %)
	T-Lymphozyten	750 – 1350 (68 – 82 %)
	T-Helferzellen (CD4+)	500 – 900 (35 – 55 %)
	T-Suppressorzellen (CD8+)	220 – 580 (20 – 36 %)
	CD4/CD8-Quotient	> 2
	Monozyten	0,2 – 0,8 x 10³/ml (2 – 8 %)
Thrombozyten (VB)		140 – 440 x 10³/ml

▌Tab. 1: Hämatologie.

Blutungszeit (CB)		2 – 4 min
Quick-Wert		70 – 120 %
INR	Normal, untherapiert	1,0
	Bei einfachem Risiko	2,0 – 3,0
	Bei höherem Risiko	< 4,0
aPTT		35 – 55 s
Thrombinzeit		14 – 21 s
Fibrinogen (CB)		180 – 350 mg/dl
Fibrinogenspaltprodukte (S)		< 1 mg/l
D-Dimere (S)		< 0,5 mg/ml
Antithrombin III (CB)		Funktionelle Aktivität: 70 – 120 %
Viskosität (P, S)		1,5 – 1,7 mPa·s

▌Tab. 2: Gerinnung.

CRP		< 5 mg/l	
BSG nach Westergren (VB)	< 50 J.	♂: 5 – 15 mm/h	
		♀: 5 – 20 mm/h	
	> 50 J.	♂: < 20 mm/h	
		♀: < 30 mm/h	

▌Tab. 3: Entzündungsparameter.

Serumelektrolyte	
Natrium	135 – 145 mmol/l (Kinder 130 – 145)
Kalium	3,6 – 5,0 mmol/l (Kinder 3,2 – 5,4)
Kalzium	Gesamt: 2,2 – 2,6 mmol/l
	Ionisiert: 1,1 – 1,3 mmol/l
Magnesium	0,65 – 1,05 mmol/l
Chlorid	97 – 108 mmol/l
Phosphat	0,84 – 1,45 mmol/l (Kinder 1,1 – 2,0)
Osmolalität (S)	280 – 300 mosmol/kg H_2O
Serumproteine	
Serumprotein gesamt	6,0 – 8,4 g/dl
Albumin	3,6 – 5,0 g/dl (45 – 60 %)
Globuline gesamt	2,0 – 3,0 g/dl (40 – 50 %)
α_1-Globuline	0,1 – 0,4 g/dl (2 – 5 %)
α_2-Globuline	0,5 – 0,9 g/dl (7 – 12 %)
β-Globuline	0,6 – 1,1 g/dl (9 – 12 %)
γ-Globuline	0,8 – 1,5 g/dl (12 – 20 %)
Immunglobuline	
IgA	90 – 325 mg/dl
IgD	0 – 8 mg/dl
IgE	< 0,025 mg/dl
IgG	800 – 1500 mg/dl
IgM	45 – 150 mg/dl
β_2-Mikroglobulin	< 2,4 mg/
C_3-Komplement	90 – 180 mg/dl
C_4-Komplement	10 – 40 mg/dl

▌Tab. 4: Serum.

Eisen (S)	♂: 50 – 150 mg/dl
	♀: 40 – 140 mg/dl
Ferritin (S)	♂: 15 – 400 mg/l
	♀: 10 – 200 mg/l
Transferrin (S)	250 – 450 mg/dl
Eisenbindungskapazität (S)	250 – 370 mg/dl
Folsäure (S)	3,6 – 15 ng/ml
Vitamin B_{12} (S)	200 – 600 pg/ml
Haptoglobin (S)	20 – 204 mg/dl
Hb-A_2 – quantitativ	< 3 % des Gesamt-Hb
Hb-F – quantitativ	< 0,5 % des Gesamt-Hb
Glukose-6-PDH im Erythrozyten	4,6 – 13,5 U/g Hb

▌Tab. 5: Spezielle Anämiediagnostik.

O₂-Sättigung	Arteriell: < 95 %
	Venös: 60 – 85 %
pH (VB)	Arteriell: 7,37 – 7,45
	Venös: 7,26 – 7,46
pO_2	Arteriell: 70 – 100 mmHg
	Venös: 36 – 44 mmHg
pCO_2	Arteriell: 35 – 45 mmHg
	Venös: 38 – 54 mmHg
Standard HCO_3^-	Arteriell: 21 – 27 mval/l
	Venös: 19 – 24 mval/l
BE	–2 bis +2 mmol/l
Laktat (P)	0,6 – 2,4 mmol/l

Tab. 6: Blutgase und Säuren-Basen-Haushalt.

Glukose (CB)	Nüchtern: 70 – 100 mg/dl
LDH (S)	120 – 240 U/l
Harnsäure (S)	♂: 2,5 – 8 mg/dl
	♀: 1,5 – 6 mg/dl
Krea (S)	♂: 0,5 – 1,1 mg/dl
	♀: 0,5 – 0,9 mg/dl
Harnstoff (S)	12 – 45 mg/dl
Bilirubin (S)	Gesamt: 0,2 – 1,1 mg/dl
	Direkt: 0,05 – 0,3 mg/dl
	Indirekt: 0,2 – 0,8 mg/dl
GOT (S)	0 – 19 U/l
GPT (S)	0 – 23 U/l
γ-GT (S)	♂: < 28 U/l
	♀: < 18 U/l
Ammoniak	19 – 94 µl/dl

Tab. 7: Stoffwechsel.

Troponin-T (S)	< 0,1 ng/ml
CK-MB	< 10 U/l (3 – 6 % der Gesamt-CK)

Tab. 8: Andere Blutparameter.

Volumen	600 – 2500 ml/24 h
Spezifisches Gewicht	1002 – 1030
Osmolalität	850 – 1400 mosmol/kg KG
pH-Wert	4,8 – 7,6
Proteine	< 150 mg/24 h
Albumin	< 30 mg/24 h
Glukose	50 – 300 mg/24 h
α_1-Mikroglobulin	< 8 mg/l
β_2-Mikroglobulin	< 0,4 mg/l
Kreatinin (24-h-U)	1,0 – 1,6 g/24 h
Porphyrine gesamt	< 150 mg/l (24 U < 200 mg/24 h)
Uroporphyrin	< 20 mg/24 h
Prophyrin	0 – 0,2 mg/24 h
Protoporphyrin (24-h-U)	< 20 mg/24 h
δ-Aminolävulinsäure	< 6 mg/l (24-h-U < 7,5 mg/24 h)
Erythrozyten	< 5 /ml
Leukozyten	< 10 /ml

Tab. 9: Urin.

S = Serum, VB = Vollblut, P = Plasma, CB = Citrat-Blut

Anhang

Ausgewählte immunphänotypische Oberflächenmarker

CD1	kortikale Thymozyten, Langerhans-Zellen
CD2	reife T-Lymphozyten, Thymozyten
CD3	T-Lymphozyten, assoziiert mit T-Zell-Rezeptor
CD4	reife T-Helfer-Inducer-Zellen, Monozyten
CD5	reife T-Lymphozyten, reife Thymozyten, einige B-Lymphozyten
CD6	reife T-Lymphozyten
CD7	alle Vorläufer- und reifen T-Lymphozyten (meist T-ALL)
CD8	zytotoxische T-Lymphozyten, T-Suppressorzellen, kortikale Thymozyten
CD9	lymphopoetische Progenitorzelle
CD10	B-Vorläuferzellen: Prä-B-Zellen und B-Zell-Blasten
CD11c	Monozyten, Granulozyten, NK-Zellen, aktivierte T-Lymphozyten, Haarzellen
CD13	Monozyten, Granulozyten (bei AML)
CD14	Monozyten, einige Granulozyten
CD19	alle B-Zell-Differenzierungsstufen, außer Plasmazellen
CD20	alle B-Zell-Differenzierungsstufen, außer Prä-B-Zellen und Plasmazellen
CD21	reife B-Lymphozyten
CD22	B-Lymphozyten
CD23	aktivierte B-Lymphozyten
CD24	unreife Leukozyten, einige B-Zellen, Granulozyten
CD25	aktivierte B- und T-Lymphozyten (Haarzellleukämie)
CD26	aktivierte T-Lymphozyten
CD27	T-Zell-Subpopulation, Plasmazellen
CD28	T-Zell-Subpopulation
CD30	aktivierte T- und B-Lymphozyten (Reed-Sternberg-Zellen)
CD33	Monozyten, myeloische Zellen (bei AML)
CD34	hämatopoetische Stammzellen
CD36	Thrombozyten, Monozyten (GP IIIa)
CD37	B-Lymphozyten
CD38	Plasmazellen, frühe B-Lymphozyten, aktivierte T-Lymphozyten
CD39	B-Lymphozyten, Makrophagen
CD40	unreife und reife B-Lymphozyten
CD41	Thrombozyten (GP IIb)
CD42a/b	Thromboyzten (GP Ib)
CD43	T-Lymphozyten, Granulozyten, Monozyten
CD44	T-Lymphozyten, Prä-B-Zellen, Granulozyten
CD49	Thrombozyten
CD56	NK-Zellen
CD57	NK-Zellen
CD61	Thrombozyten (GP IIIa)
CD64	Monozyten
CD66	Granulozyten
CD67	Granulozyten
CD68	Makrophagen, neutrophile Granulozyten
CD69	aktivierte B- und T-Lymphozyten
CD70	aktivierte B- und T-Lymphozyten
CD71	Makrophagen
CD74	B-Lymphozyten, Monozyten
CD75	reife B-Lymphozyten
CD79	reife B-Lymphozyten
CD103	Haarzellen

CD = Cluster of differentiation

Quellenverzeichnis

[1a] Raichle G, Ulm. In: Renz-Polster, H./Krautzig, S./Braun, J.: Basislehrbuch Innere Medizin. Urban & Fischer, 3. Auflage 2004.

[1b] S. Adler, Lübeck. In: Renz-Polster, H./Krautzig, S./Braun, J.: Basislehrbuch Innere Medizin. Urban & Fischer, 3. Auflage 2004.

[1c] S. Adler, Lübeck. In: Renz-Polster, H./Krautzig, S.: Basislehrbuch Innere Medizin. Elsevier/Urban & Fischer, 4. Auflage 2008.

[1d] G. Raichle, Ulm. In: Renz-Polster, H./Krautzig, S.: Basislehrbuch Innere Medizin. Elsevier/Urban & Fischer, 4. Auflage 2008.

[1e] Prof. Dr. med. J. Braun, Hamburg. In: Renz-Polster, H./Krautzig, S.: Basislehrbuch Innere Medizin. Elsevier/Urban & Fischer, 4. Auflage 2008.

[1f] Prof. Dr. med. J. Braun, Hamburg. In: Renz-Polster, H./Krautzig, S./Braun, J.: Basislehrbuch Innere Medizin. Urban & Fischer, 3. Auflage 2004.

[2] H. Holtermann, Dannenberg.

[3] H. Rintelen, Velbert. In: Hick, C./Hick, A.: Intensivkurs Physiologie. Elsevier/Urban & Fischer, 6. Auflage 2009.

[4a] H. Rintelen, Velbert. In: Classen, M./Diehl, V./Kochsiek, K.: Innere Medizin. Urban & Fischer, 5. Auflage 2003.

[4b] H. Rintelen, Velbert. In: Classen, M./Diehl, V./Kochsiek, K.: Innere Medizin. Elsevier/Urban & Fischer, 6. Auflage 2009.

[4c] Prof. Dr. N. Frickhofen, Wiesbaden. In: Classen, M./Diehl, V./Kochsiek, K.: Innere Medizin. Urban & Fischer, 4. Auflage 1998.

[4d] Prof. Dr. med. J. P. Kaltwasser, Frankfurt. In: Classen, M./Diehl, V./Kochsiek, K.: Innere Medizin. Urban & Fischer, 5. Auflage 2003.

[4e] PD Dr. med. P. Staib, Eschweiler. In: Classen, M./Diehl, V./Kochsiek, K.: Innere Medizin. Urban & Fischer, 5. Auflage 2003.

[4f] Prof. Dr. R. Mesters, Münster. In: Classen, M./Diehl, V./Kochsiek, K.: Innere Medizin. Urban & Fischer, 5. Auflage 2003.

[4g] Prof. Dr. N. Frickhofen, Wiesbaden. In: Classen, M./Diehl, V./Kochsiek, K.: Innere Medizin. Elsevier/Urban & Fischer, 6. Auflage 2009.

[4h] PD Dr. med. P. Staib, Eschweiler. In: Classen, M./Diehl, V./Kochsiek, K.: Innere Medizin. Elsevier/Urban & Fischer, 6. Auflage 2009.

[4i] Prof. Dr. V. Diehl, Köln. In: Classen, M./Diehl, V./Kochsiek, K.: Innere Medizin. Elsevier/Urban & Fischer, 6. Auflage 2009.

[5] Freund, M./Heckner, F.: Praktikum der mikroskopischen Hämatologie. Urban & Fischer, 10. Auflage 2001.

[6] Burgis, E: Intensivkurs Allgemeine und spezielle Pharmakologie. Elsevier/Urban & Fischer, 4. Auflage 2008.

[7a] M. Budowick, München. In: Sobotta, J./Welsch, U.: Atlas Histologie. Elsevier/Urban & Fischer, 7. Auflage 2005.

[7b] Sobotta, J./Welsch, U.: Atlas Histologie. Elsevier/Urban & Fischer, 7. Auflage 2005.

[8] Howard, M.R./Hamilton, P.J.: Haematology. Elsevier/Churchill Livingstone, 2nd edition 2002.

[9] H. Rintelen, Velbert. In: Speckmann, E.-J./Hescheler, J./Köhling, R.: Physiologie. Elsevier Urban & Fischer, 5. Auflage 2008.

[10] M. Michl, München.

[11] W. Zettlmeier, Barbing.

[12] PD Dr. rer. nat. J. Tchinda, Zürich.

[13] G. Willharm, Wernigerode.

[14] Mir M.A.: Atlas of clinical diagnosis. Elsevier/Saunders, 2nd edition 2003.

[15] Gruber G/Hansch A.: Kompaktatlas Blickdiagnosen in der Inneren Medizin. Elsevier/Urban & Fischer, 2. Auflage 2009.

[16a] Rassner, G.: Dermatologie. Urban & Fischer, 7. Auflage 2002.

[16b] Rassner, G.: Dermatologie. Elsevier/Urban & Fischer, 9. Auflage 2009.

[17] H. Zelen, Ulm.

[18] Forbes, C.D./Jackson, W.F.: Color Atlas and Text of Clinical Medicine. Elsevier/Mosby, 3. Auflage 2004.

[19] Kauffmann, G./Moser, E./Sauer, R.: Radiologie. Elsevier/Urban & Fischer, 3. Auflage 2006.

[20] Fotosammlung des Dr. von Haunerschen Kinderspitals der Ludwig-Maximilians-Universität München, Prof. Dr. Reinhardt. In: Muntau, A.: Intensivkurs Pädiatrie. Elsevier/Urban & Fischer, 4. Auflage 2007.

[21a] Prof. Dr. med. B. Bültmann, Rottenburg. In: Böcker, W./Denk, H./Heitz, P.: Pathologie. Urban & Fischer, 3. Auflage 2004.

[21b] Prof. Dr. H. Herbst, Berlin. Prof. Dr. W. Fegeler, Münster. In: Böcker, W./Denk, H./Heitz, P.: Pathologie. Elsevier/Urban & Fischer, 4. Auflage 2008.

[21c] Prof. Dr. med. W. Böcker, Münster . In: Böcker, W./Denk, H./Heitz, P.: Pathologie. Elsevier/Urban & Fischer, 4. Auflage 2008.

[22] Kühn, D./Luxem, J./Runggaldier, K.: Rettungsdienst heute. Elsevier/Urban & Fischer, 4. Auflage 2007.

[23] Grundmann, E.: Kursus der Allgemeinen Histopathologie. Gustav Fischer, 2. Auflage 1993.

E Register

Register

A

2-Antiplasmin 29
AB0-Blutgruppenkonstellation 110
AB0-Erythroblastose 56
AB0-Inkompatibilität 56
AB0-System 8
Abgeschlagenheit 132
Abwehrzellen
– spezifische 23
– unspezifische 23
Acrolein 118
Afibrinogenämie 98
Ag-Ak-Test 110
Agglutination 40
Aggregation 40
AIHA 55, 142, 150
Akanthozyten 129
aktivierte partielle Thromboplastinzeit 38
Akute-Phase-Protein 6, 23, 39
akute lymphatische Leukämie (ALL) 68, 135, 151
akute myeloische Leukämie (AML) 65, 66, 141, 150
alkalische Leukozytenphosphatase 35
Alkylanzien 114
ALL 68, 135, 151
Allergie
– Transfusion 113
Alloimmunthrombozytopenie, fetomaternale (FMAIT) 127
AML 65, 66, 141, 150
Anämie 46, 132, 135
– alloimmunhämolytische 55, 56
– aplastische 64
– autoimmunhämolytische (AIHA) 55, 142, 150
– chronische Erkrankung 62, 132
– Eisenmangel 132
– – Kind 127
– Frühgeborenes 126
– hämolytische 52, 54, 56, 142, 150
– makrozytäre 50, 129
– maligne Erkrankungen 128
– megaloblastäre 50
– Neugeborenes 126
– nichtmegaloblastäre, makrozytäre 51
– refraktäre (RA) 74
– – mit Blastenüberschuss (RAEB) 74
– – mit Ringsideroblasten (RARS) 74
– renale 129
– rheumatoide Arthritis 128
– Schwangerschaft 124

– schwere megaloblastäre 65
– SLE 129
Anamnese 30
Angiogeneseinhibitoren 117
Aniso-Poikilozytose 149
Ann-Arbor-Klassifikation 76, 78, 79, 80, 134
Antigen
– -Präsentation 12
– -Rezeptor 22
– Nachweis 40
antihämophiler Faktor B 112
Antikörper 16
– Nachweis 40
Antikörper-Screening 110
Antimetaboliten 115
Antiphospholipid-Antikörper-Syndrom 108
Antithrombin
– -III-Mangel 108
Antithrombin III 28, 106
APC-Resistenz 106, 108
Apoptose 3
Aspergillose 122
Aspirationszytologie 36
Aspirin 109
Asplenie 20
Atemnot 138
Auer-Stäbchen 35, 67, 75, 151
Auskultation 33

B

B-Gedächtniszellen 16
B-Lymphozyten 13, 15, 16
B-NHL 80, 135
– aggressive 80, 84
– diffus großzellige (DLBCL) 81
– indolente 80
B-Non-Hodgkin-Lymphome 135
– aggressive 84
B-Non-Hodgkin-Lymphome (B-NHL) 80
– aggressive 80
– diffus großzellige (DLBCL) 81
– indolente 80
– nodale 81
– primär extranodale 82
B-Zell-Determinierung 14
B-Zell-Neoplasie 84
B-Zell-Rezeptor 15
BCL-2 81
BCR-ABL 70
Bedside-Test 9, 110
Bence-Jones-Proteine 84

Berliner-Blau-Reaktion 35
Bindegewebserkrankungen 128
Blut
– Analyse 34
– Ausstrich 34, 148
– Bildung 2
– Produkte 110, 112
– Speicher 19
– Stillung 26
– Transfusion 110, 112
– Viskosität 39
– Volumen 2
– Zusammensetzung 2
Blutbild 34
– Kind 126
– leukoerythroblastisches 89
Bluterkrankheit 102
Blutgerinnung 27, 28
– -test 38
Blutgruppe 8
– Bestimmung 9
– Inkompatibilität 112, 119
Blutkörperchensenkungs-geschwindigkeit 39
Blutparameter 155
Blutplasma 2
Blutserum 2
Blutstammzelltransplantation, periphere (PBSZT) 118
Blutung 90
Blutungszeit 38
Booster-Effekt 16
Burkitt-Lymphom 81

C

C-reaktives Protein 39
CD 156
CD34$^+$-Stammzellen 118
CD4$^+$-Helferzellen 14
CD4$^+$-T-Lymphozyten 13
CD5$^+$ 81
CD8$^+$-zytotoxische Zellen 14
Chemotaxis 24
Chemotherapie (CTx) 114, 116, 137
– Hochdosis- 118
– Nebenwirkungen 116
– Phasen 116
Chromosomenanalyse 42
chronisch-myeloproliferative Erkrankungen (CMPE) 70, 86, 88, 145
chronische lymphatische Leukämie (CLL) 72, 133, 152

chronische myeloische Leukämie (CML) 70, 151
CLL 72, 133, 152
Cluster of differentiation (CD) 22, 156
CML 70, 151
CMML 74
CMPE 70, 86, 88, 89, 145
Colony stimulating factors 2
Cooley-Anämie 58
Coombs-Test 9, 142
CTx 114, 116, 137
Cyclin D1 81

D

D-Dimere 38
Dakryozyten 89
DDAVP 105
De-novo-MDS 74
Degranulation 11
dendritische Zellen 13
Diamond-Blackfan-Anämie 127
Diapedese 10
Diathesen
– hämorrhagische 90, 92, 94
– thrombophile 106, 108, 138
– vaskuläre, hämorrhagische 97
DIC 98, 100, 136
Differentialblutbild 34
Dipeptidylpeptidase 35
disseminierte intravasale Gerinnung (DIC) 98, 100, 136
DLBCL 81
DNA-Mikroarray 43
Durchflusszytometrie 41
Dysfibrinogenämie 98, 107

E

Effektorzellen
– B-Lymphozyten 16
– T-Zellen 14
Eisen
– Homöostase, gestörte 62
– Reaktion 35
– Speicherung 6
– Stoffwechsel 6
– Transport 6
– Überladung 113
– Zyklus 7
Eisenmangelanämie 48, 132
– Kind 127
EK 111
Ekchymose 90

Elektrophorese 40
Elisa 41
Elliptozytose 54, 150
Engraftment 118
Entzündungsparameter 154
Enzymimmunoassay 41
Epistaxis 90, 144
Epstein-Barr-Virus-Infektion 128
Erhaltungstherapie 116
Erythroblastopenie, transiente 127
Erythromelalgie 139
Erythropoese 4, 148, 149
– unterdrückte 62
Erythropoetin 2, 4
Erythrozyten 4, 6, 148, 149
– Abbau 7
– – frühzeitiger 62
– Konzentrate (EK) 111
– Tränentropfen- 89
– Zerfall 56
Erythrozytenaplasie
– Kind 127
Erythrozytenmauserung 19
essentielle Thrombozythämie (ET) 88, 138
ET 88, 138

F

Faktor-V-Leiden-Mutation 106, 139
Faktor-XI-Mangel 98
Faktor-XIII-Mangel 98
Faktor II 112
Faktor IX 112
– -Mangel 102
Faktor VII 112
Faktor VIII 112, 144
– -Mangel 102
Fallbeispiel
– Abgeschlagenheit, Schwäche 132
– Atemnot 138
– Epistaxis 144
– Fieber, Nachtschweiß, Gewichtsverlust 140
– Ikterus 142
– Lymphknotenschwellung 134
– plötzliches hohes Fieber 136
Familienanamnese 31
Färbemethoden 34
Favismus 54
Felty-Syndrom 129
Ferritin 6
fetomaternale Alloimmunthrombozytopenie (FMAIT) 127

FFP 112
Fibrinmonomere 38
Fibrinogenbestimmung 38
Fibrinolyse 28
Fieber 136, 140
FISH 42
Fluoreszenz-in-situ-Hybridisierung 42
FMAIT 127
Folsäuremangel 50
Folsäuremangelanämie 149
Fragmentozyten 56
Fremdanamnese 31
Fresh-frozen-Plasma (FFP) 112
funikuläre Myelose 50

G

Gammopathie, monoklonale 84
Gen-Chip 43
Gentherapie 117
Gerinnung
– disseminierte intravasale (DIC) 98, 100, 137
– Störung 90, 98, 102, 106, 108, 145
Gerinnungsfaktorenkonzentrat (PPSB) 112
Gerinnungssystem 28
Gewebsmakrophagen 12
Gewichtsverlust 140
Glanzmann-Naegeli-Syndrom 96
Glukose-6-Phosphat-Dehydrogenase-Mangel 54
Gower 1, 2 5
Graft-versus-Host-Reaktion 113
Graft-versus-Leukämie-Effekt (GvL) 120
Graft versus host disease (GvHD) 120
Granulopoese 148
Granulozyten 10, 148, 149
– basophile 11
– eosinophile 11
– neutrophile 10
GvL 120

H

Haarzellleukämie 81, 140, 141
Hämatokrit 2
Hämatopoese 2
– extramedulläre 19
Hämaturie 91
Hämodilution 2

Register

Hämoglobin
- Funktion 5, 6
- Synthese 5, 6
- Typen 5

Hämoglobinopathie, qualitative 60
Hämoglobinurie, paroxysmale, nächtliche 57
Hämokonzentration 2
hämolytisch-urämisches Syndrom (HUS) 56, 95, 111, 142
Hämophilie 102
- A 102, 145
- B 102

Hämoptoe 91
hämorrhagische Diathesen 90, 92, 94
hämorrhagische Zystitis 118
Hämosiderin 6
Hämostase 26, 28
- Störung 91, 92, 98, 100, 102, 106, 108, 145

Hauthämatome 90
HbA$_1$ 5
HbA$_2$ 5
HbF 5
Heinz-Innenkörperchen 150
HELLP-Syndrom 124
Hemmkörperhämophilie 103
Heparin 109, 138
- Schwangerschaft 125

Hepatosplenomegalie 140
hereditäre hämorrhagische Teleangiektasie 97
Herpes 122
Histokompatibilitäts-Antigen 22
HIV 128
HLA-Klasse-I-Molekül 22
HLA-Klasse-II-Molekül 22
Hochrisiko-MDS 75
Hodgkin-Lymphome 76, 134, 135
Hoelzer-Protokoll 69
Howell-Jolly-Körperchen 19, 20, 150
Human-leucocyte-antigene(HLA)-Molekül 22
Humanalbumin 112
HUS 56, 95, 111, 142
Hydroxyurea 115
Hyperfibrinolyse 101
Hyperspleniesyndrom 20
Hypersplenismus 20, 92
Hypofibrinogenämie 98
Hyposplenie 20

I

idiopathische Myelofibrose (IMF) 89
idiopathische thrombozytopenische Purpura (ITP) 94, 111, 125, 153
- akute 94
- chronische 94

Ikterus 142
IMF 89
Immunantwort
- angeborene, unspezifische 23
- erworbene, spezifische 23
- humorale 23

Immunassay 40
Immundiffusion 40
Immunelektrophorese 40
Immunfluoreszenz 41
Immunglobuline 16, 112
Immunglobulinklassen 16
Immunhämolyse, medikamentös bedingte 56
Immunkoagulopathien 101
Immunologie 40
Immunsuppression 119, 122
Immunsystem 22, 24
Immuntherapie 117
Immunthrombozytopenie (ITP) 94, 111, 125, 153
- akute 94
- chronische 94

Immunzelle 22
Induktionstherapie 116, 118
Infektionskrankheiten 128
infektiöse Mononukleose 128, 134
INR 38
Interferon-α 23, 117
Interkalantien 115
Interleukine 2
International prognostic index (IPI) 80
ITP 94, 111, 125, 153
- akute 94
- chronische 94

K

Kissing disease 128
KMT 118
Knochenmark
- Analyse 36
- Ausstrich 148
- Punktion 36
- Stanze 37

Knochenmarkinfiltration 65
Knochenmarktransplantation (KMT) 118

Koagulopathien 90, 98, 100
- erworbene 98, 100
- hämorrhagische 129
- hereditäre 98, 104
- Immun- 101
- neonatale 100
- Schwangerschaft 125
- Willebrand-Jürgens-Syndrom 104

Koller-Test 98
Kombinationschemotherapie 114
Komplementbindungsreaktion 40
Komplementsystem 23, 24
Konditionierungstherapie 119
Konsolidierungstherapie 116
Kreuzprobe 110
Kryopräzipitat 112
Kugelzellanämie, hereditäre 54

L

L-Asparaginase 115
Labordiagnostik 34, 36, 38, 40, 42
Laborparameter 154
Langerhans-Zellen 13
Lebererkrankungen 129
Leukämie
- akute lymphatische (ALL) 68
- akute myeloische (AML) 66
- chronische lymphatische (CLL) 72
- chronische myelo-monozytäre (CMML) 74
- chronische myeloische (CML) 70

leukoerythroblastisch 89
Leukopoese 10
Leukostasesyndrom 70
Leukozyten 10, 12
Lungeninsuffizienz
- transfusionsassoziierte (TRALI) 113

Lymphadenopathie 134
lymphatische Organe 18, 20
Lymphfollikel 18
Lymphknoten
- Schwellung 134
- Untersuchung 32, 134

Lymphogranulomatose 76
Lymphome
- Burkitt 81
- follikuläre 81
- gastrointestinale 82
- Hodgkin- 76
- MALT 82
- Mantelzell- 81
- Marginalzonen- 81
- multiples Myelom 84

– Non-Hodgkin- (NHL) 78, 82
Lymphopenie 128
Lymphopoese 149
Lymphozyten 10, 14, 16, 148, 149
Lysozym 23

M

Major-Inkompatibilität 119
Makrohämaturie 136
Makrophagen 12
Malignome 128
Malpighi-Körperchen 18
MALT-Lymphome 82
Mantelzelllymphom 81
Marcumar 108, 144
– Schwangerschaft 125
– Embryopathie 125
Marginalzonenlymphom 81
Marschhämoglobinurie 56
MCH
– -Moleküle 22
MDS 65, 74, 75, 132, 152
Medikamentenanamnese 31
Megakaryozyten 149
Megalozytose 149
Meläna 91
Menorrhagie 91
Mesna 118
MHC
– -I-Komplex 14
– -II-Komplex 14
Mikroangiopathie 143
– thrombotische 95
Milz 18
– Marginalzone 18
Milzfollikel 18
Milzsinus 19
– Veränderungen 20
– Palpation 32
– periarterielle T-Lymphozyten-Scheide 18
– Pulpa 18
Minor-Inkompatibilität 119
Mitosehemmstoffe 115
Molekulargenetik 42
Mononukleose, infektiöse 128, 134
Monozyten 12, 149
Morbus Glanzmann 96
Morbus haemolyticus neonatorum 56
Morbus Hodgkin 76, 135, 152
Morbus Kahler 84
Morbus Moschcowitz 95
Morbus Osler-Rendu 97

Morbus Werlhof 94
MRD 42
multiples Myelom 84
Mycosis fungoides 82, 153
Myelo-Peroxidase 35
Myeloblasten 148
myelodysplastische Syndrome (MDS) 65, 74, 75, 132, 152
– De-novo-MDS 74
– Hochrisiko-MDS 75
– Niedrigrisiko-MDS 75
Myelofibrose, idiopathische 89
Myelozyten 148

N

Nabelschnurbluttransplantation 120
Nachtschweiß 140
Naphthol-AS-D-Esterase 35
Nasenbluten 90
natürliche Killer(NK)-Zellen 16
Neutropenie 64
– febrile, Immunsuppression 123
NHFTR 113
NHL 78, 80, 82, 153
Niedrigrisiko-MDS 75
Nierenerkrankungen 129
Non-Hodgkin-Lymphome (NHL) 78, 82, 153
Normoblast 143
Normwerte 154
– Blutgase 155
– Gerinnung 154
– Säuren-Basen-Haushalt 155
– Serum 154
– Stoffwechsel 155
– Urin 155
Northern-Blot 43

O

Oberflächenmarker 156
OMF 89, 141, 153
Osteomyelofibrose (OMF) 89, 141, 153

P

panoptische Färbung 34
Panzytopenien 64
– transitorische 65
Pappenheim-Färbung 34, 141
parakortikale Zone 18

Paraproteine 84
paroxysmale nächtliche Hämoglobinurie 65
PAS(Periodic-Acid-Schiff)-Reaktion 35
PBSCT 118
PBSZT 118
PCP 122
PCR 42
Perkussion 33
Petechien 90, 136
Pfeiffer'sches Drüsenfieber 128
Phagozyten 10, 12
Phagozytose 24
Philadelphia-Chromosom 68, 70
Pilzinfektionen 122
Plasmaprodukte 112
Plasmaviskosität 39
Plasmazellen 16
Plasminogen-Inhibitor-Aktivator 29
Plasmozytom 84, 85, 153
Platinkomplexverbindungen 115
Plummer-Vinson-Syndrom 48
Pneumocystis-Pneumonie (PCP) 122
Pneumocystis jiroveci 122
PNH 57
Polychemotherapie 114
Polycythaemia vera (PV) 86, 144
Polyglobulie 129
Polymerasekettenreaktion 42
Polyzythämie 86
– Neugeborenes 126
Portland 5
Posttransfusionspurpura (PTP) 94
PPSB 112
Präzipitation 40
Progressive disease 116
Prokonvertin 112
Prolymphozytenleukämie, T-Zell-Typ 82
Protein C 28
– Mangel 106, 108
Protein S 28
– Mangel 107, 108
Proteolyse 24
Prothrombin 112
– -Mutation 106, 108
PTP 94
Pulpa
– rote 19
– weiße 18
Purging 118
Purpura 90
– arzneimittelbedingte thrombozytopenische 93
– idiopathische thrombozytopenische (ITP) 94, 111, 125, 153

Register

– Posttransfusions- 94
– thrombotisch-thrombozytopenische (TTP) 56, 95, 111, 143
Purpura Schoenlein-Henoch 97
Purpura senilis 97
Purpura simplex 97
PV 86
Pyruvatkinasemangel 54

Q

Quick-Wert 38

R

RA 74
Radioimmunassay 41
RAEB 74
RARS 74
RCDM 74
Remission 42, 116
Resistenz 116
retikuläres Netzwerk 18
Retikulozytenproduktionsindex (RPI) 132
Rezidiv 42, 116
Rh-Blutgruppenkonstellation 110
Rhesus(Rh)-System 8
Rhesusinkompatibilität 56, 112
rheumatoide Arthritis 128
Richter-Syndrom 81
Ristocetin-Kofaktor-Aktivität 38, 105

S

saure Esterase 35
saure Phosphatase 35
Schilling-Test 51
Schwäche 132
Schwangerschaft 124
SCT 118, 120
Sequestrationskrise 60
Sézary-Syndrom 83, 153
Sichelzellkrankheit 60
Sichelzellkrise 60
Sinus 18
SLE 129
Soor 122
Southern-Blot 43
Sozialanamnese 31
Sphärozytose 54
Spindelgifte 115
Splenektomie 21

Splenomegalie 20
Stable disease 116
Stammzellgewinnung 118
Stammzellreinfusion 118
Stammzelltransfusion 119
Stammzelle, pluripotente 2, 148
Stammzelltransplantation (SCT) 118, 120
– allogene 119, 120
– autologe 118
– haploidentische 120
– nicht-myeloablative 120
Stechapfelformen 129
Sternberg-Reed-Zellen 76, 135, 152
Stuart-Prower-Faktor 112
Sudanschwarz B 35
Sugillation 90
Systemanamnese 30
Systemerkrankungen 128
systemischer Lupus erythematodes (SLE) 129

T

β-Thalassämie 58
T-Gedächtniszellen 15
T-Lymphozyten 14
T-NHL 82
– kutane 82
T-Non-Hodgkin-Lymphome (T-NHL) 82
– kutane 82
T-Zell-Leukämie 82
T-Zell-Prägung 14
Tandem-Transplantation 85
Target-Therapie 116
Teleangiektasie
– hereditäre hämorrhagische 97
tFPI 28
Thalassaemia intermedia 59
Thalassaemia major 58
Thalassaemia minor 59
Thalassämie 58, 150
Thrombasthenie 96
Thrombinzeit 38
Thrombopenie 64
Thrombophilie-Screening 109, 139
Thrombophilien
– erworbene 107, 139
– hereditäre 106, 139
Thromboplastinzeit 38
Thrombopoese 26, 149
Thrombopoetin 2, 26
Thrombose 109, 138
– Prophylaxe 109

thrombotisch-thrombozytopenische Purpura (TTP) 56, 95, 111, 143
thrombotische Mikroangiopathien 95
Thrombozyten 26, 28
– Funktion 38
– Konzentrate (TK) 111
– Pfropfbildung 27
– Test 38
– Zählung 38
Thrombozythämie, essentielle (ET) 88, 138
Thrombozytopathien 90, 96
– medikamentös induzierte 96
Thrombozytopenien 90, 92, 94
– Frühgeborenes 127
– isolierte 94
– Neugeborenes 127
– Schwangerschaft 124
TK 111
Toleranzentwicklung 22
Toluidinblau 35
Topoisomerasehemmer 115
TORCH 127
TRALI 113
Tränentropfen-Erythrozyten 89
Transfusionsreaktionen 110, 112
– akute hämolytische 112
– allergische 113
– nichthämolytische, febrile (NHFTR) 113
– verzögerte hämolytische 113
Transplantatversagen 121
trombophile Diathesen 106, 108
TTP 56, 95, 111, 143
Tumorlysesyndrom 116

U

unspezifische Esterase-Reaktion nach Löffler 35
Untersuchung
– körperliche 32
– Lymphknoten 32, 134
– Milz 32

V

vaskuläre hämorrhagische Diathesen 97
Vaskulitis allergica 97
Vasokonstriktion 27
Vasopathie 90
Verbrauchskoagulopathien 98, 100, 111

Verdünnungsanämie 124
Vitamin-B12-Mangel 50
Vitamin-K-Mangel 100
Vollblut 111

W

Wachstumsfaktor 2
weißer Thrombus 27
Werte
– Hämatologie 154

Western-Blot 43
Willebrand-Faktor 104
Willebrand-Jürgens-Syndrom 104

Z

Zahnfleischbluten 90
Zelldifferenzierung 2
Zellzyklus 114
Zweitmalignome 121
Zytogenetik 42

Zytokine 23, 25
– Rezeptor 22
Zytomegalie 122
Zytopenie, refraktäre mit multilineärer
 Dysplasie (RCDM) 74
Zytostatika 114